AF545586

Thieme

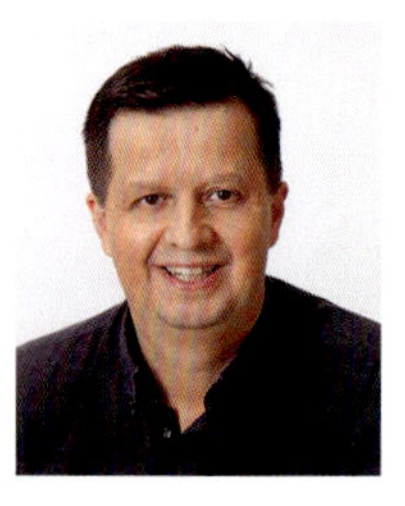

Markus Nagel MSc
Jg. 1965, Heilpraktiker, Osteopath und Physiotherapeut. Er schloss sein Osteopathiestudium an der Universität Wales mit dem BSc ab und erlangte den MSc im Fachbereich Osteopathie an der Dresden International University, an der er seit 2009 auch als Dozent tätig ist. Schon während des Studiums beschäftigte er sich intensiv mit dem FDM, besuchte internationale Seminare in den USA und Japan und arbeitete als Assistent von Dr. Georg Harrer (Wien). Seit 2011 ist er als FDM-Instruktor nach den Richtlinien der EFDMA zertifiziert, gibt europaweit FDM-Seminare und hält Vorträge zum FDM auf internationalen Kongressen. Darüber hinaus veröffentlichte er Artikel zum FDM und zur Osteopathie in Fachbüchern und Fachzeitschriften.

Markus Nagel

Fasziendistorsionsmodell

Ein medizinisches Konzept –
Praxiswissen kompakt

2., aktualisierte Auflage

302 Abbildungen

Georg Thieme Verlag
Stuttgart · New York

Bibliografische Information der Deutschen Nationalbibliothek
Die Deutsche Nationalbibliothek verzeichnet diese Publikation in der Deutschen Nationalbibliografie; detaillierte bibliografische Daten sind im Internet über http://dnb.d-nb.de abrufbar.

Anschrift
Markus Nagel
Osteopathie im Hasehaus
FDM-Kompetenzzentrum
Neumarkt 1a
49074 Osnabrück

Ihre Meinung ist uns wichtig! Bitte schreiben Sie uns unter:
www.thieme.de/service/feedback.html

1. Auflage 2016 Karl F. Haug Verlag
in Georg Thieme Verlag KG

Rüdigerstr. 14
70469 Stuttgart
Deutschland

www.thieme.de

Printed in Germany

Umschlaggestaltung: Thieme Gruppe
Umschlagfoto: Thomas Möller, Ludwigsburg;
Holger Vanselow, Stuttgart
Zeichnungen: Holger Vanselow, Stuttgart
Fotos: Thomas Möller, Ludwigsburg; Abb. 16.9 u. 16.10, 16.26 u. 16.27, 16.36 u. 16.37: Marjorie Kasten, Maine, USA
Satz: SOMMER media GmbH & Co. KG, Feuchtwangen
gesetzt aus Arbortext APP-Desktop 9.1 Unicode M180
Druck: Grafisches Centrum Cuno, Calbe

DOI 10.1055/b-006-161638

ISBN 978-3-13-242142-4 1 2 3 4 5 6

Auch erhältlich als E-Book:
eISBN (PDF) 978-3-13-242143-1
eISBN (epub) 978-3-13-242144-8

Wichtiger Hinweis: Wie jede Wissenschaft ist die Medizin ständigen Entwicklungen unterworfen. Forschung und klinische Erfahrung erweitern unsere Erkenntnisse, insbesondere was Behandlung und medikamentöse Therapie anbelangt. Soweit in diesem Werk eine Dosierung oder eine Applikation erwähnt wird, darf der Leser zwar darauf vertrauen, dass Autoren, Herausgeber und Verlag große Sorgfalt darauf verwandt haben, dass diese Angabe dem Wissensstand bei Fertigstellung des Werkes entspricht. Für Angaben über Dosierungsanweisungen und Applikationsformen kann vom Verlag jedoch keine Gewähr übernommen werden. Jeder Benutzer ist angehalten, durch sorgfältige Prüfung der Beipackzettel der verwendeten Präparate und gegebenenfalls nach Konsultation eines Spezialisten festzustellen, ob die dort gegebene Empfehlung für Dosierungen oder die Beachtung von Kontraindikationen gegenüber der Angabe in diesem Buch abweicht. Eine solche Prüfung ist besonders wichtig bei selten verwendeten Präparaten oder solchen, die neu auf den Markt gebracht worden sind. Jede Dosierung oder Applikation erfolgt auf eigene Gefahr des Benutzers. Autoren und Verlag appellieren an jeden Benutzer, ihm etwa auffallende Ungenauigkeiten dem Verlag mitzuteilen.

Die abgebildeten Personen haben in keiner Weise etwas mit der Krankheit zu tun.

Vorwort zur 1. Auflage

Gesundheit und Heilen sind das Ziel jedes medizinischen Handelns. Seit jeher beschäftigen wir uns damit, was uns krank macht und wie wir wieder gesund werden können. Dabei nehmen wir immer auch unsere eigene Gesundheit und unseren Körper wahr – und werden mit unserer eigenen Zerbrechlichkeit, dem eigenen Leiden konfrontiert. Diese biologischen Unzulänglichkeiten sind es, die zu Ängsten führen können. Immer bleibt die Frage: Warum habe ich Beschwerden, warum bin oder werde ich krank?

Mir geht es nicht anders. Über die Jahre habe ich mich mit unterschiedlichen medizinischen Modellen und Betrachtungsweisen beschäftigt, um den menschlichen Körper zu begreifen. Dabei stieß ich immer wieder an Grenzen: Mir stellten sich Fragen, die auch durch neueste wissenschaftliche Erkenntnisse nur unzureichend beantwortet werden konnten. Über diese unbeantworteten Fragen, verbunden mit einer kritischen Sicht auf zu einfache Antworten entwickelte sich mein Denken schließlich weg von einer Medizin der Angst vor Krankheit, hin zu einer Sicht auf die Potenziale des menschlichen Körpers.

Auf diesem Weg haben mich viele Menschen und Autoren beeinflusst. Eine besondere Rolle spielt für mich dabei Stephen Typaldos D.O., der Ende des letzten Jahrhunderts das Fasziendistorsionsmodell (FDM) entwickelt hat. Das FDM gibt mir Antworten auf viele meiner unbeantworteten Fragen. Denn es baut nicht auf anderen Modellen und Lehrmeinungen auf, sondern geht zurück zum Anfang: Was wäre, wenn alles medizinische Wissen verloren wäre? Fangen wir einmal bei null an und beginnen, unser Denken und Handeln neu aufzubauen. Lassen wir uns ein auf das, was die ureigenste Aufgabe der Medizin ist: nicht wissenschaftliche Erklärungen für Beschwerden zu liefern, sondern dem individuellen Menschen im direkten Kontakt zu helfen. Wenn wir nach diesem neuen Modell arbeiten, sehen wir, dass der Weg klar vor uns liegt. Das FDM ist wie eine neue Brille, die uns die Dinge in einem neuen Licht zeigt. Unser Blick wird freier, unser Denken klarer, unser Handeln strukturierter. Im FDM fühle ich mich angekommen.

Dabei scheint es auf den ersten Blick eine mechanistische Vorstellung zu vermitteln: Die Beschreibung und Wahrnehmung des Patienten steht im Vordergrund; der Arzt oder Therapeut handelt in dessen Auftrag und wird damit in gewisser Weise zum Handwerker. Die von Typaldos beschriebenen und heute als Typaldos-Methode bekannten Techniken bieten bei vielen Problemen eine strukturierte Anleitung, um Beschwerden nachhaltig zu lindern. Dies ist die Aufgabe der Medizin: Es geht nicht um Wahrheit und Erkenntnis, sondern darum, die Lebensqualität des Einzelnen zu verbessern. Medizin entsteht erst im Handeln. Das FDM macht mir viele Beschwerden verstehbar und gibt mir einen klaren therapeutischen Auftrag; mein Arbeiten wird zielgerichteter und patientenorientierter. Dabei geht das FDM von einem positiven Menschenbild aus, stellt Gesundheit statt Krankheit in den Vordergrund und berücksichtigt die individuellen Möglichkeiten und Potenziale des einzelnen Patienten.

Das FDM wird auch in der klassischen Medizin vermehrt wahrgenommen. Umso bedauerlicher ist der Mangel an Fachliteratur. Das vorliegende Buch versteht sich als Grundlagenwerk, das aber auch neue Entwicklungen beschreibt. Dabei gerät das Konzept nie aus den Augen: Das größte Missverständnis wäre es, das FDM als eine Technik zur Behandlung von Faszien zu verstehen. Deshalb ist in diesem Buch neben dem Praxiswissen ein großer Teil dem dahinterstehenden medizinischen Konzept vorbehalten, durch das die therapeutische Handlung erst verstehbar und sinnvoll wird. So soll das Buch den verschiedenen Lesergruppen und Interessen gerecht werden. In dem Zusammenhang möchte ich darauf hinweisen, dass aus Gründen der besseren Lesbarkeit in diesem Buch das generische Maskulinum gewählt wird; damit sind Frauen und Männer gleichberechtigt gemeint.

Wissen und Erfahrung werden dann relevant, wenn sie eine tiefere Durchdringung gestellter Probleme ermöglichen. Jede einzelne Erfahrung bildet dabei den Menschen aus. Auf meinem Weg haben mich viele Menschen unterstützt und beeinflusst. Ich möchte mich bei allen bedanken, die mich begleitet haben oder immer noch begleiten. Nur durch ihr Wirken wurde ich in die Lage versetzt, dieses Buch zu schreiben.

Neben Stephen Typaldos, den ich leider nicht mehr persönlich kennenlernen konnte, ist für mich Georg Harrer die Person, die meinen Weg im FDM entscheidend geprägt hat. Er hat mir die neue Brille aufgesetzt, die Dinge einmal anders zu sehen und die daraus resultierende Freiheit zu spüren. Danken möchte ich auch Marjorie Kasten in tiefer Verbundenheit, da ich mich durch ihre Nähe zu Stephen auch ihm sehr nahe fühle. Eine besondere Ehre ist auch die Arbeit mit Keisuke Tanaka, dessen ungeheures technisches Können eine ständige Bereicherung in der Therapie bedeutet. Viele weitere hier nicht namentlich erwähnte Kollegen sind an der Entwicklung des FDM und somit auch an der Entstehung des Buches beteiligt; auch ihnen gebührt mein Dank.

Auf meinem Weg durch die Medizin und die Osteopathie habe ich zahlreiche Menschen kennengelernt, die mich unterstützt und beeinflusst haben. Nur einige wenige möchte ich erwähnen: Torsten Liem, der mich in meiner Auseinandersetzung mit medizinischen Konzepten inspirierte; Peter Sommerfeld, dessen philosophische Gedankentiefe mich motivierte, ihm nachzueifern – immer in dem Wissen, ihn nie zu erreichen; Jaap van der Wal, dessen anatomische und embryologische Sicht für mich wegweisend war; Robert Schleip, der mit seiner unvergleichlich spannenden Art der Darstellung wissenschaftlicher Erkenntnisse das Thema Faszie im deutschsprachigen Raum weit vorangebracht hat.

Ich sehe es auch als eine Ehre, dass ich die Möglichkeit habe, dieses Buch zu veröffentlichen, und danke dem Verlag für seine Unterstützung. Im Besonderen möchte ich Frau Grübener für ihr Vertrauen in dieses Projekt danken.

Das Leben existiert immer in einer gesellschaftlichen und familiären Umgebung. Mein persönliches Credo ist daher, sich selbst nicht so wichtig zu nehmen. Jeder Einzelne kann zwar Dinge beeinflussen; viel wichtiger aber ist die Umgebung, in der man aufwächst und lebt. Ich hätte mich nie in dieser Art und Weise entwickeln können, wenn meine Familie mich nicht immer unterstützt hätte. Ganz besonders möchte ich mich bei meiner Mutter Ortrud Nagel bedanken, die mich während meines Studiums und darüber hinaus immer unterstützt hat.

Ein ganz besonderer Dank gilt zuletzt und im besonderen Maße meiner Frau Anette, die mir auf der einen Seite immer wieder Halt gibt und mich bei zu großen gedanklichen Höhenflügen auf den Boden der Tatsachen zurückholt und auf der anderen Seite eine wichtige Kommunikations- und Diskussionspartnerin ist. Durch die intensiven Gespräche, die ich in den letzten Jahren mit ihr geführt habe, hat sie großen Einfluss auf meine Gedanken genommen.

Osnabrück, im Mai 2016
Markus Nagel

Inhaltsverzeichnis

Teil 1

Grundlagen

Teil 2

Fasziendistorsionen

Teil 3

Behandlung von Beschwerden nach Körperregionen

Teil 4

Ausblick

Teil 5

Anhang

Teil 1
Grundlagen

1 Einleitung

Wer will was Lebendiges erkennen und beschreiben,
Sucht erst den Geist herauszutreiben,
Dann hat er die Teile in seiner Hand,
Fehlt leider! nur das geistige Band.
Faust, J. W. von Goethe (1749–1832)

Woran liegt es, dass vielen Menschen mit akuten oder chronischen Beschwerden durch die klassischen medizinischen Verfahren nicht ausreichend geholfen werden kann? Diese Frage stellte sich der amerikanische Arzt und Osteopath Stephen Typaldos D.O. (1957–2006). Aus dieser für ihn frustrierenden Situation entwickelte er durch genaue Beobachtung der Gestik der Patienten seine neue Sichtweise. Das Resultat ist eine der effektivsten Behandlungsmethoden für Schmerzen und Bewegungseinschränkungen, die wir derzeit haben: das Fasziendistorsionsmodell (FDM).

Seit Typaldos im September 1991 die ersten Fasziendistorsionen erkannte und im März 1992 erstmalig öffentlich darüber berichtete, sind knapp 25 Jahre vergangen – lange genug für das FDM, um den Weg in viele Länder der Welt und zu vielen Therapeuten und Ärzten gefunden zu haben, die damit regelmäßig erfolgreich arbeiten, aber anscheinend nicht lange genug, um auch in der breiten Öffentlichkeit oder beim Patienten angekommen zu sein.

1.1 Behandlungsansatz im FDM

Dabei bietet das FDM einen Behandlungsansatz, der mit oft verblüffenden Erfolgen aufwarten kann. Das erlebe ich regelmäßig in meiner Praxis: Von dem Sportler, der nach der Behandlung eines verstauchten Knöchels ohne Trainingspause seinem Sport nachgehen kann, über den Jungen, der nach einem Kreuzbandriss nicht mehr, wie eigentlich in Aussicht gestellt, ein halbes Jahr im Schulsport fehlen muss, bis hin zur Studentin, die damit langfristig ihre Migräne losgeworden ist (authentische Fälle aus der Praxis des Autors) – solche oft erstaunlichen Heilerfolge lassen die Frage auftauchen, warum das FDM in der Öffentlichkeit doch noch relativ wenig bekannt ist.

Derzeit verzeichnet die Faszienforschung einen wahren Boom: Kaum ein Monat vergeht, in dem nicht neue Erkenntnisse publiziert werden, welche Funktion das Fasziensystem im Körper erfüllt und wie wichtig es für die Schmerz- und Körperwahrnehmung ist. Auch Therapieformen, die Faszien behandeln, werden populärer, z. B. Rolfing oder Fasziendehntechniken, relativ selten aber wird in den Medien das FDM genannt, das in den Augen einiger Therapeuten ebenfalls eine Faszientechnik ist (wobei dies am Kern des FDM vorbeigeht, wie sich zeigen wird).

Weshalb ist das FDM trotz der Behandlungserfolge noch nicht so bekannt? Ist der Name zu sperrig und unzugänglich oder die Zahl der Therapeuten noch zu gering? Sicherlich fällt es auch schwer, im Dickicht der zahlreichen Therapieformen, die es gibt, den Überblick zu behalten und die Spreu vom Weizen zu trennen. Gerade Patienten können mit dem Begriff meist nicht viel anfangen und wenden sich daher bei Beschwerden eher an einen Arzt oder Orthopäden, eine Physiotherapie- oder Osteopathiepraxis als an einen FDM-Therapeuten.

Weshalb einige Ärzte das FDM vielleicht skeptisch betrachten, mag daran liegen, dass das FDM ihr im Studium erlerntes Handlungsschema auf den Kopf stellt: Im FDM ist nicht der Arzt, sondern der Patient der Experte für seinen Körper und den Erfolg der Behandlung – und nicht nur das: Im Patienten liegt auch der Schlüssel für die Diagnose. Dabei wenden sich doch Patienten, so die gängige Vorstellung, Rat suchend an einen Mediziner; sie wissen nicht, was ihnen fehlt, und erhoffen sich von ihm die Benennung der Ursache der Beschwerden und das Aufzeigen einer Lösung. Den Patienten aber als Experten anzusehen und ihm damit einhergehend eine hohe Kompetenz zur Wahl des Behandlungsweges zuzuweisen, kann Gefahren bergen: So könnte die wirkliche Ursache (vielleicht ein Tumor oder eine schwere innere Erkrankung) unentdeckt bleiben, dafür aber eine Behandlung durchgeführt werden, die wirkungslos ist (weil die Ursache nur vermutet wird) oder gar nachteilig sein kann, zumal sie oft nicht sanft und schonend abläuft, sondern mit sehr kräftigen Handgriffen durchgeführt wird.

Vielleicht trägt aber auch der Begriff „Modell" im Namen des FDM seinen Teil zu der Skepsis bei: Warum sollte jemand mit Knieschmerzen einen Therapeuten aufsuchen, der scheinbar von einem – wie auch immer gearteten – modellhaften Denken ausgeht, wenn er doch zum Orthopäden gehen kann, der ihm anhand bildgebender Diagnostik zeigen kann, wie es „wirklich" um sein Bein bestellt ist? Einer der zentralen Aspekte, auf den immer wieder zurückzukehren sein wird, ist daher der Begriff „Modell". Dabei lässt sich die Grundannahme des FDM in wenigen Worten beschreiben: Es geht davon aus, dass Verdrehungen (**Distorsionen**) des Bindegewebes (**Faszien**) zu Beschwerden führen. Durch ein Rückgängigmachen der Distorsion verschwinden die Beschwerden augenblicklich, der Patient erhält seine normale Beweglichkeit zurück. Das ist die Annahme des **Modells**.

Info

Dabei wird sich jedoch zeigen, dass die Reflexion und Systematisierung von Wissen zwar für dessen Beschreibung in einem Buch wichtig ist, für den konkreten Patient-Therapeuten-Kontakt jedoch in den Hintergrund tritt: Es gibt wohl kaum eine andere Behandlungsform, die sich so stark an der jeweiligen Situation mit dem individuellen Patienten und der unmittelbaren Kommunikation mit diesem orientiert und so wenig auf theoretisches Wissen zurückgreift. Der FDM-Therapeut handelt zum Großteil nicht danach, was ihm theoretische Erkenntnisse nahelegen, sondern unmittelbar aus der jeweiligen Situation mit dem individuellen Patienten heraus. Auf diesen Aspekt wird noch zurückzukommen sein.

Wenn diese Modellannahmen aber nun in die konkrete Behandlungspraxis überführt werden, muss das Modell erweitert werden: Denn zur Medizin als einer praktischen, also Handlungswissenschaft (Kap. 2) gehört der Therapeut-Patienten-Kontakt. Im FDM steht der Patient im Mittelpunkt, da dieser der Experte für seinen Körper und das Ausmaß seiner Beschwerden ist. Der FDM-Therapeut orientiert sich an dessen Gestik und Beschreibung, um daraus den konkreten Handlungsauftrag herzuleiten (Patientenorientierung, Kap. 4.4). Dabei geht er, wie erwähnt, davon aus, dass verdrehte Faszien die Ursache der Beschwerden sind (Faszien, Kap. 4.2). Mit der Korrektur der Fasziendistorsion schafft er die Voraussetzung, damit die verletzte Gliedmaße zu ihrer physiologischen Funktion zurückfindet, damit so die Beschwerden nicht mehr zurückkehren. Hier ist der Patient gefordert, den Körper zu unterstützen, indem er ihm die Informationen zur Verfügung stellt, die dieser für die physiologische Funktion benötigt (Bewegung, Kap. 4.3). Diese 3 Aspekte – im Folgenden Säulen genannt – ergeben zusammen genommen das FDM als praktisches, angewandtes Medizinkonzept.

Begreift man das FDM in diesem weiten Verständnis, zeigt sich, warum der Begriff Modell so wichtig ist: Er macht deutlich, dass das FDM nicht auf eine Faszientechnik reduziert werden kann. Es ist keine Behandlungstechnik oder manuelle Methode; es geht nicht nur darum, Fasziendistorsionen, die sich in konkreten Beschwerden äußern, zu behandeln. Vielmehr muss es in einem weiteren Kontext innerhalb der Medizin verstanden werden, und d. h. im praktischen Tun. **Medizin ist keine Naturwissenschaft**. Sie ist eine praktische, handelnde Anwendung von Wissen auf Basis von Annahmen und Modellen, die wir – ob bewusst oder unbewusst – unserem Handeln am Patienten zugrunde legen. Das FDM ist erst unter Einbezug der 3 Säulen Faszie, Bewegung und Patientenorientierung vollständig (und darüber hinaus so eigenständig, dass es als Medizinkonzept aufgefasst werden kann, wie in Teil 4 deutlich wird).

Außerdem ist der Begriff Modell deshalb von Bedeutung, weil die Beschäftigung damit zeigt, dass sowohl die klassische Schulmedizin als auch die Orthopädie von einem Modelldenken ausgehen. Ein wichtiger Aspekt ist dort beispielsweise, dass bildgebende Verfahren einen bedeutenden Teil der Diagnose ausmachen: Mit ihrer Hilfe wird eine Abweichung vom Normalbefund üblicherweise als Pathologie mit einem Krankheitswert betrachtet. Mit unserem Blick auf die menschliche Anatomie sehen wir jedoch immer nur das, was wir erwarten und wofür unser Blick geschult ist. Was aber wäre, wenn wir uns davon lösen und die Dinge einmal ganz unvoreingenommen betrachten? Typaldos hat selbst die Antwort darauf gegeben ([106], S. 5):

„When we allow ourselves to view anatomy anew, our thinking will change. Our horizons will open.“

Ein neues Denken der Anatomie und ein praktisches Handeln auf dieser Basis – das ist die gedankliche Voraussetzung für das FDM. Auch vom Leser dieses Buches wird eine solche Offenheit des Denkens erwartet.

Der Praxisbezug wird aber nicht aus den Augen verloren. Denn die Stärke des FDM liegt in seiner Praxisnähe. Zugleich ist es ein relativ leicht umzusetzendes Modell. Wenn wir im Modell handeln, gibt es uns mit bestechender Klarheit die einzelnen Behandlungsschritte vor. Hierin sehe ich einen großen Vorteil gegenüber anderen Konzepten.

Aus diesen Ausführungen ergibt sich die Zielsetzung des Buches: Es möchte zum einen den theoretischen Hintergrund des FDM beleuchten. Dabei stehen 2 Begriffe im Zentrum: der Modellcharakter (Teil 1) und das Medizinkonzept (Teil 4). Interessant ist auch, wie Typaldos selbst sein Modell entwickelt hat, welche Zielsetzung er damit verbunden hat und welche Ideen er aus der damaligen Forschung aufgegriffen hat. Vor allem ist dieses Buch aber praxisorientiert: Es möchte detaillierte Informationen über die Behandlungstechniken vermitteln, die Typaldos entwickelt hat, und darüber, wie diese klassischen Behandlungsformen nach seinem Tod im Jahr 2006 weiterentwickelt worden sind, was sich in der Praxis bewährt hat und was neu hinzugekommen ist.

Info

Um immer wieder den direkten Bezug zu Typaldos herzustellen, werden zentrale Passagen durch Zitate aus der 4. Auflage seines Buches *FDM. Clinical and Theoretical Application of the Fascial Distortion Model. Within the Practice of Medicine and Surgery* [114] unterlegt. 2011 erschien die deutsche Ausgabe unter dem Titel *Faszien Distorsions Modell. Klinische und theoretische Anwendung des Fasziendistorsionsmodells in der medizinischen und chirurgischen Praxis* [115]. Diese Ausgabe enthält zahlreiche Übersetzungsfehler; außerdem werden hier einige Techniken inhaltlich abweichend vom englischen Original und somit nicht im Sinne von Typaldos beschrieben. Daher sei für die Lektüre die englische Originalausgabe empfohlen.

1.2 Zum Aufbau des Buches

Aus dieser Zielsetzung ergibt sich der Aufbau des Buches: In **Teil 1** steht der Modellcharakter des FDM im Vordergrund. Dabei geht es speziell um die Konzeption und Entstehung des FDM (Kap. 2 und Kap. 3) sowie die 3 Säulen (Kap. 4). Den Hauptteil des Buches bilden die Erörterungen in **Teil 2** zu den Fasziendistorsionen und in **Teil 3** zur Behandlung nach Körperregionen. Die Ausführungen des abschließenden **Teils 4** stehen unter dem Oberbegriff des Medizinkonzeptes. Hier geht es um die Einordnung des FDM: Wie verhält es sich zum Medizinkonzept der Osteopathie? Ist es Teil der Osteopathie oder ein eigenständiges Konzept? Immer wieder werden auch die Unterschiede und Gemeinsamkeiten von FDM und klassischer Schulmedizin thematisiert.

Zur begrifflichen Abgrenzung: Das FDM ist methodenneutral. Es ist nicht festgelegt auf eine besondere Behandlungsform (auch wenn sie in der Praxis fast durchweg als manuelle Therapie durchgeführt wird). Typaldos beschreibt in seinem Buch auch Möglichkeiten der operativen Versorgung von Fasziendistorsionen oder Medikamente, z. B. Steroide, die seiner Erfahrung nach bestimmte Wirkungen auf Faszien ausüben und theoretisch zur Behandlung von Fasziendistorsionen (z. B. Kontinuumdistorsionen) eingesetzt werden können. Im Deutschen wird der Begriff „Typaldos-Methode“ für die ausschließlich manuelle Anwendung des FDM verwendet.

Folgende Anmerkungen sind mir noch wichtig:

1. In den Jahren, in denen ich das FDM praktiziere, konnte ich viele, oft große Erfolge bei meinen Patienten beobachten. Gleichwohl habe ich gelegentlich Patienten, bei denen der Erfolg nicht im erhofften Maß eingetreten ist. Über die Jahre hinweg erkenne ich jedoch die Vorteile dieses Modells gegenüber einigen klassischen Verfahren für mich immer deutlicher. Eine gewisse Voreingenommenheit mag man mir daher nachsehen. Dennoch versuche ich, so vorbehaltlos wie möglich zu schreiben, damit sich jeder Leser eine eigene Meinung zum FDM bilden kann.

2. Bei der Beschäftigung mit dem historischen Hintergrund, z. B. mit der Geschichte der Faszienforschung oder mit der Rezeption des Faszienkonzeptes von A. T. Still, ergaben sich teilweise überraschende und unerwartete Erkenntnisse: Heute allgemein akzeptierte Lehrmeinungen haben sich bei einem Blick in die Originalquellen als nicht haltbar erwiesen (zu nennen ist beispielsweise, dass A. T. Still Begriffe wie Selbstheilung oder Ganzheitlichkeit in der Osteopathie geprägt hat oder dass die Faszienforschung erst vor einigen Jahren begonnen habe). Nicht nur bei dem Blick auf die Anatomie sind wir offensichtlich schon vorgeprägt durch unser vorhandenes Wissen und sehen nur das, was wir erwarten (so wie Typaldos dies beschrieben hat), sondern auch bei dem Blick auf geschichtliche Zusammenhänge. Auch hier kann es sinnvoll sein, sich freizumachen von gängigen Ansichten, um einen neuen Blick darauf zu werfen und neue Facetten an scheinbar altbekannten Dingen zu entdecken. Um den Rahmen des Buches nicht zu sprengen und auch die inhaltliche Gewichtung nicht zu sehr in den theoretischen Bereich zu verschieben, konnten jedoch diese Ansätze nicht bis ins Detail weiterverfolgt werden (auch wenn dies wichtig sein könnte, um nicht einen erneut einseitigen Blick zu entwickeln). Das Aufzeigen dieser Ansichten, die gängigen Vorstellungen gelegentlich zuwiderlaufen, ist daher vor allem deshalb interessant, weil hier der Aspekt des neuen Denkens und der Horizonterweiterung deutlich wird. Die Angabe von weiterführender Literatur oder zentraler Stichpunkte soll es dem Leser ermöglichen, bei Interesse selbst weiter auf die Suche zu gehen.
3. Es geht mir nicht darum, Stärken und Schwächen der unterschiedlichen Behandlungsformen und Medizinmodelle gegeneinander auszuspielen. Jedes Medizinmodell hat seine speziellen Charakteristika – so wie der Mensch individuell ist und nicht nur unterschiedliche Beschwerden hat, sondern auch unterschiedliche Vorstellungen von einem gelungenen Arzt-/Therapeutenkontakt und unterschiedliche Wünsche an die Form der Behandlung, in die er sich begibt; ebenso wird jeder Mensch einen Erfolg einer Behandlung unterschiedlich definieren.

Medizinmodelle bestehen nicht im luftleeren Raum, sondern sind vom Menschen nach ihren Vorstellungen entwickelt worden. Der Einfluss des Menschen (sei es als Arzt/Therapeut oder Patient) und seine Sicht der Dinge lässt sich nicht aus der Medizin als einer Handlungswissenschaft herauslösen (auch wenn die klassische Schulmedizin dies mit den placebokontrollierten Doppelblindstudien versucht). Das FDM benennt offen, was jedem Medizinmodell zugrunde liegt: ein Denken im Modell, auf Basis bestimmter Vorannahmen. Das Buch soll (und kann) die Prinzipien, die dem FDM zugrunde liegen, nicht naturwissenschaftlich erklären und begründen, sondern soll deren Verstehen ermöglichen.

Verstehen kann nur jeder einzelne Mensch; niemand kann für mich etwas verstehen. Damit ist der einzelne Mensch – als Therapeut oder Patient – angesprochen. Jeder hat selbst zu entscheiden, ob er das FDM als für sich geeignet ansieht. In dieser Offenheit, die ich mir auch von Vertretern anderer Medizinmodelle erhoffe, sehe ich eine große Stärke dieses Modells.

2 Modellcharakter des FDM

Als ich 2005 das erste Mal vom FDM hörte – es war ein Vortrag des Wiener Facharztes für Anästhesie und Intensivmedizin Dr. Georg Harrer bei einem Kongress in Hamburg –, war ich fasziniert und gleichzeitig irritiert von den Ideen. Ich hatte vor, diesen Stephen Typaldos kennenzulernen, und versuchte herauszufinden, wo es Seminare mit Stephen gab. Es war die Zeit, als Georg schon die meisten Seminare in Deutschland abhielt. Meine Recherchen waren somit nicht erfolgreich. Als ich im Frühjahr 2006 vom Tod Stephen Typaldos' im Internet erfuhr, war ich seltsamerweise davon berührt, obwohl ich ihn nie kennengelernt hatte. Ich hatte noch keine Vorstellung, was in den Jahren danach passieren würde, wusste aber, dass das FDM mich gefangen hatte und ich mich mit diesem weiterentwickeln musste.

Immer wieder denke ich auch an mein erstes FDM-Seminar mit Georg Harrer einige Zeit später in Bremen zurück. Wie immer behandelte er Patienten im Seminar, die die Teilnehmer eingeladen hatten und die er selbst vorher nie gesehen hatte. Ein Mann kam in den Raum, nach einem schweren Motorradunfall auf 2 Gehhilfen gestützt. Von seinem Orthopäden hatte er die Diagnose mehrerer Bänderrisse im Knie erhalten, ein Termin zur Operation war schon vereinbart. Nach einer Behandlung mit den Händen durch Georg konnte er schmerzfrei ohne Stützen gehen. Wenn ich diese Behandlung nicht gefilmt hätte und der Motorradfahrer mir nicht Wochen später über den anhaltenden Erfolg der Behandlung berichtet hätte (die Operation hatte er abgesagt), wäre mir dies wohl wie ein Traum vorgekommen (die Videoaufnahme und die E-Mail habe ich heute noch). Damals wusste ich: Dieses Seminar wird mein Leben verändern.

Aber was ist das FDM überhaupt, und weshalb hört man immer wieder ähnliche Geschichten der Begeisterung von vielen Seminarteilnehmern und auch von vielen Ärzten und Therapeuten, die mit diesem Modell arbeiten?

Eine erste Annäherung an das FDM erfolgt vermutlich über den Begriff. Dieser besteht aus 3 Wortbestandteilen: Während die Wörter **Faszie** und **Distorsion** (Verdrehung) noch leicht verständlich sind, erscheint **Modell** erklärungsbedürftig. Es handelt sich offenkundig nicht um eine Behandlungstechnik, sondern um ein Modell. Das ist umfassender als eine Behandlung oder Technik. Was aber hat man sich genau darunter vorzustellen? Und inwiefern ist dies wichtig für die konkrete Behandlung in der Praxis?

2.1 Entstehung des neuen Medizinmodells

Um zu verstehen, wie Typaldos sein Modell entworfen hat, gehen wir zurück in die Situation, als das FDM entstand – im September 1991, als Typaldos in der Notarztpraxis in Yuba City arbeitete. Er war ausgebildeter Osteopath, und ihm standen die Möglichkeiten einer gut ausgestatteten Praxis zur Verfügung. Dennoch war er unzufrieden mit den Möglichkeiten, die er hatte, um den Menschen zu helfen.

Einige Jahre später sollte er über diese Situation reflektieren: Was bedeutet es wirklich, wenn wir moderne Medizin praktizieren ([106], S. 2)?

> *„As physicians we practice modern medicine. But we must be careful not to delude ourselves as to what this means. We may be more medically knowledgeable than our predecessors of a generation or two ago, but this should not suggest to us that what we know now is reality and what they knew then was not. As humans we can not accurately know reality. Reality is massive, intricate, paradoxical, overwhelming."*

Die Möglichkeiten, über die wir in der heutigen Zeit verfügen, sollten uns nicht darüber hinwegtäuschen, was dies eigentlich bedeutet. Wir verfügen zwar über mehr medizinisches Wissen als noch vor Generationen – dennoch sollten wir nicht annehmen, dass das, was wir erkennen können, die Realität ist. Diese ist in ihrer ganzen Komplexität zu paradox und überwältigend, als dass wir sie jemals erkennen oder in ihr handeln könnten. Vielmehr ist unser medizinisches Wissen vorgefiltert durch das, was andere Personen denken und für so wichtig halten, dass es in Form von Wissen weitergegeben wird. Auch unsere eigene medizinische Erfahrung basiert auf diesem tradierten Wissen ([106], S. 2):

„Our medical knowledge is based on our own personal experience, what we have been taught, what other people believe, and what is recorded."

Die Möglichkeiten, die wir haben, um Menschen zu helfen, sind aber nicht zufriedenstellend. Konkret war Typaldos unzufrieden mit der gängigen Behandlung z. B. von muskuloskelettalen Verletzung durch Ruhigstellen und Schonen, oft über Wochen hinweg, und bringt dies mit folgendem Gedankengang zum Ausdruck ([106], S. 2):

„This is an unsettling thought: what if all knowledge of medicine were lost? How could we begin to build a knowledge of medicine ALL OVER AGAIN? What would we do?"

Verfolgen wir einmal diesen unbehaglichen Gedanken und brechen gedanklich die Welt und unser vorhandenes Wissen in Stücke. Wir würden bei null anfangen – und beginnen, vorsichtig kleine Zusammenhänge zu erkennen und daraus Schlussfolgerungen zu formulieren. Wir würden uns kleine Modelle der Welt machen, die neue Aussagen über Vorhersehbarkeit formulieren – zunächst als Arbeitshypothesen, die wir dann testen [106].

„I suspect that we would do what medicine has always done. Break our understanding of the world into pieces, make conclusions, and test them. We would, in essence, make models of the world; small insights of predictability that represent a working knowledge."

Typaldos' Schlussfolgerung ([106], S. 2):

„And this is exactly what we do today. We work with medical models – not reality."

Nicht nur das FDM ist ein Modell, sondern auch die klassische Medizin, die Orthopädie, ebenso die Osteopathie, die Homöopathie oder Traditionelle Chinesische Medizin. Ihnen allen liegt ein Modell der Welt zugrunde, sie alle haben ihre spezifische Sicht auf Dinge wie Krankheit und Gesundheit und schreiben diesen jeweils eigene gedankliche Zusammenhänge zu. In der Medizin kommt dies besonders in der Kausalität zum Tragen. Kausalität ist keine Naturerscheinung, sondern wir unterstellen sie gedanklich. In unserem westlichen Denken ist uns das Denken in Kausalitätsbeziehungen so in Fleisch und Blut übergegangen, dass wir uns dies im Alltag gar nicht mehr bewusst machen. In der Medizin kommt der Kausalitätsgedanke auf 2 Ebenen zum Tragen: Wenn wir im Rahmen der Diagnostik nach der Ursache einer Krankheit suchen (und diese dann behandeln wollen) oder wenn wir davon ausgehen, dass eine Behandlung die Ursache der Besserung ist. So gründet die Orthopädie etwa auf bildgebenden Verfahren, um üblicherweise bei den dort erkennbaren Knochen, Gelenken oder Muskeln etwas festzustellen, was von der Norm abweicht. Eine solche Pathologie wird als möglicherweise ursächlich für die Beschwerden angesehen. Dies ist das Denken im orthopädischen Modell.

Ein neues Modell entsteht somit, wenn ein altes einen nicht mehr zufriedenstellt. In einer solchen Situation besteht die Bereitschaft, alte Denkmuster über Bord zu werfen und Neues auszuprobieren. In dieser Situation der Unzufriedenheit befand sich auch A. T. Still, der Begründer der Osteopathie, als er sich von den zu seiner Zeit gängigen Methoden abwandte und neue Behandlungsrichtlinien entwickelte.

Typaldos entwickelte sein neues Modell ausgehend von der Anatomie des Menschen – oder genauer gesagt: ausgehend davon, was üblicherweise in der Anatomie gesehen wird ([106], S. 5):

„And when we look at anatomy what do we see? Only what we expect to see. When we allow ourselves to view anatomy anew, our thinking will change. Our horizons will open."

2.2 Fasziendistorsionen

Denken wir also die Anatomie und die Zusammenhänge, die wir bislang nicht weiter hinterfragt haben, einmal neu. Das hat Typaldos getan und radikal umgedacht: Auslöser fast aller Beschwerden und Erkrankungen, mit denen die Patienten in seine Praxis kommen, sind nunmehr Verdrehungen (Distorsionen) von Faszien.

Bei der Entwicklung dieses Gedankens kamen 2 Dinge zusammen:

1. Zunächst fiel ihm auf, dass die Patienten in seiner Praxis ihm immer ähnliche Dinge zeigten, während sie ihre Beschwerden beschrieben: Sie zeigten eine Linie, drückten in die Tiefe, kneteten oder strichen über das Gewebe. Diese Gestik versuchte er zu systematisieren und in ein stimmiges Konzept zu überführen, das alle berichteten Beschwerden und die Ergebnisse der Behandlung widerspruchsfrei in sich aufnehmen konnte.
2. Zum anderen war es die Zuweisung der Ursache der Beschwerden an die Faszien, und zwar im Sinne von: Faszien – als überwiegend bandartige Strukturen – können sich verdrehen und dann Beschwerden verursachen; eine Korrektur der Verdrehung lässt die Beschwerden meist augenblicklich wieder verschwinden.

Wie er letztlich darauf kam, dass es Verdrehungen von Faszien sind, die zu den Beschwerden führen, darüber lassen sich nur Mutmaßungen anstellen. Basis waren sicherlich die Literaturkenntnisse, speziell auch osteopathischer Autoren, so wie er sie in seinem Osteopathiestudium erworben hat (Näheres dazu in Kap. 3.1.1 und Kap. 4.2.2). Wahrscheinlich ergab sich dies aber zum großen Teil im Ausschlussverfahren: Alle anderen anatomischen Strukturen kamen aufgrund ihrer physiologischen Beschaffenheit oder Lokalisierung im Körper hierfür nicht infrage. Wichtig waren sicherlich auch bestimmte Eigenschaften: gedankliche Kreativität und Flexibilität, aber auch ein gewisses Beharrungsvermögen, sich gegenüber kritischen Stimmen zu behaupten und seine Ansichten weiterzuentwickeln. (Dies berichtete Georg Harrer in einem Vortrag.)

2.3 Drei Säulen des FDM

Wenn man das FDM jedoch in diesem engen Sinn versteht – verdrehte Faszien, die Beschwerden verursachen können –, ist es nicht vollständig. Denn die Behandlung kann nur im direkten Patientenkontakt erfolgen. Der Patient ist der Experte für seinen Körper; nur er kann über das Ausmaß der Beschwerden und die Art der Linderung entscheiden. Aus seiner Gestik und Beschreibung heraus entwickelt sich die Behandlung. Hingegen ist er nach der Behandlung in der Verantwortung, selbst seinen Teil dazu beizutragen, dass die Beschwerdelinderung oder -freiheit auch von Dauer ist: Durch regelmäßige Bewegung werden die Selbstheilungskräfte des Körpers unterstützt und die physiologische Funktion aller Körperteile aufrechterhalten.

Unverzichtbar für das Verständnis des FDM sind somit die 3 Säulen, auf denen es beruht:

1. Faszien bzw. Fasziendistorsionen als Ursache für die Beschwerden
2. Bewegung als Erfordernis für den langfristigen Behandlungserfolg
3. Patientenorientierung

Ohne das Zusammendenken aller 3 Säulen ist das FDM nur eine Faszientechnik (von vielen), aus der aber keine Diagnose erschlossen und damit kein Ansatz zur Behandlung entwickelt werden könnte.

Verzichtbar für das FDM ist somit im Grunde die Faszienforschung: Selbst wenn es in den letzten Jahren keine Faszienforschung gegeben hätte, hätte Typaldos bis heute mit seinem Modell arbeiten können. Die Faszienforschung ist interessant und unterstützend, aber FDM-Therapeuten arbeiten weitgehend unabhängig davon.

2.4 Modellcharakter des FDM

Bei der Bestimmung des Modellcharakters des FDM ist wie folgt zu differenzieren:

- Es ist korrekt, davon auszugehen, dass Patienten, die mit Beschwerden in die Therapeutenpraxis kommen und dabei mit ihren Fingern eine schmerzhafte Linie am Körper zeigen, ein Triggerband haben. Unter Zuhilfenahme des FDM wird gefolgert, dass in diesem Fall die Pathologie des Triggerbandes ursächlich für die Beschwerden ist; die Behandlung des Triggerbandes wird annahmegemäß die Beschwerden beheben.

- Es ist jedoch nicht korrekt, davon zu sprechen, dass Verformungen einer bandartigen Faszie (also Triggerbänder) automatisch zu Beschwerden führen. Ein Triggerband muss nicht zwingend mit Beschwerden einhergehen; es ist zwar eine Abweichung vom Befund einer nicht verdrehten Faszie, aber nicht zwingend Auslöser von Beschwerden. Das FDM macht keine Angaben dazu, ob mit jeder Fasziendistorsion per se Beschwerden assoziiert sind. Der Kategorie Triggerband bzw. der Diagnose eines Triggerbandes kommt nur in Verbindung mit den gezeigten Beschwerden eine therapeutische Relevanz zu, in Form einer Handlungsaufforderung für den Therapeuten.

Info

Da ein Vorliegen eines Triggerbandes ohne Beschwerden jedoch nicht diagnostiziert werden wird (und mit den bislang gegebenen technischen Möglichkeiten auch nicht kann), ist dies ein reines Gedankenspiel, wird also in der Praxis nicht vorkommen.

Demzufolge ist es für die konkrete Behandlung irrelevant, ob es ein Triggerband als reale anatomische Pathologie wirklich gibt und ob in Zukunft vielleicht versucht wird, durch bildgebende Verfahren Triggerbänder nachzuweisen (so wie dies z. B. mithilfe der endoskopischen Videoaufnahmen des Handchirurgen Guimberteau denkbar wäre). Das Triggerband ist nur für die Behandlung des individuellen Patienten im jeweiligen therapeutischen Setting relevant. Das Erste, Primäre und Ausschlaggebende für die Behandlung sind die Beschwerden des Patienten, nicht das Vorhandensein einer Pathologie in Form eines Triggerbandes.

Dies zeigt, warum der **Patient** im FDM eine so große Rolle spielt. Je unvoreingenommener er in die Praxis kommt, desto wertvoller ist seine Gestik und Beschreibung für die Diagnose seitens des FDM-Therapeuten. Selbst wenn ein fachkundiger Patient dem Therapeuten mitteilen könnte, dass seine Beschwerden vielleicht von einem Schulter-Mastoid-Triggerband herrühren, ist diese Information für den Therapeuten nur wenig hilfreich. Denn auch wenn diese Diagnose richtig sein mag, kann er ihr keine konkrete Handlungsanleitung entnehmen: Er weiß nicht, wo genau die Schmerzen am stärksten sind, wann sie in der Regel auftreten oder wie sehr sie den Patienten in seinem Alltag belasten. Im FDM geht es somit nicht darum, die schulmedizinische Diagnose durch eine FDM-Diagnose zu ersetzen, sondern das gesamte Diagnose- und Handlungsschema anders aufzubauen.

An dieser ganzheitlichen Betrachtung des Patienten zeigt sich zugleich, warum der dem FDM gelegentlich gemachte Vorwurf, es beachte und behandle nur anatomische Pathologie, wenig stichhaltig ist: Die gesamte Person spielt eine große Rolle. Oft berichten mir Patienten nach der Behandlung, dass sie sich zum ersten Mal von einem Therapeuten wirklich ernst genommen und wertgeschätzt fühlten.

Info

Eine – wenn auch teils schmerzhafte – erfolgreiche Behandlung hilft ihnen erfahrungsgemäß mehr als der Verweis des Arztes darauf, dass ihre Beschwerden psychisch bedingt seien und man nichts machen könne. Das FDM nimmt keine Stellung dazu, woher die Distorsionen kommen, sondern behandelt den Patienten, wenn er unter Schmerzen leidet.

Im Mittelpunkt der Behandlung stehen der Patient und seine individuellen Beschwerden – nicht ein Modell, das Beschwerden in ein Diagnoseschema einordnet und daraus resultierend bestimmte Handlungsweisen für die Behandlung vorgibt. Das FDM versucht, die jeweiligen Beschwerden so zu interpretieren, dass daraus eine Behandlungsmöglichkeit resultiert, über deren Erfolg wiederum der Patient selbst entscheidet.

2.5 Orthopathie versus FDM

Typaldos selbst hat sein neues Medizinmodell zunächst nur auf muskuloskelettale Beschwerden angewandt und es erst später auch und gerade für ein sehr umfangreiches Spektrum bis hin zu kardiologischen Problemen erweitert. So nannte er in der 3. Auflage seines Buches sein Modell „Orthopathy", eine Wortkombination aus Ortho(pädie) und (Osteo)pathie.

Info

Dabei distanzierte er sich aber von dem Ansatz der Orthopathy, so wie dieser 1822 von Dr. Issac Jennings entwickelt worden war (vgl. [113], S. 239).

Damit wollte er verdeutlichen, dass er die klassischen orthopädischen Beschwerden des muskuloskelettalen Systems im Sinne der osteopathischen Medizin interpretierte und behandelte. Später, in der 4. Auflage seines Buches, änderte er den Namen, weil er erkannte hatte, dass sich damit auch andere Beschwerden als nur orthopädische beschreiben und behandeln lassen. Von nun an verwendete er ausschließlich den Namen „Fascial Distortion Model" und verstand dieses in einem sehr weiten Sinn, indem er auch neurologische und kardiologische Probleme aus neuer Perspektive betrachtete ([114], S. 3):

> *[The FDM] „currently allows for a wide array of medical and neurological conditions to be fascially contemplated and manipulatively treated" […] „the biggest impact of all will be on cardiology" […] „pave the way for preventing myocardial infarctions, predicting who will get them, and stopping them in progress […]"*

Diese Erweiterung ist ein entscheidender Punkt, um zu verstehen, dass das FDM keine Methode zur Behandlung orthopädischer Beschwerden oder eine Faszientechnik ist, sondern ein eigenständiges medizinisches Konzept, das auch Möglichkeiten zur Behandlung kardiologischer oder neurologischer Probleme eröffnet, wenn sie auf Basis der Fasziendistorsionen betrachtet werden.

Das konnte Typaldos tun, ohne dass er die Faszien als Auslöser der Beschwerden kannte. Und auch heute würde ich sagen, dass wir selbst dann mit dem FDM arbeiten könnten, wenn wir in den letzten 20 Jahren keine Faszienforschung gehabt hätten. Es lässt sich auch ohne ihre Kenntnis anwenden – im direkten Dialog mit dem Patienten und im Vertrauen auf seine Kompetenz für seinen eigenen Körper.

2.6 Vom Handeln im Medizinmodell

Leider wird die Frage nach den gedanklichen Voraussetzungen, von denen wir in unserem Handeln ausgehen, in der medizinischen Ausbildung, speziell im Medizinstudium, viel zu selten gestellt. Dadurch entsteht oft der Eindruck, als ob es nur eine unumstößliche Wahrheit gibt und als ob nur eine Form der Medizin die richtige sein kann: nämlich die, die sich kompromisslos an dieser (vermeintlichen) Wahrheit ausrichtet – in der westlichen Welt ist das die Schulmedizin. Die evidenzbasierte Medizin, die nur das gelten lässt, was naturwissenschaftlich belegt werden kann (z. B. durch randomisierte placebokontrollierte Tests) oder was schwarz auf weiß sichtbar gemacht werden kann (z. B. durch bildgebende Verfahren), ist schließlich die Grundlage, um all das auszuschließen, was nachgewiesenermaßen unwirksam ist.

Die Forschung in der Medizin wird von vielen Interessen und Vorannahmen gelenkt; bei der Interpretation der Ergebnisse wiederum unterliegen wir so vielen unhinterfragten Annahmen, dass wir diese nicht unvoreingenommen erkennen können. Daher sind wir in unserem Denken und Handeln nicht frei – nicht in der Grundlagenforschung und auch nicht in der konkreten Anwendung am Patienten. Dies sei an folgenden Punkten beispielhaft aufgezeigt.

2.6.1 Medizin ist keine Naturwissenschaft, sondern eine Handlungswissenschaft

Sie kann zwar in einem weiten Sinne als Vorbeugung, Erkennung und Behandlung von Verletzungen und Krankheiten verstanden werden. In den Situationen, um die es hier geht, steht aber immer die Behandlung des Patienten im Vordergrund. Diese Medizin findet nicht im luftleeren Raum als abstrakte Erkenntnis statt. Der Arzt hat keine umrissene Krankheit aus dem Lehrbuch vor sich, sondern einen individuellen Menschen mit ganz bestimmten Wünschen und Erwartungen.

Info

Intention der Medizin ist es nicht, „ein Stück natürlicher oder sozialer Wirklichkeit zu erkennen", sondern „in dieser Wirklichkeit bewußt und geplant zu handeln" ([119], S. 24; vgl. [74], S. 15, vgl. dazu auch [77]).

Ein Handeln im Kontakt zwischen Arzt und Patient erfordert daher nicht nur medizinische Fachkenntnis des Arztes, sondern auch Empathie und Einfühlungsvermögen. Medizin konkretisiert sich im Handeln; dieses aber unterliegt keinen Naturgesetzen.

2.6.2 Methodische Limitationen randomisierter Studien

Nur kurz sei erwähnt, dass auch die randomisierten Studien, die in der evidenzbasierten Medizin (evidence-based medicine) als höchster Nachweis von Evidenz gelten, in der klinischen Realität methodischen Limitationen unterliegen [49]. Wie Metastudien zeigen, sind ihre Ergebnisse divergent – trotz aller strengen Standardisierung [49].

2.6.3 Statistik liefert keine Gewissheit, sondern nur Wahrscheinlichkeiten

Jede klinische Studie bedient sich der Statistik und errechnet statistische Wahrscheinlichkeiten: In der Studie konnte soundso viel Prozent der Patienten geholfen werden. Für den einzelnen Patienten ist damit aber keine sichere Prognose möglich: Entweder hilft es ihm ganz persönlich oder nicht – das kann ihm kein Arzt vorher mitteilen. Dies gilt z. B. auch für die Frage, mit welcher Wahrscheinlichkeit sich aus einer Krebsvorstufe wirklich Krebs entwickelt. Ein Ergebnis von 10 oder 90 % ist für den einzelnen Patienten wenig hilfreich: Für ihn liegt die Wahrscheinlichkeit entweder bei 100 oder 0 % – entweder er bekommt diesen Krebs oder nicht. Kein Arzt kann ihm die Frage beantworten, ob er dazugehören wird oder nicht.

2.6.4 Wir unterstellen Prozessen Sinn und Kausalität

Der Wunsch, Naturgesetze oder Wirkmechanismen und damit „Wahrheit" zu erkennen und danach zu handeln, wird immer wieder durchkreuzt von menschlichen Denkgewohnheiten, die vermutlich auf archetypische Muster zurückgehen: So können wir anscheinend nicht anders, als Dingen und Prozessen, die wir in der Natur beobachten oder erleben, Kausalität und Sinn zu unterstellen.

Exkurs

Kausalität in der Medizin

Die Bedeutung – oder auch Gefahr – des Erkennens von Kausalität in der Medizin lässt sich z. B. am Beispiel Rückenschmerzen darlegen (zum Folgenden [54], S. 6 f.): So haben ungefähr 80 % aller Menschen irgendwann in ihrem Leben einmal Rückenschmerzen. In der Mitte des 20. Jahrhunderts hatte man noch keine Erklärung dafür, woher die Schmerzen kommen – und keine Idee, wie man sie beheben konnte. Die Patienten wurden üblicherweise wieder nach der Hause geschickt; es gab höchstens die Empfehlung, Bettruhe zu halten.

Dieses Vorgehen schien erfolgreich zu sein: Auch wenn nichts gemacht wurde, ging es den allermeisten Menschen mit Rückenschmerzen innerhalb von 6 Wochen wieder besser. Der Körper schien sich selbst zu heilen. Die Vorgehensweise des Nichtbehandelns hielt sich – aufgrund fehlender tauglicher Alternativen – auch in den folgenden Jahrzehnten.

Dies änderte sich Ende der 1970er-Jahre mit Entwicklung der Magnetresonanztomografie (MRT). Nun war es möglich, detailgetreue Bilder des Körperinneren zu zeigen. Schnell zeigte sich, dass Rückenschmerzen eine starke Korrelation mit dem Bild degenerierter Bandscheiben aufwiesen. So wurde eine neue Kausallinie geschaffen: Die degenerierten, hervorgewölbten oder hervorgetretenen Bandscheiben wurden für die Ursache der Rückenschmerzen gehalten. Das MRT entwickelte sich rasch zum Standarddiagnoseinstrument – und die Operation der degenerierten Bandscheibe wurde zur Behandlungsmethode der Wahl.

1994 zeigten Jensen et al. [43], dass es sich um eine Korrelation handelt, keine Kausalität: Denn

▼

von 98 Probanden ohne Rückenschmerzen hatten 38 stark degenerierte Bandscheiben. Ähnliches zeigte sich bei MRTs von Schulter (hier zeigten die Aufnahmen eine so starke Degeneration der Knorpel, dass dies als ein Grund für eine Operation hätte gelten können – wenn die Probanden nicht völlig beschwerdelos gewesen wären), Knie oder Knöchel. Daraus schlussfolgern sie, dass ein alleiniger MRT-Befund einer Bandscheibe ohne Aussagekraft ist; es muss immer der klinische Befund dazukommen. Mittlerweile gibt es zahlreiche weitere Studien dazu und eine aktuelle Metaanalyse, die diese Studien vergleichend auswertet ([11]). Demnach zeigt der radiologische Befund (MRT/Computertomografie, CT) bei 37 % der beschwerdefreien 20-Jährigen eine Degeneration der Bandscheiben (disk degeneration), bei 80-Jährigen sind es 96 %. Eine vorgewölbte Bandscheibe (disk protrusion) findet sich bei 29 % der 20-Jährigen und 84 % der 80-Jährigen, wiederum nur derjenigen, die beschwerdefrei sind. Den Autoren zufolge sind Bandscheibenschäden somit eine normale Begleiterscheinung des Alterns, ohne dass dies mit Schmerzen oder sonstigen Beschwerden verbunden sein muss. Bildbefunde allein lassen somit keinen Rückschluss auf die Art der Beschwerden zu; dabei muss immer die Klinik des Patienten herangezogen werden. (Dass eine solche Aussage seit nunmehr fast 20 Jahren in der Medizin regelmäßig wiederholt wird, zeigt, dass sie es offensichtlich schwer hat, sich durchzusetzen. Hierfür könnte man viele Gründe nennen – von der Notwendigkeit, die teuren Apparate auszulasten, bis hin zum Wunsch des Patienten, der wissen möchte, was „wirklich" vorliegt.) Die aktuell gültigen Clinical Guidelines des American College of Physicians und der American Pain Society (von 2007) empfehlen daher, dass Ärzte bei unspezifischen Rückenschmerzen nicht routinemäßig bildgebende Methoden zur Diagnostik einsetzen sollten.
Menschen tendieren dazu, eine Abweichung vom Normalen für den wahrscheinlichen Grund der Beschwerden zu halten. Dies gilt besonders dann, wenn uns die Abweichung schwarz auf weiß in einem Bild präsentiert wird, da wir Menschen – als stark visuell orientierte Wesen – besonders empfänglich dafür sind. Generell ist es somit offenbar eine menschliche Konstante, in Dingen ein Muster zu suchen (z. B. in Wolken ein Tier zu erkennen) oder Geschehnissen einen Sinn zu geben (z. B. speziell in Leiden oder Krankheit nach dem Sinn dahinter zu fragen).
Auch in der Osteopathie ist dieses Phänomen zu beobachten: So ist es durchaus möglich, dass beim Palpieren Strukturen erkannt werden, wo keine sind: „Das Gehirn erkennt Muster – auch wenn es keine gibt" ([58], S. 2). Man **möchte** etwas entdecken – und dann wird man auch etwas entdecken. Torsten Liem führt hierzu weiter aus ([58], S. 2): „Bedeutungsvolle Muster in zufällige Szenarien hinein zu interpretieren ist eine natürliche Tendenz in der menschlichen Verarbeitung von Wahrnehmungsreizen und wird Pareidolie genannt. Wissenschaftler, Experten, ebenso wie Osteopathen – z. B. während der Interpretation palpatorischer Wahrnehmung – sind davon nicht ausgeschlossen, sondern erkennen bevorzugt Muster, die sie erwarten, und negieren eher solche, die ihren Annahmen widersprechen. Dieser Prozess verläuft dabei meist unbewusst."

2.6.5 Mechanismen von Heilung sind unklar

Letztlich bleiben uns die Mechanismen, die uns wieder gesund oder beschwerdefrei machen, verborgen. Heilung kann grundsätzlich auf folgende Art und Weise zustande kommen (zum Folgenden vgl. [24]):

Wir werden aufgrund der Behandlung wieder gesund

Hiervon wird in der Medizin in der Regel ausgegangen. Dabei kann bei näherer Betrachtung durch eine medizinische Behandlung nur seltener als vermutet aktiv geheilt werden (z. B. durch Medikamente oder Operation). Ursächlich behandelt werden können z. B. bakterielle Entzündungen wie Scharlach oder Lungenentzündungen (durch Antibiotika). Bei Viruserkrankungen können nur die Symptome gelindert werden, die Krankheit aber muss durchgestanden werden. In der Chirurgie kann z. B. durch Reposition der Fragmente einer Fraktur der Heilungsprozess unterstützt werden, die Heilung aber muss der Körper selbst durchführen.

Wie erwähnt tendieren Menschen dazu, Ursachen oder Sinn in etwas zu suchen. Sind wir mit unseren Beschwerden beim Arzt, erhalten eine Behandlung welcher Art auch immer und nehmen unsere Beschwerden danach ab, sind wir geneigt, die Behandlung als erfolgreich anzusehen – sicher sein können wir aber nicht.

Theoretisch könnte auch die folgende Möglichkeit zum Tragen kommen:

Wir werden von allein wieder gesund

Dies ist vermutlich der häufigste Grund, weshalb Menschen wieder gesund werden, wie schon Voltaire wusste:

> *„Die Kunst der Medizin besteht darin, den Patienten zu unterhalten, während die Natur seine Krankheit heilt."*
>
> Voltaire (1694–1778)

Der Körper schafft dies meist ohne Unterstützung von außen. Menschen sind nicht nur einzelne Organe oder Zellen, sondern ein vielschichtiges System, das mit seiner Umwelt interagiert (systemische Medizin). Von außen wirken ständig Einflüsse auf den Menschen und fordern seine Selbstheilungskraft heraus (Temperaturschwankungen, aber auch Viren, Bakterien, Kräfte bei einem Unfall usw.). Auch im Körperinneren können sich pathologische Prozesse entwickeln, wenn körpereigene Zellen entarten und sich zu Krebszellen entwickeln. Das passiert jeden Tag. Doch das System des Menschen kann damit im Normalfall fertig werden, die pathologischen Prozesse entschärfen bzw. die externen Kräfte auffangen, bekämpfen und sich entsprechend anpassen. Die Anpassungsfähigkeit hat der Mensch im Laufe der letzten Jahrtausende eindrucksvoll unter Beweis gestellt. Er ist hervorragend an das Leben in seiner Umwelt angepasst. Die Selbstheilungskraft ist daher zeit seines Lebens aktiv und wirksam.

In Deutschland ist das Motto „im Zweifel abwarten" jedoch – anders als z. B. in den Niederlanden – nicht weitverbreitet. Dabei gibt es mittlerweile zahlreiche Studien, wonach das Prinzip des sog. abwartenden Offenhaltens vorteilhaft sein kann, um den Patienten vor unnötigen und teilweise belastenden Behandlungen zu schützen (wobei die Forderung des zunächst einmal Abwartens nicht nur an die Ärzte, sondern ebenso an Patienten gestellt werden müsste).

Wir werden trotz der Behandlung gesund

Früher war dies gar nicht so unwahrscheinlich. Denn noch bis ins 19. Jahrhundert gehörten z. B. Aderlässe zum üblichen Behandlungsspektrum – sie schwächten die Kranken eher, als dass sie sie stärkten. Auch heute ist diese Möglichkeit in Betracht zu ziehen, wenn z. B. eine medizinisch unnötige Therapie durchgeführt wurde und der Patient anschließend dennoch beschwerdefrei wird; zu denken ist beispielsweise, ohne dies hier näher ausführen zu wollen, an die Arthroskopie des Knies, einer der häufigsten operativen Eingriffe weltweit.

Wir werden gar nicht mehr gesund

Wir alle werden irgendwann sterben – und vermutlich an einer Krankheit. Dies müssen wir akzeptieren. Diese bittere, aber logische Wahrheit formulierte auch Typaldos ([106], S. 5):

> *„We will never win the war on disease. We can't. All die. But we can see our role as humans in medicine better. We can learn to appreciate the human body for what it is … hopelessly complex, yet still potentially responsive to our interactions with it."*

Gesundheit ist somit ein relativer Begriff. Vollkommene Beschwerdefreiheit zu jeder Zeit und in allen Situationen ist eine Illusion und soll und kann nicht das Ziel medizinischen Handelns sein – zumal jeder Mensch nur in Selbstverantwortung und aktiver Mitwirkung, z. B. bei vernünftiger Lebensführung, selbst dazu beitragen kann, so lange wie möglich seinen Alltag zu bewältigen.

Info

Finzen [24] formulierte noch eine weitere Möglichkeit: Wir sind gar nicht krank und erhalten dennoch eine Behandlung. Hier wäre an den Aspekt der Krankheitserfindung (Disease Mongering) zu denken, der oft durch Pharmaunternehmen gesteuert wird, wenn physiologische Gegebenheiten, z. B. normale Alterungsprozesse, als pathologisch erklärt und Medikamente dafür auf den Markt gebracht werden (Restless-Legs-Syndrom, Kap. 18.3.5).

2.6.6 Wir erforschen nur das, was wir für erforschenswert halten

In der Medizin lassen wir von weitgehend unhinterfragten Annahmen leiten. So liegt der Medizin ein statisches Menschenbild zugrunde: In der Anatomie, der Grundlage des Medizinstudiums, ist der Körper in zeitlicher und räumlicher Hinsicht fixiert und zergliedert. Wesentlich für das Funktionieren des Körpers scheint nur das zu sein, was gut sichtbar ist: vor allem Knochen und Muskeln, nicht aber Faszien. Das vorherrschende statische Denkmuster zeigt sich auch in den aktuellen Forschungsrichtungen wie der Genforschung. Aktuell wird viel Forschung betrieben, um kleinste Mutationen im menschlichen Genom aufzuspüren, die angeblich für die Entstehung von schweren Krankheiten wie Krebs oder Alzheimer zuständig sind. Medienwirksam wird berichtet, wenn ein Gen gefunden wurde, das für den Ausbruch einer Krankheit zuständig sein soll. Dabei zeigen sich immer mehr die Grenzen dieses Vorhabens – vor allem deshalb, weil davon ausgegangen wird, dass das Erbgut des Menschen starr und unveränderlich über das Schicksal des Menschen bestimmt. Dabei können die Gene auf Umwelteinflüsse von außen reagieren. Das relativ neue Fachgebiet der Epigenetik zeigt, dass der Mensch nicht die Marionette seiner Gene ist, sondern dass die Gene ein- oder abgeschaltet und das ganze Erbgut umgebaut werden kann. Zuständig für diese Aufgabe ist ein Abschnitt in der DNA, der lange Zeit als nutzlos angesehen wurde [2].

Im Wahrnehmen und Erkennen sind wir somit nicht unvoreingenommen. Wir erforschen das, was wir für wichtig halten: die Gene, weil man sich darüber Aufschluss über die Entstehung vieler Krankheiten und über eine individualisierte Therapie verspricht; Muskeln und Knochen, weil man ihnen aufgrund ihrer guten Sichtbarkeit in radiologischen Bildern oder bei Sektionen eine herausragende Bedeutung für das Bewegungssystem des Menschen zuweist.

Was wir nicht sehen können, halten wir demgegenüber für weniger wichtig: die erwähnten scheinbar belanglosen Abschnitte der DNA, so auch das lange Zeit für unwichtig gehaltene Fasziengewebe, das die Knochen und Organe im Körper umgibt. Auch technische Möglichkeiten, die uns zur Verfügung stehen, lenken unsere Wahrnehmung. Hinzu kommt die erwähnte menschliche Eigenschaft, Dingen und Abläufen Sinn beizumessen und Kausalität zu unterstellen (Kap. 2.6.4).

Wir sollten uns aber der Tatsache bewusst sein, dass wir nur einen Ausschnitt der Realität erkennen – und sollten uns die Offenheit bewahren, neue Modelle und Sichtweisen zu akzeptieren, wenn sie sich in einer bestimmten Situation als brauchbarer erweisen als das traditionelle Modell. So wie es beim FDM der Fall sein kann, wenn es um neue, effektive Behandlungsformen für vermeintlich altbekannte Phänomene geht.

2.7 Welche Anforderungen muss ein Medizinmodell erfüllen?

Der Medizintheoretiker Rothschuh hat folgende Anforderungen genannt, die ein Medizinkonzept erfüllen muss, um sich behaupten zu können ([74], S. 10 f.):

> *„Von einem idealen Konzept der Medizin wäre dreierlei zu fordern, erstens Brauchbarkeit hinsichtlich möglicher Erklärungen und Handlungsanweisungen, zweitens Richtigkeit im Sinne der Überprüfbarkeit und Bestätigung und drittens Vollständigkeit. Diese dritte und letzte Forderung ist bis heute unerfüllbar, da die denkbare Wirklichkeit stets größer war und ist als die tatsächlich erfahrene, bekannte Wirklichkeit. Daher wird es nie das letzte Konzept von Medizin geben. […] Außerdem haben immer solche Konzepte die meisten Anhänger gefunden, welche Plausibilität mit Brauchbarkeit verbanden, d. h. solche, die Erklärungen versprachen und aussichtsreiche Handlungsanweisungen anboten, mit welchen sich der Arzt vor sich selbst und vor dem Kranken rechtfertigen konnte. Schließlich haben die einfachen Konzepte meistens mehr Erfolg gehabt als die komplizierten."*

Info

Ein Medizinkonzept ist in einem noch weiteren Sinn aufzufassen als ein Medizinmodell (Kap. 19), die Anforderungen sind aber vergleichbar.

Demnach lassen sich folgende Anforderungen benennen.

2.7.1 Plausibilität

Ein Modell reflektiert die Realität schlüssig und konsistent und ist damit plausibel. Therapeut und Patient können es gebrauchen: nämlich als Erklärung für ihr Handeln bzw. ihre Beschwerden. Dem Therapeuten kann es außerdem Anhaltspunkte darüber geben, wie sich eine bestimmte Behandlung auswirken wird. Das FDM ist somit plausibel und brauchbar, sowohl für Therapeuten als auch für die Patienten.

Ein konkretes Beispiel dafür: Eine der Erklärungen ist, dass jede muskuloskelettale Verletzung als eine oder mehrere von 6 spezifischen Verformungen des Bindegewebes betrachtet wird. Eine Patientin kann beispielsweise ihren Arm nicht heben. Die Patientin zeigt uns dies und beschreibt ihre Schwierigkeit damit. Als FDM-Therapeut finden wir auf Basis dieses Befundes eine spezifische Distorsion, z. B. den supraklavikulären hernierten Triggerpunkt (SCHTP). Dies haben wir anhand der Struktur des FDM abgeleitet. Aus der Struktur leiten wir auch ab, dass wir dann eine bestimmte Behandlung anschließen, nämlich die Reposition des SCHTP. Wenn die Patientin nach der Behandlung ihren Arm wieder heben kann, zeigt sich, dass diese Diagnose richtig war. Anhand des Modells, von dem wir ausgehen, können wir der Patientin außerdem die Ursache für ihre Beschwerden angeben. Außerdem können wir ihr erklären, ob es etwas gibt, was sie tun kann, um ein erneutes Auftreten der Beschwerden in Zukunft zu vermeiden. Dies sind wichtige Informationen, die das Modell auch für die Patientin stimmig, plausibel und brauchbar machen.

Fast täglich erlebe ich es, dass Patienten meine Erklärung zur Entstehung der Beschwerden sehr positiv aufnehmen, weil diese Erklärung nachvollziehbar und verständlich ist. So z. B. die Mutter eines kleinen Mädchens mit einer längeren Leidensgeschichte mit Kopfschmerzen: Nach meiner Behandlung und meiner Erläuterung über die möglichen Ursachen der Beschwerden sagte die Mutter, dass sie sich und die Beschwerden des Kindes sehr ernst genommen fühlte und sie zum ersten Mal verstanden habe, warum diese Kopfschmerzen entstehen. Die Behandlung war erfolgreich. Das Mädchen hatte nach 2 Behandlungen keine Kopfschmerzen mehr.

2.7.2 Richtigkeit

Auf den Aspekt der Richtigkeit wurde oben schon eingegangen, als es um die Frage ging, warum wir in einem Medizinmodell handeln und nicht in der Realität. Nun geht es um die Frage: Ist ein Modell, das aus Beobachtungen der Praxis abgeleitet wird (so wie es das FDM ist), per se richtig? Ist das FDM naturwissenschaftlich korrekt?

Wissenschaftliche Nachweisbarkeit

Wenn wir die oben genannten Einwände einmal beiseite lassen, könnte man, um diese Frage zu beantworten, wissenschaftliche Gewebeuntersuchungen der Faszie (im Sinne der Fasziendistorsionen) einfordern oder untersuchen, was lokal während der Behandlung z. B. durch den Druck des Daumens im Gewebe passiert. Es ist verführerisch, sich mit Ergebnissen der neueren Faszienforschung zu beschäftigen und das Konzept wissenschaftlich zu unterfüttern. So gibt es inzwischen zahlreiche Hinweise, dass die Schmerzwahrnehmung, Nozizeption und Propriozeption in der Faszie entstehen. Auch die muskuläre Koordination scheint über dieses spezielle Gewebe zu laufen. Zudem gibt es neue Erkenntnisse darüber, dass Bänder sich auch ohne Operation komplett regenerieren können, indem durch eine manuelle Behandlung die Stammzellenbildung angeregt wird (vgl. die aktuelle Studie zur Behandlung von Kreuzbandrissen durch Mohamed Khalifa [8]; Kap. 18.2.6).

Diese Erkenntnisse sind in jedem Fall hilfreich, wenn man das Modell erklären und damit auch Anerkennung in der Öffentlichkeit erreichen möchte. Sie standen Typaldos jedoch zum größten Teil noch nicht zur Verfügung. So beschreibt er, dass er seine Annahmen zu den Verläufen am Bein theoretisch hergeleitet und aus Patientenbeobachtungen erschlossen hat. Dass diese Verläufe tatsächlich ein anatomisches Korrelat haben (wie der Artikel von Gerlach und Lierse [29] ihm verdeutlichte, der ihm später in die Hände fiel), wusste er damals noch nicht (Kap. 4.2.2).

Das Modell als solches – Faszien können sich verformen, was Beschwerden auslösen kann; durch Rückformung verschwinden die Beschwerden – ist stimmig und logisch plausibel, zumal auch die Behandlung, die davon abgeleitet wird, zum erwünschten Erfolg führt. Daran ändert sich durch die neuen Erkenntnisse der Faszienforschung nichts: Das Modell als solches wird dadurch nicht verändert, und auch die Behandlungsform, die daraus resultiert – nämlich die Korrektur der Fasziendistorsion –, bleibt die gleiche.

So verblüffend es ist, dass Typaldos schon damals die Bedeutung der Faszien für Beweglichkeit und Schmerzfreiheit erkannt hat, und so erfreulich manche neueren Forschungsergebnisse auch sind – wir sollten diese für uns nutzen, aber nicht das Modell darauf aufbauen. Das FDM formuliert keine Faszientechniken. Wenn wir versuchen, das Modell aus der wissenschaftlichen Sichtweise der Faszienforschung zu begründen, wird das FDM am Ende eine der vielen manuellen Therapieformen sein wie der myofasziale Release, die Massagetherapie oder Rolfing. Dann hört aber das FDM auf zu existieren, weil seine wichtigsten Elemente, z. B. die Rolle des Patienten als Experte für seinen Körper, nicht mehr bestehen: Denn dann ist es wieder der Arzt, der dem Patienten über bildgebende Verfahren ein Triggerband als Ursache der Beschwerden vorlegen kann (und anhand des Bildes die Stärke der Beschwerden beurteilen könnte), oder der Therapeut, der eine standardisierte Behandlung durchführt. Auch das ärztlich/therapeutische Handlungsschema ist nicht mehr von der beständigen Interaktion zweier Partner gekennzeichnet, wie es essenziell für das FDM ist. Das FDM ist somit nur mit seiner spezifischen Modellhaftigkeit denkbar, basierend auf den 3 Säulen Faszie, Bewegung und Patientenorientierung, so wie sie noch erläutert werden (Kap. 4).

Überprüfbarkeit des Behandlungserfolgs

Im medizinischen Kontext bezieht sich der Begriff „Richtigkeit" auch auf die Überprüfbarkeit des Behandlungserfolgs: Wenn eine aus dem Modell abgeleitete Behandlung erfolgreich ist, dann wird dadurch die Richtigkeit des Modells bestätigt.

Nun ist es in der Medizin nicht selten, dass auch unbestätigte und damit offensichtlich unrichtige Konzepte brauchbar sein können. Wenn z. B. in einem animistischen Weltbild Krankheit als Folge einer Tabuverletzung oder eines rituellen Fehlers gesehen wird und als Behandlung ritualisierte Methoden empfohlen werden, so kann auch nach dieser Handlung der Patient durchaus beschwerdefrei sein – und dann der Handlung eine Heilwirkung unterstellen und das animistische Medizinkonzept für plausibel und brauchbar halten. Dabei ist nur ein zeitlicher Zusammenhang zwischen Behandlung und Heilung gegeben; es besteht eine Korrelation, keine Kausalität. Die Mehrzahl der Krankheiten heilt wie erwähnt von selbst – was zwar grundsätzlich beruhigend ist, aber die Suche nach einer wirklich guten Behandlungsform enorm erschwert. Denn unter diesem Aspekt kann fast jedem therapeutischen Handeln post hoc Heilwirkung zugesprochen werden und damit jedem Konzept von Medizin Plausibilität. Diese Tatsache gilt es sich wieder vor Augen zu halten, wenn von einem Erfolg eines Konzeptes gesprochen wird.

Darüber hinaus ist es letztlich auch eine Frage der Gewöhnung: Wenn Medizinstudenten körperliche Beschwerden von vornherein durch die Brille des FDM betrachten, werden sie deren Zurückführung auf Fasziendistorsionen als Selbstverständlichkeit betrachten ([13], S. 115):

> *„When learning the Fascial Distortion Model early in one's career, it is hard to consider the body without keeping in mind the importance of fascia."*

So wie ein Student von Todd Capistrant einmal sagte ([13], S. 115):

> *„Why do you need a model? It just is."*

2.8 Was bedeutet das neue Modell für unser Handeln?

Wir müssen uns vergegenwärtigen, dass das FDM eine neue Betrachtungsweise von Beschwerden und Vorgängen im Körper ist. Somit macht es nur Sinn, über das FDM als medizinisches Konzept zu sprechen, wenn wir auch konsequent danach handeln. „Stay in the model", sagte Typaldos in seinen Seminaren. Das ist nicht immer leicht, denn wir müssen viel von unserem Wissen über Erkrankungen und deren Verlauf zurückstellen, was manchem schwerfällt.

2.8.1 Neubewertung klassischer Diagnosen

Das Zurückstellen der anderen Diagnosen hat nichts mit einer Bewertung zu tun, es geht nicht um eine richtige oder falsche Diagnose. Klassische Diagnosen haben jedoch keine Handlungskonsequenz. Aus einer Diagnose wie „Bandscheibenvorfall" oder „Arthrose" kann keine Behandlung abgeleitet werden. In der Medizin ist jedoch eine Diagnose einzig und allein eine Begründung für das therapeutische Handeln; sie ist keine eigenständige Entität und erfüllt keinen Selbstzweck, wie es jedoch in der Schulmedizin oft der Fall ist.

Vielmehr begeben wir uns mit einer Diagnose wie „Bandscheibenvorfall" wieder in das Modelldenken der klassischen Orthopädie, die vor allem degenerative Prozesse oder Schäden an Knochen, Gelenken oder Muskeln als Auslöser von Schmerzen betrachtet. Im FDM sind dies aber die Fasziendistorsionen. Die klassischen Diagnosen – dazu gehören Bezeichnungen wie Arthrose, Tennisellenbogen oder Fibromyalgie – haben für uns als FDM-Therapeuten kaum eine Konsequenz.

2.8.2 Vertrauen in die Selbstregulationsfähigkeit

Das neue Modell hat nicht nur Konsequenzen für unser Handeln am Patienten, sondern verändert auch unser Menschenbild. Dem FDM liegt die Idee zugrunde, dass sich Fasziendistorsionen – die sich im Alltag immer wieder bilden – meist von allein wieder zurückformen, wenn die gewohnte Arbeit oder Bewegung beibehalten wird. Denn der Mensch ist ein Geschöpf, das sich selbst heilen und sich an Anforderungen anpassen kann und die Fähigkeit zur Selbstregulierung dabei nie verliert. Das Leben ist ein ständiger Anpassungsprozess an die Anforderungen und Belastungen des Alltags. Das biologische Potenzial ist dabei nicht bei allen Menschen gleich; je nach Alter, äußeren Bedingungen oder Trainingszustand kann es durchaus variieren. Zentral im FDM ist daher der Gedanke an die Reparaturmechanismen des Körpers. Aus Sicht des FDM werden damit auch Beschwerden nachvollziehbar und behandelbar, die in der klassischen Medizin als chronisch und therapieresistent gelten.

2.8.3 Eröffnen neuer Perspektiven für die Behandlung und den Patienten

Der neue Blickwinkel führt zu neuen Bezeichnungen und eröffnet neue Perspektiven für die Behandlung: Wir sprechen bei einem bestimmten Beschwerdebild, das uns ein Patient zeigt, z. B. nicht von Fibromyalgie, sondern erkennen ein Geflecht aus Triggerbändern, das sich über den gesamten Körper ausgebreitet hat und mit der Triggerbandtechnik behandelt werden kann. Schmerzen an Gelenken führen wir z. B. nicht auf eine Arthrose zurück, sondern auf Fasziendistorsionen. So behandle ich manchmal Patienten, die von ihrem Arzt Arthrose diagnostiziert bekommen haben. Wenn sie anschließend beschwerdefrei sind, würde ein erneut angefertigtes Röntgenbild immer noch vermeintlich degenerative Prozesse zeigen. In diesen Fällen ist das FDM in meinen Augen dem traditionellen schulmedizinischen Konzept überlegen, weil es mir über die Zurückführung der Beschwerden auf Fasziendistorsionen eine effektive Behandlung der Patienten ermöglicht.

Das Aufzeigen der neuen Perspektiven gibt daher vielen Menschen Mut, stärkt ihr Vertrauen in den eigenen Körper und fördert ihre Eigenverantwortung. Die Patienten erhalten eine verständliche Erklärung dafür, wodurch ihre Beschwerden entstanden sind und wie sie gelindert werden können. Kein Medizinkonzept ist so plausibel und brauchbar wie eines, das den Patienten ernst nimmt, nach seinen Vorgaben handelt und damit zum Ziel gelangt. Das FDM ist damit ein in unserer Zeit äußerst taugliches Modell – sowohl für den Patienten als auch den Therapeuten.

3 Entstehung des FDM

3.1 Stephen Typaldos – sein Leben und Werk

3.1.1 Die Jahre 1957–2006

Stephen Philip Typaldos, geboren am 25. März 1957, wuchs in Südkalifornien auf. Er durchlief ein umfassendes osteopathisches Studium.

Ausbildungszeit

Info

In den USA findet die Ausbildung in „Osteopathic Medicine" an Colleges statt, die Universitäten angegliedert sind. Das Studium wird mit dem Titel „Doctor of Osteopathic Medicine" (D.O.) abgeschlossen. In der klinischen Praxis sind Ärzte mit dem Titel D.O. Ärzten mit dem Titel M.D. (Medical Doctor) gleichgestellt. Die Ausbildungsinhalte sind vergleichbar denen eines M.D., umfassen aber darüber hinaus eine Ausbildung in osteopathischen Techniken. Auch ist das Studium ganzheitlicher ausgerichtet; betont wird eher der Aspekt der Gesundheitsfindung als der der Krankheitsbekämpfung. 2013 gab es in den USA mehr als 800 000 M.D.s und ungefähr 63 000 D.O.s ([13], S. 15 f.).

Im Herbst 1979 nahm Typaldos sein Studium am Logan College of Chiropractic in Chesterfield (Missouri) auf. Typaldos war mit der Ausbildung unzufrieden, da er zum einen die chiropraktische Sichtweise auf die Beschwerden der Patienten nicht nachvollziehen konnte. Sie war für ihn unlogisch. Zum anderen konnte er sich nicht mit den pekuniären Interessen der Chiropraktoren arrangieren. Deshalb verließ er das chiropraktische College nur wenige Monate vor seinem Abschluss. Später lehnte er auch jede Zusammenarbeit mit Chiropraktoren und deren Schulen ab.

Während der Zeit in Logan lernte er im Frühjahr 1980 Dr. Dimil Andreassen (1922–2000) kennen, mit dem er zusammen Handball spielte und zahlreiche Gespräche und Diskussionen über medizinische Themen führte. Typaldos widmete ihm später sein Lehrbuch:

> *„FDM is dedicated to the memory of Dimil Andreassen, M.D. (September 18, 1922 – May 29, 2000)."*

Gemeinsam mit Dr. Bayard C. Vermilyea D.O. ermunterte Andreassen ihn, sich bei der University of Health Sciences, College of Osteopathic Medicine (UHS-COM) in Kansas City zu bewerben. Diese Bewerbung war erfolgreich. Im Mai 1986 erwarb Typaldos hier seinen Abschluss. Von Juli 1986 bis Juni 1987 absolvierte er seine Praktikumszeit am Parkview Osteopathic Hospital in Toledo (Ohio); vom 1. Juli 1987 bis Juni 1989 eine weitere in der Allgemeinmedizin (Family Practice Residency) am Mercy Hospital in Toledo.

Im Anschluss daran, von Juli 1989 bis Juli 1991, arbeitete Typaldos in der Notaufnahme des Memorial Hospital in Cumberland (Maryland). Hier traf er vorwiegend auf Patienten mit muskuloskelettalen Verletzungen.

Kurz vor Beginn der Tätigkeit in Cumberland brach sich Typaldos den Unterarm distal am Handgelenk. Nach der üblichen Ruhigstellung und Heilung der Fraktur hatte er immer noch massive Einschränkungen in der Wendebewegung des Unterarmes. Er konsultierte Kollegen und Therapeuten, aber keiner konnte ihm helfen. Eines Tages beschloss er, sich selbst den Arm zu mobilisieren, indem er ihn mit starker Kraft in Pro- und Supination drehte. Dies führte zu einem plötzlichen lauten Krachen in seinem Arm. Er befürchtete zunächst, der Arm wäre wieder gebrochen. Aber im Gegenteil: Der Arm war wieder beweglich. Aus dieser Erfahrung heraus entwickelte er später die Idee, dass betroffene Patienten oft intuitiv spüren, was sie benötigen. Marjorie Kasten zitiert Typaldos folgendermaßen ([45], ohne Seitenangabe):

> *„He learned several important things from that wrist:*
> *1. As the patient, he intuitively knew what was possible*
> *2. The medical community did not know what they were talking about*
> *3. He realized he could figure things out, which was a turning moment in his life"*

Arbeit und erste Erfahrungen mit dem FDM

Ab dem 20. August 1991 arbeitete er in einer Privatpraxis in Yuba City. Hier fand kurz darauf die erste Triggerbandbehandlung statt (Kap. 3.2). Auch die 2. Fasziendistorsion, den hernierten Triggerpunkt (HTP), entdeckte und benannte er im September 1991 auf vergleichbare Art und Weise.

Im **März 1992** hatte er das Prinzip der Kontinuumdistorsion entwickelt. Kurz darauf, am 25. März 1992, an seinem 35. Geburtstag, trug Typaldos erstmals seine neuen Entdeckungen der Öffentlichkeit vor: In einem Vortrag in Las Vegas berichtete er über Triggerbänder und Kontinuumdistorsionen ([46], S. 21; [1]). In einem unveröffentlichten Artikel vom August 1992 beschreibt er „The Fascial Continuum Model. A new philosophical and practical approach for enhancement of athletic performance and treatment of musculo-skeletal dysfunction and pain", [105]. Hier beschreibt er die Eigenschaften des Modells des Faszienkontinuums (Kap. 4.2.2).

Im September 1992 zog Typaldos nach Fort Worth (Texas). Er arbeitete an der University of North Texas Health Science Center at Fort Worth Texas College of Osteopathic Medicine.

Anfang **1993** entwickelte Typaldos die 4. Fasziendistorsion, die Faltdistorsionen; außerdem begann er den Begriff „Fascial Distortion Model" zu benutzen. Weitere Publikationen fallen in das Jahr **1994**; hier veröffentlichte er 2 Aufsätze zur Triggerbandtechnik und eine Einführung in das FDM, die im American Academy of Osteopathy (AAO) Journal veröffentlicht wurden ([107], [109]). Das FDM umfasste zu der Zeit 4 Distorsionen.

Im Oktober 1994 stellte Typaldos außerdem verschiedene Texte – eigene und fremde; publizierte und nicht publizierte – zu einem Notizbuch zusammen, um einer Fachkollegin den Einstieg in ihre Praxiszeit zu erleichtern. Auf dieses Notebook wird noch ausführlicher eingegangen ([108]; Kap. 4.2.2).

1995 wurden 2 weitere Aufsätze gedruckt ([110], [111]). In dem Jahr beschrieb er 2 weitere Distorsionen: Zylinderdistorsionen und tektonische Fixationen. Damit umfasste das FDM die 6 Distorsionen, die wir heute kennen. Zunächst war sich Typaldos nicht sicher, ob es nicht noch weitere Distorsionen geben könnte. Später konzentrierte er sich darauf, die Beschreibungen der Distorsionen zu verfeinern und neue Wege zu finden, sie zu identifizieren und zu behandeln ([46], S. 22).

Im **Januar 1996** zog Typaldos von Texas nach Maine; hier lebte er bis zu seinem Tod im März 2006. Auf Einladung der Wiener Schule für Osteopathie gab er im Januar **1997** das erste FDM-Seminar. Für dieses schrieb er ein ausführliches Skript mit dem Titel *Orthopathic Medicine: The Unification of Orthopedics with Osteopathy Through the Fascial Distortion Model* (103 Seiten), das er im Dezember 1996 in einer Auflage von 50 Exemplaren produzierte und das als 1. Auflage seines Buches gilt. Im Herbst 1997 war Typaldos erneut in Wien; hier konnte er u. a. Dr. Georg Harrer für das FDM begeistern.

1998 reiste Harrer in die USA und hospitierte in Typaldos' Praxis. Nach dem 11. September 2001, als Typaldos nur noch ungern zu längeren Reisen ins Flugzeug stieg, bat er Harrer, die Basic-Seminare in Europa zu leiten. Er reiste nur noch zu den Advanced-Kursen nach Europa ([46], S. 25).

Im Herbst 1998 hielt er zum ersten Mal einen Vortrag in Japan. In der Vorbereitung hatte er die 2. Auflage seines Buches fertiggestellt, ins Japanische übersetzt und auf Englisch und Japanisch gedruckt.

Die 3. Auflage seines Buches wurde 1999 veröffentlicht [113] und 2002 die 4. und letzte Auflage mit dem Titel: *FDM – Clinical and Theoretical Application of the Fascial Distortion Model Within the Practice of Medicine and Surgery* [114].

Im Juli 2001 fand anlässlich des 10. Jahrestages der Entdeckung des Triggerbandes ein 1. internationales Treffen in Bangor (Maine) statt. Teilnehmer waren u. a. Dr. Georg Harrer und Keisuke Tanaka aus Japan. Mark Czarnecki D.O. war damals ebenfalls ein begeisterter Anhänger des FDM und sprach vom FDM als ein „owner's manual for the human body".

Im Juni **2005** wurde das 2. internationale FDM-Symposium in Anchorage (Alaska) abgehalten. Die Teilnehmer kamen aus den USA, Europa und Japan. Dies war das letzte internationale Treffen, an dem Typaldos teilnehmen konnte. Am 28. März 2006, 3 Tage nach seinem 49. Geburtstag, erlitt er beim Joggen einen Herzstillstand und starb wenige Tage später am 5. April.

In seiner Freizeit pflegte er zahlreiche Interessen außerhalb der Medizin: Er schrieb 5 Musicals, von denen er 2 in Maine als Regisseur und Produzent zur Aufführung brachte, spielte Baseball, jagte, studierte Reptilien, sammelte Fossilien und interessierte sich für Politik und Geschichte [46].

Typaldos starb plötzlich und unerwartet im Alter von nur 49 Jahren. Viele Pläne, die beim 2. FDM-Symposium im Jahr zuvor noch für die Zukunft geschmiedet worden waren, konnten nun nicht mehr umgesetzt werden. In den Jahren nach seinem Tod haben die Bemühungen zur weiteren Verbreitung des FDM gerade in Europa aber nicht nachgelassen, sondern sind eher noch intensiver geworden. Dahinter steht der Wunsch, das Anliegen von Typaldos weiterzutragen und das FDM weiterzuverbreiten, damit noch mehr Menschen von einer FDM-Behandlung profitieren können.

3.1.2 Nach seinem Tod – Verbände und weltweite Verbreitung

In den vergangenen Jahren ist die Zahl von FDM-Therapeuten stark gestiegen. Auch gibt es im deutschsprachigen Raum mittlerweile ein fast flächendeckendes Netz an Seminaren und Fortbildungsmöglichkeiten. Das FDM-Curriculum besteht aus üblicherweise 3 Modulen und kann mit einer Prüfung (Basic Certificate) abgeschlossen werden. Die hohe Qualität der Ausbildung wird dadurch gewährleistet, dass alle Instruktoren, die das FDM unterrichten, nach den einheitlichen Vorgaben der European Fascial Distortion Model Association (EFDMA) geprüft sind.

Verbände

Derzeit gibt es 4 FDM-Verbände:

Japan/Asien

Bereits 2002 wurde die FAA (FDM Asian Association) von Keisuke Tanaka (Fukuoka/Japan) gemeinsam mit Kohei Iwata gegründet. Tanaka wurde 2005 der erste von Typaldos autorisierte FDM-Instruktor Asiens.

Europa

Im November 2006 wurde die Europäische FDM-Gesellschaft EFDMA um Dr. Georg Harrer und Christoph Rossmy D.O. in Wien gegründet. Die meisten Kurse werden in Deutschland und Österreich angeboten, daneben in der Schweiz, in Polen, Holland, Italien, Ungarn und Frankreich. Weitere Projekte sind in Planung.

USA

Im August 2007 wurde die AFDMA (American Fascial Distortion Model Association) gegründet. Gründungsmitglieder waren Marjorie Kasten, die langjährige Assistentin von Stephen Typaldos, Ray Andreassen D.O. (Delta Junction, Alaska), Byron Perkins D.O. (Anchorage, Alaska) und John Kasten (Bangor, Maine). Im ersten Vorstand vertreten waren auch Gene Lenard D.O. (San Diego, Texas) und Ann Shea, die Lebensgefährtin von Stephen Typaldos. Der aktuelle Präsident der AFDMA ist Todd Capistrant D.O. (Fairbanks, Alaska).

Afrika

Seit 2011 gibt es die afrikanische FDM-Gesellschaft SAMDF (Société Africaine du Modèle de Distorsion Fasciale). Präsident ist Dr. Harouna Diallo aus Ouagadougou (Burkina Faso). Dr. Diallo lernte im Februar 2008 den Präsidenten der AFDMA, Byron Perkins, kennen, als dieser im Rahmen eines sozialen Projektes durch Westafrika reiste. Diallo reiste 2009 in die USA, hospitierte bei Dr. Perkins in Alaska und nahm an einem FDM-Seminar bei Dr. Harrer in San Diego teil. Auf seine Anfrage hin kam es zum ersten FDM-Seminar in Burkina Faso: Im Januar 2010 unterrichteten Dr. Harrer und Dr. Perkins dort das Modul 1 des FDM-Curriculums und im Januar 2011 Modul 2 (vgl. http://afdma.com/africa/). Im Jahr darauf (Januar 2012) reiste erneut ein Team von FDM-Therapeuten aus Europa und den USA mit nach Burkina Faso, um Harrer beim Seminar zu assistieren und anschließend in verschiedenen Dörfern die afrikanischen FDM-Kollegen zu begleiten und zu unterstützen (vgl. dazu http://osteopathie-blog.blogspot.de/2012/02/burkina-faso-fdm-hochburg-in-afrika-ein.html).

Gerade in ärmeren Ländern wie Burkina Faso, in denen das Gesundheitssystem nur unzureichend ausgebaut ist, bietet das FDM eine sehr wertvolle Therapie an, da sie kostengünstig und relativ schnell zu erlernen ist. Außerdem können hier gerade die auf dem Land lebenden meisten Menschen nach einer Verletzung keine längere Ruhephase einlegen, sondern müssen meist schnell zu ihrer alltäglichen Arbeit, z. B. auf dem Feld, zurückkehren. Für uns Therapeuten bestand zudem der Vorteil, dass die Gestik weltweit gleich ist; die Sprachbarriere spielt für die Behandlung daher kaum eine Rolle.

Internationale Treffen

Seit dem Tod von Stephen Typaldos gab es 4 große internationale FDM-Treffen: Im Jahr 2007 fand auf Hawaii (USA) das 3. internationale FDM-Syposium statt. 2009 folgte der Kongress in Osaka (Japan) und 2011 der bisher größte FDM-Kongress mit über 200 Teilnehmern in Wien, veranstaltet von der EFDMA. Im Oktober 2014 fand in Texas ein internationales Treffen statt. Für das Jahr 2017 organisiert die EFDMA den 7. internationalen Kongress, der in Köln stattfinden wird.

3.2 Entdeckung der Fasziendistorsionen

Auf den Aspekt der Faszien wird im Kap. 4 genauer eingegangen; im Folgenden soll es darum gehen, wie Typaldos anhand der Angaben von Patienten die einzelnen Fasziendistorsionen entdeckte (zum Folgenden [13], S. 13–15; [46], S. 22–25).

Im August 1991 begann Typaldos seine Arbeit in einer Praxis im nordkalifornischen Yuba City. Dort empfand er es schnell als frustrierend, tagtäglich zu erleben, wie wenig die Schulmedizin und Osteopathie den Patienten in der Notaufnahme helfen konnte. Bei den Verletzungen, mit denen er als Notfallmediziner in der Regel konfrontiert war, handelte es sich meist um Verstauchungen oder Frakturen, aber auch um massive Schmerzzustände, z. B. bei Koliken. Bei Traumata wie Verstauchungen wurde die verletzte Gliedmaße üblicherweise geschient oder bandagiert, also ruhiggestellt. Die Patienten mussten oft viele Wochen auf ihre normalen Aktivitäten im Alltag oder Sport verzichten. Erfahrungsgemäß war auch nach der Ruhigstellung noch längere Zeit an normale Bewegung nicht zu denken. Dies stellte viele Patienten auf eine Geduldsprobe – und war für Typaldos kein zufriedenstellender Zustand.

3.2.1 Von der Gestik zur Behandlung

In seiner Praxis fiel ihm jedoch auf, dass die Patienten ihre Beschwerden auf ähnliche Weise zeigten: Sie deuteten mit dem Finger eine Linie am Körper an oder drückten damit ins Gewebe. Besonders deutlich war dies, als im September 1991 drei Patientinnen nacheinander mit ähnlichen Beschwerden zu ihm kamen: Sie nannten Schmerzen im Nacken und strichen dabei an einer Linie vom mittleren Rücken bis hoch zum Schädel. Typaldos war ratlos, da er diese Beschwerden keiner bekannten medizinischen oder osteopathischen Diagnose zuweisen konnte. Daher konnte er auch keinen Behandlungsansatz herleiten. Er probierte eine gängige osteopathische Technik, die er schon häufig angewandt hatte – aber ohne großen Erfolg. Daraufhin sagte er der Patientin, dass er ihr nicht weiterhelfen könne, und schickte sie mit einem Rezept nach Hause. So ging er auch bei der zweite Patientin vor.

Die dritte aber bestand darauf, dass er sie behandelte. Sie sagte, sie sei überzeugt, dass er ihr helfen könne: „I know you can fix this. You need to push on it" ([13], S. 14). Nach kurzem Nachsinnen entschied er sich, ihr zu helfen, indem er sich von ihr leiten ließ. Sie gab ihm genaue Anweisungen, mit starkem Druck des Daumens den genannten Verlauf entlangzufahren: „That's it! Push harder! Yes, you are on it, follow it." Nachdem er den gesamten Verlauf, den sie ihm angab, bis unter das Ohr am Mastoid, verfolgt hatte, sprang sie auf und sagte: „I knew it! You are the only one who could do it. I'm fine. It's gone! It is all better!" Dies war die allererste Triggerbandbehandlung – und sie war erfolgreich.

Auf vergleichbare Weise behandelte er zur gleichen Zeit Patienten, die stark mit dem Finger ins Gewebe drückten: Er verstärkte den Druck an dieser Stelle mit seinem Daumen und die Beschwerden ließen augenblicklich nach – auch dies eindeutig eine Behandlung nach dem FDM, nämlich eines HTP, erneut war sie erfolgreich.

Bei allen Patienten behandelte er verdrehte Faszien (Fasziendistorsionen) – ohne aber dass er wusste, dass es wohl die Faszien waren, die behandelt werden mussten, damit die Beschwerden verschwanden. Außerdem führte er eine Behandlung durch, ohne vorher eine Diagnose erstellt zu haben

– ein Vorgehen, das auch ihm zunächst nicht möglich erschien und auf das er sich erst auf nachdrückliches Beharren der dritten Patientin einlassen konnte.

3.2.2 Intuitive Behandlung ohne Diagnose

Jede der Behandlungen hat Typaldos intuitiv durchgeführt; sie resultierte direkt aus der gezeigten Gestik. Somit war keine Diagnose im klassischen Sinne nötig. Typaldos konnte die Geste, mit der die Beschwerden gezeigt wurden, intuitiv in eine Behandlung überführen: Er verstärkte den Druck im Gewebe, sodass im Anschluss daran der Schmerz augenblicklich gelindert war. „Die Beschwerden des Patienten sind bereits die Diagnose" ([32], S. 777) und geben die konkrete Behandlungsweise vor. Dass die Patienten direkt nach der Behandlung schmerzfrei waren, ist ein Indiz dafür, dass die Behandlung erfolgreich war.

Dies ist die wohl unmittelbarste Form der Patient-Therapeuten-Beziehung: Sie kommt ohne gedankliche Reflexion aus, ohne Suchen nach einer Ursache, ohne Auswahl einer besten Behandlungsmethode, falls es mehrere geben sollte.

Damit soll nicht die Bedeutung einer Diagnose heruntergespielt werden, auch nicht die der Differenzialdiagnose in der klassischen Medizin; es ist äußerst wichtig, bestimmte Dinge vor einer Behandlung auszuschließen, z. B. innere Erkrankungen oder Tumoren. In der Praxis ist z. B. bei Sportverletzungen aber oft – ganz banal – einfach ein Schmerz vorhanden. Während die diagnostische Schiene meist sehr groß ist, sind die Möglichkeiten der Behandlung oft sehr eng: Der Arzt kann Schmerzmittel verschreiben, Physiotherapie verordnen oder, wenn das alles nicht hilft, eine Operation in Erwägung ziehen. Genau dies hatte Typaldos als unbefriedigend empfunden – und war deshalb vermutlich offen für eine völlig neue Art der Behandlung.

Eine solch intuitive Art der Behandlung erfüllte ihren Zweck genauso, als wenn ihr ein theoretisches Fundament zugrunde gelegen hätte. Um einen Behandlungserfolg zu wiederholen oder auch anderen Menschen zu vermitteln oder die Methode weiterzuentwickeln, muss man aber hinterfragen, wodurch der Erfolg zustande gekommen ist: Man wird versuchen, den Grund dafür herauszufinden. Dabei geht man davon aus, dass mit der durchgeführten Behandlung bestimmte Strukturen im Körper getroffen wurden und an ihnen etwas durchgeführt wurde, was die Beschwerden hat verschwinden lassen. Offenbar waren diese Struktur auch in irgendeiner Form dafür verantwortlich, dass sich die Patienten vorher so verhalten haben, also in einer bestimmten Art und Weise auf ihre Beschwerden aufmerksam gemacht haben. Denn sie hatten sich ja nicht abgesprochen und konnten dennoch die entscheidenden Hinweise zur Behandlung geben.

3.2.3 Verdrehungen der Faszien als Ursache

Beim Abgleich der gezeigten Beschwerden mit anatomischen Modellen und Strukturen im menschlichen Körper konnte Typaldos nur eine Struktur im Körper finden, die sich hierfür anbot: das **Bindegewebe**, die **Faszien**. Offenbar haben sich diese Faszien – wodurch auch immer – in ihrer Form verändert; diese Verdrehungen, Distorsionen können zu Schmerzen und Bewegungseinschränkungen führen, die so stark sind, dass sich eine Person in die Praxis begibt. Die Behandlung besteht dann darin, die Distorsion rückgängig zu machen. Aus der Praxis zeigte sich: Wenn die Verdrehung der Faszie zurückgeformt wird, sind die Beschwerden der Patienten verschwunden. Die Behandlung ist somit ursächlich für die Besserung oder Beseitigung der Beschwerden beim Patienten.

Die Vermutung, dass Verdrehungen der Faszien ursächlich für die Beschwerden sind und dass diese durch eine Glättung oder Zurückformung wieder beseitigt werden, hatte sich durch den konkreten Behandlungserfolg erhärtet.

Im Laufe der Reflexion konnte Typaldos zunächst 2 Gesten recht deutlich voneinander unterscheiden: ein Streichen mit den Fingern entlang eines Verlaufs und ein Drücken auf einen bestimmten Punkt am Körper. Im September 1991 benannte er die Fasziendistorsion, die durch die Streichbewegung gezeigt wurde, das **Triggerband** (trigger = Auslöser), sowie den punktuellen **hernierten Triggerpunkt** (HTP). Mit der Benennung erfolgt eine Abstraktion: die Bildung der Kategorien „Triggerband" und „HTP". Wenn nun ein Patient bei dem Verweis auf seine Beschwerden Streichbewegungen mit dem Finger machte, konnte Typaldos schlussfolgern, dass dieser Patient ein Triggerband hatte, das diese Beschwerden verursachte; die Behandlung des Triggerbandes lässt annahmegemäß die Beschwerden verschwinden.

Dies ist die Urform des FDM: Es besagt, dass sich Faszien verformen können und dann Beschwerden versursachen, die bei Rückgängigmachen der Verformungen wieder verschwinden. Auf diese Art und Weise ging Typaldos weiter voran und versuchte auch andere Gesten, die ihm die Patienten zeigten, auf diese Vermutung der verdrehten Faszien zurückzuführen und daraus eine Anleitung zur Behandlung abzuleiten. Der Erfolg der Behandlung zeigte Typaldos, dass er auf dem richtigen Weg war. Seine Vermutung, dass die Beschwerden auf Verformungen von Faszien zurückgehen, schien sich als brauchbare Arbeitshypothese und Handlungsanweisung zu erweisen.

Je später die Fasziendistorsionen entdeckt worden waren, desto mehr musste er jedoch auf die Modellannahme – verdrehte Faszien können zu Beschwerden führen – zurückgreifen. Neben der Gestik erwies sich außerdem die Beschreibung der Patienten als wichtig, nämlich so, wie sie ihre Beschwerden oder den Unfallhergang darstellten. Gerade bei der **Faltdistorsion** sollte dies von Bedeutung sein. Denn hier ließ sich nicht mehr so unmittelbar wie beim Triggerband von der Gestik direkt auf die Behandlung schließen. Beispielsweise wird ein Patient mit einer Faltdistorsion das Gelenk mit seiner Hand umfassen und den Unfallhergang beschreiben (z. B. das Pferd, auf dem er ritt, warf plötzlich den Kopf nach unten, sodass sein Arm mit den Zügeln nach vorne gerissen wurde). Der Therapeut leitet sich daraus die FDM-Erklärung her: Die gelenkumgebende Faltfaszie an der Schulter hat sich zu stark entfaltet und verdreht; dies gibt ihm die FDM-Handlungsanleitung vor: Damit die Beschwerden beseitigt werden, muss das Gelenk nochmals entfaltet werden. Somit wird er einen Traktionsimpuls anwenden. Allein aus dem Umgreifen des Gelenks durch den Patienten könnte er aber nicht auf diese Behandlungstechnik rückschließen. Hier tritt vermittelnd das Modell hinzu, das diese gedankliche Überleitung schafft. Dennoch unterscheidet sich die Faltdistorsion nicht prinzipiell von dem Triggerband oder dem HTP, die noch intuitiv anhand der Gestik behandelt werden können: Alle benennen Distorsionen der Faszien, die sich in Beschwerden äußern können.

Aber zurück zur Chronologie. Im **März 1992** hatte Typaldos das Prinzip der **Kontinuumdistorsion** entwickelt. Das Bild eines Knochen-Sehnen-Übergangs, mithilfe eines Elektronenmikroskops aufgenommen, brachte ihn auf die grundlegende Idee, dass Knochen und Band ein und dieselbe Grundsubstanz darstellen: es sich um bandartige Faszien in verschiedenen Zuständen handelt. Konkret begann er bei einem Patienten mit einer Knöchelverstauchung zu überlegen: Wenn ein Knöchel in einem kurzen Moment verstauchen kann, müsste diese Verstauchung in einem fast ebenso kurzen Moment wieder rückgängig gemacht werden können.

Diese Annahme sollte sich bald in der Praxis bestätigen. So schlug er dem Patienten, einem Geschäftsmann, eine neuartige Behandlungsform vor, die zuvor noch nie ausprobiert worden sei. Sie sei zwar recht schmerzhaft, aber der Patient könne sofort im Anschluss wieder seinen gewohnten Tätigkeiten nachgehen. Der Geschäftsmann ließ sich darauf ein, und die Behandlung war ein großer Erfolg ([46], S. 22). Dass es sich um einen vermutlich vielbeschäftigten Geschäftsmann handelte, ist nicht ohne Bedeutung: Beruflich stark eingespannte Personen oder Sportler, die sich keine längere Trainingspause leisten können oder wollen, stehen dem FDM in der Regel besonders aufgeschlossen gegenüber, d. h., sie tolerieren die oft schmerzhafte Behandlung in der Aussicht, dass danach die volle Belastung und Bewegung wieder möglich ist.

3.2.4 Zusammenführung in einem Modell

Sein Modell beschreibt Typaldos **1994** wie folgt ([107], S. 14):

> *„The fascial distortion model is a new anatomical model in which many musculoskeletal injuries are thought to be the result of specific alterations of the body's fascis. It was developed in an attempt to improve current treatments by basing them on a more anatomical approach. Many of*

the most commonly seen musculoskeletal injuries are vaguely defined and often respond poorly to conventional treatments. […] This definition allows us to conceptualize the pathology and to speculate on how our treatment choices might affect the dysfunction. […] This change in terminology perspective can often lead to significantly more effective treatment results. There are four principal distortion types and several subtypes which are considered to be the etiological cause of a whole host of commonly seen dysfunctions from ankle sprains to whiplash injuries.“

Im Wesentlichen entwarf er die ersten 4 Fasziendistorsionen anhand der genauen Beobachtung der Gestik seiner Patienten in der Praxis, aber auch auf Basis eigener anatomischer Studien. So schreibt er in einer E-Mail an Marjorie Kasten ([46], S. 22 f.):

„The model itself and the FDM treatment have been shaped by a large number of factors over an extended period of time which include anatomical dissections and most importantly clinical experiences in the emergency room on thousands of patients where the anatomical injuries are fresh and secondary distortions have not had time to evolve.“

Im Jahr **1995** waren auch die 5. und 6. Distorsion – **Zylinderdistorsionen** und **tektonische Fixationen** – gefunden und das FDM, so wie wir es heute kennen, vollständig. Durch Zurückformung der Fasziendistorsion können die von den Patienten berichteten Beschwerden gelindert oder beseitigt werden – dies ist der Kern des Modells. In dieser Form könnte es jedoch als (manuelle) Faszientechnik verstanden werden. Dies ist es jedoch nicht. Denn oben wurde schon deutlich, dass ein Aspekt wesentlich ist: die Gestik des Patienten, und damit dessen Wahrnehmung. Diese ist deshalb wichtig, weil nicht jede Fasziendistorsion Beschwerden verursacht. Dies ist nur der Fall, wenn der Patient dies angibt!

Die 3 Säulen, auf denen das FDM beruht, sind Thema des nächsten Kapitels.

4 Drei Säulen des FDM

4.1 Einleitung

Um das FDM in seinem gesamten Umfang verstehen und umsetzen zu können, müssen wir immer die 3 Säulen, auf denen es beruht, im Blick haben (dies ist meine eigene Sichtweise und wurde von Typaldos nicht explizit so beschrieben; es ist auch nicht Bestandteil der Curriculae der internationalen FDM-Verbände):

1. Das FDM geht davon aus, dass Verdrehungen von **Faszien** Schmerzen und Bewegungseinschränkungen verursachen können. Eine Zurückformung der Verdrehung führt zum meist augenblicklichen Nachlassen oder Verschwinden der Beschwerden.
2. Die zweite Säule des FDM ist das Prinzip der **Bewegung**. So hat sich in der Praxis des FDM gezeigt, dass Bewegung – verstanden als die alltäglichen Tätigkeiten, denen wir zu Hause, am Arbeitsplatz oder in der Freizeit nachgehen – wichtig ist, um beschwerdefrei zu bleiben. Die Faszien brauchen Bewegung, um ihre Funktion im Körper einwandfrei erfüllen zu können. Bei Ruhigstellung einer verletzten Gliedmaße, z. B. durch Gips, können Faszienfasern verkleben, was neue Beschwerden hervorruft. Bei jeder Verletzung beginnt der Körper augenblicklich mit der Selbstreparatur. Dies ist jedoch nur möglich, wenn er beständig Informationen darüber erhält, zu welcher Funktion die verletzte Gliedmaße zurückkehren soll. Diese Informationen erhält er aus wohldosierten Reizen über Bewegung und Belastung. Das Prinzip der Bewegung ist somit eng an das Prinzip der Selbstheilung gekoppelt.
3. Die dritte Säule ist die **Patientenorientierung**. Im FDM steht der Patient im Mittelpunkt. Nicht der Arzt (oder andere Befunde) bestimmt über die Schwere der Beschwerden und die Prognose, sondern der Patient. Ein Triggerband oder eine andere Fasziendistorsion löst nicht per se Beschwerden aus, sondern ist nur dann behandlungsbedürftig, wenn der Patient es so empfindet. Seine Wahrnehmung ist von unschätzbarem Wert für die Diagnose und Behandlung. Zugleich ist er in einem hohen Maß verantwortlich dafür, dass der Behandlungserfolg nachhaltig ist. Der menschliche Körper ist in der Lage, sich an äußere Bedingungen anzupassen und auf externe Faktoren zu reagieren. Dies zu wissen, stärkt das Selbstvertrauen des Patienten in seinen eigenen Körper.

Info

Werden im schulmedizinischen und orthopädischen Kontext die Ursachen von Beschwerden in pathologischen Abweichungen der Knochen, Muskeln oder Nerven vom Normalzustand gesehen, gehen FDM-Therapeuten davon aus, dass es Verdrehungen von Faszien sind – beides sind Modellannahmen, die in dieser Modellhaftigkeit einander ebenbürtig sind.

Diese 3 Säulen des FDM werden im Folgenden näher betrachtet.

4.2 Faszie

Ein Kapitel zur Faszie ist in einem Buch zum FDM unerlässlich – wenn auch weniger zentral, als zunächst vielleicht angenommen. Denn beim FDM behandeln wir keine Faszien, sondern Fasziendistorsionen – nach dem FDM könnten wir auch dann vorgehen, wenn wir nichts über die naturwissenschaftlichen Grundlagen der Faszien wissen. Daher soll im Folgenden nicht nur das aktuelle Wissen über die Faszie ausgebreitet, sondern vielmehr untersucht werden, von welchem Faszienverständnis Typaldos ausging, als er auf dieser Basis sein Modell der Fasziendistorsionen entwickelte. Damit in Verbindung stehen Fragen wie: Was fand Typaldos vor? Was hat er weiterentwickelt, was ist geblieben? Und inwieweit können (oder müssen) wir als FDM-Therapeuten die aktuellen Forschungserkenntnisse über Faszien zur Kenntnis nehmen und in unserer Arbeit berücksichtigen? Zur Abrundung und Einleitung ins Thema soll zunächst die Geschichte der Faszienforschung skizziert werden.

4.2.1 Geschichte der Faszienforschung

Bindegewebs- und frühe Faszienforschung in der Medizin

Vorbemerkung

Die Faszien bzw., um den bis ins 20. Jahrhundert gängigeren Begriff zu verwenden, das Bindegewebe wurde bis Anfang des 21. Jahrhunderts von der Forschung kaum gewürdigt, denn ihm wurde eine rein verbindende Funktion in Körper zugeschrieben. Erst mit dem 1. internationalen Faszienkongress 2007 beginnt die moderne Faszienforschung – so die gängige Meinung. Beides ist in dieser Verallgemeinerung jedoch nicht richtig.

Richtig ist, dass der Begriff „Faszie“ in der klinischen Forschung seit einigen Jahren allgemein häufiger als der Begriff „Bindegewebe“ (und damit gleichzeitig in einem anderen, erweiterten Sinn) verwendet wird. Das heißt jedoch nicht, dass diese Gewebeform nicht auch schon in früheren Jahren und sogar Jahrhunderten erforscht wurde. Gerade in der osteopathischen Literatur – und hier wiederum zentral in den Schriften von A. T. Still – wurde ihre Bedeutung durchgehend gewürdigt. Es sind im Wesentlichen diese Schriften, auf die Typaldos bei der Entwicklung seines FDM zurückgreift, wie gezeigt wird.

Faszien wurden somit auch schon früher gewürdigt – ebenso wie das Bindegewebe. Es ist nicht richtig, dass die frühere Bindegewebsforschung dieser Gewebeform nur eine eben verbindende und stützende Funktion zuerkannt hat. Vielmehr wurde dem Bindegewebe in so vielen Texten ein Organstatus zuerkannt und ihm wichtige Aufgaben zugewiesen, dass diese Texte kaum als Einzelleistungen bezeichnet werden können.

2007 markiert auch nicht den Beginn der modernen Faszienforschung, sondern den Start der interdisziplinären Zusammenarbeit der vorher relativ isoliert voneinander arbeitenden Faszienforscher. Dem 1. internationalen Faszienkongress ging eine jahrzehntelange intensive Forschung zu Faszien voraus (Literatur dazu z. B. bei [79], [86]). In den 1960er- und 1970er-Jahren wurde speziell das muskuläre Bindegewebe (Myofaszien) in den Blick genommen, da es für manualtherapeutische Ansätze ein interessantes Wirkungsfeld versprach (zur frühen Faszienforschung [83]). Ansonsten lag der Forschungsschwerpunkt eher auf dem Aufbau von Faszien, also einer histologischen Grundlagenforschung, die für die Praxis wenig relevante Ergebnisse brachte. Erst später wurde die anscheinend tragende Bedeutung der Faszien für die Körper- und Schmerzwahrnehmung erkannt, und damit gerieten auch die Möglichkeiten der Behandlung von Faszien oder eines zielgerichteten Faszientrainings immer mehr in den Blick (wobei es auch schon im 20. Jahrhunderts gezielte Faszientechniken gegeben hat, z. B. Rolfing oder Akupunktur). Um 2007 veränderte sich die Faszienforschung also dahingehend, dass sie interdisziplinär betrieben wurde, sich die Forscher stärker vernetzten (und z. B. eine einheitlich geltende Definition von Faszien erarbeiteten), eine zunehmende Praxisrelevanz der Forschung sichtbar und diese immer mehr in der breiten Öffentlichkeit zur Kenntnis genommen wurde.

Forschung bis ins 20. Jahrhundert

Die erste Beschäftigung mit der menschlichen Anatomie und damit auch mit dem Bindegewebe bzw. den Faszien erfolgte im Europa des 16. Jahrhunderts im Zuge des Humanismus, als der Mensch in den Mittelpunkt des Forschungsinteresses rückte. Leonardo da Vinci und andere studierten bei selbst durchgeführten Sektionen die menschliche Anatomie und hielten dies in kunstvollen Zeichnungen fest. Ab dem 17. Jahrhundert traten an die Seite der illustrierten Anatomiebücher immer mehr beschreibende und auch enzyklopädische Werke. Der Begriff Faszie selbst (lat. fascia = Band) wurde im medizinischen Kontext zuerst in Italien verwendet ([96], S. 170 ff.).

Ein recht weites Verständnis des Bindegewebes vertrat im 18. Jahrhundert der französische Arzt **Théophile de Bordeu** (1722–1776). Er schrieb dem Bindegewebe mehr als nur eine stützende Funktion zu, sondern verlieh ihm den Status eines Organs (organe cellulaire), das Ernährungs- und Regenerationsaufgaben wahrnimmt und Gefäß- und Nervenfunktionen vermittelt (*Recherches sur le tissu muqueux* [17]; vgl. [71], S. 18).

In den Lehrbüchern des 18. und 19. Jahrhunderts wurde das Fasziengewebe mit unterschiedlichsten Begriffen bezeichnet – was vermutlich auch Ausdruck der Vielschichtigkeit der Erscheinungsformen dieser Gewebeform war: als Häute, Membranen, aber auch schon in genauerer Spezifizierung je nach Gewebeform oder anatomischer Lage.

Einer der Ersten, die sich intensiv mit dem Gewebe im menschlichen Körper beschäftigten, war **Marie François Xavier Bichat** (1772–1802). Sein über 300-seitiges Buch mit dem Titel *Traité des Membranes en Général et de Diverses Membranes en Particulier* von 1799 gilt als Erstlingswerk der Histologie (Gewebekunde); es wurde 1802 von Christian Friedrich Dörner ins Deutsche übersetzt mit dem Titel *Abhandlungen der Häute im allgemeinen und über die verschiedenen Häute insbesondere.* Seine Erkenntnisse basieren auf eigenen Forschungen; so soll er Hunderte von Sektionen durchgeführt haben. Bichat unterscheidet 21 verschiedene Formen. Gleich zu Beginn seines Buches beklagt er das Desinteresse der Pathologen an den Häuten ([9], S. 1 f.):

> *„Nie würdigten bis jetzt die Zergliederer die Häute einer eigenen Untersuchung. Nie untersuchten sie diese Gattung von Organen besonders, die unter allen übrigen so zu sagen zerstreut umher liegen, ja zur Structur der Meisten viel beytragen, aber selten für sich bestehen. […] Man vermißt in unsern anatomischen Lehrbüchern über diesen Punkt jene allgemeine Betrachtungen, welche man jeder Beschreibung einzelner organischer Systeme, der z. B. der Nerven, Gefäße, Muskeln, Knochen, Bänder etc., voranschickt, und doch machen sie den schönsten Theil jener Lehrgebäude aus.“*

Seine profunden anatomischen Kenntnisse zeigen sich z. B. in der Beschreibung der Beinhaut ([9], S. 166):

> *„Die innere Fläche dieser Häute steht mit dem Organ, welches sie umkleiden, im innigsten Zusammenhang, giebt verschiedene Verlängerung an dasselbe ab, so daß beyder Daseyn so zu sagen verkettet wird. Eine Menge Fibern von der Beinhaut dringen in den Knochen ein; die harte Hirnhaut giebt zahlreiche fibröse Fäden in denselben ab.“*

Im Jahr 1845 veröffentlichte der deutsche Anatom **Carl B. Reichert** sein Buch *Vergleichende Beobachtungen über das Bindegewebe und die verwandten Gebilde* [72]. In diesem spricht er dem Bindegewebe eine über die Stützfunktion hinausgehende Bedeutung zu, indem es zwischen Nerven, Gefäßen und Zellen vermittelt ([72], S. 169 f.):

> *„In einer anderen Art spricht sich die vermittelnde Thätigkeit der Bindesubstanz bei der im Organismus so ausgebreiteten Wechselwirkung der Nerven und des Blutes in seinen Gefässen mit den übrigen Bestandtheilen des Körpers aus. […] an keiner Stelle des Körpers berühren die Nerven und Gefässe unmittelbar die Gebilde, sondern die Bindesubstanz ist das vermittelnde Glied, ist Träger derselben, und die Wechselwirkung muss überall durch sie hindurchgehen. […] Die Bindesubstanz dagegen ist dasjenige Gebilde des Körpers, welches unmittelbar alle übrigen Formbestandtheile, nähere und entferntere, auch die Nervenfaser und die Gefässe, berührt.“*

Auch der Internist Heinrich Schade beklagt 1912 die „die übliche Geringschätzung des Bindegewebes“ ([75], S. 375), die anscheinend daher kommt, dass bei mikroskopischen Untersuchungen eben nur dessen mechanische Funktionen erkennbar werden. Daher hat er sich der Aufgabe verschrieben, „in systematischer physikochemischer Arbeit den Organfunktionen des Bindegewebes nachzugehen“ ([75], S. 375). Im Bindegewebe erkennt er nämlich ein „Organganzes“ ([75], S. 374 f.):

> *„Wenn hier […] von Erkrankungen des Bindegewebes mit gleicher Selbständigkeit wie von anderen Organerkrankungen abzuhandeln versucht wird, so entspricht diese Neuerung der schon früher vom Verfasser vertretenen Überzeugung, daß die Notwendigkeit vorliegt, auch das* ***Bindegewebe als Organganzes*** *zu betrachten. Nur so werden sich die ‚Organfunktionen des Bindegewebes‘ unserem Verständnis erschließen.“*

Der Arzt und Schriftsteller Felix Buttersack sieht dies ähnlich; für ihn ist das „sog. Bindegewebe keineswegs ein bedeutungsloses Füllsel, sondern ein lebendiges Gewebe“ ([12], S. iii). Dazu führt er in seinem Buch *Latente Erkrankungen des Grundgewebes, insbesondere der serösen Häute* aus ([12], S. 22):

„[...] daß die Schicht, welche man bislang Bindegewebe nannte, nicht bloß ein besseres Verbindungsmittel zwischen den Organen darstellt, daß sie nicht bloß Säfte zu- und -abführt, um eine neue Parenchymzelle zu bilden. Man wird vielmehr darüber klar werden, daß, wenn wirklich das Bindegewebe ein lebendiger Teil des Organismus ist, ihm dann auch alle Attribute des Lebens, alle Grundfunktionen zukommen. Es wird also assimilatorische und dissimilatorische, kalorische, elektrische, elastische, reizaufnehmende, reizspeichernde, reizleitende, kontraktile Eigenschaften besitzen."

Buttersack hält den Begriff „Bindegewebe" daher für ungeeeignet und empfiehlt stattdessen eine Umbenennung in „Grundgewebe", so wie er ihn schon an zentraler Stelle, nämlich im Titel seines Buches verwendet.

Im Jahr 1930 beklagt sich Carl Häbler, dass das Bindegewebe von der Forschung zu wenig berücksichtigt werde. Seine Stellungnahme klingt wie eine Vorwegnahme der heutigen Klagen über die bisherige Vernachlässigung der Faszien in der Forschung ([30], S. 159):

„Bis vor etwa 20 Jahren war man der Ansicht, daß das ‚Bindegewebe' (zuerst von Johannes Müller so genannt) nur rein mechanische Funktionen besitze. Noch 1912 nennt Buttersack das Bindegewebe das ‚Aschenbrödel der anatomischen und physiologischen Forschung' und fordert erneut, wie schon 1910 auf Grund klinischer Beobachtungen, daß man ihm und seinen Erkrankungen mehr Beachtung schenken möge. Fast zur gleichen Zeit bezeichnet H. Schade nach den Ergebnissen seiner physiko-chemischen Untersuchungen das Bindegewebe als ‚Organ' in dem Sinne, daß ihm bestimmte physiologische Funktionen und Krankheiten eigen sind. Und obwohl er und seine Schüler immer wieder auf die große Bedeutung dieses ‚Organes' für das ganze Körpergeschehen hingewiesen haben, wird auch heute noch, selbst in den neuesten Auflagen der Lehrbücher der Physiologie und Pathologie das Bindegewebe meist nur mit verstreuten Bemerkungen abgetan. Erst in allerneuester Zeit scheint man ihm, besonders auch von seiten der Anatomen und Physiologen mehr Beachtung zu schenken."

Doch es sollte noch rund 70 Jahre dauern, bis diesem Gewebe die ungeteilte Aufmerksamkeit von Forschern und Medizinern zuteil wurde.

Forschung ab der 2. Hälfte des 20. Jahrhunderts

In der 2. Hälfte des 20. Jahrhunderts war in der medizinischen Forschung nur selten von der Faszie die Rede, sondern vielmehr vom Bindegewebe. So gab es die Deutsche Gesellschaft für Bindegewebsforschung (DGBF), die sich als Ziel die „Erforschung des Bindegewebes bzw. der extrazellulären Matrix" gesetzt hatte (fortgeführt ab 1987 von der Deutschen Gesellschaft für Matrixbiologie e. V.), sowie eine Abteilung für Bindewebsforschung am Max-Planck-Institut in Martinsried (bei München). Im Vordergrund der Forschung stand beispielsweise die Rolle der extrazellulären Matrix für die Regeneration von Gewebe. Der Fokus lag somit auf der molekularen oder chemischen Ebene; praktische Implikationen, z. B. für die Schmerzforschung oder Sportmedizin, wurden noch nicht in den Blick genommen.

Spätestens der 1. Faszienkongress 2007 in Boston markiert die Wende von der Bindegewebs- zur Faszienforschung bzw. den Beginn der neueren Faszienforschung. International führend auf diesem Gebiet sind die Forscher um die Fascia Research Society, u. a. Thomas Findley, Helene M. Langevin, Andry Vleeming, Leon Chaitow und der deutsche Biologe Robert Schleip, der an der Universität Ulm mit dem Fascia Research, Division of Neurophysiology ein eigenes Forschungsinstitut gründen konnte. Bislang fanden 4 internationale Faszienkongresse (International Fascia Research Congress) statt: in Boston 2007, Amsterdam 2009, Vancouver 2012 sowie bei Washington D.C. 2015.

In der Literatur werden folgende Gründe dafür angegeben, weshalb der Faszie im 20. Jahrhundert relativ wenig Interesse beigemessen wurde (vgl. dazu [82], S. 496):

1. Gängige diagnostische Untersuchungsverfahren waren noch nicht so ausgereift, als dass man damit Faszien hätte sichtbar machen können. Demzufolge standen im Fokus des Interesses der Mediziner knöcherne Strukturen, die per Röntgen sichtbar gemacht, oder Muskeln, die durch Elektromyografie untersucht werden konnten. Dem, was auf diese Weise

mithilfe technischer, speziell bildgebender Verfahren sichtbar gemacht oder gemessen werden konnte, wurde eine Bedeutung als Ursache der jeweiligen Beschwerden zugewiesen.
2. Die Vernachlässigung der Faszien im 20. Jahrhundert ist zum anderen auf die in der Anatomie westlicher Länder übliche Vorgehensweise des Zergliederns zurückzuführen: Knochen oder Muskeln können problemlos gezählt und somit benannt werden; Faszien aber entziehen sich der Zählbarkeit und eindeutigen begrifflichen Zuordnung und Abgrenzung. Die Faszien im menschlichen Körper sind vielmehr ein endloses Netzwerk, eine Kontinuität von Gewebeformen unterschiedlicher Dichte oder Stabilität, die den gesamten Körper durchziehen.

Erforschung der Faszien in der Osteopathie

Bedeutung der Faszie bei A. T. Still

Eine große Bedeutung erlangten Faszien im Medizinkonzept der Osteopathie. Andrew Taylor Still (1828–1917) hat sich in seinen Schriften umfassend mit der Faszie auseinandergesetzt. Für ihn war dieses Gewebe wichtig, da es Einfluss auf die Mechanik des Körpers nimmt, die Organe umhüllt und stützt und die Zirkulation der Körperflüssigkeiten ermöglicht. Vor allem sah er in ihm etwas, was im Körper durchgängig vorhanden ist und zusammenhängt ([96], S. 182).

Still erhielt nur eine rudimentäre schulische Ausbildung und brachte sich viele anatomische Kenntnisse selbst bei. In seiner Jugend trieb ihn sicherlich die Neugierde an: So untersuchte er selbst erlegte Tiere und studierte dabei ihre Anatomie. Ein Medizinstudium hat er nicht absolviert. In seinen Ausführungen beruft er sich auf Gott und seine persönliche Erfahrung ([101], S. 9):

> *„I quote no authors but God and experience."*

Dabei hatte er sich viele Kenntnisse im Eigenstudium beigebracht ([102], S. 167):

> *„For many years I have been a faithful reader of medical authors, ancient and modern. I have followed them through their books, laboratories, rooms of counsel great and small, their diagnosis and treatment."*

Sicherlich besaß oder kannte er aber auch die klassischen Medizinbücher der Zeit. Jane Stark ([96], S. 176) hält es für möglich, dass Still z. B. die Schriften von Bichat gekannt hat.

Ausschlaggebend für die Entwicklung eines neuen medizinischen Konzeptes war für ihn die Unzufriedenheit mit der damals vorherrschenden Medizin. Diese konnte 1864 4 seiner Kinder nicht vor dem Tod bewahren: 3 Kinder starben an einer infektiösen Meningitis und kurz darauf ein weiteres Kind an Lungenentzündung. Die damalige Medizin sah für solche Infektionskrankheiten fragwürdige Therapien vor, z. B. die Gabe von oft toxisch wirkenden Medikamenten (wie Quecksilber) oder invasive und schwächende Behandlungsformen wie Aderlass. Still wandte sich davon ab und beschäftigte sich auf der Suche nach neuen Methoden des Heilens mit unterschiedlichsten Strömungen seiner Zeit wie Transzendentalismus, Magnetismus, Mechanik, Evolutionstheorie, Elektrizitätslehre und Spiritismus. Dabei integrierte er in sein neues Konzept nur das, was sich in der Praxis umsetzen ließ und seinen Patienten wirklich half. Kriterium für die Tauglichkeit war allein die empirische Nachweisbarkeit; von aktuellen Moden oder Expertenmeinungen zeigte er sich unbeeindruckt.

Die Geburtsstunde der Osteopathie lag nach seinen eigenen Aussagen im Sommer 1874. In dieser Zeit hatte er einige an Ruhr erkrankte Menschen behandelt und konnte ihnen durch Massieren des Gewebes am Rücken konkret helfen. Am 22. Juni 1874 hatte er nach eigenen Aussagen eine Eingebung und erkannte wie in einer Offenbarung das Geheimnis der Zusammenhänge im menschlichen Körper: Das Funktionieren beruht auf reiner Anatomie. Bei einer Krankheit ist die Anatomie gestört, und es muss darum gehen, durch Behandlung des Gewebes das Funktionieren des Körpers wiederherzustellen. Diese neue Form der Medizin nannte er Osteopathie (altgriech. osteo = Knochen und pathos = Leiden). Diese beschreibt er wie folgt ([101], S. 18):

> *„What is osteopathy? It is a scientific knowledge of anatomy and physiology in the hands of a person of intelligence and skill, who can apply that knowledge to the use of man when sick or wounded by strains, shocks, falls, or mechanical derangement or injury of any kind to the body. An up-*

to-date osteopath […] sees cause in a slight anatomical deviation for the beginning of disease.“

Abweichungen von der normalen Anatomie, also physische Störungen sind die Ursache der Krankheiten. Der Ort, an dem diese Störungen auftreten, die Krankheiten auslösen können, sind dabei die Faszien ([100], S. 162):

„We prove conception, growth, and cause of all diseases to be in the fascia.“

Ausführlich behandelt er die Faszien in Kapitel X seines Buches *Philosophy of Osteopathy* von 1899. Dort beschreibt er die Faszie als Basis seiner Philosophie (the fascia as a foundation).

Als Still sein Faszienkonzept entwickelte, existierte bereits eine Klassifikation der Körpergewebe in epitheliales Gewebe, Bindegewebe, Muskel- und Nervengewebe ([96], S. 200). Still selbst hat den Begriff Faszien nicht genau definiert und die einzelnen Gewebestrukturen nicht detailliert beschrieben oder voneinander abgegrenzt [96]. Analog dazu strebte er nicht nach theoretisch-wissenschaftlichen Erkenntnissen, sondern hatte vielmehr den praktischen Aspekt seiner Arbeit im Sinn: eine neue Behandlung auf Basis einer neuen Betrachtung des menschlichen Körpers.

Aufgabe des Osteopathen ist es somit, durch manuelle Behandlung die Störung in den Faszien zu beheben, damit der Blutfluss wieder ungestört fließen kann. Seinen Aufzeichnungen zufolge behandelte er auf diese manuelle Art auch Krankheiten wie Asthma, Lungenentzündung und viele Infektionskrankheiten. Letzteren widmete er sich besonders intensiv und engagiert, da diese in der damaligen Zeit noch weitverbreitet waren und oft tödlich endeten, da es kaum wirkungsvolle Methoden dagegen gab. Alle diese Krankheiten entstanden somit durch einen gestörten Fluss in den Faszien. Am Beispiel von Scharlach mag dies verdeutlicht werden ([100], S. 191):

*„SCARLET FEVER AS DEFINED BY OSTEOPATHY.
Is a disease generally of the early spring and late fall seasons. Generally comes with cold and damp weathers during heat winds. It begins with sore throat, chilly and tired feelings, followed with headache and vomiting. In a few hours chilly feeling leaves and fever sets in very high, burns your hands. The patient is rounded in chest, abdomen, face and limbs by congestion of the fascia and all of the lymphatic glands. This stagnation will soon begin its work of fermentation of the fluids of fascia, then you see the rash. If you do not want to see the rash and sloughing of throat, with a dead patient, I would advise you to train your guns on the blood, nerves, and lymphatics of the fascia and stop the cause at once, or quit.“*

Dass die Osteopathie, so wie Still sie entwickelte, heute gelegentlich mit spekulativen oder weltanschaulichen Elementen in Verbindung gebracht wird, mag an Stills oft recht blumiger Sprache liegen: Seiner Ansicht nach durchzieht göttliches Wirken das gesamte Universum und auch den menschlichen Körper. Das Wirkprinzip, nach dem der Organismus funktioniert, ist göttlicher Natur und Herkunft. Eine so perfekt konstruierte Maschine wie der Mensch kann nur von einem göttlichen, allmächtigen Wesen geschaffen worden sein. Dieses Wirkprinzip manifestiert sich im reibungslosen Funktionieren der menschlichen Anatomie, z. B. im ungestörten Blutfluss durch alle Teile des Körpers.

An folgender Stelle beschreibt Still mit der ihm eigenen Emphase die Omnipräsenz der Faszien im menschlichen Körper, die er zugleich als Sitz der Seele des Menschen und als Ursache von Krankheiten erkennt ([100], S. 165):

*„FASCIA OMNIPRESENT.
[…] [Fascia] penetrates even its own finest fibers to supply and assist its gliding elasticity. […] The soul of man with all the streams of pure living water seems to dwell in the fascia of his body. Does it not throw hot shot and shells of thought into man's famishing chamber of reason; to feel that he has seen by thought the frame work of fife the dwelling place on which life sojourns? He feels that he can find all disturbing causes of life, the place that diseases germinate and grow, the seeds of disease and death.“*

Blut und andere Flüssigkeiten bewegen sich beständig durch den Körper, um diese Maschine in Aktion zu halten (to keep the machinery in action). Diese Flüssigkeiten durchziehen Arterien,

Venen, Nerven, schwammige Membranen, Faszien, Muskeln, Ligamente, Drüsen und Haut. Ungewöhnlich für heutige Leser ist der Vergleich des Körpers mit einer Maschine.

Stills Ansichten zur Entstehung und Behandlung von Erkrankungen lassen sich – stark verkürzt und vereinfacht – wie folgt festhalten: Eine Erkrankung ist das Ergebnis einer anatomischen Anomalie. Um die Erkrankung zu heilen, muss die Anomalie wieder justiert werden. Hierfür sind weder Medikamente noch Röntgenstrahlen noch andere Hilfsmittel erforderlich. Operationen sind manchmal unumgänglich, aber immer nur als letzte Maßnahme ([64], S. 73).

Rezeption von Stills Ausführungen nach seinem Tod

Nach Stills Tod rückte sein Faszienkonzept in den Hintergrund der Rezeption. Viel stärker wurden bestimmte Aspekte rezipiert, die auf Still zurückgeführt werden, obwohl dies in seinen Schriften nicht zu finden ist. Für eine ausführlichere Darlegung ist hier nicht der Platz (zum Folgenden vgl. [64]; eine Publikation dazu ist in Vorbereitung). Daher soll nur kurz Folgendes angedeutet werden:

Selbstheilung

Die Begriffe „self-healing" oder „self-regulation" tauchen bei Still nicht auf. Er schreibt das Prinzip der Heilung/Gesundung nicht dem Menschen zu (was durch self- verdeutlicht wird, da dies auf die Person des Patienten verweist), sondern sieht hier die Natur am Werk, von der er mit höchster Ehrfurcht spricht.

Info

Dies zeigt sich bei einer Suche in seinen Schriften, die seit einigen Jahren im Volltext online verfügbar sind unter https://openlibrary.org/ und http://www.mcmillinmedia.com/eamt/files/contents.htm.

Ganzheitlichkeit

Still selbst sah die Ganzheitlichkeit in Bezug auf den Körper, wofür eben die Faszie – als verbindendes Gewebe – zentral ist. Auf den Aspekt des Seelischen (mind, spirit) geht er so gut wie gar nicht ein. Der Begriff der Ganzheitlichkeit ist bei ihm auf die somatische Ebene beschränkt. Das Konzept von Körper, Seele und Geist entstammt neuerer Zeit.

Prinzipien der Osteopathie

In fast allen neueren Texten zur Osteopathie werden (3–5) Prinzipien formuliert, die angeblich von Still formuliert worden sein sollen. Meist sind dies: Wechselwirkung zwischen Struktur und Funktion; der Körper als untrennbare Einheit; der Körper verfügt über Selbstheilungs- und Selbstregulierungskräfte; das Gesetz der Arterie. Still hat jedoch in seinen Schriften keine Ausführungen zu principles gemacht ([97], S. 5) und erstellte auch keine Liste von osteopathischen Prinzipien. Vielmehr sah er solche Prinzipien als problematisch an ([100], S. 12):

> *„Several books have been compiled, called ‚Principles of Osteopathy.' They may sell but will fail to give the knowledge the student desires."*

Osteopathie ist eine Philosophie, Wissenschaft und Kunst

Auch diese Aussage stammt nicht von Still, sondern aus dem Jahr 1953, als der Lehrkörper des Kirksville College of Osteopathic and Surgery die Grundsätze der Osteopathie formulierte ([117], S. 9 f.):

> *„Osteopathic Medicine is a philosophy, a science and an art. Its philosophy embraces the concept that the body is a unit. Its science is based on the foundations of the chemical, physical and biological sciences as they relate to the maintenance of health as well as the prevention and management of disease. Its art is the application of this philosophy and science in all branches of medicine and surgery."*

Von der Nachwelt weitgehend unberücksichtigt blieben jedoch Stills Ansichten zu der mechanistischen Funktionsweise des Körpers, z. B. der ungehinderte Fluss der Körperflüssigkeiten durch die Körpergewebe. In dieser Hinsicht zeigen sich einige klare Parallelen zum FDM von Typaldos.

Erst im Zuge der modernen Faszienforschung ab 2007 wurde auch das Interesse an Stills Faszienkonzept wieder geweckt. Dabei haben Findley und Shalwala Stills Ansichten zur Faszie aus dem Blickwinkel der aktuellen Faszienforschung untersucht [23]. Die Übereinstimmungen von Stills Vorstellungen mit heutigen Erkenntnissen beschreiben sie wie folgt ([23], S. 362):

„A.T. Still recognized the importance of fascia in health, and recent research has shown that many of his ideas about fascia are valid. Fascia has been gaining increasing interest from physicians and manual therapists. Manual therapy techniques treat the fascial layers by altering density, tonus, viscosity, and the arrangement of fascia […]. The manual stimulation of sensory nerve endings may lead to tonus changes in muscle. The fascial system is now being recognized as the etiology of pain and proprioception. Myofascial trigger points are local thickenings of individual muscle fibers that are caused by contractions of a small group of sarcomeres […]. Fascia research can help understand aspects of musculoskeletal problems such as myofascial trigger points, low back pain, and fibromyalgia. Connective tissue is also intimately associated with other tissues and organs, so it may influence the normal or pathological processes in a wide variety of organ systems.“

Faszien spielen demnach eine Schlüsselrolle für die menschliche Gesundheit und speziell für Schmerzempfindung und Körperwahrnehmung. Damit gehen gesundheitliche Beeinträchtigungen zu einem Großteil auf lokale Verhärtungen des Muskels (myofascial trigger points) zurück. Hier kann die manuelle Behandlung ansetzen, um die Ursache zu beseitigen und die Beschwerden auflösen, die sich über die Verbundenheit der Faszie mit anderen Geweben und Organen über weite Körperregionen erstrecken können.

4.2.2 Typaldos' Verständnis von Faszie

Typaldos hat als D.O. (Doctor of Osteopathy) eine eingehende osteopathische Ausbildung erhalten. Somit ist davon auszugehen, dass er mit Stills Gedankengut vertraut war – auch wenn dessen Faszienkonzept in der 2. Hälfte des 20. Jahrhunderts, wie erwähnt, kaum noch rezipiert wurde. In der medizinischen Forschung führten die Faszien in den 1980er- und frühen 1990er-Jahren, als er studierte, noch eher ein Aschenputteldasein (Cinderella tissue).

Im Folgenden werde ich aufzeigen, wie Typaldos sein FDM entwickelt hat und welches Verständnis von Faszie ihm zugrunde liegt. Das Modell der Fasziendistorsionen war nicht das erste (oder einzige) Modell, das Typaldos entwickelt hat. Ihm voraus ging das Modell des Faszienkontinuums, das Typaldos basierend auf den Ausführungen zahlreicher osteopathischer Autoren und eigenen Überlegungen entwickelt hat. Später wurde das FDM so wirkmächtig, dass das Faszienkontinuummodell kaum noch thematisiert wurde. Es wird fast nur noch zur Beschreibung der Entstehung einer Kontinuumdistorsion benötigt. Dabei war dies quasi die Keimzelle, aus der heraus Typaldos sein FDM entwickelt hat.

Zur Entwicklung des Faszienkonzeptes von Typaldos

Grundvoraussetzung dafür, dass Typaldos sich von den tradierten medizinischen Betrachtungsweisen (wie knöchernen, muskulären oder neuronalen Defekten als Ursache von Beschwerden) abwandte und die Faszie als zentrales Organ seines therapeutischen Denkens entdeckte, war sicherlich eine grundsätzliche Offenheit des Denkens, aber auch des Hinterfragens klassischer Lehrmeinungen bis hin zur Skepsis. Besonders deutlich wird diese Haltung in Typaldos' unveröffentlichter Schrift *In Perspective … Physicians, Reality, and Medical Models* von 1994 ([106], S. 2):

„As physicians we practice modern medicine. But we must be careful not to delude ourselves as to what this means. We may be more medically knowledgeable than our predecessors of a generation or two ago, but this should not suggest to us that what we know now is reality and what they knew then was not. As humans we can not accurately know reality. Reality is massive, intricate, paradoxical, overwhelming.“

Die Realität ist viel zu schillernd und paradox, als dass wir sie jemals erfassen könnten. Vielmehr arbeiten wir mit Modellen, die wir ständig an neue Erkenntnisse anpassen, ändern, fallen lassen oder neu entwickeln ([106], S. 2ff.):

„We work with medical models – not reality. Some of our models today seem to represent the world in a sensible manner. They appear, for the most part, to be efficacious. Other models seem to make little sense. They survive because the politi-

cal clout in which they were born fought for their existence, and these forces are still in play today. We must be careful on what we believe. The history of science is filled with preposterous ‚truths' that stood lifetimes, or even centuries, only to be discarded as rubbish. … This marching of medicine is constant. Two steps forward, one step back. Then a step to the side. It is not a march to reality, but a march from a previous vague point in the past to another vague point in the future. Some aspects of medicine will surely improve. Some will be more harmful. Other aspects will be different, but neither worse nor better."

Beides – die Unzufriedenheit über tradierte Denk- und Handlungsweisen in der Medizin und die Haltung der Skepsis – kam zusammen. Weshalb kam nun Typaldos aber dazu, konkret die **Faszie** als Zentrum seines neuen medizinischen Modells zu entdecken?

Wie erwähnt ist davon auszugehen, dass Typaldos als Osteopath durch die Schriften von Still beeinflusst wurde. Dieser hat, wie oben gezeigt, die Faszien als eine der wesentlichen Strukturen des menschlichen Körpers und einen der zentralen Orte der Entstehung von Beschwerden und Krankheiten ausgemacht. Auch wenn diese Gedanken nach Stills Tod nicht mehr im Vordergrund der Rezeption standen (Kap. 4.2.1), ist es denkbar, dass Typaldos gerade diese Aspekte zur Kenntnis genommen hat.

Für sein eigenes Quellenstudium fand er zu Beginn der 1990er-Jahre – in der Zeit der allmählich aufkommenden Faszienforschung – umfangreiche, vor allem osteopathische Fachliteratur vor (Kap. 4.2.3). Darüber hinaus wurden am Institut, an dem er damals tätig war, dem Texas College of Osteopathic Medicine, eigens anatomische Studien betrieben, um Näheres über die anatomischen Verläufe von Triggerbändern und Triggerpunkten zu erfahren (Kap. 4.2.3). Auf dieser theoretisch und praktisch gut aufbereiteten Basis konnte Typaldos nun sein neues Modell entwickeln und zunehmend verfeinern: Dieses besagte, dass viele der heute gängigen Krankheiten und Pathologien wie Frakturen, Verstauchungen, aber auch Osteoarthritis, Osteoporose und Herzinfarkt letztlich auf eine strukturelle Veränderung der Faszien zurückgehen – und bei Rückgängigmachung dieser Veränderung die entstandenen Erkrankungen oder Beschwerden wieder rückgängig gemacht werden können.

Als Kompendium seines Wissens, das er selbst für wichtig hielt, um seine neue Idee der Faszien-distorsionen zu verstehen, hat Typaldos im Oktober 1994 eine Literatursammlung (Notebook) angelegt, als es darum ging, eine neue Kollegin am Manual Medical Center in Fort Worth einzuführen ([108], Anschreiben zum Notebook vom 18.10.1994):

„Since much of the terminology and many of the concepts employed at the Center may be unfamiliar to you, I have included several articles in this notebook for you to read."

Dabei handelt es sich größtenteils um unveröffentlichte eigene Texte aus den Jahren 1991–1994 zu teils philosophischen, teils praktischen Themen.

Während sich die praktischen Hinweise zur Behandlung z. B. von Triggerbändern auch in seinen späteren Schriften und seinem Lehrbuch wiederfinden, bieten die philosophischen Ausführungen viel Neues darüber, wie aus seiner Sicht neue medizinische Konzepte entstehen. Im Mittelpunkt gerade der frühen Texte steht ein Modell, das zeitlich noch vor dem FDM (ab 1993) entwickelt wurde und somit die Brücke zwischen dem Faszienkonzept nach Still und dem FDM schlägt: das Modell des Faszienkontinuums (fascial continuum model).

Die Schriften dieses Notebooks zeigen, welches Wissen Typaldos für wichtig hielt, um sein neues Faszienkonzept zu verstehen. Sie bieten zugleich einen Einblick in die Entstehungsgeschichte des FDM. Daher soll im Folgenden auf einige dieser Texte eingegangen werden.

Nach dem Anschreiben zum Notebook an die neue Kollegin folgen 4 Konvolute:

1. Texte, die zur Veröffentlichung vorgesehen sind (einige davon blieben aber unveröffentlicht)
2. unvollendete Texte
3. Texte zum Thema Faszie
4. Texte zum Myofascial Release

Part one: Papers to be published

Hryekewicz, Ellie D.O. Anatomic and Historic Perspectives on Triggerband, Continuum, and Fascial Distortion Model, 1994 (unveröffentlichter Artikel)

In ihrem (unveröffentlichten) 6-seitigen Artikel beschreibt Hryekewicz die theoretischen und praktischen Grundlagen, auf denen das *Triggerband Continuum and Fascial Distortion Model* von Typaldos beruht [39]:

> *„While these are totally novel ideas, they have a firm basis in anatomy and are supported by an impressive body of Osteopathic literature.“*

Diese Schrift ist somit aufschlussreich für die Entstehung des FDM vor dem Hintergrund der Faszienforschung. Sie besteht aus folgenden Abschnitten:

- **Triggerband:** Hryekewicz verweist zunächst darauf, dass zwar die fasziale Dysfunktion seit der Zeit von A. T. Still bekannt ist, nicht aber das Triggerband als somatische Dysfunktion des Bindegewebes. Ein vergleichbares Konzept stammt von Beryl Arbuckle, der langjährigen Assistentin von William Sutherland (vgl. [4]). Sie beschreibt, dass sich bestimmte Faszienstränge in der Dura verdicken oder verkürzen können (stress bands), was sich durch manuelle Techniken beheben lässt. Auch Angus Cathie richtet sein Hauptaugenmerk auf Faszien, wobei er sog. trigger points identifiziert, Stellen, wo Nerven auf Faszie treffen und sich dann verdicken ([14], S. 81: „many so called ‚trigger points‘ correspond to the points where nerves pierce fascial investments“) Einige Autoren empfehlen Techniken wie die Effleurage, um solche Stauungen des Bindegewebes wieder aufzulösen (z. B. [52]). Diese Techniken sind weit weniger kraftvoll als eine Triggerbandbehandlung.
- **Triggerpoints:** Diesen Begriff führt Hryekewicz auf den Begriff trigger point von Janet Travell und David Simons zurück, so wie sie ihn in ihrem Grundlagenbuch *Myofascial Pain and Dysfunction: the Trigger Point Manual* [104] beschrieben haben. Bei einem solchen Muskeltriggerpunkt handelt es sich um Muskelfasern, die sich – als Reaktion auf eine Entzündung im Muskel – verkürzt haben und so Schmerzen auslösen. Während der Ort der Entstehung von trigger points nach Travell und Simons jedoch der Muskel ist, ist es beim HTP nach Typaldos die Faszie. Typaldos' Wahrnehmung des Triggerpunktes als fasziales und nicht als muskuläres Geschehen wird auch von anderen Osteopathen gestützt, z. B. von Gerald Cooper (*Some clinical considerations on fascia in diagnosis and treatment* [15]) und Harold Magoun (*Fascia in the writings of A. T. Still* [59]).
- **Continuity:** Der Aspekt der Kontinuität bezieht sich allgemein darauf, dass Faszien überall (kontinuierlich) im Körper vorhanden sind, so wie es z. B. Still beschrieben hat. Typaldos beschreibt die Kontinuität in einem etwas anderen Sinn: Faszien sind so direkt miteinander verbunden, dass eine Verletzung einer bestimmten Faszienregion zu einer pathologischen Veränderung an einer anderen Region führt. In eine ähnliche Richtung gehen die Ausführungen von Leon E. Page (*The role of the fascia in the maintenance of structural integrity* [70]), R. Frederick Becker (*The meaning of fascia and fascial continuity* [6]), Arbuckle [4] und anderen.
- **Continuum:** Das Kontinuum der Faszie bedeutet, dass eine Faszienstruktur in eine andere übergehen kann; so kann z. B. durch Erhöhung des Kalziumgehaltes eine ligamentäre in eine knöcherne Faszienstruktur übergehen. Dies deuten auch Autoren wie Gerald Cooper [15], George Snyder [94] und andere an. Louisa Burns beschreibt die Fähigkeit von Faszien, je nach Erfordernissen des Körpers von einer Form in eine andere überzugehen (zit. in [37]). Histologen beschreiben Übergangszonen zwischen Knorpel und Knochen in der Embryonalentwicklung und bezeichnen die Veränderung der Gewebeform als Remodeling (z. B. [47]).

Hierzu sei Folgendes ergänzt: Den Prozess des Remodelings findet man nicht nur bei Gewebe, sondern auch im Knochen. Knochen ist kein totes Gewebe, sondern unterliegt einem lebenslangen Prozess des Aufbaus, Abbaus und Umbaus, um sich an – meist äußere – Belastungen anzupassen. Unterschieden wird dabei zwischen einem Modeling (Knochenaufbau) und einem Remodeling (Knochenabbau), wobei es sich bei Letzterem in einer etwas weiter gefassten Perspektive eher um einen

Prozess des Umbaus handelt. Das Modeling ist zuständig für die Anpassung der äußeren Form eines Knochens (also nicht nur für das reine Längen- oder Breitenwachstum), das Remodeling hingegen für die Anpassung auf mikrostruktureller Ebene. So wird im Erwachsenenalter z. B. altes Knochengewebe ersetzt, beschädigtes Gewebe repariert oder die Struktur an bestimmte äußere Belastung angepasst. Im Rahmen des Remodelings werden bei Erwachsenen pro Jahr ungefähr 10 % der Knochensubstanz erneuert. So wird innerhalb von ungefähr 10 Jahren die gesamte Knochenmasse des Menschen neu synthetisiert.

In neueren Faszienstudien (die Typaldos selbstverständlich noch nicht kannte) wird gelegentlich ebenfalls eine sehr weite Fasziendefinition verwendet, um das Phänomen der Wundheilung – also der Fähigkeit des Körpers zur Anpassung an Stress, Traumen und ähnliche externe Reize – zu erklären: Demnach gehören auch Knorpel und Knochen zu den Faszien ([69], S. 76):

> *„[…] was Knochen von den Weichgewebe unterscheidet, ist hauptsächlich die Verknöcherung dieser Grundsubstanz. Die Fasersysteme im Knochen stellen dagegen – z. B. an den Ansatzstellen von Sehnen und Bändern – eine kontinuierliche Fortsetzung der Fasersysteme im Bindegewebe dar.“*

Generell ist der Begriff Übergangszone auch in der Histologie bekannt, speziell im Rahmen des Knorpel-Knochen-Übergangs. Nach Hryekewicz ist Typaldos jedoch der Erste, der eine Störung in dieser Übergangszone als eigene Form einer somatischen Dysfunktion benannt hat. Während das vom Körper selbst durchgeführte Remodeling ein langsam ablaufender Prozess ist, erbringt eine Kontinuumbehandlung ein sofortiges Resultat.

- **Anatomic Correlation:** Um die Triggerbänder und Triggerpunkte anatomisch zu lokalisieren, wurden am Texas College of Osteopathic Medicine Studien durchgeführt. Da Menschen die Verläufe nur zeigen können, wenn sie dort Beschwerden haben, kamen nur Sektionen infrage. Den Ergebnissen zufolge beginnen die Verläufe der Triggerbänder, so wie Typaldos sie beschreibt, häufig an bestimmten anatomischen Strukturen. Dazu gehören z. B. stress bands („triggerbands frequently follow stress bands, which act as highways for fascial distortion“), crossbands („where fascial bands in the same plane cross“) oder motor points (motorische Punkte bzw. Reizpunkte, „the main sight of motor innervation for a muscle“). Die Sektionen haben gezeigt, dass zahlreiche dieser anatomischen Strukturen mit den typischen Verläufen von Triggerbändern und Triggerpunkten übereinstimmen, z. B. das Star-Triggerband oder das posteriore und anteriore Schulter-Arm-Triggerband. Deutlich wird auch, warum die Verläufe im Einzelnen voneinander abweichen können, so z. B. die Triggerbänder am M. deltoideus: Der M. deltoideus ist ein gefiederter Muskel (pennate muscle), der sich wie ein Fächer am Schultergelenk ausbreitet. Außerdem haben Studien den Verlauf von Triggerbändern durch interossäre Membranen und Sehnen gezeigt. Weitere Forschung sei wünschenswert, z. B. zu den Verläufen von Triggerbändern durch Gelenke und die Brusthöhle.

Hryekewicz bedauert, dass die frühen Osteopathen, die über dieses Wissen verfügten, es nicht schriftlich detaillierter festgehalten haben; glücklicherweise gibt es aber die Artikel von Gerlach und Lierse [29], in denen u. a. die Verläufe von Fassziensträngen an den Beinen beschrieben werden. Die Kenntnis dieser Verläufe ist eine wichtige Hilfestellung für die Anwendung der Triggerbandtechnik.

Es folgt die Beschreibung einer Fallstudie – eine 27-jährige Frau, die nach einer Sectio monatelang an Bauchschmerzen litt und nach einmaliger Behandlung der abdominalen Triggerbänder beschwerdefrei war – und ein kurzes Resümee. Demnach wird die Theorie von Typaldos, sein „fascial distortion model of somatic dysfunction“, von zahlreichen früheren Autoren zu diesem Thema gestützt. Was bleibt, ist die Frage danach, warum der Schmerz oft so augenblicklich nachlässt (ob vielleicht ein neurologisches Modell dieses Phänomen erklären kann) und ob es möglich ist, weniger schmerzvolle Techniken zu entwickeln, die zu demselben Ergebnis führen.

In der anschließenden Danksagung dankt Hryekewicz Stephen Typaldos für seine Kommentare und Vorschläge zu ihrem Text. Dies macht die Annahme wahrscheinlich, dass Hryekewicz die inhaltlichen Ausführungen nicht selbst recherchiert hat, sondern dass ihr Typaldos vielleicht selbst die Quellen genannt hat, die er zu Rate gezogen hat und auf denen er sein neues Faszienmodell aufgebaut hat.

Es folgen 5 Artikel von Typaldos zu den einzelnen Fasziendistorsionen aus den Jahren 1993 bis 1995:

Typaldos, Stephen D.O. Introducing the Fascial Distortion Model, Spring 1994 (abgedruckt im Journal of the American Academy of Osteopathy, S. 14–36)

Typaldos beschreibt hier die Entstehung und Behandlung von 4 Fasziendistorsionen: Triggerband, Triggerpunkt, Kontinuumdistorsion und Faltdistorsion. Triggerpunkte wurden bislang in der Literatur für unterschiedlichste Fasziendistorsionen – verstanden in einem sehr allgemeinen Sinn – verwendet. Er selbst sieht aber nur eine einzige Form als true triggerpoint an: nämlich den HTP (herniated triggerpoint).

Typaldos, Stephen D.O. Triggerband Technique, April 1993 (unveröffentlicht)

Hier bringt Typaldos einige Abbildungen zu den Faszienverläufen aus dem Artikel von Gerlach und Lierse [29]. Außerdem beschreibt er die Entstehung von Triggerbändern und Triggerpunkten – Letztere deshalb, weil diese auch als „banded pseudo-triggerpoints" vorkommen können, also als überlappende Triggerbänder, die aber keine Triggerpunkte im eigentlichen Sinn sind. Darüber hinaus listet er Indikationen und Kontraindikationen, Nebenwirkungen der Triggerbandbehandlung auf und beschreibt das typische empfohlene Vorgehen bei der Behandlung von Patienten mit chronischen Schmerzen.

Typaldos, Stephen D.O. Continuum Technique, April 1993 (unveröffentlicht)

Typaldos beschreibt die Entstehung einer Kontinuumdistorsion (u.a. mit elektronenmikroskopischen Aufnahmen einer normalen und einer verschobenen Übergangszone zwischen Ligament und Knochen) und deren Behandlung speziell am Beispiel einer Knöchelverstauchung. Literatur, auf die er sich gestützt hat, gibt er nicht an (teilweise enthalten in [110]).

Typaldos, Stephen D.O. Cylinder Distortions: The Fifth Fascial Distortion Type, Fall 1994

Auf dem Titelblatt vermerkt Typaldos:

> *„This is a rough draft of a paper in progress. The actual anatomy upon which this concept is based is still speculative. Cylinder technique continues to be modified and improved."*

Hierbei handelt es sich offenbar um eine Vorstudie (noch ohne Grafiken) zu dem folgenden Artikel.

Typaldos, Stephen D.O. Cylinder Distortions. July 1995

Typaldos beschreibt das Entstehen und die Behandlung von Zylinderdistorsionen. Er endet mit der zusammenfassenden Beschreibung:

> *„Cylinder distortions […] are defined as pathological alterations of superficial circular extremity fascia in which the coils of the tissue have become tangled."*

Als Literaturverweis nennt er Edward Singer, *Fascia of the Human Body and Their Relations to the Organs They Envelope* (1935) und verweist insbesondere auf die hervorragenden Zeichnungen der zirkulären Faszie, die die Extremitäten umgibt [93].

Typaldos, Stephen D.O. Review Quiz, Oktober 1994

Diese insgesamt 20 Fragen (mit Multiple-Choice-Antworten) dienen offenbar zur Überprüfung, ob man die Prinzipien des FDM verstanden hat.

Part two: Unfinished papers on fascial theory, philosophy and thought

Typaldos, Stephen D.O. In Perspective … Physicians, Reality, and Medical Models. Fort Worth, Texas: Manual Medical Center, Juli 1994

Dies ist ein interessanter philosophischer Text über die Grundannahmen, die der Medizin zugrunde liegen und die (zunächst) meist nicht weiter hinterfragt werden. Wenn man es aber tut, öffnen sich auf einmal völlig neue Perspektiven und dementsprechend therapeutische Ansätze. Letztlich können wir den Kampf gegen die Krankheiten nicht gewinnen. Wir können nur unsere Sichtweise ändern, weil wir uns bewusst machen sollten, dass alle Begriffe, mit denen wir hantieren, der menschlichen Erfindungskraft entspringen. Dies ist letztlich das gedankliche Fundament, auf dem Typaldos sein neues Modell entwickeln konnte. Der Text endet mit folgenden Worten ([106], S. 5):

„We can learn to appreciate the human body for what it is … hopelessly complex, yet still potentially responsive to our interactions with it. And we can learn what the human body is not … what we pretend it to be. The heart is not a pump, and blood vessels are not pipes. Those are human inventions we use in our daily lives. Pumps and pipes are but two examples of simplistic medical analogies of a much more fascinating reality … the human body.“

Typaldos, Stephen D.O. The Fascial Continuum Model. A New Philosophical and Practical Approach for Enhancement of Athletic Performance and Treatment of Musculoskeletal Dysfunction and Pain, August 1992

In diesem Text – einem der ersten überhaupt, den er zu seinen Erkenntnissen verfasste – beschreibt er sein Modell eines Faszienkontinuums (den Begriff des FDM verwendet er erstmals 1993). Seit den Anfängen der Osteopathie vor 100 Jahren hatte diese ein spezielles Interesse an der Verbindung von Struktur und Funktion („interwoven relationship of human structure and function“, [105], S. 2).

Ausgangslage für die Entwicklung eines Modells war die Beobachtung von „paradoxes that are commonly seen in athletic injuries and in musculo-skeletal pain and dysfunction“ ([105], S. 2).

Das Faszienkontinuummodell habe er, so erläutert er in der Einleitung, rein gedanklich entwickelt ([105], S. 2):

„The fascial continuum model is based on deductive reasoning in which the foundation is laid out first through conceptualization and then the particulars are tested and modified.“

In der Medizin sei ein induktives Vorgehen (vom Einzelfall zum Allgemeinen) zwar üblicher (d. h., auf Grundlage von empirisch nachgewiesenen Details wird ein Modell entworfen, das alle Details widerspruchsfrei in sich aufnimmt). Da aber Typaldos keine solchen nachgewiesenen Komponenten zur Verfügung standen, hat er den deduktiven Weg gewählt. Durch das neue Modell des Faszienkontinuums soll Therapeuten die Möglichkeit gegeben werden, neue osteopathische Behandlungsmethoden zu entwickeln.

Das Modell des Faszienkontinuums besteht aus folgenden 3 Komponenten ([105], S. 2):

„1) Injuries to fascial bands commonly occur and are responsible for a wide range of musculo-skeletal pain and dysfunction.
2) Fascial bands have several functions that have never been previously described. These include: conduction of micro current electricity, distribution of electrical polarity, and buffering of electrical fields between muscles. In addition, fascia may assist in coordinating muscle movement through its own fascial memory.
3) Fascia is an interwoven continuum of tissues that links together anatomically and physiologically different tissue types. In this model tissues and structures are viewed as having a more fluid nature and are capable of becoming altered or changed into other tissue types by intrinsic or extrinsic forces.“

Am ehesten erkennbar ist die Idee eines Faszienkontinuums in der 3. These. Hier ist die Nähe zur Kontinuumdistorsion unverkennbar. Auch geht er darauf ein, inwiefern dieses Modell tatsächlich der Realität entspricht ([105], S. 3):

„As to whether every concept that is mentioned here becomes proven, is in a sense unimportant. Instead I ask, 'Do these concepts make a viable and substantial difference in the treatment of musculo-skeletal dysfunction and pain?' and 'Can they be used to enhance athletic performance?' “

Ob das hier präsentierte Konzept wirklich bewiesen ist oder nachgewiesen werden kann, ist für Typaldos zweitrangig. Viel wichtiger ist die Frage, ob das Konzept einen substanziellen Unterschied für die Behandlung von Beschwerden und Schmerzen des Bewegungsapparates bedeutet. Von Bedeutung ist also die Praxisrelevanz. Dies gilt auch für das Verständnis des Faszienkontinuums ([105], S. 13):

„The continuum model is not an idle curiosity of thought. It is a working model for treating tendonitis, frozen shoulders, sprains."

Es folgen einige kürzere Texte, die teilweise nur eine Seite lang sind. Auch sie sind maschinenschriftlich erstellt und enthalten eigene Zeichnungen, tabellarische Darstellungen oder fotokopierte und eingefügte Abbildungen aus gedruckter Literatur. Nur auf einige soll kurz eingegangen werden.

Typaldos, Stephen D.O. A closer look at the continuum of tissues (undatiert, 3 Seiten)

Nach Typaldos sind Gewebe „more fluid" als allgemein behauptet. Durch die Eigenschaft des „fluid" – im Sinne von flüssig, aber auch nachgiebig oder formbar – ist der Wechsel von einem Gewebetyp zu einem anderen möglich, wenn intrinsische oder extrinsische Kräfte dies erforderlich machen. Zur Verdeutlichung zeigt Typaldos Röntgenaufnahmen einer kalzifizierten Tendinitis an der Achillessehne. Hier haben sich knöcherne Strukturen in die Sehne verschoben; diese wurden im Laufe der Jahre wieder absorbiert und so das Kontinuum wiederhergestellt:

„[…] forces shifted the continuum causing the bone to be deposited in the tendon. Following a fracture of the calcified tendonitis, the continuum was able to be restored and the bone was reabsorbed. From this you can see how tendon and bone are completely interchangeable […] tendon to bone to tendon."

Hier verweist Typaldos auf frühere Forscher, die ebenfalls von einer Kontinuität der Übergangszone zwischen Knochen und Sehne oder Ligament ausgegangen sind, um seine These von der anatomischen Einheit dieser Zone zu stützen. Dazu gehört beispielsweise William Sharpey, der 1856 geschrieben hat ([89], S. 20):

„The Periosteum also contributes to give a firmer hold to the tendons and ligaments where they are fixed to bones; indeed, these fibrous structures become continuous and incorporated with it at their attachment."

Der schottische Anatom William Sharpey (1802–1880) war der Namensgeber für die Sharpey-Fasern des Periosts. Diese ermöglichen eine feste Verbindung zwischen Sehne und Knochen, indem sie in die Substantia compacta des Knochens eindringen. Durch diese durchgängige Kontinuität des Fasersystems ist gewährleistet, dass auch bei starker Belastung die Sehne nicht vom Muskel oder Knochen abreißen kann. Die Kontinuität kann nur innerhalb eines der 3 Teile zerstört werden: durch Muskelfaserrisse, Sehnenriss oder Knochenbruch (vgl. [76], S. 181). Die Beobachtung, dass es an der Ansatzstelle von Gewebe am Knochen niemals zu einem Abriss kommen kann, ist eine wichtige Grundannahme von Typaldos' Vorstellung von der Kontinuumtheorie – er dürfte sie somit von Sharpey übernommen haben.

Typaldos nennt außerdem den russischen Anatomen B. Dolgo-Saburoff, der in seinem Artikel *Über Ursprung und Insertion der Skelettmuskeln* (1929) auf die Übergangszone zwischen Sehne bzw. Ligament und Knochen eingeht [19]. An der Insertion liegt ein 4-Zonen-Aufbau vor: In dem (noch) ligamentären Teil verändert sich die Sehnenstruktur in Richtung Knochen, indem Knorpelzellen entstehen und allmählich eine Faserknorpelstruktur auftritt, die immer mehr verkalkt und so mit dem Knochen verbunden ist. Dies erfolgt üblicherweise während des Alterungsprozesses und ist ein physiologischer Vorgang.

Die Übergangszone zwischen Sehne und Knochen ist heute gut erforscht. Zu den Ersten, die sich dieser Struktur widmeten, gehört W. Becker. 1971 hält er in seinem Artikel „Elektronenmikroskopische Untersuchung der Insertion von Sehnen am Knochen" zusammenfassend fest ([7], Abstract):

„Nach den bisherigen Befunden gehen die Kollagenfibrillen der Sehnen direkt in den Knochen über. Unmittelbar vor der Insertion kommt es in einer schmalen Zone zu einer teilweisen Umorientierung der Fibrillenrichtung, wobei zahlreiche Fibrillen gefunden werden, die zusätzlich zur Sehnenrichtung in allen Ebenen liegen. In dieser Gegend findet ferner eine Umwandlung der Fibrocyten in Chondrocyten statt. Die zahlreich vorhandenen Kollagenfasern sprechen dafür, daß es sich hierbei um Faserknorpel handelt. Etwas weiter knochenwärts beginnt eine zunehmende Ver-

kalkung der Kollagenfasern und teilweise auch des interfibrillären Raumes. Die Knorpelzellen können durch diesen Vorgang völlig vom Mineral umgeben werden. Der Übergang zum Knochen erfolgt dadurch ohne eine optisch erfaßbare Grenze. Die Kollagenfasern der Sehne, von denen einige unverkalkt bleiben, lassen sich zuweilen bis tief in die mineralisierte Zone verfolgen."

Typaldos beschreibt den Mechanismus, der zur Verschiebung („shifting") knöcherner und bandartiger Anteile in der Übergangszone führt, und dessen Auswirkungen: Bei einer plötzlichen Verkürzung einer Sehne (z. B. bei einer Operation oder einem unfallbedingt entstandenen Triggerband) wirken starke Kräfte auf die Sharpey-Fasern, die diese aus dem Knochen in die Sehne ziehen. Umgekehrt kann sich eine durch äußere Kräfte bewirkte dreidimensionale Verformung der Sehnenfasern in den Knochen fortsetzen und dort zu einer Fraktur führen. Den Mechanismus fasst er wie folgt zusammen:

„All of this takes us back to the fractured ossified Achilles tendonitis. The continuum is shifted because of an alteration of communication between tendon and bone (i. e., a Triggerband ist present from an earlier injury or surgery), then ossified material is deposited in the tendon (shifting of the continuum), and new forces (introduction of a second Triggerband) cause it to fracture. Once fractured the communication is restored and the osseous material in the tendeon is eventually absorbed."

Der gleiche Mechanismus des Verschiebens von ossärem Material in bandartige Strukturen kann auch zwischen Faszienbändern und Blutgefäßen stattfinden: Durch ein verletztes Faszienband kann knöchernes Material aus den Knochen in die Venen- oder Arterienwände gezogen werden. Dort lagert es sich schlimmstenfalls so lange an, bis die Blutgefäße verstopft sind – eine Pathologie, die in der klassischen Medizin als Arteriosklerose beschrieben wird. Auch diese führt Typaldos somit auf eine Fasziendistorsion zurück – ebenso wie Herzinfarkte und andere kardiologische Probleme.

Auf die histomorphologischen Veränderungen am Übergang von Sehne oder Ligament zum Knochen gehen zahlreiche Autoren ein – niemand bislang aber darauf, dass in der Übergangszone solche Veränderungen auch im Rahmen eines Traumas möglich sind, sodass sich die ossären und ligamentären Anteile abrupt verschieben können.

Typaldos, Stephen D.O. Fascial Band Distortion and Arteriosclerosis, Hypertension, Myocardia Infarctions, and Cerbrovascular Accidents

Nach Typaldos kann auch ein Herzinfarkt auf Fasziendistorsionen zurückgeführt werden, da die Koronararterien Triggerbänder, Zylinderdistorsionen oder eine Kombinationen aus beiden entwickeln können. Auch wenn eine Bypassoperation durchaus gute Resultate erzielen kann, ist es möglich, dass die auslösende Fasziendistorsion nicht behoben wurde und jederzeit ein weiterer Infarkt droht. Diese Ausführungen bezeichnet Typaldos zwar als „only speculative", er sieht hierin aber neue und effektive Behandlungsmöglichkeiten.

In weiteren Kurztexten beschreibt er „Fascial Band Distortions and Osteoarthritis and Osteoporosis" oder „Musculo-Skeletal Treatments and the Continuum Model in Comparison". Zum Abschluss fasst er seine Ausführungen resümierend zusammen:

Typaldos, Stephen D.O. The Fascial Continuum Model in Perspective

„As can be seen from the previous pages, the fascial distortion model offers a broad and farreaching approach in the treatment of numerous human physical ailments. Its greatest weakness is that there has been little research that has been done that is directly targeted for fascia, fascial bands, and anatomical transitional areas of tissue. Its greatest strength is that it offers potentially whole new approaches to presently untreatable maladies. […] As time goes on the continuum model may continue to branch out and embrace all of medicine, just as fascia reaches out and embraces all of the human body. We in medicine may need to make some changes in both our treatment regimens and in our philosophy."

Die größte Schwäche des Faszienkontinuummodells sieht Typaldos darin, dass Faszien, Faszienbänder und die anatomischen Übergangszonen von Gewebe noch zu wenig erforscht sind. Die größte Stärke liegt darin, dass dies die neue Behandlung von bislang nicht behandelbaren Erkrankungen ermöglicht.

Info

Die Literaturübersicht von Thomas Crow [16] gibt die Vorstellung von dem Kontinuum der Gewebe im menschlichen Körper sowie zu den fließenden Übergängen zwischen diesen und den neuen Möglichkeiten der Behandlung unter diesem Blickwinkel treffend wieder (auch wenn Typaldos' Name in Crows Artikel nicht auftaucht). Er beschreibt, wie Faszien mechanisch, chemisch, physikalisch und auch elektrisch auf Verletzungen und Immobilisation reagieren. In seinem Artikel nennt er auch zahlreiche der Autoren, die Typaldos in seinem Notebook aufgeführt hat (z. B. Page, Magoun, Cathie; darüber hinaus Still und Sutherland). Als Conclusion schreibt er: „The relationship between fluid dynamics, joint physiology, fascia, and ligaments may look on the surface to be unrelated but, on a deeper level, are found to be closely connected. As osteopaths we are interested in continuously furthering our skills and studying the interrelatedness of biomechanics. As one expands his/her knowledge of osteopathy, one will move from a view of the human body as a skeleton, with other tissues hanging on as it were, to a view of the body as a moving, living organism with a skeleton found within it. As a result, one's attention will move from bones and joints to the fascia and fluid dynamics. It is important to understand the scientific principles upon which these techniques are based in order to apply them most successfully. If you understand the principles, then you can create your own techniques. Look at a somatic dysfunction as an impediment to the flow of the interstitial fluid. Take that which you palpate as hard and make it soft. When you feel the flow come through the dysfunctional area, your treatment of that area is complete."

Typaldos, Stephen D.O. Forty Questions on Fascial Injury as the Causative Factor in Chronic Pain, Osteoarthritis and Osteoporosis, November 1991

Dieser 6-seitige, ebenfalls maschinenschriftliche, unveröffentlichte Text scheint das früheste schriftliche Dokument von Typaldos zu seinem neuen Faszienkonzept zu sein – im November 1991 hatte er erst 2 Fasziendistorsionen (Triggerband und Triggerpunkt) benannt.

Der Text ist wie ein Interview angelegt: Typaldos antwortet auf 40 – offenbar selbst gestellte – Fragen zur Funktionsweise von Faszien. Dies beginnt mit der Frage, warum er sich so viel mit dem Thema Faszienverletzungen beschäftige:

> *„Because I believe that fascial injuries are the primary cause of chronic pain, osteoarthritis and osteoporosis."*

Und reicht über Fragen zur Entstehung von Osteoporose und Osteoarthritis (beispielsweise führt eine zu schwache Faszienspannung zur Osteoporose: Die strukturell schwache Faszie kann sich leicht verdrehen; dadurch verkürzt sie sich und zieht knöcherne Substanz aus dem Knochen; eine zu starke Faszienspannung hingegen führt zu Osteoarthritis) und endet mit praktischen Implikationen, was Therapeuten tun können, um diese neue Vorgehensweise anzuwenden:

> *„They have only to see these patients with new eyes, and to treat their illnesses with renewed vigor, and to document. The results will speak for themselves."*

Typaldos, Stephen D.O. A philosophical discussion of mechanical/chemical/electrical forces in the fascial distortion model, October 21, 1994

Die mechanischen, chemischen und elektrischen Fähigkeiten der Faszien stehen im Mittelpunkt dieses 2-seitigen Artikels, der inhaltlich vieles aus vorigen Texten wieder aufgreift. Typaldos versteht die Faszie als:

> *„Highway of chemical exchange between tissue types, organs, and structures."*

Bei einer Veränderung der Faszie, z. B. durch ein Triggerband, kann der „communication highway" gestört werden. In Verbindung mit physikalischen Kräften ändert sich dann auch die Zusammensetzung des Gewebes: Der eine Teil erhält z. B. zu wenig Kalzium, der andere zu viel. Ein Ungleichgewicht von Elektrolyten beeinträchtigt alle Strukturen, die an die Faszie anschließen (Knochen, Ligamente, Sehnen). Wenn Kalzium aus dem Knochen in die Faszie gezogen wird, um das dortige Ungleichgewicht wieder auszugleichen, ergibt sich ein Kalziummangel im Knochen, der langfristig in Osteoporose resultieren kann. Wenn das Kalzium in der Faszie eingeschlossen ist, kann dies zu kalzifizierter Tendinitis oder Osteoarthritis führen, und wenn das Kalzium in die Blutgefäße gezogen wird, zur Arteriosklerose.

Laut Typaldos kann die Faszie auch eine Art Filter- und Reinigungsfunktion für chemische Stoffe wie Enzyme übernehmen [108]:

> *„It is also possible that fascia is involved in filtering and purifying different body chemicals."*

Auch hieraus ergeben sich Ansätze für eine neue Betrachtung der Vorgänge im Körper. Diese neue Denkweise, dass der Austausch chemischer Stoffe durch eine Fasziendistorsion gestört werden und so vielfältigste Störungen im Körper auslösen kann, ist jedoch – vorerst – rein spekulativ. So beendet Typaldos seinen Text [108]:

> *„All of this is speculation of course. Non of it is proven. Since no one has ever ventured a thought about the chemical/electrical/mechanical relationship of fascia before, there is no proof for any of it … yet."*

Part three: Articles related to fascia

Gerlach U-J, Lierse W. Functional construction of the superficial and deep fascia system of the lower limb in man. Acta Anat (Basel) 1990; 139(1): 11–25

Den Artikel von Gerlach und Lierse [29] hat Typaldos deshalb beigefügt, weil hier die Verläufe von Faszien an den Beinen beschrieben werden. Dabei rät er der neuen Kollegin, für die er das Notebook zusammengestellt hat, dass sie vor allem die Abbildungen ansehen solle (Anschreiben Notebook, 18.10.1994).

Diese Verläufe zu kennen, ist eine wichtige Hilfestellung für alle, die sich mit der Triggerbandtechnik beschäftigen. Sie bestätigen die Ergebnisse der Sektionen von Typaldos.

Taitz C, Arensburg B. Vertebral artery tortuosity with concomitant erosion of the foramen of the transverse process of the axis. Acta Anat (Basel) 1991; 141: 104–108

Laut Typaldos beschäftigt sich dieser Artikel von Taitz [103] nur indirekt mit Faszien. Er hat ihn deshalb dem Notebook beigefügt, weil hier das Prinzip der Kontinuumtheorie erkennbar wird: So sind die Windungen in der Vertebralarterie („vertebral artery tortuosity") das Resultat von Triggerbändern und der beschriebene Knochenabbau („bony erosion") der Halswirbel („axis") das Resultat eines verschobenen Kontinuums. Dies ist „fascial distortion theory at work" (Anschreiben Notebook, 18.10.1994).

Part four: Myofascial Release Techniques

Hier hat Typaldos verschiedene Texte von John F. Barnes zu Myofascial-Release-Techniken zusammengestellt, z. B. „Five years of myofascial release" (Physical Therapy Forum, 16.09.1987) oder „The elasto-collagenous complex" (Physical Therapy Forum, 25.04.1988). Als Erläuterung schreibt er in seinem Anschreiben zum Notebook (18.10.1994), dass der Myofascial Release zu den wesentlichen Behandlungsformen („major treatment modalities") gehöre, die er benutze. Die Artikel seien aber nur für den schnellen Überblick gedacht, nicht zum Studium. Im Folgenden wird daher nicht weiter darauf eingegangen.

Zusammenfassung

Die in dem Notebook versammelten Texte und Ausführungen lassen sich wie folgt dahingehend zusammenfassen, wie Typaldos sein FDM entwickelt hat und welche Zielsetzung er damit verband:

Typaldos hat sein Modell auf einem breiten Fundament an Literatur aufgebaut, wobei er sich vielfältige Anregungen aus osteopathischen, aber auch allgemeinen medizinischen Texten geholt hat. Dieser breite Wissensfundus war die Basis, um ein neues Modell zu entwickeln. Dieses geht davon aus, dass die Ursache zahlreicher Erkrankungen und Pathologien – bis hin zu Osteoporose, Frakturen und Herzinfarkt – eine Verformung von Faszien ist. Damit wird die Rolle der Krankheitsursache radikal umgedeutet: Nicht mehr pathologische Prozesse in Knochen, Muskeln oder Nerven sind Ursache, sondern solche in den Faszien.

Dieses neue Modell basiert auf dem Gedanken, dass Faszien den Körper durchziehen und damit eine Kontinuität bilden – mehr noch aber auf dem Gedanken, dass so unterschiedliche Strukturen wie Knochen und Ligament eine anatomische Struktur sind und damit ein Kontinuum darstellen. Dieser Gedanke des Faszienkontinuums wurde anschließend um praktische Implikationen erweitert, nämlich dass sich Faszien verformen und so zu Beschwerden führen können (die durch Korrektur der Verformung wieder beseitigt werden können). Diese Fasziendistorsionen sind die Basis des FDM.

Dieses wiederum diente zunächst als Arbeitshypothese, um eine konkrete Behandlung in der Praxis zu ermöglichen. Das heißt: Mit Ausnahme einzelner Fakten (z. B. zur Beschaffenheit der Faszien) beruht es nicht auf empirisch belegten Fakten, sondern ist ein Gedankenmodell, entworfen nach dem Motto: Was wäre, wenn …? Was wäre, wenn wir einmal davon ausgehen, dass verdrehte Faszien all dies bewirken könnten? Würde uns das irgendwie in der Praxis weiterhelfen?

Dabei hat es alle Eigenschaften, die ein Modell haben kann:

- Es ist bestechend klar und knapp: Faszien können sich verdrehen, was zu Beschwerden führen kann – bei der Auflösung der Verdrehung verschwinden auch die Schmerzen. Dagegen lässt sich rein logisch nichts einwenden.
- Es ist so tragfähig, dass davon weitere Schlüsse abgeleitet werden können, nämlich zur Entstehung von Herzinfarkt oder Arteriosklerose. Damit ermöglicht es eine Vorhersehbarkeit und Berechenbarkeit von Dingen.
- Es erfüllt seinen Zweck, nämlich die Praxistauglichkeit: Es gibt dem Therapeuten eine Handlungsanleitung, um die vom Patienten gezeigten und benannten Beschwerden zu beheben.

Das Modell als solches ist so gehaltvoll, dass die Frage, ob es nicht ein Manko ist, dass die Existenz von Fasziendistorsionen empirisch nicht belegt ist, verneint werden muss. Für die Brauchbarkeit und innere Logik des Modells spielt dies keine Rolle.

Interessant ist es, dass Typaldos erst nachdem er das FDM entwickelt hatte, der Artikel von Lierse und Gerlach [29] mit den Faszienverläufen am Bein in die Hände fiel und er entdeckte, dass das, was er in seinem Modell erschlossen hat – nämlich die Verläufe von Triggerbändern am Bein –, ein anatomisches Korrelat hat (Anschreiben Notebook, 18.10.1994):

„The article on fascia of the lower limb […] was completely unknown to me at the time the fascial distortion model was conceptualized, and its discovery, and its description of the fascial anatomy matched my anticipation of how I envisioned the fascia to be.“

Dieser Befund ist aber nicht mehr als eine Anekdote und darf nicht verstanden werden im Sinne von: Dann kann das Modell ja doch richtig sein. Das FDM ist auch ohne Kenntnis der Verläufe von Faszien – und im Grunde auch ohne Kenntnis der Faszienforschung – praxistauglich und erfüllt seinen Zweck.

Das konkrete Verständnis der Faszie von Typaldos und die Erkenntnisse der modernen Faszienforschung folgen in den nächsten Kapiteln.

Verständnis der Faszie von Typaldos

Während oben beschrieben wurde, wie Typaldos sein Faszienkonzept entwickelt hat, soll es hier darum gehen, wie er die Faszie versteht. Grundsätzlich stand Typaldos der Faszienforschung sehr aufgeschlossen gegenüber und verfolgte sie mit großem Interesse.

Typaldos versteht die Faszie in einem sehr weiten Sinn – weiter, als damals und heute allgemein anerkannt, da er auch Knochen als Faszienstruktur auffasst (die eben einen hohen Kalzifizierungsgrad aufweist). Relativ zu Beginn seines Buches beschreibt er die Faszien als primäres Bindegewebe, das in ihren vielfältigsten Erscheinungsformen (z. B. als Sehnen, Ligamente, Faszienbänder, Aponeurosen oder an inneren Organen wie Herz oder Gehirn) vorkommt und Knochen, Nerven oder Muskeln umgibt, trennt oder schützt ([114], S. 9):

„Fascia is found throughout the body and constitutes a tremendous amount of sheer weight and bulk. As the primary connective tissue, it presents in many well-known forms such as tendons, ligaments, retinacula, fascial bands, aponeuroses, adhesions, pericardial sac, pleura, meninges, and

the perimysium and epimysium of muscles, as well as many other structures. In addition to connecting, fascia surrounds, engulfs, encases, separates, compartmentalizes, divides, protects, insulates, and buffers bones, nerves, muscles, and other tissues. In fact, each individual muscle fiber is sheathed with fascia, as is each and every individual muscle bundle, and each and every muscle, as well as every group of muscles."

Form und Funktion

Wichtiger als die anatomische Lage der Faszien ist im FDM jedoch die Funktion in Abhängigkeit von ihrer äußeren Form. Dabei unterscheidet er folgende Faszienformen [114]:

- **Bandartige (banded) Faszien** sind z. B. Bänder und Sehnen. Ihre Aufgabe ist es, Gelenke und flächige Bereiche des Rumpfes und der Gliedmaßen, Blutgefäße und Gewebe vor vertikal einwirkenden Kräften zu schützen.
- **Spiralförmige (coiled) Faszien** umgeben Gliedmaßen, Rumpf, Blutgefäße und Organe. Sie schützen das Gewebe vor Traktions- oder Kompressionskräften im Sinne eines Stoßdämpfers.
- Zu den **gefalteten (folding) Faszien** gehören gelenkumgebende Faszien, intermuskuläre Septen (intermuscular septae, IMS) und interossäre Membranen (interosseous membrane, IOM), also Gewebe, das sich falten kann. Es schützt die Gelenke vor Traktions- oder Kompressionskräften.
- **Glatte (smooth) Faszien** überziehen Gelenkflächen, das Abdomen und innere Organe. Sie trennen Räume voneinander und ermöglichen es, dass Gelenke und Gewebe gleitfähig sind und eine Faszienstruktur über eine andere gleitet.

Distorsionen

Wichtiger noch als die äußere Form ist die Tatsache, dass damit eine besondere Disposition für Verdrehungen oder sonstige Störungen einhergeht: So können sich beispielsweise bandartige Faszien verdrehen (Triggerband); spiralförmige Faszien können sich verhaken (Zylinderdistorsion), gefaltete Faszien können sich falsch ein- oder ausfalten (Faltdistorsion) oder glatte Faszien können ihre Fähigkeit verlieren, das Gleiten verschiedener Faszienschichten übereinander zu ermöglichen (tektonische Fixation), oder sich durch eine andere Faszienschicht hindurchwölben (HTP).

Die besondere Disposition für eine Distorsion gibt der Faszie teilweise auch ihren Namen: So werden die spiralförmigen Faszien, die Zylinderdistorsionen ausbilden können, auch **Zylinderfaszien** genannt und die gefalteten Faszien, die Faltdistorsionen ausbilden können, **Faltfaszien**. Diese Bezeichnungen existieren nur im FDM, nicht in der allgemeinen Faszienforschung.

Wie bereits im vorigen Abschnitt ausgeführt, unterscheidet Typaldos zwischen der Kontinuität (continuity) der Faszie, die Verbundenheit des Gewebes über den gesamten Körper hinweg, und dem Kontinuum (continuum), wonach so unterschiedliche Strukturen wie Knochen und Ligament die entgegengesetzten Pole eines Kontinuums derselben anatomischen Struktur sind.

Eigenschaften

Über die äußere Form und ihre Disposition für Verformungen hinaus beschreibt Typaldos folgende Eigenschaften von Faszien:

1. Faszien sind ein **lebendes Gewebe** (living tissue), das beständig Sauerstoff, Nährstoffe und Flüssigkeit benötigt, und ein System, um Abfallprodukte zu entsorgen. Wenn dies gegeben ist, hat die Faszie eine hohe Widerstandsfähigkeit gegen Kräfte von außen.
2. Faszien spielen eine wichtige Rolle bei der **Propriozeption**: So verfügen bestimmte Fasern (sub-bands) über eine bestimmte Spannung (pitch) und beginnen bei Stimulation zu vibrieren. Dadurch werden konstant propriozeptive Informationen übermittelt.
3. Den Faszien kommt vermutlich noch eine Aufgabe im Rahmen der **Muskelfunktion** zu, nämlich motorische Bewegung und Muskelkontraktionen zu koordinieren.

Diese Eigenschaften verdeutlichen auch, was bei einer Faszienddistorsion passiert:

1. Der Transport von Nährstoffen wird unterbrochen und das Gewebe nicht mehr ausreichend mit Nährstoffen (Hormonen, Sauerstoff, Mineralien usw.) versorgt. Auch können Abfallprodukte und Gifte nicht mehr abtransportiert werden.

2. Ein verdrehtes Faszienband übermittelt eine Vibrationsfrequenz, die als Brennen, Anspannung oder Schmerz interpretiert wird. So wird die Körperwahrnehmung verändert.
3. Letztlich wird auch die Muskelfunktion eingeschränkt.

Exkurs

Warum entstehen Fasziendistorsionen?

Die Ursachen einer Fasziendistorsion sind vielfältig. Hauptsächlich entstehen sie traumatisch: Wenn starke Kräfte von außen einwirken, können sich die Faszien plötzlich verdrehen. Eine solche starke Kraft entsteht beim Umknicken des Fußes: Dann wird der Fuß (und das Fasziengewebe) plötzlich stark verdreht. Oder wenn man stürzt und sich mit den Händen am Boden abstützt, kann das Gewebe stark gestaucht, also eingefaltet werden und sich beim darauf folgenden Ausfalten verdrehen. Auch das verursacht Beschwerden.

Nach Typaldos können Fasziendistorsionen auch durch einen Mineralien- oder Vitaminmangel entstehen oder infolge eines Infektes spürbar werden: Zum Beispiel können sich nach einer Virusgrippe Zylinderdistorsionen entwickeln, die zu Muskelschmerzen führen.

Aus der Distorsion resultieren weitere Beeinträchtigungen. Faszien sind ein Gewebe, das wie alle Sauerstoff und Nährstoffe benötigt. Umgekehrt müssen Abbauprodukte entsorgt werden. Bei Fasziendistorsionen wird dieser Stoffwechsel unterbrochen und das Gewebe nicht mehr ausreichend mit Nährstoffen versorgt. Der Transport zwischen den Körperregionen ist gestört. Daher können Fasziendistorsionen auch aus bereits vorliegenden Fasziendistorsionen entstehen.

Interessant ist ein Phänomen, das jeder FDM-Therapeut kennt: Im Rahmen der Ausbildung üben wir mit den anderen Kursteilnehmern und palpieren dabei häufig Triggerbänder – die aber keine Beschwerden verursachen, aber behandelt werden können. So stellt sich die Frage, woher solche Verdrehungen eigentlich kommen, weil es vorher keinen Unfall oder Ähnliches gegeben hat.

Offensichtlich bilden sich im Körper immer Fasziendistorsionen, die aber keine alltäglichen Beschwerden verursachen. Man kann z. B. die bandartige Faszie als primäre Anpassungsstruktur des Körpers betrachten; jede einzelne Bewegung gibt dem Gewebe eine Information, wie es sich anpassen soll. Solange man sich bewegt, werden diese Verdrehungen nie zu großen Problemen führen.

Das Auftreten von Triggerbändern gehört also zum normalen Alltag – so wie sich unser Körper immer mit Einflüssen von außen (wie Viren oder Bakterien) auseinandersetzen muss. Das kann er in der Regel sehr gut. Nach dem FDM liegt Behandlungsbedürftigkeit dann vor, wenn eine Fasziendistorsion zu Einschränkungen im alltäglichen Leben führt. Fasziendistorsionen entstehen also aus dem Leben heraus, möglicherweise durch Unfall, aber auch nur durch normale Anpassungsprozesse. Unser Körper muss und kann sich damit auseinandersetzen.

4.2.3 Aktueller Stand der Faszienforschung

Definition von Faszie

Die einzelnen Teile des Fasziennetzwerkes im Körper entziehen sich nicht nur einer Zählbarkeit, sondern auch einer eindeutigen Benennbarkeit. So wurde der Begriff „Faszie" in den vergangenen Jahrzehnten unterschiedlich verwendet. Uneinigkeit bestand z. B. dahingehend, ob der Begriff – wie 1998 vom Federative Committee on Anatomical Terminology (FCAT) vorgeschlagen – nur für dichtere Bindegewebsstrukturen verwandt werden sollte, nicht aber für lockere Strukturen wie die der oberflächlichen Körperfaszie (Fascia superficialis), oder ob auch viszerales Gewebe dazuzählen sollte. Diskutiert wurde auch, welche Formen des intramuskulären Bindegewebes (Epi-, Peri- und Endomysium) zur Faszie gezählt werden sollen und inwieweit hier eine Differenzierung und Abgrenzung überhaupt möglich ist. Gegen eine solche wurde die Kontinuität dieses Gewebes angeführt, die sich von der umgebenden Hülle bis ins Zellinnere erstreckt ([86], S. VI).

Mittlerweile gibt es auch eine Literaturübersicht, in der die verschiedenen Definitionen und möglichen Klassifikationen von Faszie zusammengetragen werden [53]. Die Autoren, Kumka und Bonar, schlagen 4 Faszienkategorien (mit folgenden Beispielen) vor ([53], S. 186 f.):

1. Linking (dynamic: fascia of muscles, trunk, limbs etc; passive: cervical fascia, intermuscular septae, plantar aponeurosis);
2. Fascicular (intra- und extramuscular fasciae: Endo-, Peri-, Epimysium etc.);
3. Compression (fasciae of limbs/membrorum: brachial fasciae, fascia lata etc.);
4. Separating (parietal fascia, visceral fascia).

Im Folgenden werden nur die gebräuchlichsten Systematiken und Definitionen von Faszie angeführt. Relativ häufig sind folgende Unterteilungen:

- nach Schichten im Körper:
  - oberflächliche Faszien (Fascia superficialis): z. B. Dermis
  - tiefe Faszien (Fascia profunda): Sehnenplatten, Ligamente, Bänder, Sehnen
  - viszerale Faszien: z. B. Meningen, Perikard, Pleura, Peritoneum
- nach dem Dichtegrad:
  - lockeres Gewebe, z. B. die oberflächliche Faszie (Fascia superficialis)
  - straffes Gewebe wie die Aponeurosen, Ligamente und Sehnen
  - elastisches Bindegewebe wie Blase, Aorta, Lunge, Unterhaut
  - unregelmäßiges Bindegewebe, z. B. Hirnhaut, Lederhaut
  - retikuläres Bindegewebe, z. B. von Milz, Lymphknoten
  - spezielles Bindegewebe wie Fettgewebe, Knorpel usw.

Allgemein durchgesetzt hat sich die Definition von Faszie, so wie sie im Rahmen des 1. Faszienkongresses 2007 vorgelegt wurde ([22], S. 2):

„*Fascia is the soft tissue component of the connective tissue system that permeates the human body forming a whole-body continuous three-dimensional matrix of structural support. Fascia interpenetrates and surrounds all organs, muscles, bones and nerve fibers, creating a unique environment for body systems functioning. The scope of our definition of and interest in fascia extends to all fibrous connective tissues, including aponeuroses, ligaments, tendons, retinaculae, joint capsules, organ and vessel tunics, the epineurium, the meninges, the periostea, and all the endomysial and intermuscular fibers of the myofasciae.*“

Neben den Faszien im engeren Sinne gehören dazu auch Sehnen, Ligamente, Gelenkkapseln sowie das intramuskuläre und das weichere kollagene Bindegewebe. Ausgenommen aus dieser weiten Definition sind meist Haut, Blut, Knorpel oder Knochen.

Interessant ist hierbei, dass nach dieser Definition auch der Muskel primär aus Faszie besteht. Die Beschreibung der Muskulatur als kontraktiles Gel in einer Faszienhülle (Robert Schleip in einem Vortrag) unterstreicht die funktionelle Wichtigkeit dieses Gewebes. Damit ist die Frage angesprochen, in welchem Verhältnis generell die äußere Form eines Gewebes oder auch eines Körperteils zu der Funktion, die es im Körper zu erfüllen hat, steht (siehe Exkurs: Zum Verhältnis von Form und Funktion). Der Aspekt der gegenseitigen Beeinflussung von Form und Funktion spielt auch im FDM eine große Rolle, wie noch deutlich werden wird.

Auf dem Fascia Research Congress 2015 in Washington zeigte sich, dass weiterhin keine Einigkeit über die Definition der Faszie besteht. Viele Forscher stellen die funktionelle Einheit der Faszie in den Mittelpunkt, andere hingegen sehen die anatomische Abgrenzung als wichtig an, da nur so eine Aufwertung der Faszie in der wissenschaftlichen Betrachtung möglich sei. In Zukunft soll der Begriff **„Fascial System“** etabliert werden, der die anatomische und funktionelle Sichtweise von Faszie zusammenfasst.

Exkurs

Zum Verhältnis von Form und Funktion

Die Funktion eines Körperteils hängt von der Umhüllung ab – und umgekehrt: Die Umhüllung bzw. die Form richtet sich nach der Funktion. Erst durch Nutzung (im Sinne von Bewegung und Belastung) der Funktion bildet sich die äußere Form aus.

Nach Jaap van der Wal zeigen embroyologische Untersuchungen, dass der Bewegungsapparat im Embryo zunächst nur als Form angelegt ist; er wird erst vollständig ausgebildet, wenn die Funktion dazukommt. Erst auf Basis der Bewegung wird die Form geschaffen ([116], S. 14): „Bewegung ist die treibende Kraft [...] Formen kommen immer in der lebendigen Natur aus der Bewegung heraus. Anatomie folgt sozusagen aus der Embryologie. Bewegung ist Primat.“

▼

▼
Während es in der klassischen Medizin in der Regel um die Wiederherstellung der Form, der Anatomie geht, steht im FDM die Wiederherstellung der Funktion im Vordergrund. Denn nur in der Funktion – in Bewegung und Belastung – kann sich die Form ausbilden (vgl. auch [68]). Eine Ruhigstellung, z. B. nach der operativen Versorgung eines gerissenen Bandes, ist daher der falsche Weg, weil dann die Form (das Band) keine Informationen darüber erhält, wie es zu funktionieren hat. Nach Aufhebung der Ruhigstellung wird die Funktion daher beeinträchtigt sein.

Eigenschaften

Die Eigenschaften und Funktionen (siehe unten) von Faszien können nur gewürdigt werden, wenn man die Faszien als Fasziennetzwerk betrachtet, als eine **Kontinuität** über verschiedene Körperregionen hinweg: Faszien haben keinen Anfang und kein Ende, sondern umhüllen (und teilweise durchdringen) alle Knochen, Muskeln, Nerven und Organe. Das hat Auswirkungen über Körperregionen hinweg. So können sich z. B. Spannungen in andere Körperteile übertragen: Eine verkürzte Faszie an der Wade kann einen Zug auf andere Faszien z. B. am unteren Rücken bis hoch zur Schulter ausüben und dort zu Schmerzen und Bewegungseinschränkungen führen. Der Aspekt der Kontinuität wird in der aktuellen Forschung immer stärker betont: So ist die Faszie das einzige System, das eine Verbindung zu allen physiologischen Funktionen im Körper hat. Nach Ansicht einiger Forscher sind Faszien bis zu einem gewissen Grad sogar an jeder Form von Krankheit beteiligt ([69], S. 76).

Folgende Eigenschaften von Faszien lassen sich im Einzelnen nennen:

Spannungsnetzwerk (Tensegrity)

Das Fasziennetz im Körper kann als ein Spannungsnetzwerk (Tensegrity) verstanden werden. Hier verbinden sich der Gedanke der Kontinuität bzw. der des Zusammenhaltes des Ganzen (integrity) und der der Spannung (tension). So steht die Faszie in ihrem körperregionenübergreifenden System beständig unter Zug. Dies verleiht ihr Elastizität und Stabilität gleichzeitig [55]. Das Spannungsnetzwerk besteht aus Ketten von Muskeln und Faszien sowie aus Knochen. Muskeln werden somit nicht wie in der klassischen Anatomie als isolierte Elemente gesehen, sondern als Teil des körperweiten Fasziennetzwerkes. Dadurch, dass jedes Glied in dieser Kette über eine Eigenspannung verfügt, wird auch das gesamte Fasziennetz in einer gewissen Eigenspannung gehalten ([55], S. 102). Somit kann die Aktivierung eines Muskels eine Reaktion an einer anderen Körperstelle bewirken.

Spannungsgleichgewicht

Eng auf dem Aspekt der Spannung und damit im Wesentlichen auf den mechanischen Eigenschaften der Faszien basiert auch der Aspekt des Spannungsgleichgewichts: Faszien übertragen, regulieren und koordinieren Spannungen im Körper und erhalten zwischen den lokal beteiligten Strukturen und dem Körper ein beständiges Spannungsgleichgewicht ([57], S. 460). Dabei kann Stress die Spannung der Faszien steigern; so wird in der Literatur oft beschrieben, dass bei Patienten, die angeben, unter chronischem Stress zu leiden, eine erhöhte myofasziale Steifigkeit palpiert werden kann ([85], S. 115).

Faszienplastizität

Die Plastizität, die nachhaltige Verformbarkeit von Faszien, wurde zunächst auf das physikalische Phänomen der Thixotropie zurückgeführt. Demnach kann verfestigtes Gel (was als Grundsubstanz der Faszien verstanden werden kann) bei Einsatz mechanischer Kräfte vorübergehend flüssig werden. (Als stark vereinfachtes Beispiel zur Verdeutlichung sei hier der dickflüssige Ketchup genannt, der erst nach Schütteln aus der Ketchupflasche herausfließt.) Nach der Behandlung verfestigt es sich wieder, behält aber seine durch die Behandlung bewirkte Verformung bei, sodass Muskeln und Bindegewebe deutlich lockerer sind.

Neuere Forschung zeigt jedoch, dass dieses Phänomen zur Erklärung nicht ausreicht, weil die aufzubringenden Kräfte zu groß sein müssten. Vielmehr werden nun für die Faszienplastizität die Mechanorezeptoren verantwortlich gemacht [78].

Kontraktilität

Faszien sind kontraktil, können sich also aktiv zusammenziehen, unabhängig vom jeweiligen Muskel, den sie umhüllen. Erste Forschungsergebnisse über die Kontraktilität der thorakolumbalen Faszie (Lendenfaszie) veröffentlichte das Team um Yahia 1993 [124]. Spätere Forschungen bestätigten dies. Demnach haben sich Faszien im Tierversuch aufgrund der darin vorliegenden Myofibroblasten als kontraktionsfähiges Organ gezeigt, die sehr langsame, mehrere Minuten dauernde Kontraktionen durchführen, wenn das Gewebe in vitro chemisch gereizt wird ([36], S. 69; [81], S. 20; [85], S. 115). Hier liegt ein großes Potenzial für Faszientechniken wie die Rolfing-Methode oder auch die Osteopathie.

Die Entspannung des Gewebes (Release) ist jedoch nicht zu verwechseln mit dem Effekt, der sich z. B. bei der Behandlung des HTP zeigt, wenn sich das protrahierte Gewebe unter die Gewebeschicht zurückzieht. Denn hier ist das Fasziengewebe passiv, entwickelt also keine eigene Aktion. Daher darf dieser Aspekt für das FDM nicht überbewertet werden.

Generell wird in der aktuellen Forschung einheitlich immer stärker die Durchdringung der Faszien mit einer Vielzahl von Rezeptoren festgestellt. Somit muss die ältere Ansicht, die den Faszien als wichtigste Eigenschaft die rein mechanischen Aufgaben des Trennens und Verbindens zuerkennt, revidiert werden. Immer mehr zeigen sich hingegen die vielfältigen Funktionen von Faszien für die Schmerz- und Körperwahrnehmung des Menschen.

Funktionen

Die Grundfunktionen von Faszien können als Formen, Bewegen, Versorgen und Kommunizieren zusammengefasst werden ([87], S. 26). Eine klare Trennung ist nicht möglich. Denn auch hier kommt wieder der Gedanke der Kontinuität der Faszien über Körperregionen hinweg zum Tragen, und somit können mehrere Funktionen gleichzeitig zusammenkommen: Bei einer Störung der Versorgungsfunktion wird beispielsweise zugleich die Funktion der Kommunikation beeinträchtigt, und es kann körperweit zu Stressantworten im Bindegewebe kommen ([87], S. 27). Jede Unterteilung dient daher rein systematischen Zwecken. Folgende Funktionen können aufgeführt werden:

Formen und Bewegen

Die Funktionen Formen und Bewegen gehen auf mechanische Eigenschaften zurück: Faszien schützen und stabilisieren z. B. Gelenke und Organe, indem sie z. B. starke von außen einwirkende Kräfte abfedern können. Sie gliedern Körperteile voneinander ab; damit trennen sie, verbinden sie aber gleichzeitig. Nimmt man den Gedanken der Kontinuität der Faszien im Körper hinzu, lassen sich diese Funktionen erweitern: Faszien dienen auch der **Kraftübertragung**. So können Kräfte nicht nur zwischen benachbarten Muskelfasern übertragen werden, sondern auch über die Grenzen des Muskels hinaus ([38], S. 83).

Als eine spezielle Anschauungsform der Kraftübertragung beschreibt Tom Myers die Anatomischen Zuglinien (Anatomy Trains), auch myofasziale Leitbahnen genannt. Dabei handelt es sich laut Myers nicht um eine Therapiemethode, sondern um eine Betrachtungsweise, die als Hilfskonstrukt für Ansätze in der Physiotherapie, Rehabilitation oder für manuelle Therapien gelten soll. Sie lassen sich vom normalen Menschenverstand nachvollziehen und durch klinische Befunde und Präparationen teilweise bestätigen, sind aber keine wissenschaftlich erwiesene Tatsache ([62], S. 98).

Versorgen

Die Funktion Versorgen beschreibt, dass Faszien dem Transport von Flüssigkeit und Nährstoffen dienen. So bewegen sich im Gewebe Lymphe, Blut, Nerven, Immunzellen, Wasser und Nährstoffe. Werden diese Versorgungsbahnen an einer Stelle gestört oder unterbrochen, wirkt sich dies auf die Versorgung anderer Regionen aus.

Kommunizieren

Die Funktion Kommunizieren besagt, dass Informationen, die an einer Stelle des Fasziennetzes aufgenommen werden, an andere Stellen übertragen werden können. Dazu gehören schon die genannten Aspekte, dass Kräfte und Spannungen übertragen werden können. Stärker kommt hier aber der Aspekt zum Tragen, dass Faszien vielfältige Informationen aufnehmen und weitergeben können.

Faszien sind damit ein **Wahrnehmungsorgan**: Sie sind reich innerviert, d. h., sie verfügen über zahlreiche unterschiedliche Rezeptoren, die Reize wie Druck und Schwingungen (Mechanorezeptoren), gewebeschädliche Reize (Nozizeptoren), Temperaturänderungen (Thermozeptoren) oder chemische Reize (Chemorezeptoren) aufnehmen und an das Gehirn weiterleiten, das diese als Schmerz oder Spannung interpretiert. Faszien können somit als **Sinnesorgan** bezeichnet werden.

Im Folgenden wird auf Propriozeption (Wahrnehmung des eigenen Körpers im Raum) und Nozizeption (Schmerzwahrnehmung) genauer eingegangen, da sich hier die meisten Ansatzpunkte für manuelle Therapien und auch für das FDM ergeben.

Mechanorezeptoren

Faszien sind innerviert mit zahlreichen sensiblen Endigungen, die für Druck- und Zugeinwirkungen empfänglich sind. Dabei lassen sich 4 Typen solcher Mechanorezeptoren unterscheiden (zum Folgenden [78]; [79], S. 13 f.):

- Die **Golgi-Rezeptoren** sind wichtig für die Propriozeption und können auf Stimulation mit einer Tonussenkung reagieren.
- Die **Pacini-Rezeptoren** geben dem Körper ein propriozeptives Feedback und können in dieser Weise auch therapeutisch genutzt werden. Dabei sind sie rasch adaptierend und sprechen vor allem auf ruckartige Reize an.
- Die **Ruffini-Rezeptoren** sind sehr langsam adaptierend und scheinen damit besonders auf langsame Faszientechniken anzusprechen.
- Die **interstitiellen Rezeptoren** (freien Nervenendigungen) sind zeitlich am spätesten entdeckt worden, was wohl auf ihre geringe Größe und physiologische und räumliche Komplexität zurückzuführen ist. Sie gehören jedoch zur zahlenmäßig größten Gruppe von Rezeptoren und kommen nahezu überall im Körper vor (auch in den Knochen). Außerdem sind sie die wohl am meisten unterschätzten Rezeptoren: Sie fungieren als Nozizeptoren und als Mechanorezeptoren, wobei ungefähr die Hälfte von ihnen nur auf starke mechanische Einwirkung anspricht, die andere Hälfte auch auf sehr geringfügigen Druck wie Pinselstriche. Außerdem sind sie ein Fühler des vegetativen Nervensystems und haben so unmittelbare Auswirkungen auf Atmung und Kreislauf (zu den Wechselbeziehungen zwischen Faszientonus und vegetativem Nervensystem vgl. [85], S. 118).

Wie die einzelnen Rezeptoren auf äußere Einflüsse reagieren, ist noch nicht in allen Einzelheiten geklärt. Frühere Annahmen, wie das Fasziengewebe auf Manipulation antworten kann, erwiesen sich als nicht tragfähig, weil die angewandten Techniken meist zu sanft sind, um eine solche Reaktion bewirken zu können.

Propriozeption

Mit Propriozeption wird die Selbst- oder Eigenwahrnehmung bezeichnet, speziell die Wahrnehmung der Lage und Bewegung des Körpers im Raum sowie der Stellung der einzelnen Körperteile zueinander. Dieser Körpersinn wurde erst spät entdeckt. Bis ins 19. Jahrhundert hinein wurden die klassischen 5 Sinne Sehen, Hören, Riechen, Schmecken und Fühlen beschrieben. Erst später kam die Propriozeption hinzu (auch als Tiefensensibilität oder Körperempfindung bezeichnet), außerdem der Temperatursinn (Thermorezeption), die Schmerzempfindung (Nozizeption), der vestibuläre Sinn (Gleichgewichtssinn) und weitere Sinne (Reparatursystem, immunologisches System, Kommunikationssystem usw.).

Erstmals beschrieben wurde die Propriozeption im frühen 19. Jahrhundert von dem schottischen Physiologen Charles Bell als muscle sense im Sinne eines Bewegungs- und Lagesinns. Knapp 100 Jahre später erkannte der Neurologe Charles Sherrington, dass in Muskeln und Sehnen Sinneszellen vorhanden sind, die diese Selbstwahrnehmung ermöglichen; er führte den Begriff Propriozeption (ebenso wie Interozeption und Exterozeption) ein. Seitdem wird dieser Körpersinn so benannt.

Während man früher annahm, dass die Propriozeption maßgeblich über Rezeptoren in den Gelenken gesteuert wird, geht man heute davon aus, dass dies im Wesentlichen über Mechanorezeptoren mit vielen dichten propriozeptiven Nervenendigungen geschieht, die Propriozeptoren ([84]; [116]).

Fast alle Propriozeptoren befinden sich in der Faszie. Sie melden den auf sie einwirkenden muskulären Zug ans zentrale Nervensystem weiter. Ohne diese Rezeptoren wären keine alltäglichen

Bewegungen (wie Gehen oder Greifen) und schon gar keine komplizierteren Abfolgen (wie Tanzen oder Sport) möglich. Sind die Faszien verdreht oder anderweitig gestört, können sie diese Reize nicht mehr korrekt übermitteln, sodass die Körperhaltung gestört oder Bewegungen nicht mehr kontrolliert werden können.

Nozizeption

Die Faszien spielen eine große Rolle bei der Schmerzwahrnehmung. Dies geht beispielsweise bereits daraus hervor, dass Patienten zwar schmerzfrei am offenen Gehirn operiert werden können, geringe Berührungen der Dura jedoch als äußerst schmerzhaft empfunden werden. Lange Zeit wurde angenommen, dass Schmerzen jedoch auf Schäden an Knochen, Gelenken oder der Muskulatur zurückgehen; als Ursache von Rückenschmerzen kam z. B. die Bandscheibe in Betracht. Erst in den letzten Jahren zeigte sich, dass die Faszien bei der Schmerzwahrnehmung offensichtlich eine weitaus größere Rolle spielen, als lange angenommen.

Voraussetzung dafür, dass die Faszien solche Reize aufnehmen und weiterleiten, die im zentralen Nervensystem als Schmerz interpretiert werden, ist eine dichte Besetzung des Gewebes mit Schmerzrezeptoren. Aktuelle Studien konzentrieren sich daher darauf, diese – meist im Tierversuch – nachzuweisen. Gut erforscht ist hier die thorakolumbale Faszie (Lendenfaszie): Histologische Untersuchungen zeigen, dass sie besonders dicht mit Myofibroblasten besiedelt ist und kleinste Verletzungen (subfailure injuries) in dieser Region offenbar die Ursache für Rückenschmerzen sind [80]. Somit ist die thorakolumbale Faszie mit hoher Wahrscheinlichkeit an der Schmerzentstehung bei Patienten mit chronischen nichtspezifischen Rückenschmerzen beteiligt ([36], S. 73).

Dies kann neue Perspektiven für Faszientechniken zur Behebung solcher unspezifischer Schmerzen eröffnen. Börge Hanisch [31] zeigt in seiner Masterarbeit anhand einer Literaturrecherche eine hochsignifikante Schmerzreduktion bei der Faszienbehandlung des Kiefergelenks, der Schulter, der Lendenwirbelsäule (LWS) und der unteren Extremität (Fuß). Als besonders effektiv erwiesen sich die Bindegewebsmassage, Fasziendehntechnik bei Schmerzen der Fußsohle, MET (Muscle Energy Techniques) und MFR (Myofascial Release Technique) bei Beschwerden am Kiefergelenk, MFT (myofasziale Techniken) bei Schmerzen an der Wirbelsäule und TMT (Tiefenfaszienmassagetechnik) bei Schulterbeschwerden. Eine abschließende Aussage über die Wirksamkeit einer osteopathischen Faszienbehandlung ist jedoch nicht möglich, da in den herangezogenen Studien in unterschiedlichen Regionen gearbeitet und teilweise noch andere Behandlungsmethoden einbezogen wurden.

4.2.4 Zusammenfassung und Ausblick

Bei einem Blick zurück auf die Faszienforschung der letzten Jahre werden die Leitlinien deutlich, die für die weitere Faszienforschung wichtig sein können. Ich sehe 2 Tendenzen, die sich abzeichnen:

Bedeutung der Faszie für die Körperwahrnehmung

Wurde bis vor wenigen Jahrzehnten die Bedeutung von Faszien vor allem in ihrer Stütz- und Füllfunktion gesehen, steht heute fest, dass sie weitaus mehr Funktionen erfüllen als bislang angenommen: Sie scheinen in hohem Maße an der Schmerzwahrnehmung beteiligt zu sein. Außerdem sind sie zuständig für die Propriozeption in einem weit verstandenen Sinn, der am ehesten als Körpersinn bezeichnet werden kann. Ich gehe davon aus, dass die Zukunft weitere Erkenntnisse darüber bringen wird, welche Bedeutung den Faszien für das Wohlbefinden des Menschen zukommt. Erste Erkenntnisse zum Aspekt der Interozeption liegen bereits vor.

Kontinuität des Fasziengewebes

Kein Forscher leugnet heute die Verbundenheit des Fasziengewebes über den ganzen Körper hinweg. Dieser Aspekt scheint sowohl in der medizinischen Grundlagenforschung als auch in der praktischen klinischen Forschung immer bedeutsamer zu werden.

Hier sind in Zukunft sicherlich spannende Erkenntnisse zu erwarten. Denn dieser Aspekt erweitert den Blick über die reine histologische Beschaffenheit von Faszie und anderen Körperstrukturen hinaus auf das ganzheitliche Zusammenwirken der einzelnen Organe und deren dynamische Wechselwirkungen. Die Faszie als ein Metasystem, das alle anderen Körpersysteme verbindet und beeinflusst, kann als Brücke zur ganzheitlichen Betrachtung des Körpers angesehen werden. Da es keine lokal begrenzten Erkrankungen gibt, kann es auch keine isolierte Behandlung einzelner Körperteile geben. So hat sich bereits gezeigt, dass „als unheilbar eingestufte Gesundheitsstörungen behandelt werden können, sobald man sie mit einer ganzheitlichen Sicht auf den Patienten betrachtete" ([69], S. 76).

Die Kontinuität wurde seit den Anfängen der Faszienforschung als zentrales Merkmal von Faszien erkannt. A. T. Still stützt hierauf seine Ausführungen und andere osteopathische Autoren lehnen sich daran an. So wird bekanntlich in der Osteopathie die Ursache von Beschwerden oftmals nicht an der schmerzenden Körperstelle gesehen, sondern in einer anderen Region.

Auch für Typaldos ist der Gedanke der Kontinuität von Faszien die Basis für sein Modell. Dabei besteht hier eine doppelte Form von Kontinuität:

1. Zum einen ist dies eine **Kontinuität** in räumlicher Hinsicht: Die Faszie durchzieht den gesamten Körper und verbindet somit Muskeln, Knochen und innere Organe. Gerade hier sind in Zukunft neue Erkenntnisse zu erwarten, wenn nicht mehr – wie in der Anatomie bislang vorherrschend – das Trennende in den Blick genommen wird, sondern die Ganzheit bzw. die Beziehungen der einzelnen Teile zueinander und ihre Wechselwirkungen. Zum anderen kommt auf dieser räumlichen Ebene der Gedanke des **Kontinuums** zum Tragen, wonach so unterschiedliche Strukturen wie Knochen und Ligament zu derselben anatomischen Struktur gehören, sie sind die entgegensetzten Pole eines Kontinuums. Dies hat Typaldos klar durchdacht und darauf sein Modell des Faszienkontinuums aufgebaut (und auf diesem wiederum das FDM); andere Forscher haben es in Ansätzen formuliert, gestützt auf elektronenmikroskopische Aufnahmen der Übergangszone und auf histologisch-morphologische Untersuchungen. Es bleibt abzuwarten, was die zukünftige Forschung zu diesem Aspekt herausfinden wird; vielleicht kann er noch mehr als heute zur Erklärung funktionaler Einschränkungen beitragen und neue Therapieformen begründen.
2. Zum anderen sehe ich eine Kontinuität im zeitlichen Sinne: Gesundheit ist kein statischer Zustand. Wir leben in einer Umwelt, an die wir uns beständig anpassen müssen. In jedem Augenblick sind wir einer Vielzahl äußerer Einflüsse (Temperatur, Licht, Nahrung usw.) ausgesetzt, mit denen wir uns auf körperlicher, seelischer und geistiger Ebene auseinandersetzen müssen. Unser Körper muss auf diese äußeren Einflüsse mit komplexen chemischen oder hormonellen Prozessen reagieren, um so immer wieder sein Gleichgewicht auszubalancieren. Dies ist ein kontinuierlicher Prozess über unsere gesamte Lebenszeit hinweg.

Info

Der Gedanke, dass unser Körper ein komplexes System ist und in einem ihm umgebenden äußeren System existiert, wird von der systemischen Medizin aufgegriffen. Dies soll hier nicht weiter ausgeführt werden.

Die Wiederherstellung der gestörten Homöostase ist besonders bei einer Erkrankung oder nach einer Verletzung von Bedeutung. Ein Therapeut kann zwar z. B. ein verdrehtes Faszienband korrigieren. Damit die Faszien aber zu ihrer physiologischen Funktion zurückfinden und dieser Zustand auch von Dauer ist, benötigen sie kontinuierlich Informationen darüber, welche Funktion dies ist. Diese Informationen erhalten sie über die normale Bewegung und Belastung. Daher sind wir selbst gefordert, unseren Teil dazu beizutragen, um gesund zu werden und zu bleiben.

Kontinuität und Dynamik statt Zergliederung und Statik – unter diesem Motto stehen auch die Ausführungen des folgenden Kapitels, wenn es um die 2. Säule des FDM geht: die Bewegung.

4.3 Bewegung

Bei der FDM-Behandlung wird die verdrehte Faszie wieder ausgedreht. Die Fasziendistorsion existiert damit nicht mehr, und der Patient erhält die Beweglichkeit zurück, die er vor der Distorsion hatte. Er kann sich nicht nur wieder normal bewegen, sondern soll es auch: Denn nur dann bleibt der Behandlungserfolg erhalten. Ohne das Prinzip der Bewegung ist das FDM nicht denkbar. Schonung und Ruhigstellung spielen im Konzept des FDM kaum eine Rolle ([13], S. 11):

> *„FDM's biggest lesson is that people should stay active."*

Bewegung kann zum einen auf den gesamten Körper bezogen werden, d. h. als körperliche Aktivität (versus Schonung, z. B. Bettruhe), und zum anderen auf einen einzelnen Körperteil im Sinne von Bewegung und Belastung (versus Ruhigstellung, Immobilisation). Um beides wird es im Folgenden gehen.

4.3.1 Bedeutung von Bewegung für den menschlichen Körper

Wir benötigen Bewegung, um beweglich zu bleiben. Wenn wir uns eine Zeit lang nicht bewegen, fühlen wir uns oft steif und unbeweglich – sei es manchmal morgens beim Aufstehen, nach langem Sitzen oder längerer Bettruhe aufgrund einer Erkrankung. Regelmäßige Bewegung ist für den Menschen essenziell.

Warum das so ist, macht ein Blick in die Geschichte nachvollziehbar. Noch vor 100 oder 200 Jahren war unser Körper auf körperliche Aktivität ausgerichtet: Wir mussten Holz suchen, auf die Jagd oder den Acker gehen, um Nahrung zu besorgen, wir mussten oft lange Strecken zu Fuß zurücklegen, schwere Lasten tragen oder bestimmte Tätigkeiten häufig wiederholen. Der Körper ist für Bewegung gemacht. Das beobachten wir auch bei anderen Lebewesen: Tiere in der Wildnis haben keine Möglichkeit, sich lange zu schonen. Dabei benötigen erkrankte oder verletzte Tiere durchaus eine Phase der Regeneration. Sie ziehen sich für kurze Zeit zurück, fressen einige Tage nichts und rühren sich kaum. Aber dann müssen sie wieder auf Nahrungssuche gehen. In der Natur ist es nicht vorgesehen, dass sich Lebewesen über einen längeren Zeitraum schonen und ausruhen.

4.3.2 Folgen längerer Ruhigstellung und Inaktivität

Auch wenn sich heute niemand mehr die Zeiten von früher zurückwünschen wird: Unser Körper ist immer noch auf Bewegung ausgerichtet, nicht auf Bewegungslosigkeit. Die Folgen von längerer Inaktivität in Form von Bettruhe zeigen sich immer deutlicher: Sie führt zu Muskelschwund, begünstigt Thromboembolien, verzögert die Rehabilitation und führt mit hoher Wahrscheinlichkeit zur Verstärkung chronischer nichtspezifischer Rückenschmerzen, wenn diese schon vorher bestanden (vgl. [67]). Bleiben stationäre Patienten für 4 Wochen immobil, steigt das Risiko für Pflegebedürftigkeit um das 61-Fache [91].

Nicht nur Schonung im Sinne von Bettruhe, sondern auch die Ruhigstellung von Körperteilen sind jedoch übliche Behandlungsmethoden im klassischen medizinischen Konzept. Ruhigstellung spielt z. B. in der Orthopädie eine große Rolle. So wird beispielsweise ein verstauchter Knöchel klassischerweise ruhiggestellt mit der Begründung, dass er entlastet werden soll (z. B. Knöchelverstauchung, Kap. 18.5.6).

In den letzten Jahren hat sich jedoch gezeigt, dass längere Ruhigstellung so viele negative Auswirkungen auf die Stütz- und Bewegungsorgane hat, dass deren Kompensation in der Regel länger dauert als die eigentliche Phase der Immobilisation: Der Gelenkknorpel kann nicht mehr ausreichend mit Nährstoffen versorgt werden, die Muskulatur atrophiert und die Reißfestigkeit der Sehnen und Bänder lässt nach.

4.3.3 Gibt es Ansätze des Umdenkens in der Schulmedizin?

Langsam setzt sich daher auch im medizinischen Konzept der Gedanke durch, dass Schonung nicht immer sinnvoll ist. So lassen sich Ansätze eines Umdenkens erkennen:

Innere Medizin

Noch bis vor 20 Jahren wurden Patienten mit Herzerkrankungen oder nach Herzinfarkt angehalten, sich zu schonen, um Herz und Kreislauf nicht zu belasten. Studien zufolge ist dies jedoch nicht sinnvoll. Inzwischen werden Herzpatienten postoperativ schnell wieder einer adäquaten Aktivität zugeführt. Auch zur Prävention und bei bereits bestehenden Herz-Kreislauf-Erkrankungen ist der Nutzen körperlicher Aktivität langjährig belegt ([65], S. 31). Die Schonung hat sich definitiv als Nachteil erwiesen, weil Herz und Kreislauf nur bei Aktivität die Chance bekommen, sich zu erholen. Das Herz als Muskel braucht einen beständigen Reiz.

Neueren Untersuchungen zufolge sind für Patienten nach Herzoperation (z. B. Bypassoperation) nicht nur Ausdaueraktivitäten wichtig. Vielmehr werden sie im Rahmen der medizinischen Trainingstherapie gezielt an ein Krafttraining herangeführt, da sich gezeigt hat, dass die Aktivierung der Skelettmuskulatur auch den Herzmuskel kräftigt. Zugleich wird der Heilungsprozess begünstigt und die Lebensqualität erhöht. Auch bei diesen Patienten wurde Schonung definitiv als negativer Aspekt erkannt.

Orthopädie

Auch in der Orthopädie sind Ansätze eines Umdenkens erkennbar. So wurde noch vor einigen Jahren Patienten mit Rückenbeschwerden empfohlen, sich zu schonen: Sie sollten sich ins Bett legen und ihren Rücken nicht belasten. Das hat sich in den letzten Jahren geändert. Heute werden die sog. Rückenpatienten motiviert, sich zu bewegen. Die Nationale VersorgungsLeitlinie zu Kreuzschmerz rät bei akutem und chronischem nichtspezifischem Kreuzschmerz von Bettruhe ab und fordert bei akuten Beschwerden die Patienten dazu auf, „körperliche Aktivitäten soweit wie möglich beizubehalten“ ([67], S. 26).

Auch in Bezug auf Ruhigstellung setzt ein Umdenken ein. So wurden z. B. Supinationstraumata wie die **Knöchelverstauchung** vor einigen Jahren häufig operiert, um einen diagnostizierten Bänderriss zu refixieren. Dies hat sich jedoch nur selten als sinnvoll erwiesen. Heute werden die Patienten stattdessen meist mit einer Schiene versorgt, damit sie so scheinbar mehr Sicherheit und Stabilität erhalten.

Die Idee, dass der Körper wegen der Schmerzen geschont werden muss, gilt daher heutzutage nicht mehr uneingeschränkt. Das ist durchaus positiv zu sehen. In der Schulmedizin gibt es jedoch keine taugliche Begründung für die Bedeutung von Bewegung. Da dies immer noch der normale Weg der Behandlung ist, ist diese Situation für Mediziner durchaus problematisch.

4.3.4 Bedeutung von Bewegung aus Sicht des FDM

Im FDM haben wir hingegen eine Idee, wie die Bedeutung von Bewegung für den Menschen zu erklären ist: Wir gehen von der Rolle der Faszien bei der Fähigkeit zur Anpassung an äußere Gegebenheiten und im Rahmen der Selbstheilung aus und betrachten die Mechanismen, die dabei ablaufen.

Anpassungsfähigkeit und Selbstheilung

Der Mensch hat sich im Laufe der Evolution an die hohen körperlichen Anforderungen, denen er üblicherweise ausgesetzt war, angepasst. Auch wenn wir heute oft viele Stunden am Tag im Sitzen verbringen, ist die **Anpassungsfähigkeit** des Körpers erhalten geblieben: Je nach den Tätigkeiten, die üblicherweise zu tun sind, bildet er z. B. bestimmte Muskelgruppen verstärkt aus, wenn dies erforderlich ist.

Diese Fähigkeit geht wohl auf einen Mechanismus in den Faszien zurück, dem mit Blick auf die **Selbstheilung** eine tragende Rolle zukommt. Medizinisch ist gut beschrieben, wie der Körper auf Wunden oder Gewebsverletzungen reagiert: So setzt bei jedem Menschen sofort nach der Verletzung ein Heilungsprozess ein. Dabei kommt es zu bestimmten Stoffwechselreaktionen, bei denen bestimmte Gewebshormone ausgeschüttet werden (wobei diese auch Schmerzen mit auslösen können). An der Wundheilung sind maßgeblich die Fibroblasten, Bindegewebszellen, beteiligt. In diesem Prozess werden neue Verbindungen zwischen den verletzten Körperstrukturen, z. B. den voneinander weggedrückten Faszienstrukturen geschaffen (Remodeling, Kap. 4.2.2).

Dieser Prozess der Selbstheilung ist essenziell für das Funktionieren des Körpers. Denn ohne die ständige Neubildung von Fasern und Verknüpfung würden Knochenbrüche und sonstige Verletzungen nicht heilen. Daher läuft dieser Prozess immer ab, unabhängig von der Schwere der Verletzung, dem Alter der Person oder den Heilungsbedingungen – und sogar weitestgehend unabhängig davon, ob überhaupt eine Verletzung vorliegt. Denn auch ohne erlittenes Trauma oder bestehende Erkrankung werden ständig neue Faszienfasern gebildet und verknüpft.

Wichtig dafür, dass dieser Prozess zielgerichtet ablaufen kann, ist Bewegung. Zwar laufen auch nachts, wenn wir uns so gut wie gar nicht bewegen, diese Prozesse ab – dies geschieht aber mehr oder weniger chaotisch: Die Fasern bilden oder verbinden sich an allen möglichen Stellen, nicht nur an denen, die funktionell sinnvoll sind. In der Regel wird dies korrigiert, wenn die normale Bewegung wieder einsetzt.

Adhäsionen

Wenn diese aber über längere Zeit ausbleibt, verstärken sich die Verklebungen (Adhäsionen). In der klassischen Medizin sind Adhäsionen ein bekanntes Phänomen, wenn auch eher z. B. als Komplikation nach Operationen, wenn Gewebe miteinander verklebt (vgl. Exkurs: Chronizität im FDM, Kap. 6.1.4). Forschungen zeigen, dass bei Inaktivität die Fasern verfilzen (vgl. [41], S. 245: „immobilization clearly disturbed the normal structure of the endomysium making it impossible to distinguish the various networks of fibers from each other").

Auch im FDM spielen Adhäsionen eine große Rolle und werden in engem Zusammenhang mit chronischen Schmerzen gesehen. Dabei wirken sich Adhäsionen nicht nur auf die jeweilige Körperregion aus: Sie bewirken, dass sich Faszienfasern verkürzen und dadurch Zug an anderen Fasern ausüben, was dort zu Schmerzen und Bewegungseinschränkungen führt. Weitere Schonung löst das Problem nicht, im Gegenteil: Die Schmerzen können sich weiter verstärken statt abschwächen und chronisch werden (Kap. 6.1.4).

Nicht nur Schonung ist kontraproduktiv, sondern auch die Ruhigstellung eines Körperteils, denn auch dann kann der Heilungsprozess nicht zielgerichtet verlaufen. So ist z. B. bei einer Knöchelverstauchung eine sinnvolle Reparatur des Gewebes nur unter physiologischer Belastung möglich. Bei Ruhigstellung fehlt eine wichtige Information für eine gesunde Heilung: nämlich darüber, für welche Aktivität oder Funktion das Körperteil üblicherweise benutzt wird. Auch hier werden sich die Faszien an den falschen Stellen miteinander verbinden und verkleben. Nach dem Ende der Ruhigstellung wird der Patient eine Steifigkeit der verletzten Gliedmaße entwickelt haben (die im FDM eine Tektonik ist), die wieder mobilisiert werden muss. Dies ist meist mit großem Aufwand und Schmerzen verbunden.

Damit die Faszienfasern korrekt ausgebildet werden, benötigt der Körper somit Informationen darüber, wo sie sich verbinden sollen. Diese Informationen über die korrekte Funktion und den Aufbau des jeweiligen Körperteils werden aus der alltäglichen Bewegung und Belastung dieses Körperteils gewonnen. Somit können sich die Faszien nur dann uneingeschränkt bewegen, wenn sich auch der Mensch bewegt – und andersherum resultiert die Beweglichkeit des menschlichen Körpers (und damit das Wohlbefinden des Menschen) aus der natürlichen Eigenschaft gesunder Faszien zur freien, uneingeschränkten Bewegung.

Kontinuumtheorie

Aus Sicht des FDM gibt es einen weiteren Erklärungsansatz für die Bedeutung von Bewegung und Belastung im Heilungsprozess:

Was in der traditionellen Medizin Band und Knochen genannt wird, ist im Sinne der Kontinuumtheorie des FDM eine durchgehende Faszienstruktur: Ein Sehne ist eine bandartige Faszie in ligamentärer Konfiguration, ein Knochen ist eine bandartige Faszie in ossärer Konfiguration. Knochen verfügen über einen weitaus höheren Anteil an Kalzium als Sehnen; dadurch erhalten sie ihre Druckstabilität. Bei Inaktivität wandert das Kalzium aus dem Knochen und siedelt sich im Körper an anderer Stelle an: Unsere Knochen verlieren an Stabilität; gleichzeitig kalzifizieren andere Strukturen wie Bänder oder Gefäße. Bewegen wir uns, wird das Kalzium in die Knochen zurückgedrängt. Ständige Schonung kann dazu führen, dass beständig zu viel Kalzium aus dem Knochen austritt, was in der medizinischen Terminologie als Osteoporose bezeichnet wird: Der Knochen verliert seine Stabilität, es besteht die Gefahr von Frakturen schon bei geringer Druckbelastung (vgl. Kontinuumdistorsion, Kap. 8).

Für Knochenverletzungen gelten daher die gleichen Behandlungsprinzipien wie für Bandverletzungen. Ruhigstellung ist aus Sicht des FDM auch bei **Knochenfrakturen** kontraindiziert. Typaldos betrachtet Frakturen als Fasziendistorsionen ([114], S. 65):

> *„In the FDM, bone fractures are perceived to be extensions of fascial distortions into the osseous matrix."*

Eine Spiralfraktur z. B. folgt dem Verlauf eines Triggerbandes in den Knochen hinein und wird dort zum knöchernen Triggerband ([114], S. 65):

Daher können Frakturen je nach der Gestik der Patienten als Fasziendistorsionen diagnostiziert und entsprechend behandelt werden.

Ein Knochen heilt prinzipiell von selbst. In einigen Fällen ist eine operative Versorgung im Sinne einer Osteosynthese sinnvoll, um bestimmte Knochenareale genau aneinanderzufügen. Eine dislozierte Fraktur sollte auf jeden Fall operiert werden – dies sieht Typaldos genauso wie die klassische Medizin. Doch im Anschluss an die Operation ist eine gewisse Belastung erforderlich, damit der Knochen möglichst schnell stabil wird und stabil heilt. Über die Stärke der Belastung gibt es unterschiedliche Ansichten; generell zeigt sich jedoch, dass der Knochen von einer gewissen Belastung profitiert. Eine Ruhigstellung z. B. durch einen Gipsverband, wie es früher bei Knochenbrüchen üblich war, behindert eine problemlose Heilung nur.

4.3.5 Bewegung als individuelle Entscheidung

Die Bewegung, von der hier gesprochen wird, ist nicht im Sinne von Sport zu verstehen. Es geht nicht darum, dass wir FDM-Therapeuten unsere Patienten zu sportlicher Aktivität anhalten. Bei unserer Behandlung steht zunächst im Mittelpunkt, ihnen wieder die normale Bewegung zu ermöglichen, so wie sie für das alltägliche Leben gebraucht wird bzw. wie sie nach der Behandlung wieder möglich sein soll. Darüber hinaus können wir ihnen durchaus nahelegen, dass der menschliche Körper für Bewegung gemacht ist und dass zeitweilige Verspannungen oder leichte Beschwerden kein Grund sind, mit der Bewegung aufzuhören – im Gegenteil, dies kann als Zeichen der Anpassungsfähigkeit gewertet werden und damit als Zeichen, dass der Körper fähig ist zur Selbstregulation und -reparatur. Mit zunehmender Bewegung werden sich die Faszien besser an das erhöhte Bewegungsniveau anpassen und der Körper beweglicher und anpassungsfähiger werden.

Alltägliche Aktivität

Grundsätzlich kann es auch nicht darum gehen, dass wir einem Patienten feste Vorgaben machen, wie viel er sich täglich zu bewegen hat. Die neuen Geräte (wie Wearables) und Anwendungen (wie Fitness-Apps), die eine bestimmte Schrittzahl oder Kilometerleistung vorgeben und auch die Umsetzung kontrollieren, sehe ich aus verschiedenen Gründen äußerst kritisch. Denn sie gehen von Tabellen mit Normwerten aus, berücksichtigen aber nicht, wie viel Aktivität die jeweilige Person in ihrem Alltag unterbringen kann, wie viel Freude sie an der Bewegung hat und wie viel Überwindung es sie vielleicht kostet, sich zur Bewegung aufzuraffen. In einer ganzheitlichen und individuellen Betrachtung eines Menschen sollten diese Aspekte jedoch nicht vernachlässigt werden.

Es liegt jedoch an jedem Einzelnen, in der Verantwortung für seinen Körper selbst zu entscheiden, wie viel Bewegung er langfristig in seinen Alltag einbauen kann und möchte. Dabei ist jedes Extrem verkehrt: sowohl der Versuch, in kürzester Zeit einen Marathon zu laufen, als auch der abrupte Trainingsabbruch, z. B. aufgrund einer Prüfungsvorbereitung.

Sport

Bei Menschen, die schon seit Langem sportlich aktiv sind, befinden sich die Faszien auf einem sehr hohen Reparaturniveau und können sich schnell auf starke (Trainings-)Reize einstellen. Wenn diese Menschen plötzlich ihre Aktivität komplett einstellen, wird ihr Körper in einer überschießenden Aktivität vermehrt Fasziendistorsionen ausbilden, die sich durch Schmerzen, Verspannungen oder Bewegungseinschränkungen bemerkbar machen können. Ihre Faszien sind auf diese abrupte Änderung des Bewegungslevels nicht eingestellt. Das ist meine tägliche Erfahrung in der Praxis.

Ziele des Patienten

Wichtiger Bestandteil jeder FDM-Behandlung ist daher die Zielvereinbarung mit dem Patienten: Was möchte er oder sie durch eine Behandlung erreichen? Dies frage ich meine Patienten, und einige sind über diese Frage überrascht, weil sie sie nicht erwarten (oder nicht davon ausgehen, dass ihre Wünsche und Erwartungen überhaupt relevant sind und gehört werden). Doch nur so können wir den Erfolg einer FDM-Behandlung überprüfen – und es hilft, eine realistische Perspektive zu entwickeln. So möchte z. B. der eine wieder ohne Schmerzen Fahrrad fahren und die andere wieder im Garten arbeiten können. Jeder Patient definiert für sich seine eigenen Ziele und das eigene Maß an Bewegung, zu dem er wieder fähig sein möchte.

In der Patientenorientierung sehe ich daher die 3. Säule des FDM.

4.4 Patientenorientierung

Im FDM richtet sich die Behandlung vorbehaltlos am Patienten aus. Der Patient ist der Experte für seinen Körper, für das Ausmaß der Beschwerden und den Erfolg der Behandlung. Diese Patientenorientierung kommt auf verschiedenen Ebenen zum Tragen und begründet sich wie folgt:

4.4.1 Der Patient kennt sein Problem und kann es auch mitteilen

Nicht der Arzt oder Therapeut ist der Kluge oder Wissende, sondern der Patient, weil er sein Problem kennt. Das FDM geht damit in der Diagnostik völlig neue Wege. Es nimmt den Patienten mit seinen Beschwerden ernst: Es „glaubt“ ihm seine Beschwerden und entwickelt aus der Art und Weise, wie er sie zeigt, schildert und Stärke und Ausmaß angibt, die Behandlung. Für uns FDM-Therapeuten sind die berichteten und gezeigten Beschwerden niemals nur eingebildet: Alle Patienten, die sich an uns wenden, haben ein körperliches Problem – laut FDM eben eine oder mehrere Fasziendistorsionen. Wir können aus den Angaben des Patienten den Verlauf der Beschwerden verstehen und eine Prognose über den weiteren Verlauf abgeben.

Die Art, wie Patienten ihre Beschwerden zeigen, ist universal und auf der ganzen Welt gleich. Daher ist das FDM auch dann anwendbar, wenn der Therapeut die Sprache des Patienten nicht spricht. Darin liegt ein großes Potenzial, das FDM in anderen Ländern bekannt zu machen, z. B. in Afrika, wo in ein und demselben Land oft viele verschiedene Sprachen gesprochen werden.

Manchmal wissen wir nicht, warum die Distorsion entstanden ist. Zum Zeitpunkt der Behandlung ist das nicht unbedingt entscheidend; da gilt es, dem Patienten die Beschwerden zu nehmen, und zwar schnell und nachhaltig. Zugleich vermitteln wir ihm, dass er dem Potenzial seines Körper vertrauen darf: Sobald jemand verletzt oder erkrankt ist und damit spürbare Beschwerden hat, setzt im Körper ein Selbstheilungsprozess ein. Der FDM-Therapeut hilft dem Körper dabei, indem er für die Heilung günstige Bedingungen schafft und z. B. die verdrehten Faszien wieder ausdreht. Alles Weitere kann nur der Körper leisten, sofern der Patient ihn durch Bewegung (für die der Körper gebaut ist und die er braucht) unterstützt und dem verletzten Körperteil durch Belastung die Informationen gibt, die dieser für die Heilung und das physiologische Funktionieren benötigt.

Diese Herangehensweise in Diagnostik und Behandlung aus Sicht des FDM bietet für uns Therapeuten einen enormen Vorteil: Es gibt erst einmal keine Vorannahmen und keine wichtigen Befunde auf Papier. Vielmehr gibt der Patient uns alle wichtigen Informationen, die wir benötigen. Wir müssen uns daher nur um den Patienten kümmern, ihm zuhören und zusehen. Er hat vom ersten Moment an unsere uneingeschränkte Aufmerksamkeit. Allein durch diese besondere Situation fühlt sich der Patient wahrgenommen und verstanden. Nicht selten erzählen mir Patienten, dass ich der Erste bin, der ihre Beschwerden ernst nimmt.

Gleichzeitig führt diese Situation zu großer Entspannung, da man als Therapeut nicht gefordert ist, komplizierte Sachverhalte einzuordnen. Das klingt zwar banal und in der Praxis muss ich immer aufmerksam sein, damit ich die Situation richtig einschätze und nichts übersehe. Aber in den meisten Fällen ist es extrem hifreich, bei Patienten, die von vorher konsultierten Ärzten oft mit unterschiedlichsten Diagnosen überfrachtetet wurden, eine klare Struktur an der Hand zu haben, wie die gezeigten Fasziendistorsionen aufgelöst werden können. Die Möglichkeiten sind überschaubar und damit auch denkbar. Gerade Patienten mit einem komplizierten Krankheitsverlauf werden so handhabbar und ihre Beschwerden strukturiert behandelbar.

4.4.2 Der Patient gibt das Behandlungsziel vor

So wie der Patient weiß, was ihm fehlt, so kann er auch angeben, was sein Ziel der Behandlung ist. Die Zielsetzung sollte in jeder medizinischen Disziplin eine Basisinformation sein. Folgende Probleme sind im schulmedizinischen Kontext jedoch immer wieder zu beobachten:

1. Das Ziel wird nur im Zusammenhang mit Befunden definiert, z. B. wenn der Blutwert wieder im Normbereich ist, ist der Patient gesund.
2. Das Ziel wird von Außenstehenden definiert, z. B. muss das Knie nach der Operation eine Beugung um 90° aufweisen.

Dadurch, dass der Arzt oder Therapeut weiß, wie es dem Patienten geht, entsteht eine Entmündigung des Patienten. Dabei können weder der Arzt noch Laborwerte oder funktionelle Tests Auskunft über das Wohlbefinden des Patienten geben. Wenn ein Patient z. B. bei der Rumpfbeugung mit der Hand den Boden berühren kann, könnte man von einer guten Beweglichkeit ausgehen. Für eine Baletttänzerin ist jedoch eine solche Bewegung noch zu wenig; sie könnte damit ihren Beruf nicht ausüben. Es gibt somit keine Norm, die zu erfüllen ist, sondern die Ziele sind immer individuell zu definieren.

Folgende Beispiele verdeutlichen die Wichtigkeit einer individuellen Zielsetzung:

- Patienten wird oft mitgeteilt, dass eine statische Abweichung vorliegt, z. B. ein Beckenschiefstand, eine Skoliose oder eine Abweichung im Fußgewölbe. Dadurch wird suggeriert, dass die Beschwerden damit zusammenhängen und es Ziel der Therapie ist, diese Abweichung zu verändern, z. B. den Beckenschiefstand durch eine Impulsmobilisation zu verändern oder durch Einlagen das Fußgewölbe zu beeinflussen. Unabhängig davon, dass in den meisten Fällen keine Kausalität vorliegt (vgl. dazu Exkurs: Kausalität in der Medizin, Kap. 2.6.4), kommt ein danach definiertes Ziel immer von außen. Statische Normen sind jedoch schlechte Parameter, um Ziele festzulegen, da der Körper immer nur dynamisch funktioniert.
- Wenn ein passionierter Hobbyfußballer seine Freizeit gern auf dem grünen Rasen verbringt, ist es keine gute Idee, das Ziel so zu definieren, dass er nicht mehr Fußball spielen soll, nur weil er Kniebeschwerden hat. Das Ziel hat sich vielmehr an der individuellen Lebenssituation des Patienten zu orientieren. Es gibt keine gute oder schlechte Aktivität, sondern die Aktivität des Patienten gibt das Ziel vor.

Die Zielsetzung hängt also immer von der individuellen Situation des Patienten ab. Da viele Patienten so „erzogen" sind, dass der Therapeut weiß, was gut für sie ist, und damit auch die Ziele festlegt, fällt es manchen Patienten schwer, eine klare Zielvereinbarung zu formulieren, wie ich in meiner Praxis feststelle. Vereinzelt sind sie damit überfordert, da sie es nicht gewohnt sind, darüber nachzudenken. Erfahrungsgemäß handelt es sich bei ihnen oft um nicht ganz einfache Patienten, weil das FDM eine Mitarbeit der Patienten gewissermaßen einfordert.

Die zu formulierenden Ziele betreffen meist die Schmerzverminderung in bestimmten Situationen, eine bessere Beweglichkeit bei Aktivitäten oder funktionelle Verbesserungen. Am klarsten ist dies, wenn der Patient eine alltägliche Situation benennt, bei denen eine Veränderung offensichtlich wird: So möchte z. B. ein Patient wieder 30 min schmerzfrei joggen oder den Kopf beim Autofahren wieder frei drehen können. Diese Ziele werden dokumentiert, damit sich der Therapeut daran orientieren kann.

Es ist ein entscheidender Teil der Therapie, dass der Patient selbst erkennt, ob seine Beschwerden besser werden und er seinem Ziel näherkommt. Das bedeutet gleichzeitig, dass der Therapeut Dinge, die der Patient scheinbar nicht erkannt hat, nicht schönredet. Formulierungen wie: „Das sieht doch schon viel besser aus“, sollte man vermeiden. Der Patient allein gibt die Verbesserung an – und wenn er sie nicht wahrnimmt, ist es auch keine Verbesserung.

4.4.3 Der Patient entscheidet, ob eine Fasziendistorsion behandelt werden soll

Wir gehen davon aus, dass jeder Mensch zu jeder Zeit mehr oder weniger starke Verdrehungen und Verformungen der Faszien hat. Triggerbänder, aber auch HTPs, Kontinuumdistorsionen und andere Distorsionen sind gewissermaßen Teil des Körpers. Sie führen zwar zu gewissen Einschränkungen, z. B. in der Bewegung, aber nicht automatisch zu Schmerzen. Viele dieser Distorsionen bereiten nie wirkliche Probleme.

Dies zeigt sich immer wieder in den FDM-Seminaren. Dort üben wir z. B. die Behandlung eines HTP. Vorher überprüfen die Teilnehmer die Rotation des Nackens. Nach der Übung, der Behandlung des SCHTP, ist die Rotation des Kopfes deutlich besser. Die Übungsbehandlung hat also eine Gewebsveränderung hervorgerufen, die zu einer verbesserten Bewegung des Kopfes geführt hat. Hatte der Teilnehmer nun eine Fasziendistorsion? Ja und nein.

- **Ja:** Durch die Bewegungsverbesserung können wir guten Gewissens behaupten, dass ein HTP erfolgreich behandelt wurde. Dies sehen wir immer wieder auch bei anderen Übungsbehandlungen: Es entsteht eine Verbesserung, ohne dass der Behandelte die spezifische Distorsion angegeben hat.

Es ist aber nicht das Ziel im FDM, dass der Therapeut davon ausgeht, dass der Patient spezifische Fasziendistorsionen hat und deshalb bestimmte Behandlungsschritte erforderlich sind. Grundlage ist vielmehr, dass der Patient die für ihn einschränkenden Distorsionen anzeigt. Trotzdem entsteht im Praxisalltag immer wieder die Situation, dass der Therapeut aufgrund der ersten Angaben geneigt ist, die eigene Erfahrung heranzuziehen und daraus eine Behandlungsstrategie zu entwickeln. Der Einsatz von Erfahrung ist in der Medizin durchaus sinnvoll. Man muss sich als Therapeut aber immer wieder zurücknehmen, damit man nicht zu schnell Schlüsse zieht und die Behandlungsstrategie primär aus seinen Erfahrungen heraus entwickelt.

- **Nein:** Eine Fasziendistorsion liegt nur dann vor, wenn ein Patient diese in einem therapeutischen Setting angibt und um Hilfestellung bittet. Behandlungsbedürftigkeit entsteht, wenn der Patient eine Einschränkung hat und das Ziel verfolgt, diese Einschränkung zu verändern.

Im FDM gehen wir auch davon aus, dass sich die meisten Distorsionen von selbst reparieren und somit eine Behandlung gar nicht notwendig ist. Die Beschaffenheit der bandartigen Faszie z. B. bieten dem Körper die Option, sich je nach Aktivität anzupassen. Dabei entstehen auch zufällig Triggerbänder. Dies alles sind physiologische Reaktionen des Körpers, die aus seiner Anpassungsfähigkeit an sich ändernde Umweltgegebenheiten resultieren. Nur wenn sich eine Distorsion trotz normaler Bewegung oder Belastung nicht repariert oder auflöst, sondern dauerhaft bleibt und sich noch verstärkt, löst sie Beschwerden aus und es entsteht ein Behandlungsauftrag an den Therapeuten. Wann dies der Fall ist, kann uns nur der Patient mitteilen, aber kein Außenstehender, keine Norm und kein noch so sorgfältig gemachtes und ausgewertetes radiologisches Bild.

4.4.4 Der Patient ist für seinen Körper selbst verantwortlich

Das FDM fördert die Selbstverantwortung des Patienten. Da nur der Patient angeben kann, welche Distorsionen ihm Probleme bereiten, ist eine Mitarbeit im therapeutischen Prozess notwendig. Dadurch wird er auch Handelnder in der Therapie und führt hauptverantwortlich den gesamten Prozess. Dies ist ein wichtiger Bestandteil der Therapie. Der Patient wird damit deutlich mehr gefordert als in anderen Konzepten, wo Diagnose und Therapie von außen gesteuert werden und der Patient die Verantwortlichkeit abgibt.

Damit wird gleichzeitig die individuelle Vorstellung von Krankheit und Gesundheit des Patienten integriert. So wie es für eine einzelne Verletzung eines Körperteils keinen objektiven Befund gibt, aus dem man Informationen über die Stärke der Beschwerden erhalten kann, so gibt es auch auf einer übergeordneten Ebene – der des gesamten Menschen bzw. aller Menschen – keinen objektiven Maßstab dafür, was als krank oder gesund zu gelten hat. Vielmehr sind die Zustände Krankheit und Gesundheit in einem dynamischen Prozess zu sehen. Die Übergänge sind fließend. Wie stark wir uns gerade durch körperliche Beschwerden beeinträchtigt fühlen und wie groß unser Wunsch ist, diese zu beseitigen (und ob wir bereit sind, eine schnelle, aber vielleicht unangenehme Therapie in Kauf nehmen – oder doch eine länger dauernde, eventuell schonendere bevorzugen), können nur wir selbst entscheiden, kein Außenstehender, sei es auch ein fachlich noch so kompetenter Facharzt.

Der Patient hat die Verantwortung für seinen Körper. Das gilt nicht nur für die Diagnostik und Behandlung während der Therapie, sondern auch für die Zeit danach. Der Körper ist für Bewegung und Aktivität gemacht und kann auch nur in dieser funktionieren. Dies sind die Voraussetzungen dafür, dass Beschwerden auch längerfristig nicht zurückkommen. Somit fällt dem Therapeuten oft die Aufgabe zu, dem Patienten das Vertrauen in seinen Körper zurückzugeben, damit dieser motiviert ist, den Körper in gewohnter Weise zu nutzen. Die Wiederherstellung der Lebensqualität des einzelnen Individuums ist das primäre Ziel der Behandlung nach dem FDM.

4.4.5 Jeder FDM-Therapeut ist auch Patient

Auch ich als FDM-Therapeut bin für meinen Körper verantwortlich, und auch ich habe vereinzelt Beschwerden. Aufgrund meines Wissens und meiner Erfahrung lebe ich damit aber sehr entspannt, weil ich weiß, dass meine Beschwerden aus Fasziendistorsionen entstehen und diese in den meisten Fällen durch normale Aktivität wieder repariert werden. Mein Beruf bietet mir gleichzeitig die Möglichkeit, meinen Körper während der Arbeit zu benutzen. Dies sehe ich als Vorteil gegenüber den Menschen, die in ihrem Beruf den ganzen Tag sitzen müssen und deshalb zum Ausgleich Sport treiben und zusätzliche Zeit dafür verbrauchen (wobei der Sport natürlich weitere positive Aspekte umfasst wie soziale Kontakte, Freude an Bewegung und einiges mehr).

Manche Patienten erkennen positiv an, dass ich während der Therapie für sie arbeite, mich wirklich körperlich für sie einsetze. Trotzdem fragte mich eines Tages eine Patientin, ob ich nicht Angst hätte, an meinem Daumen aufgrund der großen Kräfte, die ich auf diesen bringe, einmal Arthrose zu bekommen. Diese Frage hatte ich mir bis dahin noch nie gestellt. Zwar gibt es in Seminaren immer wieder Einwände, dass manche Techniken die Daumen angehender Therapeuten belasten und die Durchführung daher nur schwer möglich erscheint. Ich kontere dann immer mit der Antwort, dass es meinem Daumen noch nie besser ging, dass die Arbeit meinem Daumen seit vielen Jahren gut bekommt und ich den Daumen eher im Urlaub spüre, wenn ich nicht arbeite. Die Probleme der Therapeuten versuche ich immer direkt im Seminar zu lösen: Verschiedene Fasziendistorsionen werden dann umgehend behandelt.

Ich dachte aber kurz über die Frage der Patientin nach und kam dann zu einer für mich eindeutigen Antwort: Ich kann keine Arthrose im Daumen bekommen, weil es die Diagnose „Arthrose" in meinem Krankheitskonzept nicht gibt. Natürlich spüre ich gelegentlich meinen Daumen; ich habe manchmal Triggerbänder, Kontinuumdistorsionen, eventuell Faltdistorsionen und Zylinderdistorsionen. Tektonische Fixationen habe ich an meinem Daumen noch nicht registriert. Am besten ist es aus meiner Sicht, mit dem Daumen zu arbeiten, da dann die Fasziendistorsionen wieder gelöst werden. Im Notfall frage ich einen Kollegen oder eine Kollegin, ob sie mir bei meinem Problem helfen können.

Durch das FDM hat sich somit auch die Sichtweise auf meinen eigenen Körper verändert. Seitdem ich nach diesem Modell denke und arbeite, lebe ich viel entspannter. Ich weiß, dass sich mein Körper repariert, und ich weiß, dass ich meinen Körper adäquat aktiv benutzen sollte. Ich weiß auch, dass die Anforderungen, die ich an mich und meinen Körper stelle, in einem gesunden Verhältnis stehen sollten zu den Möglichkeiten, die mir das Leben bietet. Ich gehe nicht davon aus, nie

Schmerzen zu haben, habe aber eine Idee, wie ich eigenverantwortlich damit umgehen kann.

Das FDM fordert von den Therapeuten somit auch eine besondere Haltung gegenüber der Funktion und den Beschwerden des eigenen Körpers. Das ist kein einfacher Weg, aber letztendlich die Konsequenz, wenn man das FDM als ein eigenständiges medizinisches Konzept betrachtet.

Exkurs

Psychosomatik und FDM

Zur Frage, inwieweit auch psychische Faktoren Beschwerden verursachen oder verstärken können, nimmt das FDM keine Stellung. Denn die Zurückführung von Beschwerden auf Ursachen ist immer eine gedankliche Abstraktion und damit spekulativ. Für uns ist es durchaus möglich, dass Nackenverspannungen durch Stress hervorgerufen werden – es spielt für die Behandlung aber keine Rolle. Das FDM enthält sich daher hier einer Stellungnahme. Wir behandeln den Patienten, wenn er Beschwerden äußert und zeigt, und gehen davon aus, dass diese Beschwerden auf ein körperliches Korrelat (z. B. eine verdrehte Faszie) zurückgehen. Der Gedanke, dass es sich um eingebildete Beschwerden handeln könnte, ist dem FDM völlig fremd.

Im Vordergrund des FDM steht die **Handlungsorientierung**. Es ist kein Modell, das Aussagen macht z. B. über den Grund, warum es zu einer Fasziendistorsion kommt. Zwar führt Typaldos aus, dass Fasziendistorsionen in erster Linie verletzungsbedingt sind, infrage kommen aber auch Verformungen durch bereits bestehende Fasziendistorsionen, durch den Einfluss von Medikamenten etc. Die infrage kommenden Ursachen der Verformung sind also vielfältig; sie sind im Modell nicht festgelegt. Für den Therapeuten ist die Ursache nur dann von Belang, wenn aus dem Wissen darum ein Nutzen für die Behandlung entsteht. Das ist z. B. bei Faltdistorsionen der Fall, wenn wir uns daraus erschließen, ob es sich um eine Einfalt- oder Entfaltdistorsion handelt, und wir die Behandlung darauf abstimmen.

In der Praxis kann uns ein Patient natürlich fragen, wie er in Zukunft vermeiden kann, dass sich Fasziendistorsionen erneut ereignen: ob er vielleicht Stress vermeiden sollte. Neuere Faszienforschungen haben gezeigt, dass Stress auf Faszien wirken kann (vgl. Kap. 4.2.3). Wir können dem Patienten hier Denkanstöße und Anregungen mit auf den Weg geben. Zum Beispiel sollte er gute Bedingungen für das reibungslose Funktionieren des Körpers schaffen, indem er sich z. B. ausreichend (aber nicht exzessiv) bewegt. Letztlich liegt es aber in der freien Entscheidung des Patienten, wie weit er dies umsetzt, da er für seinen Körper selbst verantwortlich ist.

Wichtig ist in jedem Fall, dass wir ihm Zutrauen in den eigenen Körper vermitteln: Unser Körper ist anpassungsfähig und kann auf sich verändernde Faktoren von außen reagieren. So kann er Belastungsspitzen (auch psychischer Art wie Stress) meist gut abwehren.

Wir sollten aber auch unsere Erwartungen überprüfen: 100%ige Beschwerdefreiheit über einen längeren Zeitraum ist kaum je gegeben und auch nicht erstrebenswert. Unser Körper kann nur dann seine Anpassungsfähigkeit trainieren, wenn er sich regelmäßig mit Belastungen von außen, z. B. auch in Form von Krankheitserregern, auseinandersetzen muss. Dies sollten wir ihm zugestehen und die nötige Zeit dafür geben. Nicht auf jedes kleine Unwohlsein muss mit einem Medikament oder einem Gang zum Arzt reagiert werden. Wenn wir unserem Körper einen Wechsel aus Bewegung und Ruhe, aus Belastung und Entspannung ermöglichen, wird er uns auch über Zeiten erhöhter Anforderungen in Alltag, Beruf oder Sport hinwegtragen.

4.5 Zusammenfassung: Modellcharakter des FDM

Ein Medizinmodell entsteht wie folgt: Basierend auf wiederholt gemachten Beobachtungen in der Praxis wird versucht, eine Struktur zu finden, in der alle beobachteten Phänomene der Wirklichkeit (z. B. bestimmte Beschwerdebilder eines Patienten) schlüssig und widerspruchsfrei integriert werden können. Diese Phänomene können aus der Struktur des Modells abgeleitet werden.

Typaldos hat in seiner Praxis beobachtet, dass die Patienten ihre Beschwerden mit immer ähnlichen Gesten gezeigt haben. Daraufhin entwickelte er – zunächst als Arbeitshypothese – die Vermutung, dass die Beschwerden auf Verdrehungen von Faszien zurückgehen. Unter dieser Annahme und in direkter Interaktion mit den Patienten entwickelte er zugleich seine Behandlung. Der Erfolg der Behandlung gab ihm bzw. seiner Vermutung recht: Das Modell erhärtete sich.

Dabei ist das Modell in einem engen und einem weiteren Sinn zu verstehen: Im engen Sinn umfasst es allein die Aussage, dass Fasziendistorsionen Beschwerden auslösen können, die bei Zurückformung wieder verschwinden.

In einem weiteren Sinn ist das Modell zu verstehen, wenn es um inhaltliche Aspekte angereichert wird, basierend auf Beobachtungen in der Praxis: Unerlässlich ist der Patient, der über seine Gestik und Beschreibung dem Therapeuten die Diagnose und auf dieser Basis auch die Behandlung ermöglicht. Aus der Praxis abgeleitet ist auch die Beobachtung, dass die Beschwerden bei Ruhigstellung und Inaktivität nicht langfristig gelindert werden, sondern nur bei Bewegung. Auf diesen 3 Säulen beruht das FDM: auf Faszien, Bewegung und Patientenorientierung. Bei alleiniger Betrachtung der Faszien wäre das FDM eine reine Faszienbehandlung wie viele andere – aber es wäre noch nicht einmal eine Behandlung möglich, weil nur aus der Interaktion mit dem Patienten überhaupt erst ein Ansatz dazu möglich wird.

Dennoch ist das Modell im engen Sinn – dass verformte Faszien die Ursache der Beschwerden sind – so tragfähig, dass Typaldos davon völlig neue Annahmen abgeleitet hat, die über die Behandlung muskuloskelettaler Probleme hinausreichen: So sind demnach auch kardiologische Erkrankungen oder Arteriosklerose auf Fasziendistorsionen zurückführbar.

Mit diesem neuen Blick von den Fasziendistorsionen ausgehend könnten sich demnach neue Möglichkeiten ergeben, auch wenn diese derzeit noch spekulativ sind ([106], S. 4):

„Our models of heart disease, high blood pressure, strokes, arthritis, cancer, diabetes, and asthma are filled with unpredictability. Even simplistic models of anatomy are often accepted without question. ‚The heart is a muscle' is a basic concept taught at all levels of medical training. Yet from a macroscopic and microscopic perspective the heart is half muscle and almost half fascia. Why don't we talk about the other half? Because it is not part of the currently accepted model. It is doubtful that heart fascia will be ignored forever. Some day proponents of fascial models will battle for recognition."

Die Möglichkeit, die von einem Modell abgeleiteten Annahmen auf andere Krankheitsbilder zu übertragen, ist der Grundidee eines Modells eigen: Es ermöglicht gerade eine solche Vorhersehbarkeit und Ableitbarkeit. Von einer solchen Erweiterung des Anwendungsspektrums ist derzeit jedoch nichts zu erahnen, ganz im Gegenteil: Während Typaldos als Notfallmediziner regelmäßig noch Patienten mit Frakturen gegenüberstand und sie auch nach dem FDM behandelt hat, ist heutzutage für viele FDM-Therapeuten der Radius enger geworden: Wir sehen vor allem Patienten mit Beschwerden des Bewegungsapparates oder mit funktionellen Beschwerden wie Bauch- oder Kopfschmerzen. Seltener sind akute Beschwerden wie Knöchelverstauchungen, noch seltener Frakturen.

Hier scheinen aktuell die gängigen Methoden der Diagnostik und Behandlung für Ärzte und Patienten noch zu übermächtig zu sein, als dass Platz für ein radikales Umdenken wäre. Es ist aber zu hoffen, dass das FDM mehr und mehr seinen Platz in der medizinischen Welt finden wird.

Teil 2
Fasziendistorsionen

5 Einleitung

Im Folgenden werden zunächst allgemein die Diagnose- und Behandlungsprinzipien beschrieben. Dann folgen die einzelnen Distorsionen in der Reihenfolge, wie sie Stephen Typaldos auf Basis der Interpretation der Gestik seiner Patienten erkannt hat. Diese Reihenfolge sieht wie folgt aus (Kap. 3.1.1): Im September 1991 beschrieb Typaldos als erste Fasziendistorsion das Triggerband, kurz darauf den HTP. Im März 1992 hatte er das Prinzip der Kontinuumdistorsion entwickelt. Anfang 1993 folgte die Faltdistorsion, 1995 die Zylinderdistorsion und als Letzte die tektonische Fixation.

Diese Reihenfolge wird auch aus einem ganz praktischen Grund übernommen: So wie sich für Typaldos das Triggerband und der HTP am klarsten und eindeutigsten zeigten, so sind dies auch heute noch die Distorsionen, die wir im Praxisalltag bei fast jedem Patienten sehen. Dies gilt ebenfalls für die Kontinuumdistorsion. Auch Faltdistorsionen sind häufig, in Bezug auf die Schmerzwahrnehmung aber immer etwas nachgestellt. Zylinderdistorsionen sehen wir ebenfalls relativ häufig; sie stehen im Behandlungssetting jedoch meist erst etwas später im Mittelpunkt. Die tektonische Fixation ist aufgrund ihrer Spezifität eine Folge von anderen Fasziendistorsionen. Die größte Rolle für die Behandlung spielen somit Triggerbänder, HTPs und Kontinuumdistorsionen.

5.1 Diagnoseprinzipien

Die Diagnose nach dem FDM basiert auf 3 Pfeilern:

- Gestik
- Anamnese
- Untersuchung

Info

Typaldos spricht von 4 Kriterien zur Diagnosefindung: „subjective complaints", „body language", „mechanism of injury" und „objective findings" ([114], S. 3). Im Curriculum der EFDMA hat sich der Aufbau auf 3 Pfeilern bewährt.

5.1.1 Gestik

Die Gestik (body language), die Darstellung der Beschwerden mit den Händen, ist der Schlüssel der Diagnose nach dem FDM. Diese nonverbale Kommunikation ist bei allen Menschen länder- und kulturübergreifend gleich.

Info

Typaldos verwendet in seinen Schriften den Begriff „body language", also Körpersprache. Diese definiert er wie folgt: „Consistent subconscious motions or postures exhibited by patients with specific fascial distortions" ([114], S. 271). Während Körpersprache jedoch auch Mimik und Körperhaltung umfasst, ist im FDM nur das Zeigen mit den Händen gemeint. Auch kann der Patient zum Zeigen aufgefordert werden; so kann daraus eine bewusste, gedanklich reflektierte Handlung werden (auch wenn das erste, spontane Zeigen für die Diagnostik noch am wertvollsten ist). Daher verwende ich im Folgenden statt Körpersprache den Begriff Gestik (zur begrifflichen Differenzierung vgl. auch [3], S. 30 ff.).

Typaldos beobachtete seine Patienten und fragte sich, ob das, was die Patienten mit den Händen machen, irgendeine Bewandtnis hat. Ausschlaggebend war die erste Patientin, die ihm aus ihrem Gefühl heraus zeigte, wo er zu drücken hatte. Sie konnte ihre Beschwerden genau zeigen und hatte offensichtlich auch eine Idee, wie sie gelindert werden können (Kap. 3.2.1). Daraufhin beobachtete Typaldos alle Patienten und versuchte ihre Gesten zu systematisieren, um sie dann unterschiedlichen Fasziendistorsionen zuzuweisen bzw. Fasziendistorsionen zu entwickeln, so wie sie aus der Systematik **oder** aus der Gestik hervorgehen.

Die Gestik als diagnostisches Kriterium zu nutzen ist neu. Auch in der osteopathischen Befunderhebung spielen Gestik und Körpersprache keine Rolle ([3], S. 30). Kein mir bekanntes Medizinkonzept gibt dem Gestikulieren mit den Händen einen besonderen Wert – vermutlich weil ein solches Zeigen als Artikulation eines subjektiv empfundenen Zustandes angesehen und damit als belanglos abgetan wird. Dies ist daher ein Alleinstellungsmerkmal des FDM.

Bis heute ist nicht geklärt, warum die Menschen auf eine bestimmte Art und Weise ihre Beschwerden zeigen. Es scheint zumindest ihrer persönlichen Empfindung und Wahrnehmung zu entspringen, letztendlich ihrer Propriozeption. Mit der Aufwertung ihrer Gestik entsteht zugleich eine Wertschätzung des Patienten für die Informationen, die er uns zur Verfügung stellt.

Info

Mit diesem Thema beschäftigte sich Georg Harrer in einem Vortrag auf dem Kongress 2014 in Texas. Er sieht einen zukünftigen Forschungsbedarf für die Verhaltensforschung, um zu erklären, warum Menschen diese Gesten zeigen.

Die Gestik bietet auch im Sinne der Reliabilität ein gutes diagnostisches Kriterium. Stefan Anker zeigte in einer 1. Studie über die Interrater-Reliabilität, dass die Gestik ein geeignetes Kriterium zur Feststellung der zugrunde liegenden Fasziendistorsion ist [3]. Eine weitere Studie von Klaas Stechmann bestätigt dieses Ergebnis [98].

Anhand der Gestik – also der Art, wie der Patient seine Hände benutzt, während er seine Beschwerden beschreibt – erhält der Therapeut nicht nur Informationen über die zugrunde liegende Distorsion, sondern manchmal auch eine Idee, welche Behandlungstechnik sinnvoll erscheint sowie in welcher Richtung und mit welcher Intensität die Behandlung durchgeführt werden sollte.

Dabei ist es von enormer Bedeutung, dass der Therapeut die Gestik und Beschreibung des Patienten sehr aufmerksam verfolgt. Oft werden Gesten nur einmal kurz gezeigt oder angedeutet. Die Aufforderung, eine Geste zu wiederholen, kann manchmal das Ergebnis verfälschen. Das erste, spontane Zeigen ist in der Regel am wertvollsten.

5.1.2 Anamnese

Wie bei jeder medizinischen Untersuchung ist auch die Anamnese hilfreich und wichtig bei der Diagnose der einzelnen Fasziendistorsionen. Patienten beschreiben ihre Beschwerden in typischer Weise und benutzen dabei Adjektive, um den Schmerz zu charakterisieren. Diese Beschreibung der subjektiven Beschwerden (subjective complaints) enthält wichtige Informationen über den akuten Schmerz.

Darüber hinaus berichten die Patienten über den Verlauf der Erkrankung. Auch hier gibt es typische Schlüsselbegriffe, die auf bestimmte Fasziendistorsionen hindeuten. Gleichzeitig wird deutlich, ob es möglicherweise einen ersten Auslöser gab (mechanism of injury), z. B. einen Unfall oder eine Verletzung, oder ob die Beschwerden durch bestimmte Aktivitäten oder Bewegungen provoziert werden. Das kann auch als wichtiger Hinweis für die Überprüfung des Behandlungserfolgs dienen.

Selbstverständlich dient die Anamnese auch dazu, weitergehende Informationen über den Gesundheitszustand des Patienten zu erhalten. So müssen beim ersten Termin auch Vorerkrankungen sowie die Art und Anzahl von Medikamenten, die der Patient aktuell einnimmt, erfragt werden. Manchmal sind weitere Informationen im Sinne einer differenzialdiagnostischen Abklärung notwendig. Dies dient immer der Sicherheit des Patienten. In den meisten Fällen gibt es keine Probleme oder offenen Fragen; trotzdem ist jeder medizinisch Tätige verpflichtet, alles zu tun, um bei jedem Patienten mögliche Probleme frühzeitig zu erkennen. Deshalb ist die Diagnose auch den Personengruppen vorbehalten, die per Gesetz dazu legitimiert sind.

5.1.3 Untersuchung

Bei der Untersuchung geht es primär um die Testung von Bewegung mit und ohne Belastung. Durch einfache Mobilitätstests können objektiv Bewegungseinschränkungen überprüft werden (objective findings). Auch werden bei Bewegungen oft die Schmerzen provoziert, sodass die Gestik wiederum deutlicher wird. Diese Tests werden nach jedem Behandlungsschritt wiederholt, sodass Veränderungen schnell erkennbar werden. So kann es sein, dass der Patient schon nach wenigen Minuten deutliche Verbesserungen in der Bewegung registriert, was wiederum ein wichtiger Aspekt ist, damit er Vertrauen in das Vorgehen des Therapeuten bekommt.

Mithilfe der Palpation wird bei bestimmten Fasziendistorsionen eine exakte Lokalisation vorgenommen. Darüber hinaus kann es zur Unterscheidung der Distorsionen manchmal sinnvoll sein, zu erkennen, ob ein Druckschmerz vorhanden ist oder nicht. Dies ist dann hilfreich, wenn Gestik und Beschreibung nicht eindeutig sind.

5.2 Behandlungsprinzipien

Das FDM ist methodenneutral (Kap. 1). Typaldos sah auch operative Eingriffe und Medikamente in der Zukunft als sinnvolle therapeutische Optionen ([114], S. 3). Allerdings behandelte er die Patienten fast ausschließlich mit den Händen; vereinzelt benutzte er kleine Hilfsmittel. Diese Art der Behandlung hat sich weitestgehend etabliert und wird inzwischen „Typaldos-Methode" genannt.

Die manuelle Durchführung erfolgt mit dem Daumen oder der ganzen Hand. Nichtmanuell kommen spezielle Hilfsmittel zum Einsatz. Je nachdem, welche Region behandelt wird und welche Technik zum Einsatz kommt, benötigt der FDM-Therapeut eine angepasste Kraft und Finesse, um die Behandlung möglichst effektiv durchzuführen.

- **Finesse** (finesse) bedeutet, dass der Therapeut für die individuelle Distorsion eine spezifische Position einnehmen muss. Auch muss er z. B. bei bestimmten Techniken den Daumen im richtigen Vektor auf die Haut setzen. Dabei ist oft auch Präzision erforderlich, um die zu behandelnde Distorsion genau zu treffen ([114], S. 15):

  „Finesse is the ability to modify the precise action of a manipulative technique so that it can be specifically applied to each individual injury. Brawn, in contrast, means that the necessary and appropriate amount of physical force is utilized to make the anatomical correction."

- **Kraft** (brawn) spielt deshalb eine Rolle, weil die Behandlung oft mit deutlich mehr Kraft durchgeführt wird als in vielen anderen manuellen Therapieverfahren. Diese Kraft ist deshalb erforderlich, da oft tief im Gewebe liegende Faszienbahnen erreicht werden müssen. Nur so kann die Behandlung ihren Effekt erzielen. Eine möglichst rasche Verringerung der Beschwerden ist von großer Bedeutung, denn nur wenn wir dies dem Patienten in Aussicht stellen, wird er bereit sein, die oft schmerzhafte Behandlung zu tolerieren.

In den folgenden Kapiteln wird die Behandlung je nach Fasziendistorsion und anschließend je nach Körperregion beschrieben. Bei dieser schematisierten Darstellungsform ist immer zu beachten, dass jede Behandlung auf den individuellen Patienten und seine individuellen Beschwerden angepasst wird.

5.2.1 Behandlung mit dem Daumen

Grundprinzip

Typaldos beschreibt den Daumen als ein geeignetes Instrument mit großer manipulativer Fertigkeit („great manipulative dexterity", [114], S. 15). Der Daumen bietet je nach Positionierung die Möglichkeit einer etwas größeren oder kleineren Auflagefläche. Gleichzeitig ist der Daumen ein perfektes Werkzeug zur Palpation auch kleiner Gewebsveränderungen wie der Fasziendistorsionen ([114], S. 15):

„It is the ideal tool for palpating and engaging small soft tissue structures such as fascial distortions."

Die Grundidee der Behandlungen mit dem Daumen ist immer gleich: Das Daumenendgelenk ist leicht flektiert; je nach Beugewinkel kann die Auflagefläche variiert werden. Wird für die Behandlung eine etwas größere Fläche benötigt (z. B. bei der HTP-Technik), wird die Daumenbeere eingesetzt, bei einer kleinen Fläche die Daumenspitze.

Die Position des Daumens ist ideal, um eine starke lokale Kraft auf das Gewebe aufzubringen. Zur Stabilisation wird die gesamte Hand genutzt. Über die Position der Hand kann auch immer wieder flexibel reagiert werden, um den optimalen Kraftvektor einzustellen.

Dazu, wie hoch die aufzubringende Kraft genau sein muss, macht Typaldos keine Angaben. Versuchsweise Messungen von Markus Breineßl (FDM-Instruktor) bei FDM-Therapeuten haben gezeigt, dass das Kraftpotenzial des Daumens je nach Therapeut durchaus unterschiedlich ist. Allerdings hat dies keinen entscheidenden Einfluss auf den Erfolg der Behandlung.

Nach Typaldos sind Größe und Stärke des Daumens nicht unbedingt entscheidend für die Therapie (vgl. [114], S. 16): So können Therapeuten mit kleinerem Daumen eine höhere Präzision erzielen und damit mindestens die gleichen Effekte erreichen wie Therapeuten mit großem und kräftigem Daumen. Der Druck hängt physikalisch gesehen von Fläche und Kraft ab; somit kann bei kleinerer Fläche ein deutlich größerer Druck erreicht werden, auch wenn die Kraft etwas geringer ist. Hinzu kommt, dass durch die regelmäßige Durchführung von Daumentechniken Hand und Daumen trainiert und damit gekräftigt werden.

Wichtig ist eine möglichst **ergonomische Vorgehensweise**: So wird die erforderliche Kraft immer über den gesamten Unterarm und die Hand auf den Daumen gebracht; häufig kommt die Kraft über den gesamten Körper. Wichtig ist auch eine gute ergonomische Positionierung des Patienten, um die Kraft möglichst effektiv einsetzen zu können. Eine solche ergonomische Vorgehensweise ist für die tägliche Arbeit extrem wichtig, da nur dann der Therapeut seine Kräfte über den ganzen Tag erhalten kann.

Bei der Durchführung einer Daumentechnik versteht es sich von selbst, dass die Fingernägel, besonders die Daumennägel, auf ein Mindestmaß gekürzt sein sollten, damit sie nicht ins Gewebe einschneiden. Manchmal sprechen die Patienten davon, dass sie scheinbar die Daumennägel spüren, da sich z. B. die Behandlung von Triggerbändern schneidend anfühlen kann. Das Schneidegefühl entsteht aber nicht durch die Daumennägel, sondern durch das Gewebe, das während der Behandlung wie mit einem Messer durchschnitten wird, z. B. beim Lösen von Faszienadhäsionen mit der Triggerbandtechnik.

Daumentechniken im Einzelnen

Typaldos beschreibt 4 Techniken, bei denen der Daumen zum Einsatz kommt ([114], S. 15): die Triggerbandtechnik, die HTP-Technik, die Kontinuumtechnik und die Doppeldaumentechnik (Zylindertechnik).

Triggerbandtechnik

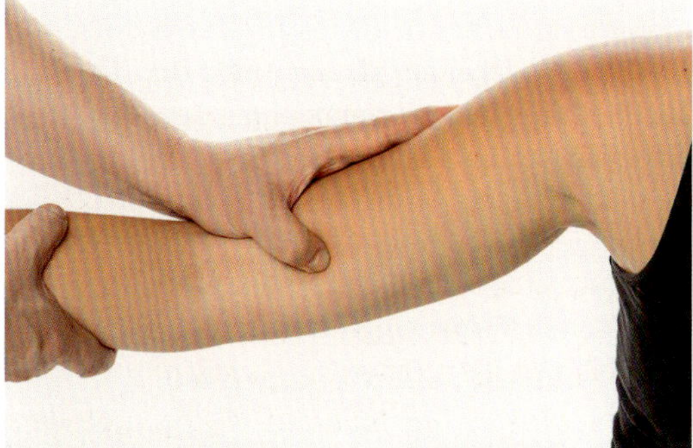

▶ **Abb. 5.1** Triggerbandtechnik Daumen.

Bei der Behandlung von Triggerbändern ist die Auflagefläche des Daumens abhängig von der Region und der Ausprägung des Triggerbandes: Während kleine Triggerbänder vom Typ eines Salzkorns (z. B. am Kopf oder einem Finger) mehr mit der Daumenspitze und leicht verminderter Kraft behandelt werden, benötigen andere Triggerbänder vom Typ des Knotens eine etwas breitere Auflagefläche. Der flektierte Daumen wird während der Behandlung immer über die Hand stabilisiert (▶ **Abb. 5.1**). Für eine gute Ausführung muss also die Position der Hand immer wieder angepasst werden.

Info

Typaldos unterscheidet je nach Größe verschiedene Formen von Triggerbändern: „twist" (Verdrehung), „crumple" (Verknitterung), „knot" (Knoten), „pea" (Erbse), „grain of salt" (Salzkorn) und „wave" (Welle; [114], S. 265). Dabei sind die Übergänge fließend. Hierbei handelt es sich um eine palpatorische Differenzierung, die für die Behandlung wenig relevant ist.

Sehr ergonomisch ist die sog. **Dosenöffnertechnik**: Während die Hand auf einer bestimmten Position fixiert ist, schiebt der Daumen die Verdrehung im Verlauf des Triggerbandes weiter. Anschließend verharrt der Daumen für einen kurzen Moment an einer Position, damit die Hand eine neue Position einnehmen kann. Es ist nicht sinnvoll, Hand und Daumen gleichzeitig über das Gewebe zu schieben.

HTP-Technik

Bei der Behandlung von HTPs kommt eine etwas größere Fläche des Daumens zur Anwendung. Gut geeignet ist dabei der distale Anteil der Daumenbeere. Nachdem der Therapeut die Gewebsprotrusion palpiert hat, bringt er das Gewebe in eine gute Position und drückt es dann mit großer Kraft durch die Bruchpforte. Auch hier eignet sich die 2. Hand zur Verstärkung. In einigen Fällen muss der gesamte Körper eingesetzt werden, um ausreichend Kraft auf das Gewebe zu bringen.

Kontinuumtechnik

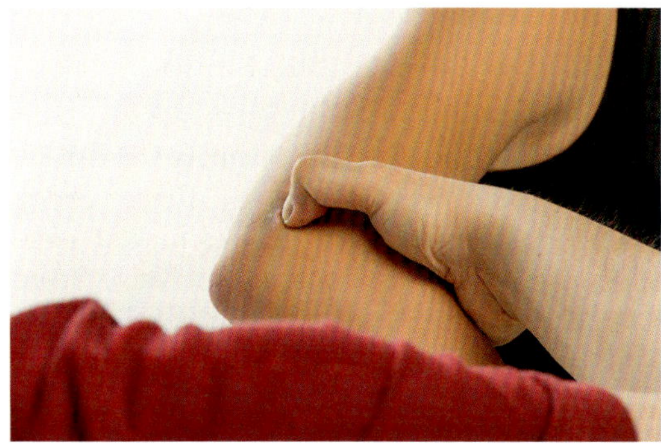

▶ **Abb. 5.2** Kontinuumtechnik Daumen.

Für die Behandlung einer Kontinuumdistorsion ist eine Behandlung mit der Daumenspitze notwendig. Der Therapeut nutzt die kleinstmögliche Fläche, um die Kraft präzise auf den schmerzhaften Punkt zu bringen (▶ **Abb. 5.2**). Dabei ist der Kraftvektor der richtige, der für den Patienten am unangenehmsten ist. Hier ist es häufig sinnvoll, die andere Hand zur Kraftverstärkung und Stabilisation des Daumens zu nutzen. Dabei darf aber der korrekte Vektor der Kraft nicht verändert werden.

Doppeldaumentechnik (Zylindertechnik)

Eine weitere Technik mit den Daumen ist die Doppeldaumentechnik bei Zylinderdistorsionen. In diesem Fall ist der Druck nur so stark, dass über die oberflächliche Haut die darunterliegende Zylinderfaszie erreicht wird. Auch dabei liegen beide Hände zur Stabilisation am Körper des Patienten.

5.2.2 Behandlungstechniken mit der ganzen Hand

Grundprinzip

Wie schon die Bezeichnung „manuelle Behandlung“ besagt, werden neben den Daumentechniken die meisten weiteren Behandlungen mit den Händen durchgeführt, häufig indem sie am Körper oder einer Extremität greifen, um diese Körperregion in Bewegung zu bekommen. Beim Greifen gibt es häufig kleine Tricks, damit der Griff keine Beschwerden beim Patienten hervorruft.

Ganzhandtechniken im Einzelnen

Typaldos nennt 3 Fasziendistorsionen, bei denen Behandlungstechniken mit der ganzen Hand angewandt werden:

- Faltdistorsionen
- Zylinderdistorsionen (Brennnessel-/Squeegee-Technik)
- tektonische Fixationen

Falttechnik

Faltdistorsionen werden mit Traktions- oder Kompressionskräften behandelt. Zu diesem Zweck wird das betroffene Areal oder die Extremität mit der Hand gegriffen und entweder unter Traktion oder Kompression gebracht, häufig auch mit Impulsen. Der flächige Griff sollte dabei möglichst wenig Zugkräfte an der Haut verursachen. Eine große Rolle spielt die Richtung, in der die Kräfte appliziert werden. Die Durchführung der Impulse muss schmerzfrei sein.

Zylindertechnik (Brennnessel/Squeegee)

Auch Zylinderdistorsionen werden mit der ganzen Hand behandelt. Dabei beschreibt Typaldos 2 Arten: Bei der Squeegee-Technik (squeegee), auch Abziehtechnik genannt, wird die Zylinderfaszie flächig abgezogen; bei der Brennnesseltechnik (Indian burn) wird die Zylinderfaszie unter Traktion entgegengesetzt verdreht. Beide Techniken können unter Traktion oder unter Kompression durchgeführt werden.

Beide Techniken benötigen einen guten flächigen Griff, bei dem auch Kraft aufgewendet werden muss, damit die Behandlung einen positiven Effekt hat. Somit spielen auch Handling und Ergonomie eine große Rolle.

Behandlung der tektonischen Fixation

Ähnliches gilt für die Behandlung der tektonischen Fixation. Im Vordergrund stehen hier mobilisierende Maßnahmen. Dabei gibt es direkte Griffe, bei denen z. B. die glatten Faszien direkt gegeneinander bewegt werden, und indirekte Griffe, bei denen z. B. über eine Extremität ein bestimmtes Areal mobilisiert wird.

5.2.3 Nichtmanuelle Techniken

Typaldos erkannte, dass manche Fasziendistorsionen sehr gut auf spezifische Reize reagieren, bei denen das Gewebe in einer bestimmten Art und Weise behandelt wird. Bei Zylinderdistorsionen geht es z. B. darum, die Fläche der direkt unter der Haut liegenden Zylinderfaszie zu vergrößern. Auf diese Weise soll die Verwickelung der Faszie auseinandergezogen und sodann gelöst werden.

Eine Oberflächenvergrößerung kann auf 2 Wegen erreicht werden:

1. zum einen durch Herstellung eines Unterdrucks. Auf diesem Prinzip basiert das Schröpfen, die Vakuumbehandlung mit Kautschukschröpfern oder die Behandlung mit dem Kiwi-Vakuumextraktor;
2. zum anderen durch eine Nadelreizmatte (Akupunkturmatte).

Wichtig ist, dass während der Vergrößerung der Zylinderfaszie das Gewebe gleichzeitig bewegt wird: So soll der Patient das Areal, auf dem die **Schröpfgeräte** (▶ Abb. 5.3) aufgebracht sind, gleichzeitig bewegen (cupping-with-movement). Erst dadurch wird ein optimaler Effekt erreicht.

Bei Zylinderdistorsionen empfiehlt Typaldos außerdem den Einsatz von **Klammern** (▶ Abb. 5.3). Dabei werden kleine Areale des Gewebes fixiert, während benachbarte Bereiche durch aktive Bewegung mobilisiert werden. Auch hierbei enthed-dert sich die Faszie.

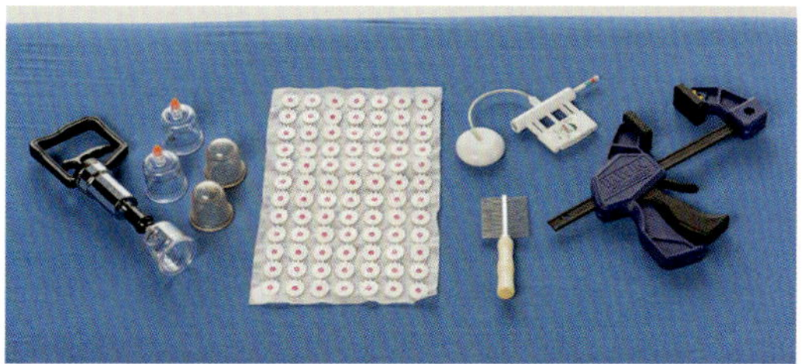

▶ **Abb. 5.3** Geräte Zylinderdistorsion.

Ein **Metallkamm** (▶ Abb. 5.3), wie er auch zur Fellpflege bei Tieren angewandt wird, ist besonders effektiv bei adhäsiven Zylinderdistorsionen. Diese besondere Kombination von Fasziendistorsionen entsteht, wenn durch chronische Triggerbänder die Adhäsionen auf die Zylinderfaszie wirken (Kap. 10.2.4). Dadurch kommt es zu einer Art Verfilzung des Gewebes, so wie es auch in der Literatur beschrieben ist [41]. Durch die Arbeit mit dem Kamm werden zum einen Adhäsionen gelöst, und zum anderen die Zylinderfaszie wieder sortiert.

Der **Plunger** ist ein Gerät, das großflächig Unterdruck erzeugt und dadurch Flüssigkeiten im Gewebe verschieben kann. Somit ist es geeignet, fehlende Flüssigkeit bei einer tektonischen Fixation zu transportieren. Besonders wirkungsvoll ist der Einsatz an Schulter, Nacken und am gesamten Rücken. Auch abdominell kann man mit dem Plunger arbeiten.

Ein entscheidender Vorteil der nichtmanuellen Techniken liegt darin, dass die Patienten sich selbst behandeln können, nämlich immer dann, wenn die Beschwerden auftreten (bei Zylinderdistorsionen z. B. ist dies häufig nachts).

In den letzten Jahren vergrößerte sich die Zahl nichtmanueller Techniken, da FDM-Therapeuten immer wieder neue Ideen und Geräte einbringen, mit denen sie in der Therapie erfolgreich arbeiten. In Einzelfällen werden auch elektrisch betriebene Geräte eingesetzt wie Massagegeräte, Unterdruck-Saugpumpen oder Stoßwellenerzeuger. Um neue Ansätze zur nichtmanuellen Behandlung zu entwickeln, ist es wichtig, die spezifische Wirkung auf die jeweilige Fasziendistorsion zu verstehen. Die Anschaffung neuer Geräte halte ich in den meisten Fällen nicht für erforderlich, weil das Wirkungsspektrum der bestehenden Geräte ausreichend breit ist. Außerdem können neue Geräte dazu verleiten, sie nicht unbedingt im Sinne des FDM, sondern basierend auf Erfahrungen aus anderen medizinischen Modellen einzusetzen.

5.2.4 Aufklärung und Nebenwirkungen

Bei jeder medizinischen Therapie ist vorgeschrieben, dass der Patient darüber aufgeklärt werden muss, wie die Behandlung vonstattengeht und welche Nebenwirkungen oder Folgen daraus theoretisch resultieren können. Zu diesem Zweck hat ein deutscher Verlag in Zusammenarbeit mit der EFDMA einen Aufklärungsbogen herausgegeben, der diesen Vorgang transparent macht und zugleich eine schriftliche Aufklärung ermöglicht.

Wichtig ist, den Patienten darüber zu informieren, dass einige Behandlungsschritte mehr oder weniger schmerzhaft sind. Diese Schmerzen tolerieren die Patienten im Allgemeinen recht gut, besonders dann, wenn sie deutliche Erfolge registrieren. Da die Behandlung an der Faszie stattfindet, die wiederum das Organ der Schmerzwahrnehmung ist, können diese Schmerzen auch nicht vermieden werden. Bei manchen Handgriffen hat die Wahrnehmung des Schmerzes durch den Patienten eine wichtige Kontrollfunktion für den Therapeuten und zeigt ihm, ob er auf dem richtigen Weg oder Punkt ist.

Durch die manuelle Arbeit am Gewebe kommt es dort zu Rötungen und öfter auch zu Hämatomen. Da jedes Hämatom juristisch betrachtet als Körperverletzung zu werten ist, muss der Patient ausdrücklich darüber aufgeklärt werden und der Behandlung zustimmen.

Hin und wieder kommt es zu vasovagalen Reaktionen. Die häufigste ist, dass der Patient zu schwitzen beginnt; seltener sind leichter Schwindel und Übelkeit. Äußerst selten kann bei einer Behandlung eine kurze Ohnmacht ausgelöst werden. Das Wichtigste ist, den Zustand des Patienten immer aufmerksam zu beobachten und bei Reaktionen professionell zu reagieren.

Der Patient muss auch darüber aufgeklärt werden, dass nach einer Behandlung manche Beschwerden verstärkt spürbar werden, d. h., dass der Körper arbeitet, sich repariert. Klassisch sind muskelkaterähnliche Beschwerden 1–2 Tage nach der Behandlung in der behandelten Region. Diese fallen extrem individuell aus: Manche Patienten spüren fast nichts, andere haben sehr starke Reaktionen bis hin zu einem allgemeinen Krankheitsgefühl. Diesen Zustand beschrieb Typaldos als **Hit-by-the-Truck-Phänomen**, ein Gefühl wie vom Lastwagen überfahren ([114], S. 277):

> *„Hit-By-Truck Effect: Dramatic subjective increase in the symptoms of a chronic pain patient following the first one or two triggerband technique treatments.“*

Diese Reaktion ist zwar nicht gefährlich, trotzdem müssen die Patienten darüber informiert werden, damit sie das Vertrauen in den Therapeuten behalten. In der Praxis beobachte ich, dass die Nebenwirkungen mit weiteren Behandlungen meist deutlich abnehmen.

Eine Patientin von mir sprach davon, dass sie sich „wie von der Dampfwalze überrollt“ fühlte.

5.2.5 Kontraindikationen

Gegen das FDM als medizinische Sichtweise gibt es keine Kontraindikation, weil es nur eine Erklärung für Beschwerden am menschlichen Körper anbietet (nämlich dass sich Faszien verdrehen und damit Beschwerden auslösen können). Ob man diese Sichtweise akzeptiert oder für Unsinn hält, muss jeder Einzelne für sich entscheiden. Einer reinen Sichtweise – ohne konkretes Handeln – können aber keine Kontraindikationen im medizinischen Sinne entgegenstehen.

Eine Indikation zur Behandlung ergibt sich immer aus den Beschwerden des Patienten. Durch die Diagnose weiß der Therapeut, welche Fasziendistorsion zu behandeln ist, und er wählt eine dafür geeignete Technik aus. Dabei muss bei jeder einzelnen Technik darauf geachtet werden, ob der Patient dafür geeignet ist. Typaldos nennt einige Krankheitsbilder, bei denen individuell über relative Kontraindikationen nachgedacht werden muss ([114], S. 18). Die wichtigsten sind folgende:

- Hauterkrankungen (z. B. Wunden, unklare Ekzeme, Pergamenthaut, Verbrennungen)
- Gefäßerkrankungen (z. B. Aneurysmen, Arteriosklerose, Phlebitis)
- Autoimmunerkrankungen (z. B. Sklerodermie)
- Knochenerkrankungen (z. B. Osteoporose, Osteomyelitis)

Darüber hinaus gibt es spezifische Therapieformen, z. B. die Behandlung in Inversion, mit denen keine Patienten mit vorherigem Schlaganfall, Herz-Kreislauf-Erkrankungen oder einem Glaukom behandelt werden dürfen. Diese Einschränkungen sind auch in den Gebrauchsanweisungen der zugelassenen Inversionsgeräte vermerkt.

Blutverdünnende Medikamente sind keine Kontraindikation, allerdings sollte bei diesen Patienten die Druckintensität angepasst sein, um die Gewebsreaktionen nach den ersten Behandlungen zu überprüfen. Auch gibt es keine allgemeine Kontraindikation bei der Behandlung von Schwangeren oder Krebspatienten. Allerdings ist der allgemeine Gesundheitszustand eines Patienten während der Behandlung zu berücksichtigen.

Bei einer Behandlung wie der nach dem FDM, die in vielen Fällen von den üblichen medizinischen Vorgehensweisen abweicht und zum Teil komplett andere Aussagen trifft (z. B. die Aufforderung zur Belastung bei akuten Verstauchungen), ist die Zustimmung, die Compliance des Patienten extrem wichtig. Hat der Therapeut den Eindruck, dass der Patient der Behandlung oder dem Therapeuten kein ausreichendes Vertrauen entgegenbringt, sollte dieser den Patienten möglicherweise nicht behandeln.

5.3 Übersicht der Fasziendistorsionen

Eine Übersicht zu den Fasziendistorsionen ist in ▶ **Tab. 5.1** zusammengestellt.

▶ **Tab. 5.1** Die 6 Fasziendistorsionen.

	Triggerband	HTP	Kontinuumdistorsion	Faltdistorsion	Zylinderdistorsion	Tektonische Fixation
Verlauf	entstehen spontan: • wird von selbst heilen • wird chronisch • wird durch Behandlung gut	entsteht plötzlich oder Stück für Stück, bleibt bis zur Reposition permanent	entsteht plötzlich, kann lange bestehen bleiben, kann aber auch wieder zurückgehen	entsteht plötzlich durch Traktion (Entfaltdistorsion, uFD) oder Kompression (Einfaltdistorsion, rFD), bleibt bis zur Ent- oder Einfaltung permanent	entsteht plötzlich, der Verlauf ist extrem unterschiedlich	entsteht aufgrund anderer Fasziendistorsionen, Verlauf abhängig vom Verlauf der anderen Distorsionen
Gestik	streichen mit einem oder mehreren Fingern entlang einer Linie	drückt mit Daumen oder mehreren Fingern in ein spezifisches Areal	zeigt mit einem Finger auf einen Punkt am Knochen	umgreift das Gelenk flächig mit der Hand	wischt flächig über das Areal, knetet die Region	versucht, die Region selber zu mobilisieren
Anamnese	ziehende und brennende Schmerzen, Kraftverlust	lokaler und dumpfer Schmerz	punktuell stechender Schmerz, Schwäche	Schmerzen im Gelenk, lange bestehend, Instabilität	Schmerzen tief im Gewebe, Parästhesien, Schwäche	schmerzfrei, Gefühl von Steifigkeit
Untersuchung	Bewegungseinschränkung in mehreren Ebenen, druckschmerzhaft	Bewegungseinschränkung der benachbarten Gelenke, druckschmerzhaft	Bewegungseinschränkung in einer Richtung, druckschmerzhaft	Schmerzprovokation bei Kompression (uFD) oder Traktion (rFD), kein Druckschmerz	manchmal Bewegung schmerzfrei, dann wieder schmerzhaft, kein Druckschmerz	Bewegung auch passiv nicht durchzuführen
Behandlung	Triggerbandtechnik	HTP-Technik	Kontinuumtechnik	Entfaltung (Traktion) oder Einfaltung (Kompression)	Doppeldaumentechnik, Squeegee-Technik, Brennnesseltechnik, nichtmanuelle Techniken	tektonische Pumpe, Mobilisation mit Impulstechniken

6 Triggerband (triggerband, TB)

Triggerbänder gehören zu den häufigsten Fasziendistorsionen: Wir sehen sie bei fast jedem Patienten, der in unsere Praxis kommt. Sie sind relativ leicht diagnostizierbar und behandelbar: So gibt es für sie nur eine Form der Behandlung, nämlich die Triggerbandtechnik. Mit der Zurückformung des verdrehten Faszienbandes geht in der Regel eine sofortige Besserung der Beschwerden des Patienten einher. Dies können wir direkt nach der Behandlung überprüfen.

6.1 Grundlagen

6.1.1 Beschreibung

Ein Triggerband entsteht, wenn sich eine bandartige Faszie verdreht. Bandartige Faszien kommen im Körper sehr häufig vor; letztlich ist jeder Muskel und jede Sehne eine bandartige Faszie. Sie verbinden Strukturen im Körper, können besonders Zugkräfte auffangen oder in eine bestimmte Richtung übertragen sowie Bewegungen ermöglichen.

Das Besondere an einer bandartigen Faszie sind die Crosslinks, feine Querfasern, die Bündel ergeben. Diese Crosslinks können sich voneinander entfernen und dann reißen. Eine solche Verletzung kann ihren Sinn haben, weil sich das Gewebe so an bestimmte äußere Bedingungen (wie starken Druck oder Zug) anpassen kann. Bei besonders stark wirkenden Kräften kann dies jedoch zu einer meist schmerzhaften Verletzung führen. Ein Triggerband ist also gekennzeichnet durch die Verletzung der Crosslinks im Sinne eines Abreißens.

6.1.2 Entstehung

Ein Triggerband entsteht, wenn von außen starke Kräfte (z. B. Scherkräfte) auf die Faszie einwirken. Diese Kräfte wirken so plötzlich oder so stark, dass die Faszie ihr nicht ausreichend Widerstand entgegensetzen kann. Die Fasern des Bandes werden voneinander weggedrückt. Dabei reißen die Querfasern (Crosslinks), die Ränder des Risses drehen sich auf, und es entsteht eine dreidimensionale Struktur.

Offenbar können Triggerbänder jedoch auch spontan und ohne Krafteinwirkung von außen entstehen: Bei gesunden Probanden können wir häufig kleinere Triggerbänder palpieren; dies stellen wir z. B. in FDM-Fortbildungen fest, wenn wir uns gegenseitig untersuchen. Diese Triggerbänder verursachen jedoch keine Beschwerden und können auch nicht auf ein bestimmtes auslösendes Ereignis zurückgeführt werden, und in der Regel werden sie sich auch ohne Behandlung, also von selbst, wieder ausrichten. Diese Feststellung ist ein interessantes Indiz dafür, wie wichtig die Wahrnehmung des Patienten ist: Nicht jede Distorsion ist wie erwähnt behandlungsbedürftig, sondern nur dann, wenn sie Beschwerden verursacht, die der Patient dann beschreibt. Hier zeigt sich die Bedeutung der 3. Säule des FDM, die Patientenorientierung (Kap. 4.4).

Das Entstehen von Triggerbändern ohne ersichtliche Einwirkung von außen kann sicherlich auch durch unsere heutige Lebensweise erklärt werden. Während früher der Alltag der Menschen eher gleichförmig aussah (meist geprägt durch viel Bewegung) und der Körper sich an die damaligen Anforderungen gut anpassen konnte, ist er heute oft von einem Wechsel aus Inaktivität und körperlicher Belastung gekennzeichnet. Die meisten von uns können heute mit wenig Aktivität ihr Leben gestalten. Manchmal verbringen wir viele Stunden am Tag und in der Woche auf einem Bürostuhl sitzend. Auf der anderen Seite versuchen wir, dem als Ausgleich durch eine massive Aktivität entgegenzuwirken, z. B. im Fitnessstudio und beim isolierten Muskeltraining. Dabei wird der Körper über kurze Zeit sehr stark gefordert. Auch wenn dies nicht grundsätzlich falsch ist, können durch den extremen Wechsel der Nutzungsintensität Triggerbänder entstehen, da der Körper so stärker gefordert wird als bei gleichförmiger Bewegung über einen längeren Zeitraum.

6.1.3 Anatomische Lokalisierung

Bandartige Faszien haben einen Anfang und ein Ende; diese liegen üblicherweise an den Crossbands, einer Querstruktur, die – anders als die Crosslinks – normalerweise sehr fest und sehr stabil ist (▶ **Abb. 6.1**). Ein Crossband kann z. B. ein Knochen sein: Dort endet die bandartige Faszie, weil sie in eine andere, eine ossäre Struktur übergeht. Im Sinne des Faszienkontinuums handelt es sich dabei nicht um das Ende der Faszie, aber um das Ende der ligamentären Konfiguration. Ein Knochen ist somit der Anfangs- oder Endpunkt der bandartigen Faszie und damit möglicherweise auch Anfang oder Ende eines Triggerbandes.

Eine andere Möglichkeit für ein Crossband ist eine weitere bandartige Struktur. Dies kann eine darüberliegende, querliegende bandartige Faszie sein, die die bandartige Faszie quasi absteppt und ihr damit einen Anfang und ein Ende bietet. Auch hier verläuft ein Triggerband immer von einem dieser Crossbands bis zu einem anderen.

Die Patienten zeigen dabei immer wieder ähnliche, also typische Bereiche und Verläufe von Triggerbändern. Diese haben zum Teil ein anatomisches Korrelat. So hat Typaldos selbst einige Untersuchungen durchgeführt und bestimmte Strukturen als Anfang und Ende eines Triggerbandes beschrieben (vgl. Kap. 4.2.2). Diese Verläufe stimmen mit anatomischen Strukturen im Körper, d. h. dem Verlauf von Bändern oder Sehnen, in der Regel gut überein. Auch wenn sich der Therapeut in der Behandlung des Triggerbandes nach den Angaben des Patienten richtet, ist die Kenntnis dieser Strukturen hilfreich für ihn, damit er das Triggerband komplett entdrehen kann (d. h. die gerissenen Querfasern wieder einander annähern und verbinden kann).

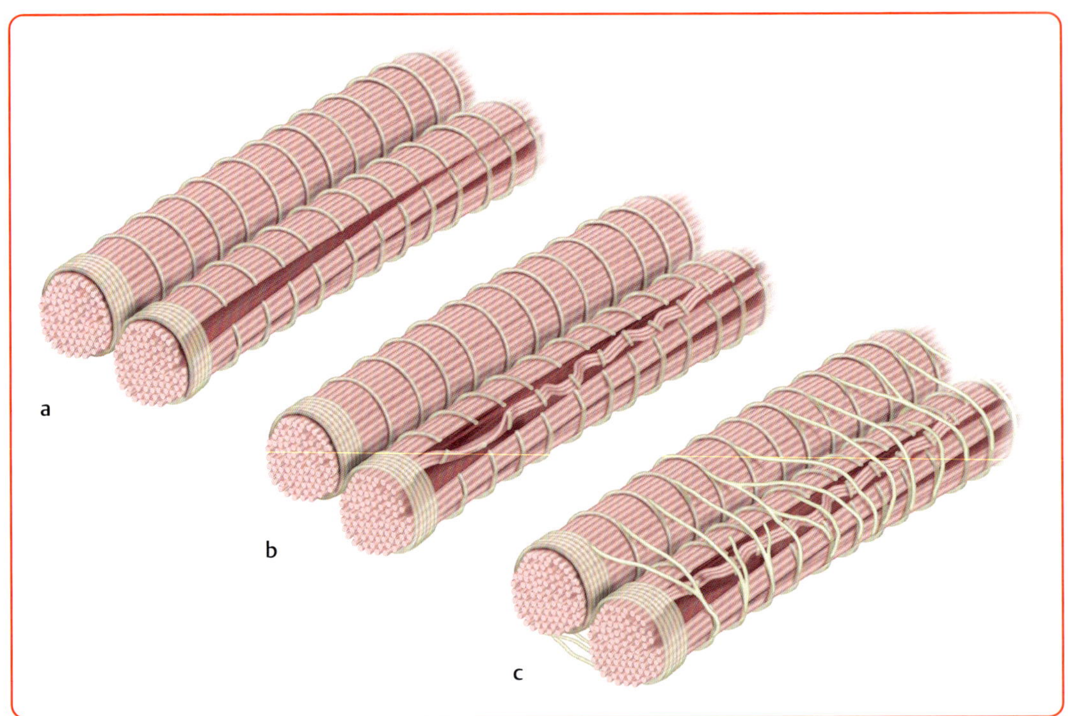

▶ **Abb. 6.1** Bandartige Struktur mit Crosslinks (schmale Querverbindungen) beginnend an den Crossbands (breite Querverbindungen). Einzelne Fasern entfernen sich voneinander, Crosslinks reißen (a), es kommt zu einer Verdrehung (b), es kommt möglicherweise zur ungerichteten Reparatur der Crosslinks und somit zu Adhäsionen, wobei benachbarte Strukturen in Mitleidenschaft gezogen werden (c).

6.1.4 Mögliche Heilungsverläufe

Es gibt unterschiedliche Heilungsverläufe bei einem Triggerband:

Selbstständiges Abheilen

Prinzipiell kann ein Triggerband von allein heilen. Der Körper verfügt über einen Reparaturmechanismus, der bei jeder Verletzung einsetzt. Eine solche Spontanheilung ist immer möglich, auch wenn sie manchmal etwas länger dauert. Wichtig ist, dass die schmerzende Stelle nicht ruhiggestellt, sondern normal weiterbewegt wird.

Auflösung durch Behandlung

Die 2. Form des Heilungsverlaufs liegt vor, wenn das Triggerband behandelt wird. Dies sollte idealerweise möglichst unmittelbar nach der Verletzung geschehen. Durch Auflösung des Triggerbandes (z. B. durch manuelles Vorgehen im Rahmen der Typaldos-Methode) werden die physiologischen anatomischen Verhältnisse der bandartigen Faszie wiederhergestellt. Direkt nach der Behandlung ist sie bzw. das jeweilige Körperteil somit wieder komplett belastbar.

Chronischer Verlauf

In der 3. Variante wird das Triggerband chronisch. Diese Variante ergibt sich in der Regel bei Inaktivität oder Schonung des verletzten Körperteils. Auch hier beginnt der Körper im Anschluss an die Verletzung mit dem Prozess der Heilung, erhält allerdings nicht die richtigen Informationen, um die Strukturen korrekt aneinanderzufügen. Vielmehr verbinden sich die einzelnen Faszienfasern an den falschen Stellen oder verkleben miteinander. Diese Adhäsionen führen dazu, dass sich die bandartige Faszie nicht richtig ausrichten kann. Bei einem schlimmeren Verlauf breiten sie sich sogar weiter aus: Auch benachbarte bandartige Faszien werden davon erfasst und in ihrer Funktion eingeschränkt. Nach Typaldos können sich diese Adhäsionen und damit die Triggerbänder über den gesamten Körper ausbreiten.

Akuter Verlauf

Eine 4. Variante des Verlaufs ist, dass ein Triggerband akut bleibt. Ein akutes Triggerband kann irgendwann wieder gesund werden – möglicherweise durch eine bestimmte Behandlung aus dem FDM (eine Triggerbandtechnik), aber auch von selbst.

Info

Hier gibt es interessante Beschreibungen von Stephen Typaldos in Bezug auf die Typisierung von Geweben ([114], S. 10). So gibt es Menschen, die in ihren bandartigen Faszien weniger Crosslinks haben. Diese Menschen entwickeln schneller Triggerbänder, haben aber nur selten chronische Entwicklungen, weil bei ihnen keine überschießende unphysiologische Heilung vorliegt. Solche Gewebstypen haben Personen, die sehr beweglich sind, z. B. Balletttänzerinnen. Sie neigen zwar dazu, Triggerbänder zu entwickeln. Wenn sie ihre gewohnte Aktivität aber aufrechterhalten, werden sich diese von selbst wieder auflösen, weil sie selbst eine gute Ausrichtung dieser bandartigen Faszie durchführen.

Ein bedeutsamer Aspekt bei Triggerbändern ist die Chronizität. Alle Triggerbänder beginnen prinzipiell akut: In der Regel gibt es eine bestimmte Situation, die zu einer Verdrehung führt. Triggerbänder neigen jedoch dazu, chronisch zu werden, und zwar aufgrund der Tatsache, dass eine Wundheilung einsetzt, die (z. B. bei Ruhigstellung) einen unphysiologischen Verlauf nehmen kann.

Dabei unterscheidet sich der Begriff der Chronizität im FDM deutlich von dem im klassischen schulmedizinischen Denken. Eine der großen Stärken des FDM liegt in der Behandlung scheinbar chronischer Beschwerden (siehe Exkurs: Chronizität im FDM).

Exkurs

Chronizität im FDM

Im klassischen medizinischen Konzept wird zur Beschreibung des Begriffs „chronisch" üblicherweise ein Zeitparameter verwendet: Beschwerden, die lange bestehen, werden als chronisch bezeichnet. Im schulmedizinischen Denken hat der Begriff „chronisch" jedoch zugleich eine negative Konnotation. Wenn ein Arzt davon spricht, dass der Patient chronische Beschwerden hat,

▼

▼

schwingt hier gleichzeitig die Bedeutungsnuance mit, dass die Beschwerden gar nicht oder nur schwer zu behandeln sind. Diese Nebenbedeutung wird meist nicht direkt ausgesprochen, ist aber in diesem Sprachgebrauch enthalten. Die Patienten nehmen dies meiner Erfahrung nach auch genauso wahr: Wenn ein Patient von sich sagt: „Ich habe ein chronisches Leiden“, dann vermittelt er oder sie damit, dass kaum noch eine Option auf Besserung besteht.

Hier ist das Gesamtbild wichtig. Die Gesundwerdung eines Menschen hängt immer auch damit zusammen, welche Erwartungen er hat: Hat er sich vielleicht damit abgefunden, dass die Beschwerden „chronisch“ im Sinne von nicht oder kaum behandelbar sind? Oder ist er bereit, an der Genesung aktiv mitzuwirken, oder hat er ein Ziel vor Augen, nämlich die Alltagsaktivitäten oder den Sport bald wieder aufzunehmen? Eine solche Perspektive ist für den Behandlungserfolg sehr wichtig – kann aber kaum entwickelt werden, wenn „chronisch“ im Sinne von „so gut wie aussichtslos“ verstanden wird.

Dem FDM zufolge kann nur das Triggerband überhaupt eine Chronizität entwickeln. Was ist nun damit gemeint?

Die Chronizität im FDM ist an eine besondere Gewebsformation gekoppelt: an Verklebungen (Adhäsionen) im Gewebe. Jedes Triggerband kann prinzipiell von selbst heilen, da der Körper sofort mit der Selbstreparatur beginnen wird. Diese Selbstreparatur des Körpers funktioniert prinzipiell immer, wenn auch bei älteren Menschen etwas langsamer. Die Selbstheilung des Körpers ist im FDM ein wichtiger Aspekt. Die Frage ist nur: Welche Bedingungen muss ich schaffen, damit ein Körper wieder heilen kann oder wieder gesund wird?

Beim Triggerband können wir uns die Situation wie folgt erklären: Die Verdrehung und die Verletzungen im Bereich der Crosslinks führen dazu, dass der Heilungsprozess einsetzt. Wie erläutert, ist eine sinnvolle Reparatur nur dann möglich, wenn das Gewebe unter eine physiologische Belastung kommt, also normal bewegt wird. Wenn keine physiologische Belastung zugelassen wird, fehlt eine wichtige Information für eine gesunde Heilung. Diese liegt vor, wenn die verletzten bandartigen Faszien wieder zur normalen Ausrichtung finden: Die Strukturen, die zusammengehören, müssen wieder zusammenkommen,

▼

▼

und andere Strukturen, die nicht zusammengehören, müssen durch Bewegung und Aktivität wieder voneinander gelöst werden. Bewegung ist daher ein wichtiger Informationsgeber für eine gesunde Heilung eines Triggerbandes.

Chronizität liegt vor, wenn die Heilung unphysiologisch verlaufen ist und sich Adhäsionen gebildet haben. Dies ist z. B. bei Patienten der Fall, deren verletzte Gliedmaße durch einen Verband oder eine Schiene ruhiggestellt wurde. Hier erhalten die verletzten Faszien nicht die Information, die sie für ihre Selbstheilung benötigen, nämlich an welchen Stellen sie sich wieder zusammenfügen sollen. Bei Patienten, die über einen längeren Zeitraum zunehmende Beschwerden beschreiben, erkennen wir, dass chronische Triggerbänder einen entscheidenden Anteil an den Beschwerden haben.

Auch im FDM gibt es somit eine Chronizität. Dieser Zustand bedeutet für uns als Therapeuten aber keine Sackgasse, weil wir eine Erklärung dafür haben und eine Möglichkeit, ihn aufzulösen: Wir müssen die Verklebungen lösen, also eine Adhäsiolyse durchführen. Das wird auch in anderen medizinischen Konzepten so gesehen und durchgeführt: So werden z. B. chronische Schmerzen im Unterbauch oft auf Verwachsungen im Bauchraum zurückgeführt, die durch ein operatives Vorgehen gelöst werden sollen. Abgesehen davon, dass dies wie jede Operation zu neuen Problemen führen kann (weil eine Narbe entsteht, bei deren Heilung neue Adhäsionen entstehen können), ist dies ein Schnittpunkt zwischen dem traditionellen medizinischen Handeln und dem des FDM. (Nach Typaldos können sich Triggerbänder mit Adhäsionen auch an Zylinderdistorsionen oder Faltdistorsionen heften und aus diesen ein chronisches Geschehen machen, z. B. [114], S. 106.)

Laut Typaldos und auch nach unserer Erfahrung gibt es einige wichtige Aspekte, die den Prozess der Chronifizierung noch verstärken können. Dazu gehören:

1. Wärme
2. körperliche Schonung
3. Ruhigstellung der verletzten Gliedmaße

Wärme

In vielen therapeutischen Konzepten wird gern mit Wärme gearbeitet, z. B. bei Rücken- oder Nackenschmerzen oder Arthrose. Wärme kann

▼

▼

physiologisch jedoch als problematische Therapie betrachtet werden, weil sie zu einer überschießenden Aktivität der Fibroblasten führt. Durch die Wärmezuführung (Hyperämisierung) kommt es zu mehr Flüssigkeit im Gewebe. Dies ist eine physiologische Reaktion. Dadurch erhöht sich die Flussgeschwindigkeit im Gewebe. Die Fibroblasten, die sich in dieser Flüssigkeit bewegen, werden durch die Umspülung mit der Gewebsflüssigkeit verstärkt aktiv. Nach dem FDM bewirkt die erhöhte Fibroblastenaktivität, dass das Gewebe schneller zusammenklebt und vernarbt. Das Problem verstärkt sich, wenn nicht nur eine solche überschießende Wundheilungsreaktion hergestellt, sondern gleichzeitig die Aktivität zurückgefahren wird (entweder unbewusst aufgrund der Beschwerden oder bewusst aufgrund der Vorgaben des Arztes oder Therapeuten).

Unsere Erfahrung als FDM-Therapeuten bestätigt dies: Menschen, die häufig und regelmäßig Wärme zuführen (speziell Rückenpatienten, bei denen Wärme im Zusammenhang mit anderen physikalischen Therapien wie Massage gerne angewandt wird), empfinden Wärme grundsätzlich als angenehm. Sie erfahren jedoch nur kurzfristig eine Linderung ihrer Beschwerden. Über einen langen Zeitraum gesehen kommt es zu keiner Heilung, sondern im Gegenteil: Die Wärme verstärkt die Adhäsionen, sodass ein Prozess der Chronifizierung einsetzt. Wärme ist somit als therapeutischer Weg gerade für Triggerbänder definitiv negativ zu bewerten. Es gilt daher genau zu prüfen, in welchem Zusammenhang Wärme therapeutisch eingesetzt wird und ob dies wirklich eine sinnvolle Therapie ist, mit der ein Patient langfristig positive Effekte erzielt.

Körperliche Schonung

Die Ausbildung chronischer Triggerbänder wird außerdem verstärkt durch körperliche Schonung. Dies lässt sich gerade anhand einer Struktur wie der bandartigen Faszie gut verständlich machen. Wie oben erwähnt, entstehen im Körper manchmal ohne von außen wirkende Kräfte Triggerbänder – möglicherweise im Sinne eines Trainings der Anpassungsfähigkeit des Körpers an die Umwelt. Wenn wir den Körper in normaler Art und Weise benutzen, z. B. im Alltag oder bei sportlicher Aktivität, wird er immer wieder kleinere Triggerbänder ausbilden, die sich manchmal

▼

▼

durchaus in leichten Schmerzen oder vorübergehenden Bewegungseinschränkungen äußern können. Er wird sich aber im Regelfall durch Aktivität immer wieder selbst reparieren. Dies ist ein normaler Prozess. Der Mensch ist dafür gebaut, sich rasch anzupassen und kurzzeitige Belastungsspitzen auszugleichen. Dies ist aber nur bei Aktivität möglich. Unterbrechen wir dann aber unsere Bewegung und schonen unseren Körper, können sich die Probleme verstärken. Denn Schonung ist ein Zustand, der die Chronifizierung von Triggerbändern verstärkt und zu längerfristigen Beschwerden führt.

Ruhigstellung der verletzten Gliedmaße

Die Ruhigstellung der verletzten Gliedmaße, verstanden als therapeutische Komponente, ist der 3. Aspekt, der die Chronifizierung von Triggerbändern verstärkt. Ruhigstellung spielt z. B. im orthopädischen Konzept eine große Rolle. So wird beispielsweise ein verstauchter Knöchel meist ruhiggestellt mit der Begründung, dass man ihn entlasten möchte; dasselbe gilt für Verstauchungen von Knie, Hand oder Schulter. Für einen physiologischen Heilungsprozess benötigt der Körper aber beständig Informationen darüber, in welche Richtung die Heilung verlaufen und wie die Funktion des verletzten Körperteils aussehen soll. Diese Informationen erhält er nur bei normaler Bewegung und Belastung.

Das FDM gibt uns eine Beschreibung, wie eine bandartige Faszie funktioniert, wie sie sich repariert und welche Behandlungsmöglichkeiten sich aus Sicht des FDM ergeben. Dies zu wissen und auch dem Patienten mitzuteilen fördert den Heilungsprozess, da Behandlung und Heilung plausibel und nachvollziehbar sind: Es gilt, die getrennten Faszien wieder einander anzunähern bzw. sie in die korrekte Richtung auszurichten und es ihnen durch beständige Reize in Form von Bewegung und Belastung zu ermöglichen, die physiologische Funktion wiederzuerlangen. Hierfür kommt die Triggerbandtechnik zur Anwendung.

6.2 Diagnose

6.2.1 Gestik

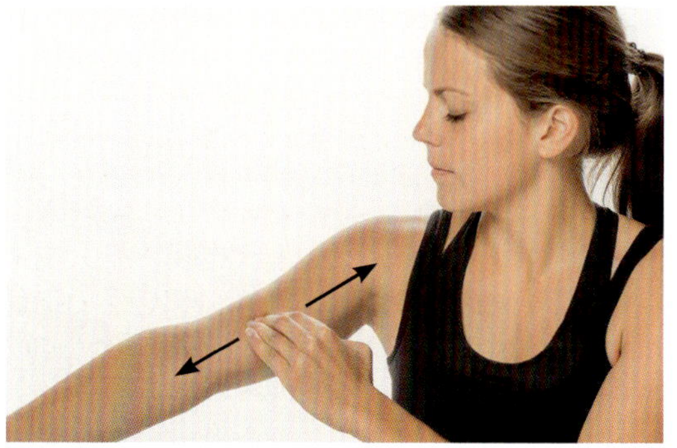

▸ **Abb. 6.2** Gestik Triggerband anteriorer Arm.

Die Gestik eines Patienten mit einem Triggerband ist recht klar: Er zeigt den schmerzenden Verlauf, indem er mit einem oder mehreren Fingern entlang einer Linie streicht (▸ **Abb. 6.2**). An dieser Linie befindet sich das Triggerband. Dabei kann es sein, dass der Patient nur einen Teil zeigt und nicht den kompletten Verlauf. Deshalb ist es wichtig, dass der Therapeut eine Vorstellung davon hat, wo möglicherweise Anfang und Ende des Triggerbandes sein können.

6.2.2 Anamnese

Der Patient äußert folgende Beschwerden:

Ziehende und brennende Schmerzen

Der Patient unterstreicht die Gestik – das Zeigen der schmerzhaften Linie – meistens mit bestimmten Begriffen; so spricht er von ziehenden oder brennenden Schmerzen. Diese beiden Begriffe sind typisch und werden meistens im Zusammenhang mit Triggerbändern benutzt. Sie erklären sich wie folgt:

- Die Schmerzen sind **ziehend**, weil eine verdrehte bandartige Faszie nicht mehr so lang ist wie eine gesunde bandartige Faszie. Aufgrund der Verkürzung kommt es zu einer Bewegungseinschränkung und zu einer Wahrnehmung eines Zuges im Gewebe; daher spricht der Patient davon, dass etwas „zu kurz" bzw. „ziehend" ist.
- Die Bezeichnung der Schmerzen als **brennend** ist insofern gut nachvollziehbar, als es sich bei dem Triggerband um eine Wunde handelt und der Patient möglicherweise diesen Wundheilungszustand beschreibt.

Bewegungseinschränkungen

Die Patienten berichten von Einschränkungen der Bewegung. Wie erwähnt kommt es bei einem Triggerband zu einer Verkürzung im Bereich der Faszie. Die so veränderte Faszie lässt damit keine freie Bewegung mehr zu. Die Bewegungseinschränkung ist somit eine typische Beschwerde bei Triggerbändern.

Schwäche in der Muskulatur

Patienten geben ein Schwächegefühl an. Meist setzen sie diese Beschreibung in Bezug zur Muskulatur. Dieser Befund lässt sich physiologisch gut erklären, weil sich bei einem Triggerband die Propriozeption verändert. Wie im Kap. 4.2.3 zu den Faszien beschrieben, ist die Faszie zuständig für die Propriozeption. Wenn es zu einer Verdrehung und Verformung der Faszie kommt, verändert sich diese Wahrnehmung, und der Patient erhält keine korrekte Information mehr über den Zustand der Muskelspannung. Dabei wird nicht nur die Propriozeption, also die Informationsaufnahme, verändert, sondern auch die tatsächliche motorische Ausführung, denn durch die fehlerhafte Information kann auch die Muskulatur nicht mehr korrekt gesteuert werden. So erleidet der Patient eine Schwäche in der jeweiligen Körperregion, kann möglicherweise den Arm nicht mehr heben, oder verspürt eine Schwäche in der Rumpfmuskulatur, weil er die Muskulatur nicht richtig steuern kann.

Die bandartige Faszie ist außerdem eine Struktur, die die Fähigkeit zur Kontraktion besitzt. Das heißt, es werden Kräfte übertragen, die dadurch der Muskulatur helfen, zu arbeiten. Wenn die bandartige Faszie aufgrund einer Verdrehung nicht mehr korrekt ausgerichtet ist, werden diese Kräfte nur noch ungenügend übertragen. Daraus resultiert ebenfalls Schwäche.

Diese Schwäche liegt somit nicht daran, dass der Patient zu wenig Muskulatur hat! Die im klassischen medizinischen Konzept gängige Vorstellung, dass Schwäche durch zu wenig Muskulatur entsteht, ist nur in den seltensten Fällen nachvollziehbar. Vielmehr sehen wir das Triggerband als eine der Hauptursachen, warum Patienten in bestimmten Regionen des Körpers eine Schwäche entwickeln: Sie entsteht durch eine Fehlwahrnehmung, eine Fehlmessung und eine Fehlinformation der verletzten Faszie an die Muskulatur.

Verlust der Feinmotorik und Balance

Grund für diese häufig berichteten Beschwerden ist die gleiche Situation: eine Fehlinformation im Sinne der Propriozeption und Weiterleitung von Information an die Muskulatur. Die Faszie ist ein wichtiger Kommunikationspartner. Für die Feinkoordination von Bewegungen ist nicht von primärer Bedeutung, dass der Nerv die Muskulatur steuert. Vielmehr wird die Faszie als Kommunikationsnetzwerk benötigt. Nur so ist eine gute Koordination möglich, um z. B. auf einem Bein zu stehen oder um eine gezielte Bewegung auszuführen. Bei einem Triggerband kommt es zu einem Verlust dieser feinkoordinativen Abstimmung und zu einem Verlust der Balance. Dies beschreibt uns der Patient in der Anamnese.

6.2.3 Untersuchung

Bei der Untersuchung des Patienten können wir die Bewegungseinschränkung überprüfen. Sie ist meistens in einer oder mehreren Ebenen nachweisbar. Ein Triggerband kann somit durchaus in verschiedenen Richtungen zu einer Einschränkung der Bewegung führen. Während der Bewegung verstärkt der Patient häufig seine Gestik oder seine Beschreibung.

Diese Überprüfung der Bewegung ist wichtig: einmal um die Diagnose zu überprüfen, aber auch als eine Art Provokation, um dem Patienten zu zeigen, was er kann und was nicht. So können wir nach der Behandlung des gezeigten Triggerbandes sofort erkennen, ob es besser geworden ist. Das ist ein wichtiger Aspekt in der gesamten Behandlung nach dem FDM: dass man eine sofortige Veränderung der Beweglichkeit wahrnehmen kann, eine sofortige Verringerung der Schmerzintensität und eine sofortige Verbesserung der Funktion. Dies ist besonders dann der Fall, wenn vor der Behandlung die Bewegungseinschränkung getestet wurde und diese mit Schmerzen verbunden war. Die Bewegungstests spielen in der gesamten Behandlungsstrategie somit eine große Rolle.

Palpation

Den Verlauf eines Triggerbandes können wir palpieren. Die Verdrehung des Faszienbandes ist meist als Verhärtung tastbar, und zwar in der Regel über den gesamten Verlauf, also von einem Crossband bis zum anderen Crossband. Der Patient nimmt diesen Verlauf durch eine mehr oder weniger starke Druckschmerzhaftigkeit wahr.

6.3 Behandlung

6.3.1 Triggerbandtechnik

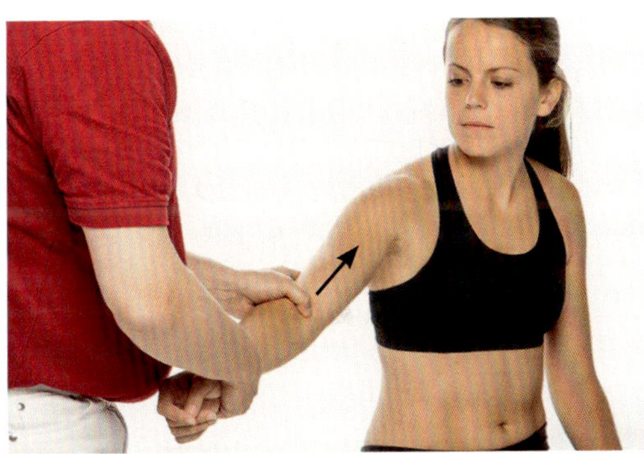

▸ **Abb. 6.3** Triggerbandtechnik anteriorer Arm, Startpunkt ist der proximale Unterarm distal der Fossa cubitalis.

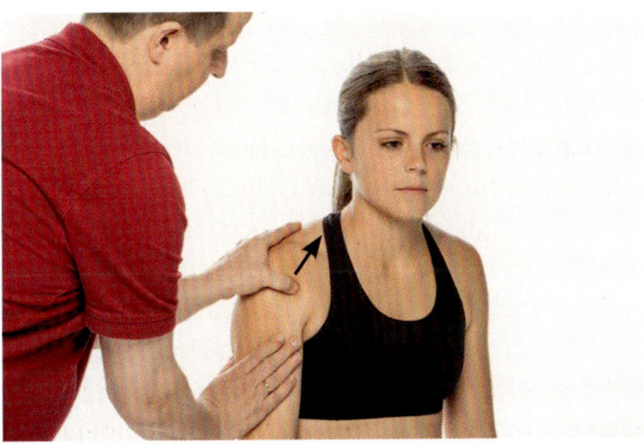

▸ **Abb. 6.4** Triggerbandtechnik anteriorer Arm, der Verlauf liegt anterior am Oberarm und führt über die Schulter und Klavikula.

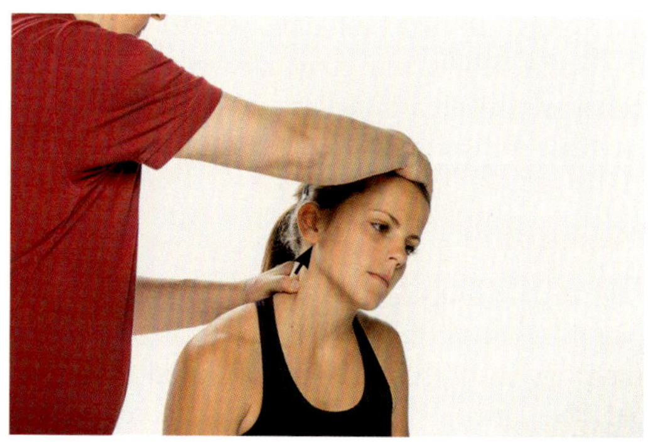

▶ **Abb. 6.5** Triggerbandtechnik anteriorer Arm, es endet am gleichseitigen Processus mastoideus.

Ein Triggerband wird immer mit der Triggerbandtechnik behandelt. Dabei wird die verdrehte Faszie ausgedreht, die getrennten Fasern wieder aneinandergefügt und zugleich möglicherweise Adhäsionen im Gewebe gelöst.

Die Triggerbandtechnik ist die Technik, die Typaldos selbst bei seinen Patienten gelernt hat, indem er ihren Anweisungen gefolgt ist: Er musste auf einen bestimmten Startpunkt drücken, dem angegebenen Verlauf folgen und die Faser bis zum Ende ausdrehen. Das Resultat war eindrucksvoll: eine augenblickliche Linderung der Beschwerden.

Die Triggerbandtechnik ist eine Technik, die wir bei fast allen Patienten benutzen, weil fast alle Patienten Triggerbänder haben.

Von der Grundidee her ist diese Technik ideal, weil wir damit alle Zustände des Triggerbandes behandeln können: Wir können sowohl ein akutes Triggerband ausdrehen als auch ein chronisches Triggerband lösen, weil wir in der Tiefe die Verklebungen (Adhäsionen) der Faszie erreichen. Man kann dies als Adhäsiolyse mit dem Daumen bezeichnen, als Chirurgie mit den Händen. Einige Patienten sprechen auch davon, dass sich diese Technik anfühlt, als ob man das Gewebe aufschneidet.

Die Triggerbandtechnik funktioniert folgendermaßen: Man setzt den Daumen am Anfang der bandartige Faszie an (man orientiert sich also an den Crossbands) und fährt mit adäquatem Druck an der palpierten Verhärtung des Triggerbandes entlang (▶ **Abb. 6.3**). Diesem Weg folgt man mit gleichbleibendem Druck bis zum Ende (▶ **Abb. 6.4** und ▶ **Abb. 6.5**). So wird die Verdrehung vor dem Daumen hergeschoben. Am Ende des Faszienbandes kommt es zur Ausdrehung. Anschließend wird der Erfolg der Behandlung durch Bewegung evaluiert.

Interessant ist, dass die Patienten oft während der Triggerbandbehandlung angeben, wohin die Verdrehung führen wird (also noch bevor der Therapeut in der genannten Region angekommen ist). Sie können somit den Verlauf der Verdrehung im Voraus spüren. Diese Beobachtung machte auch Typaldos ([114], S. 277):

> *„The patient's awareness of the course of the triggerband pathway some distance ahead of the actual point of the triggerband treatment."*

Diesen Effekt nannte er **Scheinwerfer-Effekt** (headlight effect). Für den Therapeuten kann es eine wertvolle Information sein, wenn die Patienten diese Wahrnehmung während der Behandlung mitteilen.

Analogie: Ziplock-Verschluss

Zum Verständnis des Triggerbandes nutzt Typaldos eine Analogie ([114], S. 20 f.): Plastiktüten können mithilfe eines sog. Ziplock-Verschlusses schnell und einfach geschlossen werden. Wenn man diese mit geöffnetem Verschluss auf den Tisch legt und dann den Verschluss mit dem Daumen von Anfang bis zum Ende verschließt, spürt man zum einen die feste Struktur des Bandes, zum anderen die kleine Welle, die man vor dem Daumen bis zum Ende der Tüte entlangschiebt (▶ **Abb. 6.6**). Ähnlich ist die Wahrnehmung bei der Behandlung eines Triggerbandes. Diese Analogie hilft auch dabei, sich vorzustellen, dass bei einem nicht bis zum Ende ausgedrehten Triggerband die Verdrehung schnell wieder auftreten kann: Die Plastiktüte öffnet sich in der Regel rasch wieder. Wir müssen das Triggerband daher im kompletten Verlauf verschließen bzw. ausdrehen, damit der Erfolg anhaltend bleibt.

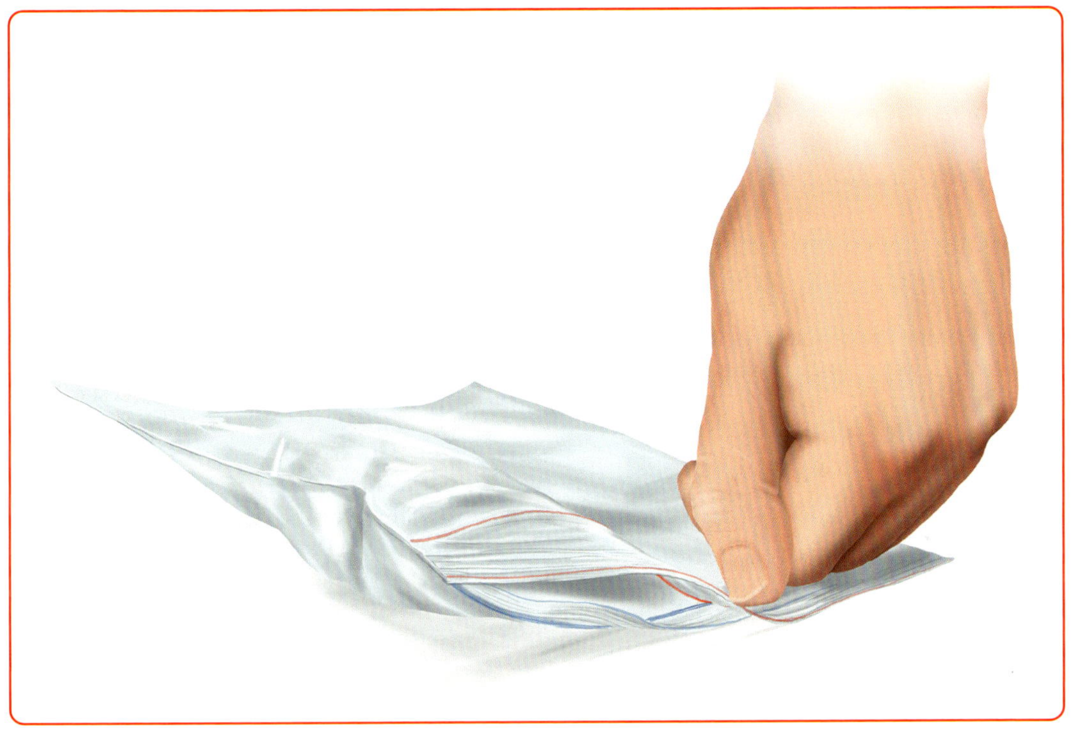

▶ **Abb. 6.6** Ziplock – dem wiederverschließbaren Frischhaltebeutel nachempfunden. Das Zuschieben des Verschlusses entspricht der Behandlung.

Exkurs

Operative Verfahren der Triggerbandbehandlung

Ziel jeder Triggerbandbehandlung ist es, dass am Ende die verdrehten Fasern wieder ausgedreht, Fasern aneinandergefügt und Adhäsionen gelöst sind. Wir gehen hierfür im Rahmen der Typaldos-Methode rein manuell vor. Da das FDM methodenneutral ist, ist hierfür aber prinzipiell jede Methode oder Vorgehensweise geeignet, die dieses Ziel verfolgt.

Auch wenn einige Begriffe nur innerhalb des FDM verwendet werden und verständlich sind, z. B. Zylinderfaszie, gibt es Überschneidungen mit Begriffen der klassischen Medizin. Ein Beispiel hierfür ist der Begriff Adhäsion: Das Verkleben von Faszien ist mittlerweile in verschiedenen Kontexten bekannt. Forschungen haben gezeigt, dass Faszien bei Inaktivität verkleben können. Besonders schwerwiegend sind Adhäsionen aber postoperativ: So treten sie praktisch nach allen Operationen auf, vor allem nach Bauchoperation ([51], S. 6). Sie können dort zu Verwachsungen führen und starke Beschwerden verursachen und durch erneut erforderliche Operationen hohe Folgekosten verursachen. Um Adhäsionen zu vermeiden, könnten verschiedene Methoden eingesetzt werden, z. B. das Einbringen von Flüssigkeit oder Gel in den Bauchraum. Die besten Resultate werden durch Folien erzielt, die bei der Operation als Trennschicht eingelegt werden. Eine solche Adhäsionsprophylaxe wird jedoch nicht routinemäßig durchgeführt [27].

Eine Operation zur Lösung von Adhäsionen kann auch als Behandlung einer Fasziendistorsion verstanden werden. Das Dilemma bleibt, dass jede Operation durch das Trennen von Fasern und den normalen körperlichen Heilungsverlauf immer wieder neue Adhäsionen erzeugt. Die „Chirurgie ohne Messer“ erscheint deshalb von der Grundidee zunächst sinnvoller.

6.3.2 Erhöhung der Effektivität

Die Triggerbandtechnik ist vom Grundprinzip her leicht nachvollziehbar und anwendbar. Erfahrungen damit haben gezeigt, dass der Therapeut bestimmte Dinge berücksichtigen oder flexibel anwenden sollte, um den Behandlungserfolg zu erhöhen: So kann die Druckintensität variiert werden, ebenso die Richtung der Behandlung. Der Therapeut sollte bedenken, dass möglicherweise parallel liegende Triggerbänder vorliegen, die behandelt werden müssen, und er kann das zu behandelnde Gewebe vorab in eine verstärkte Vorspannung bringen.

Abgestimmte Intensität

Für die Effektivität und Nachhaltigkeit der Behandlung ist es wichtig, dass der Druck, der auf das Gewebe gerichtet wird, so stark ist, dass das Faszienband wirklich erreicht wird. Der Therapeut darf nicht zu oberflächlich sein, weil der Daumen sonst das verdrehte Band tief im Gewebe nicht erreicht und keinen Effekt hat. Andererseits darf er nicht zu tief ins Gewebe gehen, weil sonst unnötig Gewebe in Mitleidenschaft gezogen wird (▶ **Abb. 6.7**).

Der erforderliche Druck variiert je nach Körperregion, Gewebe und Gewebstyp des Menschen: Manchmal ist starker Druck vonnöten, damit in der Tiefe auch das Gewebe erreicht wird, manchmal ist deutlich weniger Druck nötig.

Um die richtige Intensität herauszufinden, ist es wichtig, dass man in Kommunikation mit dem Patienten bleibt. Die Behandlung ist für den Patienten fast immer schmerzhaft, da wir in dieser schmerzhaften Struktur arbeiten. Der Patient gibt das mehr oder weniger deutlich an.

Die Druckintensität hat auch mit Erfahrung zu tun, die der Therapeut benötigt, damit er einen guten Effekt für die Behandlung erzielt. Der Druck muss manchmal auch während der Behandlung variiert werden.

Richtung

Vom Grundsatz kann jedes Triggerband in 2 Richtungen behandelt werden. Üblicherweise werden aus verschiedenen Gründen (z. B. Ergonomie) bestimmte Richtungen bevorzugt durchgeführt. Wenn die Behandlung in eine Richtung nicht den erwünschten Erfolg erzielt hat, ist es sinnvoll, den gleichen Verlauf in die andere Richtung zu behandeln.

Wenn ein Patient mit seiner Gestik deutlich eine Richtung für das Band zeigt, so sollte man es auch in diese Richtung ausdrehen. Manchmal ist die Behandlung in eine Richtung deutlich schmerzhafter als in die andere. Erfahrungsgemäß ist die schmerzhaftere Richtung oft die effektivere.

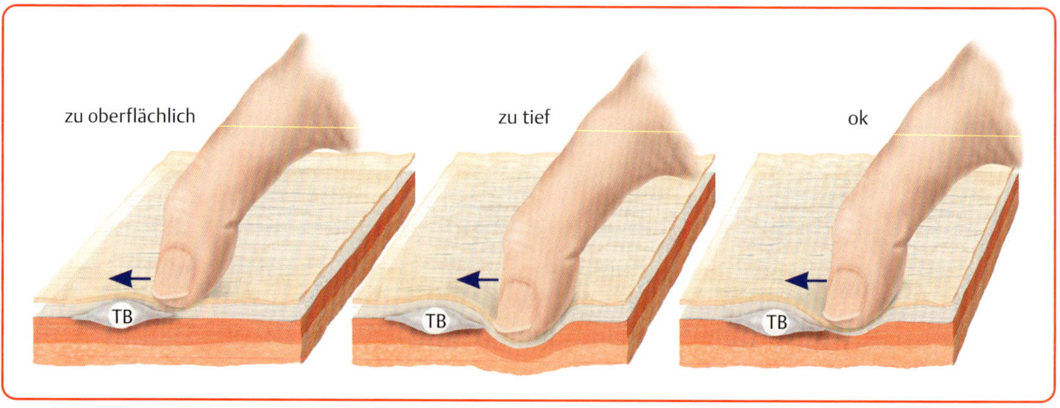

▶ **Abb. 6.7** Von links nach rechts – kein Effekt: Daumen drückt durch die Hautoberfläche nur bis zum oberen Rand des Triggerbandes; zu tief: Daumen drückt an dem Triggerband vorbei in eine tiefere Schicht; richtig/okay: Daumen erreicht genau die richtige Tiefe neben dem Triggerband, um es dann zu schieben.

Berücksichtigen parallel verlaufender Triggerbänder

Es kann sein, dass es bei einem Patienten mehrere Triggerbänder gibt, die parallel liegen. Wenn nach der Behandlung eines Triggerbandes der Patient weiterhin Beschwerden entlang der gleichen Linie angibt und sich in der Evaluation eine weiterhin bestehende Bewegungseinschränkung zeigt, besteht eine große Wahrscheinlichkeit, dass mehrere parallele Linien vorhanden sind. Das ist keine anatomische Erklärung, sondern leitet sich aus der Darstellung des Patienten ab, der immer noch Triggerbänder wahrnimmt und beschreibt. In diesem Fall sollte in einer parallelen Bahn eine weitere Triggerbandbehandlung durchgeführt werden. Diese parallelen Bahnen spielen besonders dann eine Rolle, wenn beim Patienten Adhäsionen vorliegen. Dann müssen wir quasi in verschiedenen Bahnen durch das Gewebe wie auf einer mehrspurigen Autobahn, um wirklich alle Adhäsionen zu lösen.

Verstärkung der Vorspannung des Gewebes

Jede Triggerbandbehandlung sollte in einer Gewebsvorspannung durchgeführt werden, weil so der Zugang zur bandartigen Faszie und damit zum Verlauf des Triggerbandes verbessert wird. Diese Vorspannung muss manchmal deutlich erhöht werden, besonders dann, wenn die ersten Behandlungsschritte nicht den gewünschten Erfolg gebracht haben. Dabei gilt es eine besondere Position zu finden, durch die die bandartige Faszie noch stärker unter Spannung kommt. Oft hat der Patient selbst eine gute Idee, welche Position dafür geeignet ist. Gerade sportlich aktive Menschen wissen, in welcher Position sie die Schmerzen am stärksten auslösen können. In dieser Position sollten die Triggerbänder behandelt werden.

7 Hernierter Triggerpunkt (herniated triggerpoint, HTP)

Der HTP, eine Vorwölbung von Fasziengewebe durch eine andere Faszienebene, ist die 2. von Typaldos beschriebene Fasziendistorsion. Wie das Triggerband kommt er recht häufig vor, ist relativ klar zu erkennen und zu behandeln. Nach dem Zurückdrücken der Vorwölbung besteht die Distorsion nicht mehr, und die Beschwerden sind verschwunden.

7.1 Grundlagen

7.1.1 Beschreibung

Der HTP hat weder etwas mit dem Triggerpunkt aus der Triggerpunkttherapie zu tun, noch handelt es sich um eine Hernie im klassisch internistischen Sinn. Vielmehr wird er definiert als Vorwölbung eines Gewebes in eine parallele Faszienschicht hinein.

Im Körper gibt es glatte (smooth) Faszien, die Räume voneinander abgrenzen. Eine solche Abtrennung ist nötig, um Bewegung zu ermöglichen: Die glatten Faszien sind so gebaut, dass sie sich gegeneinander bewegen können. Jedoch gibt es auch physiologische Lücken, nämlich dort, wo Strukturen (z. B. Gefäße, Nerven, Muskeln oder Sehnen) durch eine Faszie hindurchtreten. Durch eine solche Lücke kann sich unter bestimmten Bedingungen Gewebe hindurchdrücken und eine Protrusion, eine Vorwölbung bilden (▶ **Abb. 7.1**). Diese wird als HTP bezeichnet.

7.1.2 Entstehung

Auslöser für eine solche Vorwölbung ist meist eine bestimmte Bewegung oder Aktivität, bei der starker Druck in einem Raum, z. B. Bauch oder Thorax, aufgebaut wird. Dies kann beispielsweise beim Lachen, Husten, Niesen, Heben eines schweren Gegenstandes oder starken Pressen beim Stuhlgang der Fall sein. Dadurch erhöht sich der Druckgradient zwischen benachbarten Räumen, und die eine Faszienschicht drückt gegen die andere. Dabei kann sich Gewebe durch eine physiologische Lücke, eine Bruchpforte vorwölben, sodass dieses eingeklemmt wird.

Info

Weitere Pathomechanismen zur Entstehung von HTPs sind denkbar, da nicht immer klar ist, aus welchem Raum das hernierte Gewebe stammt.

Ein HTP kann plötzlich entstehen, aber auch allmählich, d. h., durch mehrere kleine Aktivitäten kommt es nach und nach zur symptomatischen Protrusion.

7.1.3 Anatomische Lokalisierung

Ein HTP kann annahmegemäß nur dort auftreten, wo sich Gewebe durch eine Bruchpforte in einen benachbarten Raum vorwölben kann. Diese anatomische Bedingung ist nur am Rumpf gegeben. So gibt es häufig beschriebene HTPs am Nacken, Rücken, Bauch, Gesäß und Beckenboden.

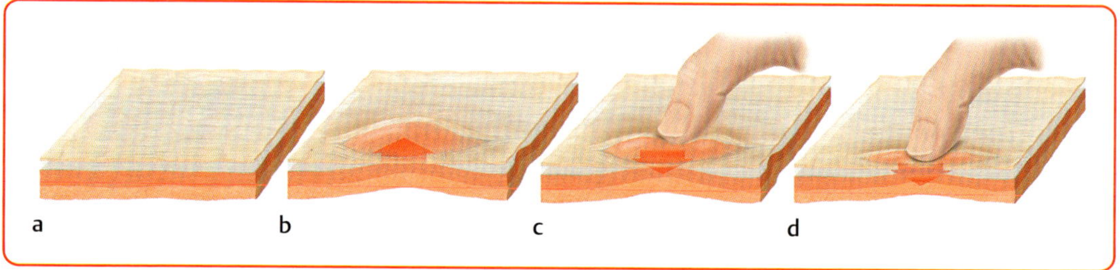

▶ **Abb. 7.1** Hernierter Triggerpunkt. Glatte Faszien liegen parallel zueinander (a), im Bereich von Lücken kann es zur Protrusion kommen (b), diese wird vom Therapeuten palpiert (c) und zurückgedrückt (d), sodass am Ende der ursprüngliche Zustand wiederhergestellt ist (a).

Der amerikanische FDM-Instruktor Todd Capistrant D.O. beobachtet auch HTPs an anderen Regionen, z. B. den Extremitäten. Diese Hypothese wird zum einen durch die Gestik seiner Patienten gestützt, zum anderen durch die therapeutischen Erfolge. Wenn sich die Annahme bestätigt, könnte dies in der Zukunft zu einer Weiterentwicklung des Modells führen.

7.1.4 Formen

Typaldos hat 2 Formen des HTP beschrieben ([114], S. 266):

- Am häufigsten ist der non-banded HTP, eine Protrusion durch eine nicht bandartige Faszienebene. Das bedeutet: Nach Rückführung schließt sich die Bruchpforte physiologisch von allein.
- Seltener ist der banded HTP, eine Protrusion durch eine bandartige Faszie, die möglicherweise noch durch ein Triggerband festgehalten wird. Bei dieser Form muss nach der Reponierung direkt im Anschluss das Triggerband ausgedreht werden.

7.1.5 Mögliche Heilungsverläufe

Der HTP bleibt so lange bestehen, bis das Gewebe wieder zurückgedrückt wird. Er ist somit permanent. Er muss aber nicht immer in gleicher Weise symptomatisch sein, da sich die Bruchpforte mal mehr, mal weniger einengt. Kommt es zu einer verstärkten Gewebsspannung, wird die Bruchpforte das protruierte Gewebe mehr einklemmen und der Patient stärkere Beschwerden haben.

Der HTP bleibt permanent, da die Bruchpforte, an der sich das Gewebe in den benachbarten Raum vorwölbt, also die Durchtrittstelle, per se nichts Pathologisches ist. Auch das Fasziengewebe, das sich dort hindurchschiebt, ist physiologisch. Bei der Protrusion handelt es sich somit nicht um eine Wunde. Daher setzt auch kein Heilungsprozess ein; vielmehr bleibt der HTP bestehen. Dieser Zustand ist allerdings nicht chronisch, da es zu keinen Adhäsionen kommen kann. Ein HTP kann im optimalen Fall mit einer Behandlung komplett reponiert werden.

7.2 Diagnose

7.2.1 Gestik

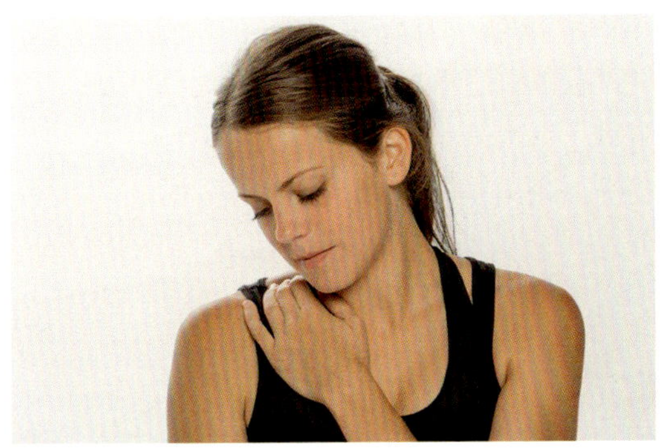

▸ **Abb. 7.2** Gestik SCHTP.

Die Patienten drücken mit dem Daumen oder mehreren Fingern in ein spezifisches Areal am Rumpf (▸ Abb. 7.2). Ob der Daumen oder die Finger benutzt werden, liegt meist an der ergonomisch leichteren Erreichbarkeit für den Patienten. Dabei drücken die Patienten nicht nur zum Zeigen des Schmerzpunktes, sondern das Drücken entlastet den Patienten auch. Manchmal ist es so, dass die Patienten Finger oder Daumen gar nicht wegnehmen können, da ansonsten der Schmerz zu stark würde.

7.2.2 Anamnese

Die Patienten beschreiben einen dumpfen, mehr lokalen Schmerz. Die Schmerzen sind permanent und werden bei bestimmten Bewegungen verstärkt. Manchmal berichten Patienten von einem spezifischen Auslöser.

7.2.3 Untersuchung

Die Vorwölbung durch eine andere Faszienebene führt zu einer Bewegungseinschränkung der benachbarten Gelenke und Körperregionen. Diese Bewegungseinschränkung steht oft im Vordergrund der Beschwerden. Oft hängt die Stärke der Beschwerden auch von bestimmten Positionen ab: Eine Position kann so gut wie beschwerdefrei sein, eine andere hingegen stark schmerzend. Das hängt mit der Bruchpforte zusammen: In der einen Position kommt es zu einer Entspannung, in der anderen zur Anspannung der Bruchpforte und damit zu verstärkten Schmerzen.

Klassisches Beispiel eines HTP ist der SCHTP, ein HTP im Schulter-Nacken-Bereich. Er beeinflusst in hohem Maße die Beweglichkeit der Schulter (insbesondere die Abduktion und Innenrotation) und die Beweglichkeit von Kopf und Nacken (insbesondere die Rotation). Andere HTPs am Rumpf führen zu vergleichbaren Problemen, jeweils auf benachbarte Gelenke bezogen.

Die Vorwölbung ist vom Therapeuten meist gut palpierbar. Diese Größe der tastbaren Gewebsprotrusion kann recht unterschiedlich sein; allerdings können kleine, manchmal kaum palpierbare HTPs extrem starke Beschwerden verursachen.

7.3 Behandlung

7.3.1 HTP-Technik

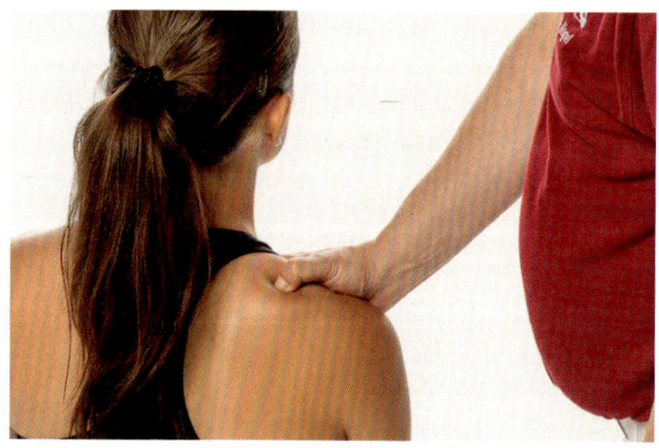

▸ **Abb. 7.3** HTP-Technik SCHTP.

Ziel jeder Behandlung eines HTP ist die Reposition des hernierten Gewebes und der Verschluss der Bruchpforte. Dabei hat sich die manuelle Vorgehensweise nach Typaldos bewährt.

Bei der HTP-Technik handelt es sich um eine direkte Umsetzung der Gestik der Patienten: Der Patient drückt mit relativ starkem Druck in das Gewebe, als wolle er die Vorwölbung wieder zurückdrücken bzw. durch die Finger oder den Daumen ein weiteres Vorschieben verhindern. Dieser Druck entlastet das Gewebe. Der Therapeut ertastet die Protrusion am gezeigten Punkt; der Patient wird ihm den richtigen Punkt bestätigen. Nun wird der Druck verstärkt und das protruierte Gewebe mit Kraft und Finesse zurückgedrückt (▸ **Abb. 7.3**).

Kraft und Finesse bedeuten, dass wir unter Aufwendung starker Kraft den Vektor suchen, bei dem wir spüren, dass das Gewebe langsam in die Tiefe gleiten kann. Dieses In-die-Tiefe-Gleiten können sowohl der Patient als auch der Therapeut wahrnehmen. Wenn wir hingegen das Gefühl haben, dass wir gegen eine Wand drücken, dann ist der Vektor nicht optimal eingestellt. In diesem Fall müssen wir die Position des Daumens verändern, um so die Lücke zu finden, durch die das Gewebe hindurchgetreten ist. Zu diesem Zweck ist es sinnvoll, eine Position zu wählen, in der der Daumen, mit dem das Gewebe zurückgeschoben wird, variabel positioniert werden kann.

Darüber hinaus kann der Therapeut auch Einfluss auf die Bruchpforte nehmen. Wenn das Gewebe der Bruchpforte entspannter ist, ist die Reposition leichter. Diese Entspannung kann man erreichen, indem die benachbarten Gelenke verschieden positioniert werden. Diese Lücke können wir uns wie eine Theaterkulisse vorstellen. Wenn man die Kulissen (die verschiedenen voreinander liegenden Faszienebenen) etwas verschiebt, kann sich die Lücke vergrößern und einen größeren Blick auf die Bühne freigeben. Wenn man die Kulisse in die andere Richtung verschiebt, wird die Lücke kleiner und möglicherweise auch das Gewebe stärker eingeengt. Der Therapeut sollte versuchen, die Lücke so zu vergrößern, dass das Gewebe schneller und für den Patienten auch weniger unangenehm wieder zurückweicht. So kann beispielsweise bei der Behandlung des SCHTP der Therapeut den Arm des Patienten etwas unter Traktion oder Abduktion bringen. Alternativ oder gleichzeitig kann der Patient eine bestimmte Kopfhaltung (Rotation und Seitneigung) einnehmen. Generell sollte der Patient bei der Behandlung eine Position einnehmen, bei der die Behandlung weniger unangenehm ist, da sich dann die Lücke in einer entspannten Position befindet und so die Reposition leichter und effektiver wird. Bei der Behandlung eines HTP ist es daher wichtig, dass der Therapeut genau auf seine eigene Wahrnehmung und die des Patienten achtet.

Analogie: Das Bild mit dem Kuhstall

Typaldos benutzt ein schönes Bild, um die Vorgehensweise bei der HTP-Technik zu veranschaulichen ([114], S. 29). Wenn ein Bauer versucht, seine Kühe in einen Stall zu bringen, werden die Kühe die Stalltür nicht freiwillig aufsuchen. Der Bauer muss daher Verschiedenes beachten:

1. Er sollte zunächst versuchen, die Tiere so in eine Reihe zu bringen, dass sie gerade vor der Tür stehen. Das bedeutet für die Therapie: Man muss zunächst das Gewebe auffinden und in die richtige Richtung orientieren.
2. Außerdem ist es meistens nötig, dass der Bauer die Kühe motiviert, weiterzugehen. Dies entspricht der aufgewendeten Kraft, die der Therapeut braucht, um das Gewebe durch die Lücke zu bringen.
3. Die letzte Option besteht darin, die Stalltür etwas zu vergrößern, damit die Kühe leichter hindurchkommen. Übertragen auf die HTP-Technik bedeutet dies, dass wir die Bruchpforte im Gewebe variieren können, durch die wir die Vorwölbung wieder zurückschieben müssen.

Wenn das Gewebe zurückgeschoben wurde, spürt der Therapeut eine Entspannung, einen Release. Er sollte den Druck des Daumens noch kurze Zeit aufrechterhalten, damit das Gewebe auch in der Tiefe bleibt und damit sich die über der Bruchpforte liegenden Gewebeschichten, die Kulissen, wieder zusammenschieben können. In diesem Moment des Druckaufrechterhaltens kann das Gewebe etwas massiert werden (Typaldos verwendet hierfür den Begriff des Melkens, milking), damit sich das Gewebe wieder korrekt ausrichten kann.

Gelingt es, den HTP komplett zurückzuschieben, ist diese Fasziendistorsion verschwunden und mit ihr alle Beschwerden, die aufgrund dieser Distorsion entstanden sind (d. h. die funktionellen Einschränkungen der Bewegung und die Schmerzen). Der Patient kann direkt im Moment der Behandlung erkennen, dass es besser ist.

7.3.2 Teilerfolge bei der Behandlung

Bei der Behandlung eines HTP kann es Teilerfolge geben. Wenn wir das Gewebe zurückgeschoben haben und der Patient eine verbesserte Beweglichkeit und eine Verringerung der Schmerzen verspürt, aber noch nicht vollständig beschwerdefrei ist, müssen wir davon ausgehen, dass die Vorwölbung noch nicht komplett zurückgeschoben wurde. Ein solcher Teilerfolg ist durchaus möglich und zunächst akzeptabel. Dabei besteht jedoch die Gefahr, dass sich Teile des Gewebes erneut durch die Bruchpforte hindurchzwängen; dies wird als Rezidiv bezeichnet.

Eine vollständige Reposition ist in einer Behandlung nicht immer möglich. Es ist aber auch nicht sofort zu erkennen, ob die Protrusion komplett zurückgeschoben wurde oder nur ein Teilerfolg vorliegt. Somit muss man immer damit rechnen, dass die verbesserte Bewegung oder die verminderten Schmerzen nach der 1. Behandlung noch einmal schlechter werden. Bei einer Folgebehandlung kann man dann den Rest der Protrusion zurückschieben.

Wir müssen in der strategischen Betrachtung der Therapie darauf gefasst sein, dass der Patient beim 2. Termin wieder die gleichen Beschwerden angibt, der Therapieerfolg also nicht anhaltend war. Für die Behandlung ist dies kein Problem, aber es ist wichtig, dies dem Patienten zu kommunizieren, weil er dadurch auf eventuelle Veränderungen der Beschwerden nach der 1. Behandlung besser vorbereitet ist.

7.3.3 Alternative Behandlungsansätze

Für die HTP-Behandlung hat sich das beschriebene manuelle Vorgehen bewährt. Da das FDM prinzipiell methodenneutral ist, sind aber auch andere Methoden denkbar: Wenn z. B. im unteren Rücken das Gewebe trotz manueller Behandlung nicht in der korrekten Position bleibt, ist ein chirurgischer Eingriff eine Option. Solche Eingriffe wurden schon in den 1960er-Jahren erfolgreich durchgeführt, gerieten aber komplett in Vergessenheit. Inzwischen gibt es einige wenige FDM-Ärzte, die diese Methode wieder aufgenommen und erste positive Erfahrungen gesammelt haben.

In der klassischen Medizin werden Hernien in bestimmten Körperregionen fast immer chirurgisch erfolgreich behandelt (z. B. Leistenhernien). Allerdings sollte die Chirurgie nicht als Mittel der Wahl betrachtet werden, auch wenn das FDM die Möglichkeit einer nichtmanuellen Therapie grundsätzlich zulässt. Bei einem HTP kann eine chirurgische Versorgung möglich und sinnvoll sein.

8 Kontinuumdistorsion (continuum distortion, CD)

Bei vielen Verletzungen (z. B. Verstauchungen oder Frakturen) entstehen nach dem FDM Kontinuumdistorsionen. Voraussetzung für das Verständnis dieser Fasziendistorsion ist die Grundannahme, dass Knochen und Ligamente aus demselben Faszientyp bestehen: der bandartigen Faszie. Daher wird in diesem Kapitel zunächst auf die von Typaldos entwickelte Kontinuumtheorie eingegangen.

8.1 Grundlagen

8.1.1 Beschreibung

Bei einer Kontinuumdistorsion handelt es sich um eine Störung in der Übergangszone zwischen Ligament bzw. Band und Knochen. Diese Beschreibung von Typaldos beruht auf der Annahme, dass Knochen und Ligament eine kontinuierliche Faszienstruktur darstellen ([114], S. 13):

> *„Bone and ligament, for instance, represent opposite ends of the continuum that is one anatomical structure."*

Diese liegt in 2 unterschiedlichen Konfigurationen vor: einer ligamentären (Band) und einer ossären (Knochen). Bei einer Kontinuumdistorsion besteht die Störung darin, dass in der Übergangszone zwischen Knochen und Ligament ein Teil der einen Struktur in der anderen feststeckt. Um zu verstehen, wie es zu dieser Störung kommt, ist die Kenntnis der Kontinuumtheorie notwendig.

Info

Wie erwähnt wurden Ideen zu einem Kontinuum der Gewebestrukturen und einer Übergangszone auch von anderen Forschern im 20. Jahrhundert formuliert (Kap. 4.2.2).

8.1.2 Voraussetzung: Kontinuumtheorie

In der klassischen Medizin werden Band und Knochen als unterschiedliche Strukturen beschrieben. Die Anatomie beruht auf dem Prinzip des Zerteilens des Ganzen in Einzelteile. Das, was im Körper nur als Einheit funktioniert – so wie Knochen und Ligament in der Bewegung –, wird zur anatomischen Betrachtung in Einzelteile unterteilt: in Ligamente, Muskeln bzw. Knochen.

Elektronenmikroskopische Aufnahmen zeigen jedoch, dass linienförmige Strukturen in den Knochen hineinragen (vgl. [107], S. 30). Dies deutet darauf hin, dass die Trennung nicht so grundlegend ist, wie sie meist in der Anatomie gesehen wird, sondern dass ein fließender Übergang zwischen Sehne und Knochen bestehen kann.

Nach dem FDM gehören Ligament und Knochen derselben faszialen Struktur an: Ein Knochen hat einen hohen Anteil von ossärem Material, also Kalzium, ein Ligament hingegen enthält nur wenig oder teilweise gar kein Kalzium.

Übergangszone zwischen Knochen und Ligament

An der Verbindung zwischen Knochen und Band befindet sich die Übergangszone. Dabei wechselt die Konfiguration der Faszie.

Weder die ossäre noch die ligamentäre Konfiguration der Übergangszone ist pathologisch. Die Fähigkeit zur Einlagerung von Kalzium ist ein wichtiges Konstruktionsprinzip des Körpers. Sie ermöglicht es dem Körper, sich flexibel an Belastungen von außen anzupassen. Wenn wir z. B. in Alltag oder Beruf regelmäßig Tätigkeiten durchführen, bei denen ein Körperteil hohem Druck ausgesetzt ist, wird sich in diesem Körperteil die ossäre Konfiguration verstärken, d. h., es kommt zur Einlagerung von Kalzium. So entsteht eine größere Druckstabilität. Die ossäre Konfiguration ist somit eine normale Anpassungssituation auf bestimmte Belastungen. Nach Typaldos sind es speziell unidirektionale Kräfte, die die Übergangszone in die ossäre Konfiguration bringen.

Wenn sich jemand hingegen viel bewegt, wirken multidirektionale Kräfte auf den Körper ein. In diesem Fall ist es von Vorteil, wenn die Übergangszone möglichst flexibel und beweglich ist. Der Körper bildet dann dort eher eine ligamentäre Konfiguration aus: Das Kalzium wird aus dem Band in den Knochen zurückgedrückt. Dadurch wird der Körper beweglicher und kann sich gut an die verschiedenen Kräfte anpassen, die während der Bewegung gleichzeitig auf ihn einwirken.

Dieses Regulationsprinzip funktioniert allgemein sehr gut, sodass sich der Körper auf unterschiedliche Situationen einstellen kann und anpassungsfähig bleibt. Die beständig in der Übergangszone ablaufenden Prozesse im Sinne einer Hin- und Herbewegung von knöchernen und bandartigen Fasern ermöglichen dem Körper eine Anpassung an äußere Belastungen.

Analogie: Wasser, Matsch und Eis

Um das Prinzip des Kontinuums und der Übergangszone verständlich zu machen, nutzt Typaldos eine Analogie mit den verschiedenen Aggregatzuständen von Wasser ([114], S. 33). Grundsätzlich ist Wasser flexibel und beweglich (wie Ligamente), Eis hingegen fest und starr (wie Knochen). Bei beiden handelt es sich aber um die gleiche chemische Grundsubstanz. Genau bei 0 °C, am Schmelzpunkt, bildet sich zunächst Matsch; dabei ist nicht klar, ob sich danach wieder Wasser oder Eis bilden wird: Es gibt 0 °C kaltes Eis und 0 °C kaltes Wasser; dies ist die **Übergangszone** (▶ Abb. 8.1). Analog dazu können in der Übergangszone des Faszien-

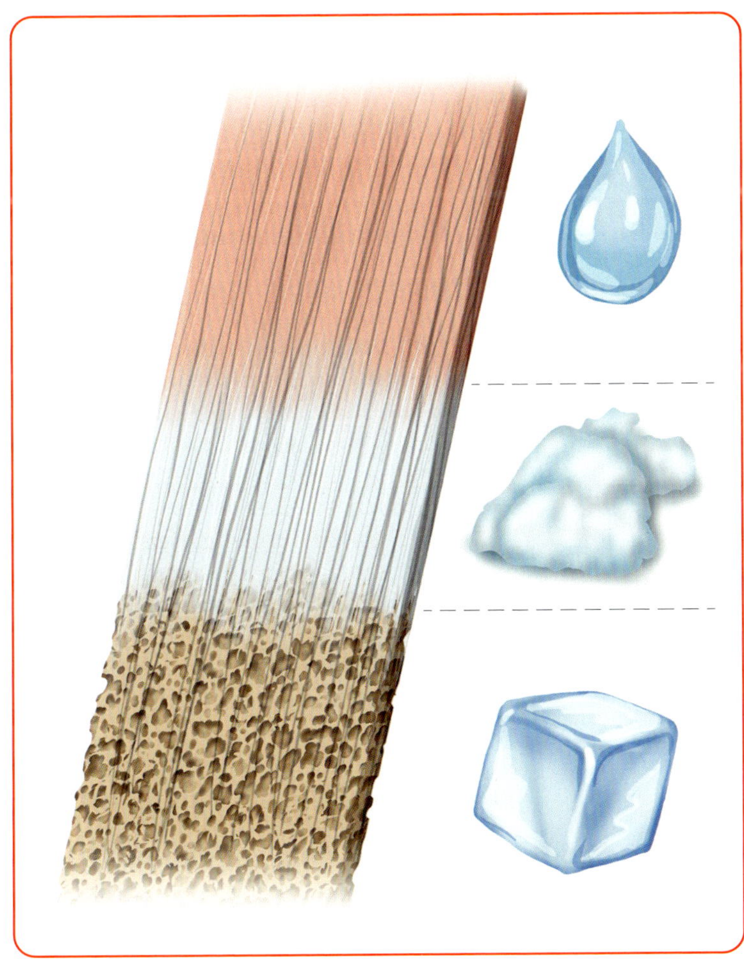

▶ **Abb. 8.1** Analogie Wasser, Matsch und Eis – Übergangszone zwischen Knochen und Ligament.

kontinuums ebenfalls beide Zustände entstehen: der ligamentäre oder der ossäre.

8.1.3 Entstehung

Wenn gleichzeitig unidirektionale und multidirektionale Kräfte auf die Übergangszone wirken, kommt es zu einer Kontinuumdistorsion: Die Übergangszone splittet sich auf, und beide Konfigurationen existieren nebeneinander. Dadurch verliert die Übergangszone die Fähigkeit, sich anzupassen, und es entsteht ein Ungleichgewicht, da einige Fasern fest und andere flexibel sind. Durch dieses Ungleichgewicht werden falsche sensorische Informationen ans Gehirn weitergeleitet, sodass die Propriozeption gestört wird und eine Schmerzwahrnehmung entsteht.

Nach Typaldos gibt es 2 Möglichkeiten von Kontinuumdistorsionen:

1. Bei der **evertierten Kontinuumdistorsion** (everted continuum distortion, eCD) bleibt ein Teil der Übergangszone in der knöchernen Konfiguration stecken.
2. Bei der **invertierten Kontinuumdistorsion** (inverted continuum distortion, iCD) bleibt ein Teil der Übergangszone in der ligamentären Konfiguration stecken.

In beiden Fällen ist die Übergangszone nicht mehr in der Lage, sich an Kräfte von außen anzupassen. Dieses Grundprinzip wird in der ▸**Abb. 8.2** verdeutlicht.

Die sehr theoretische Unterscheidung zwischen eCD und iCD entwickelte Typaldos auf Basis seiner Beobachtung, dass einige Kontinuumdistorsionen gut auf eine Impulstechnik ansprechen, während bei anderen die Beschwerden dadurch noch verstärkt werden. Gestik und Anamnese geben leider keine entscheidenden Hinweise darauf, welche Form der Kontinuumdistorsion vorliegt. Auch eine radiologische Betrachtung erscheint nicht sinnvoll, weil die Kontinuumdistorsion nicht mit einer radiologisch nachweisbaren Ossifikation eines Sehnenansatzes einhergeht, z.B. beim sog. Fersensporn. Daher ist bei der Diagnostik Erfahrung des Therapeuten erforderlich, um die Behandlung optimal darauf auszurichten.

Nach Typaldos können auch Kalkeinlagerungen in anderen Strukturen, z.B. im Muskel oder in den Gefäßen, als eine Art Kontinuumdistorsion gesehen werden. Auch dort kommt es zur Veränderung der Konfiguration durch inadäquate Kräfte. Allerdings liegen hier zusätzlich andere Fasziendistorsionen vor, z.B. Triggerbänder, wodurch auch der Gewebsstoffwechsel gestört und daher der Fluss von Kalzium blockiert wird.

8.1.4 Mögliche Heilungsverläufe

Kontinuumdistorsionen können sehr lange bestehen bleiben, ohne dass sie nennenswerte Probleme bereiten. Sie können sich aber auch von selbst wieder korrigieren, da die Übergangszone in der bandartigen Faszie immer die Möglichkeit zur Anpassung hat.

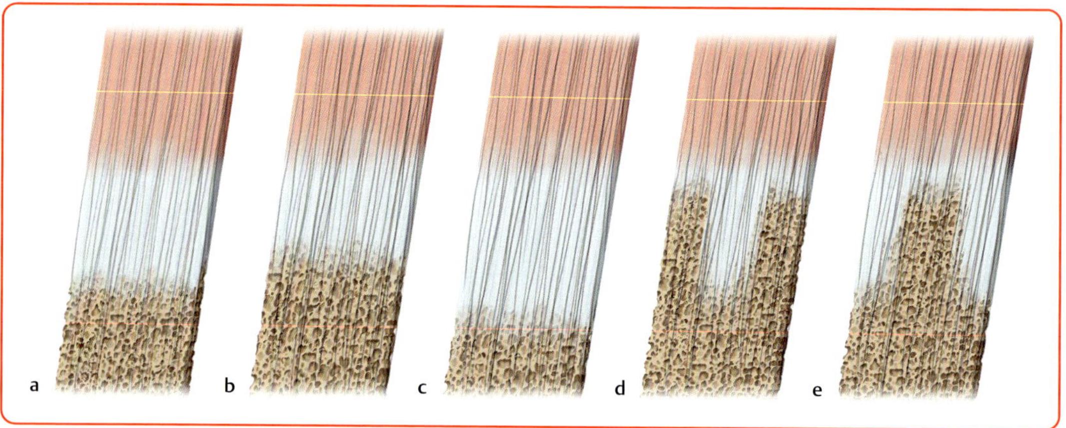

▸ **Abb. 8.2** Die Übergangszone zwischen Knochen und Ligament (a) konfiguriert sich manchmal mehr ossär (b) oder mehr ligamentär (c). Nur im Falle, dass beide Konfigurationen gleichzeitig auftreten, spricht man von einer Kontinuumdistorsion. Es gibt dabei zwei Möglichkeiten: die iCD (d) und die eCD (e).

8.2 Diagnose

8.2.1 Gestik

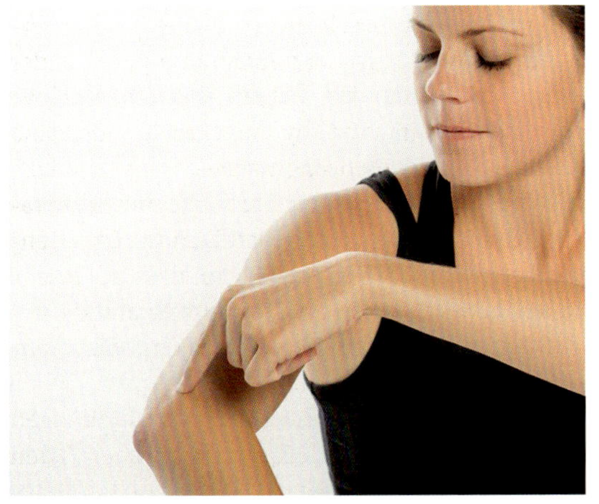

▶ **Abb. 8.3** Kontinuumdistorsion Ellenbogen.

Die Körpergestik ist eindeutig: Die Patienten zeigen mit einem Finger (meist dem Zeigefinger) auf einen bestimmten Punkt am Knochen (▶ **Abb. 8.3**). Der Schmerz kann sehr massiv sein. Gleichzeitig besteht oft ein Kraftdefizit und eine starke Herabsetzung des Feingefühls. So kann beispielsweise ein Patient, der punktuelle Beschwerden am Ellenbogen angibt, im Grunde alle Bewegungen durchführen. Wenn er jedoch Wasser aus einer Flasche in ein Glas einschenken möchte und eine leichte Pronationsbewegung macht, treten punktuell massive Schmerzen auf, die ihn daran hindern, diese Tätigkeit auszuführen. Er hat dann keine Kraft mehr, die Flasche zu halten; sie würde ihm aus der Hand gleiten.

8.2.2 Anamnese

Die Patienten geben einen punktuellen, manchmal spitzen oder einschießenden Schmerz an einem Knochen an, meistens gelenknah. Nahe an den Gelenken befinden sich die meisten Übergangszonen. Es gibt auch Kontinuumdistorsionen, die nicht direkt am Gelenk liegen, z. B. im Bereich des Beckens, der Rippen, des Thorax oder des Nackens.

Eine Kontinuumdistorsion entsteht immer durch Krafteinwirkung von außen. Oft berichten die Patienten von einem Unfall; manchmal ist es ein akutes Geschehen, manchmal liegt er weit zurück. Da eine Kontinuumdistorsion lange bestehen bleiben kann, müssen wir in der Anamnese manchmal danach fragen, ob es in der Vergangenheit einen Unfall gegeben hat.

8.2.3 Untersuchung

Die Patienten geben sehr präzise an, bei welcher Bewegung oder Aktivität der Schmerz auslösbar ist. Die Überprüfung erfolgt durch einfache Mobilitätstests. Meist kann in einer bestimmten Bewegungsrichtung ein Schmerz provoziert werden.

Bei der Palpation können die Kontinuumdistorsionen unterschieden werden: Bei einer eCD ist eine kleine ossäre Spitze spürbar, bei einer iCD eine kleine Delle in der Kortikalis. Obwohl diese Unterscheidung rein theoretisch nachvollziehbar ist, führt die Palpation in der Praxis nur selten zu einem eindeutigen Ergebnis. Somit ist die Palpation zur Differenzierung kein geeignetes diagnostisches Kriterium.

8.3 Behandlung

Ziel jeder Behandlung einer Kontinuumdistorsion ist es, die Fähigkeit der Übergangszone, zwischen ihren beiden Zuständen ligamentär und ossär zu wechseln, wiederherzustellen.

Es gibt 2 manuelle Formen der Behandlung einer Kontinuumdistorsion: die Kontinuumtechnik und eine Impulstechnik. Bei beiden Techniken wird viel Kraft erzeugt, um die steckengebliebene Konfiguration wieder zu lösen: zum einen mit viel Druck, zum anderen über eine verstärkte Beschleunigung. Typaldos' Annahme war dabei, dass etwas, was in einem kurzen Moment (nämlich zum Zeitpunkt des Unfalls) durch einen Kraftimpuls entstanden ist, mit einer gegengerichteten gleich großen Kraft wieder zurückgeführt werden kann. Da sich beide Behandlungsformen in der Praxis als unterschiedlich erfolgreich erwiesen haben, vermutete Typaldos, dass es auch 2 Formen von Kontinuumdistorsionen geben muss. So entwickelte er die Idee der eCD und iCD.

8.3.1 Kontinuumtechnik

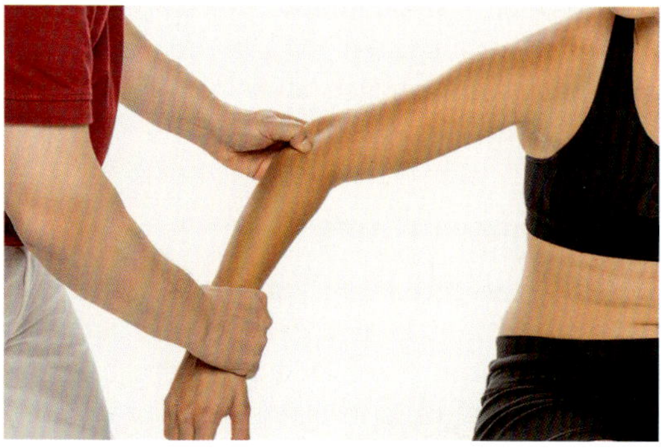

▶ **Abb. 8.4** Kontinuumdistorsion Ellenbogen lateral, Kontinuumtechnik.

Da es nicht möglich ist, allein durch Gestik, Anamnese und Untersuchung festzustellen, welche Form der Kontinuumdistorsion bei einem Patienten vorliegt, ist die Kontinuumtechnik die Technik der Wahl. Diese kann sowohl bei eCD als auch bei iCD angewandt werden.

Die Kontinuumtechnik umfasst folgende Schritte:

1. Der Therapeut sucht die Kontinuumdistorsion mit dem Daumen auf. Er benutzt dabei nur eine kleine Fläche an der Daumenspitze (▶ **Abb. 8.4**). Je kleiner die Fläche, umso größer der Druck, der auf diesem Areal appliziert werden kann. Der Patient kann über seine Schmerzwahrnehmung die richtige Lokalisation bestätigen.
2. Dann schiebt der Therapeut die Distorsion mit starkem Druck aus der Übergangszone zurück in die neutrale Konfiguration. Dabei muss die aufgewendete Kraft so stark sein wie die Kraft, die die Kontinuumdistorsion erzeugt hat. Diese starke Kraft muss zudem punktgenau platziert werden, weil die Kontinuumdistorsion nur einen kleinen Punkt darstellt. Die Richtung ist dabei die für den Patienten schmerzhafteste.
3. Nach 5–60 s spürt der Patient ein deutliches Nachlassen des Schmerzes. Auch der Therapeut nimmt wahr, wie sich die Struktur zurückschieben lässt. Die Distorsion scheint sich aufzulösen, zu schmelzen; dies wird auch als **Release** bezeichnet. Typaldos spricht von einem Knopf, der durch ein Knopfloch geht, um zu verdeutlichen, dass die Übergangszone wieder in die neutrale Konfiguration gebracht ist.

Nachdem die Kontinuumdistorsion zurückgeschoben wurde, existiert sie nicht mehr; das Gewebe kann sich wieder frei ausrichten und der Schmerz ist verschwunden. Der Patient sollte in der Lage sein, alle normalen Aktivitäten, auch sportlicher Art, sofort wieder aufzunehmen.

Die eCD kann ausschließlich mit der Kontinuumtechnik in der beschriebenen Form behandelt werden, da nur sie es ermöglicht, dass der ossäre Anteil wieder in die neutrale Konfiguration zurückgeschoben wird. Eine Impulstechnik (Kap. 8.3.2) ist hier absolut kontraindiziert. Das Ziehen an einem ossären Anteil wird zur Verstärkung der Beschwerden führen. Dies wird der Patient nicht tolerieren.

Grundsätzlich kann auch bei der iCD die Kontinuumtechnik angewandt werden. In der Praxis wird dies auch oft gemacht, weil im Rahmen der Diagnostik oft nicht klar ist, um welche Form der Kontinuumdistorsion es sich handelt. Der Erfolg ist jedoch nicht immer nachhaltig, weil es passieren kann, dass die Übergangszone wieder in die Distorsion zurückkehrt. Falls also die klinischen Zeichen erneut auftreten, ist es möglich, dass eine iCD vorliegt. Diese ist optimal mit der Impulstechnik zu behandeln.

8.3.2 Impulstechnik

Bei der Behandlung einer Kontinuumdistorsion kann auch ein Impuls genutzt werden. Ziel des Impulses ist es, durch einen ruckartigen Zug ligamentäre Anteile aus der knöchernen Konfiguration zu ziehen. Diese Impulstechnik funktioniert nur bei einer iCD und ist die Therapie der Wahl. Entscheidend bei der Durchführung ist, den Kraftvektor so einzustellen, dass die ligamentären Fasern aus dem Knochen herausgezogen werden. Die Durchführung ist komplett schmerzfrei und geht sehr schnell. Angewandt wird die Impulstechnik hauptsächlich bei Kontinuumdistorsionen am Rumpf.

Eine optimale Variante der Behandlung wäre, dass man eine iCD erst mit einer Kontinuumtechnik in eine ligamentäre Ausgangsposition bringt und daraufhin den gesamten Bereich mit einem Impuls in die neutrale Konfiguration zieht.

8.3.3 Besonderheiten der Behandlung

Die Behandlung einer Kontinuumdistorsion erfordert manchmal Erfahrung, zumal im Rahmen von Anamnese und Untersuchung nicht erkennbar wird, ob es sich um eine eCD oder iCD handelt und welche Form der Behandlung damit optimal ist. Folgendes ist nach Typaldos zu beachten ([114], S. 35 f.):

- Nach der Korrektur einer eCD sollte 24 h lang keine Impulstechnik durchgeführt werden, z. B. um eine Entfaltdistorsion zu korrigieren. Denn dann kann durch den Impuls eine erfolgreich zurückgeschobene eCD eventuell wieder herausgezogen werden.
- **Alles-oder-nichts-Prinzip:** Bei der Behandlung einer Kontinuumdistorsion gibt es keine Teilerfolge. Entweder wurde der in der Übergangszone stecken gebliebene ossäre oder ligamentäre Teil zurückgeschoben, und der Patient ist schmerz- und beschwerdefrei, oder aber die Behandlung hat keinen Erfolg gehabt, dann bestehen die Beschwerden wie vorher.
- **Kältebehandlung:** Im Anschluss an die Behandlung ist eine Kälteanwendung möglich und sinnvoll. Der Patient sollte am besten Eiswürfel nehmen und damit sanft das behandelte Areal massieren. Dies verringert die Irritation durch die Behandlung. Ausdrücklich unterlassen sollte man die Anwendung von Wärme; dies ist definitiv ein Nachteil.

Erfahrungswerte sind besonders dann wichtig, wenn die Behandlung einer Kontinuumdistorsion nicht den erhofften Erfolg gebracht hat. In der Regel sollte mit der Kontinuum- oder der Impulstechnik sofort eine spürbare Verbesserung der Beschwerden eintreten. Es gibt jedoch Patienten, die weiter schmerzhafte Punkte im Bereich der Kontinuumdistorsion angeben. Folgende Möglichkeiten müssen dann in Betracht gezogen werden:

Erfolglose Behandlung

Für einen ausbleibenden Erfolg der Kontinuumtechnik kommen 2 wesentliche Fehlerquellen in Betracht:

- Es wurde zu wenig Kraft aufgewendet: Die Kontinuumtechnik erfordert eine sehr starke und absolut punktgenaue Kraft. Dabei geht der Therapeut oft an die Toleranzgrenze des Patienten. Man neigt dazu, den Schmerz des Patienten als Grenze zu respektieren, und vergisst dabei das Ziel der Behandlung.
- Die Richtung, in die die Kraft durchgeführt wurde, war nicht korrekt: Der Kraftvektor spielt eine große Rolle für die Behandlung der Kontinuumdistorsion. Man kann hier die Wahrnehmung des Patienten zur Hilfe nehmen. Wenn man auf den gefundenen Punkt drückt, wird der Patient Schmerzen angeben. Bei einer Veränderung des Vektors werden die Schmerzen voraussichtlich zu- oder abnehmen. Bei einer Behandlung der Kontinuumdistorsion mit der Kontinuumtechnik ist der Vektor, der die meisten Schmerzen erzeugt, der richtige. Man sollte nicht aus Rücksicht auf den Patienten einen falschen Vektor wählen oder zu wenig Kraft aufwenden. Für die relativ kurze Zeit bis zum Release müssen wir wirklich den schmerzhaftesten Punkt mit starker Kraft zurückschieben.

Vorliegen mehrerer Kontinuumdistorsionen

Nicht selten kommt es vor, dass es mehrere Kontinuumdistorsionen in einem kleinen Areal gibt. Häufig ist dies am Ellenbogen oder Knie. Somit wurde zwar die Kontinuumdistorsion erfolgreich behandelt, aber es gibt (mindestens) einen weiteren Punkt direkt angrenzend, der ebenfalls Schmerzen auslöst. Hier muss die weitere Behandlung ansetzen.

Vorliegen weiterer Fasziendistorsionen

Wenn eine Kontinuumdistorsion erfolgreich behandelt wurde und bei einem weiteren Termin der Patient wieder deutliche Schmerzen angibt, besteht die Möglichkeit, dass ein Triggerband die Kontinuumdistorsion wieder hervorgeholt hat. Triggerbänder und Kontinuumdistorsionen liegen in der gleichen bandartige Faszie vor, sodass Triggerbänder auch Kontinuumdistorsionen auslösen können und umgekehrt. So finden sich in bestimmten Regionen des Körpers immer wieder kombinierte Kontinuumdistorsionen und Triggerbänder, und erst wenn beide Fasziendistorsionen erfolgreich behandelt wurden, bleibt der Erfolg langfristig erhalten.

Falsche Diagnose

Auch wenn die Diagnostik meist eindeutig ist, muss man davon ausgehen, dass in einigen Fällen auch schmerzhafte Punkte durch andere Fasziendistorsionen entstehen. Besonders kurze Triggerbänder spielen hier eine Rolle. Auch bei asymptomatischen Menschen kann man schmerzhafte Punkte am Knochen finden. Das sind per Definition aber keine Kontinuumdistorsionen.

8.3.4 Medikamentöse und weitere Behandlungen

Nach Typaldos können Steroide wie Kortison dazu führen, dass bei einer Kontinuumdistorsion die Übergangszone anscheinend ihre ursprüngliche Anpassungsfähigkeit zurückerlangt und die schmerzhafte Irritation entfällt. In einzelnen Fällen können durch Kortison die Beschwerden verringert bzw. komplett beseitigt werden, nämlich dann, wenn durch diese Schmerzfreiheit wieder eine aktive Bewegung möglich und dadurch die Übergangszone in eine physiologische Funktion gebracht wurde.

Häufig zeigt sich allerdings, dass Kortison nur kurze Zeit hilft. In dieser Zeit gibt der Patient eine deutliche Linderung oder komplette Abwesenheit der Beschwerden an. Nach einigen Wochen kehren die Beschwerden jedoch zurück. Die Patienten sprechen dann davon, dass die Wirkung der Medikamente eben vorbei sei.

Die Gabe von Steroiden wie Kortison kann bei einer Kontinuumdistorsion durchaus hilfreich sein, damit dadurch die Übergangszone wieder anpassungsfähig wird. Wichtig ist, dann dem Patienten zu raten, aktiv in die Bewegung zu gehen, damit sich der Zustand nicht nur für einen Moment verbessert, sondern der Körper sich wieder selbst in eine Reparatur bringt und die Übergangszone komplett frei wird.

Die Kortisongabe hat jedoch 2 unerwünschte Nebeneffekte:

1. Durch Steroidgabe werden ossäre Anteile verstärkt in das Band hineingehen. Dadurch wird der Muskel etwas fester und erhält eine höhere Muskelkraft. Gleichzeitig kann es aber wegen dieser Versteifung in der muskulären und ligamentären Matrix eher zu Verletzungen wie Rissen kommen, weil das Gewebe spröder ist.
2. Kortisongabe kann eine osteoporotische Aufweichung des Knochens bewirken. Somit kann auch der Knochen selbst darunter leiden. Je nachdem, welche Kräfte dann wirken, kann es auch zu Verletzungen am Knochen wie Frakturen kommen. Bei der Gabe von Kortison – aus welchem Grund auch immer dies erfolgt – ist daher Vorsicht geboten, weil der Knochen nicht mehr die gleiche Stabilität aufweist.

Cave

Üblicherweise wird bei Patienten, die über einen langen Zeitraum Kortison zu sich genommen haben, von Impulstechniken abgeraten, da bei ihnen eine – wenn auch geringe – Gefahr besteht, dass Knochen verletzt werden.

Nach Typaldos kann z. B. auch die Behandlung eines Kiefers mit einer Zahnklammer oder eine chirurgische Knochenverlängerung als eine strukturelle Kontinuumtechnik betrachtet werden, da darüber ein Zug auf den Kiefer oder Knochen ausgeübt wird und dadurch das muskuloskelettale Kontinuum manipuliert wird. Der Körper ist in der Lage, sich an solche äußeren Reize anzupassen ([114], S. 64):

> *„Although steroids are the most common chemical therapy for manipulating the musculoskeletal continuum, other non-drug approaches also exist. Examples of structural continuum technique include surgery for lengthening long bones and orthodontic braces."*

9 Faltdistorsion (folding distortion, FD)

Primäre Ursache für eine Faltdistorsion ist nach dem FDM ein Unfallgeschehen, bei dem die gelenkumgebenden Faszien zu weit aus- oder eingefaltet wurden und sich nicht mehr korrekt zurückfalten konnten. Als Beschwerden geben die Patienten neben Schmerzen auch das Gefühl von Instabilität bei normaler Belastung an. Diese können aus dem Blickwinkel des FDM plausibel erklärt – nämlich über die Funktion der Faszie als Wahrnehmungsorgan, die bei einer verletzten Faszie gestört ist – und effektiv behandelt werden.

9.1 Grundlagen

9.1.1 Prinzip der Faltfaszie

Alle Gelenke des Körpers sind von einer speziell funktionierenden Faszienstruktur umgeben. Diese dreidimensionale Struktur kann sich räumlich perfekt an die Bewegungen des Körpers anpassen. Im FDM werden diese Strukturen als Faltfaszien bezeichnet.

Die Funktionsweise einer Faltfaszie beruht auf dem Prinzip eines Faltenbalgs (▶ **Abb. 9.1**), so wie er z. B. auch bei einem Akkordeon vorliegt. Charakteristisch für dieses Prinzip ist zweierlei:

- Ein Faltenbalg kann komprimiert (zusammengedrückt), auseinandergezogen oder in verschiedene Richtungen abgeknickt werden. Im Körper dienen Faltfaszien zur Aufnahme von Zug- und Druckkräften, die von außen auf das Gelenk wirken. Sie wirken wie ein Stoßdämpfer für die Gelenke.
- Ein Faltenbalg ist äußerst belastbar und arbeitet verschleißfrei über Jahre hinweg, da er nach jedem Aus- oder Einfalten oder Richtungswechsel wieder in den Ausgangszustand zurückkehrt und keine Abnutzung stattfindet.

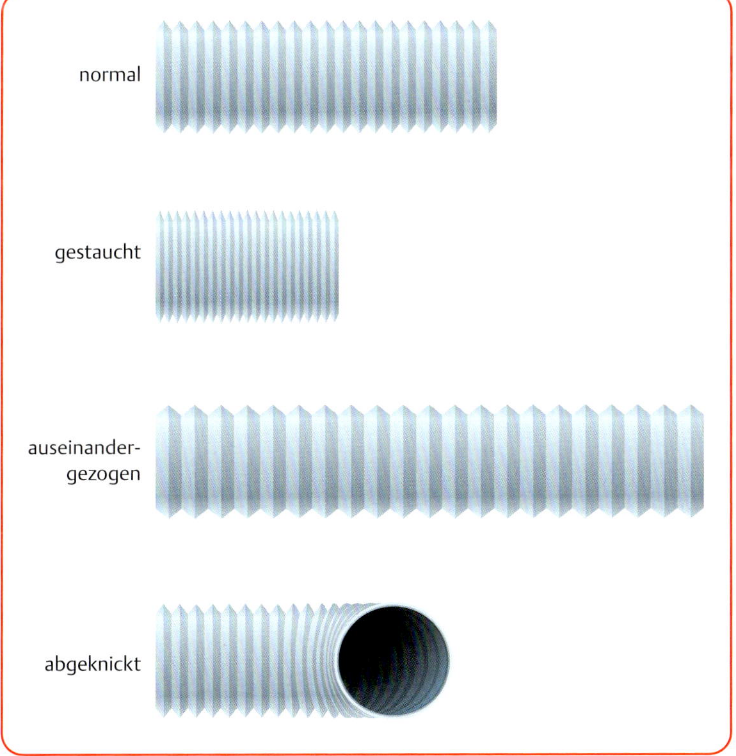

▶ **Abb. 9.1** Prinzip eines Faltenbalgs.

Eine Faltfaszie vermittelt dem Körper darüber hinaus beständig Informationen darüber, wie sich das Gelenk gerade bewegt oder in welcher Position es sich befindet. Die Faltfaszie ist somit eine Struktur, die extrem wichtig für die Wahrnehmung der Gelenkaktivität und -position ist.

9.1.2 Entstehung und Formen von Faltdistorsionen

Wenn eine zu starke Kraft auf die als Stoßdämpfer wirkende Faltfaszie einwirkt, kann diese Struktur überbeansprucht werden; es kommt zu einer Faltdistorsion. Ursache ist immer ein Trauma, ein Unfall. Dieser Unfall wird vom Patienten nicht immer als solcher wahrgenommen, weil die Kraft, die zur Entstehung einer Faltdistorsion führt, auch bei alltäglichen Bewegungen entstehen kann (siehe unten).

Grundsätzlich gibt es 2 Möglichkeiten der Entstehung einer Faltdistorsion: Entweder wird die Faltfaszie stark entfaltet (auseinandergezogen) oder stark eingefaltet (komprimiert) und gleichzeitige verdreht (▸ **Abb. 9.2**). Der Mechanismus des Faltenbalgs ist blockiert; er kann nicht mehr in den normalen Ausgangszustand zurückkehren.

Die beiden Möglichkeiten der Überbeanspruchung – zu starke Entfaltung und zu starke Einfaltung, jeweils kombiniert mit einer Verdrehung – sind zugleich die Beschreibung der beiden Formen von Faltdistorsionen: Bei einer zu starken Traktion sprechen wir von einer Entfaltdistorsion, bei einer zu starken Kompression von einer Einfaltdistorsion. Kurz gefasst lassen sich diese beiden Formen wie folgt charakterisieren:

Entfaltdistorsion (unfolding distortion, uFD)

Eine Entfaltdistorsion entsteht bei einer starken Zugkraft. Typaldos führt folgendes Beispiel an: Wenn man einen Hund an der Leine führt und dieser plötzlich stark daran zieht, wird die Faltfaszie an der Schulter maximal auseinandergezogen. Versucht man dann, den Hund zurückzuhalten, kommt es im Moment der maximalen Traktion zu einer weiteren Kraft, die zur Verfaltung der dreidimensionalen Faltfaszie führt.

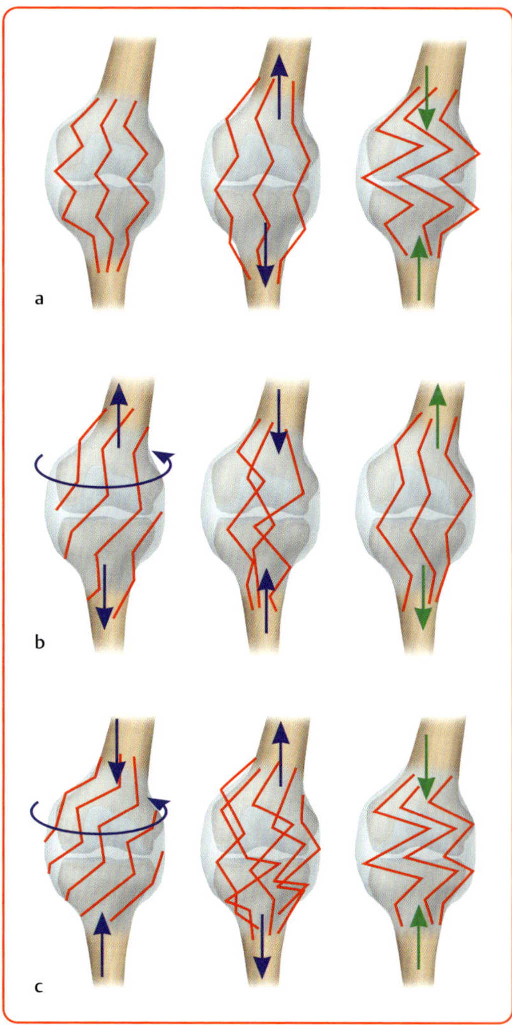

▸ **Abb. 9.2** Faltdistorsion. Die Faltfaszie ermöglicht Traktion und Kompression in der Gelenkumgebung (a); kommt es während der Traktion zur Verdrehung, kann diese Struktur nicht in die Kompression zurückkehren (uFD), Traktion ist die mögliche Therapie (b); kommt es während der Kompression zur Verdrehung, ist die Traktion nicht mehr möglich, Kompression ist die Therapie (c).

Die Traktion – die Ursache der Entfaltdistorsion – verhindert, dass die Faltfaszie wieder in eine Kompression gehen kann. Ab diesem Moment wird die Kompression daher als unangenehm empfunden, eine Traktion hingegen als angenehm. Die Behandlung besteht somit in einer erneuten maximalen Entfaltung, sodass sich danach die Faltfaszie korrekt zurückfalten kann.

Einfaltdistorsion (refolding distortion, rFD)

Eine Einfaltdistorsion entsteht durch Kompression und gleichzeitige Drehung, z. B. wenn nach einem Sprung das Kniegelenk beim Aufkommen verdreht wird. Die gelenknahe Faltfaszie kann sich anschließend nicht mehr richtig entfalten, sondern bleibt im verdrehten Zustand bestehen.

In diesem Fall wird eine Kompression oder Belastung als angenehm empfunden und eine Traktion (Zug) als eher unangenehm. Die Behandlung besteht in einem Kompressionsimpuls.

9.1.3 Anatomische Lokalisierung

Faltdistorsionen können an allen großen und kleinen Gelenken des Körpers vorkommen, darüber hinaus auch an den IOM und den IMS. Alle diese Strukturen wirken als Stoßdämpfer für die Gelenke. Eine Faltdistorsion der IOM am Unterarm ist laut Typaldos die Hauptursache für eine eingeschränkte Pro- und Supination. Unter dieser litt Typaldos selber über lange Zeit zu Beginn seiner ärztlichen Tätigkeit. Kein Arzt oder Therapeut konnte ihm bei diesem Problem helfen. Erst durch eine Selbstmanipulation, welche mit einem lauten Geräusch einherging, wurde die Bewegung wieder frei möglich.

Er beschreibt diese Membran wie eine zerknitterte Straßenkarte, die man, um sie wieder korrekt zusammenzulegen, erst auseinanderziehen muss (▶ **Abb. 9.3**).

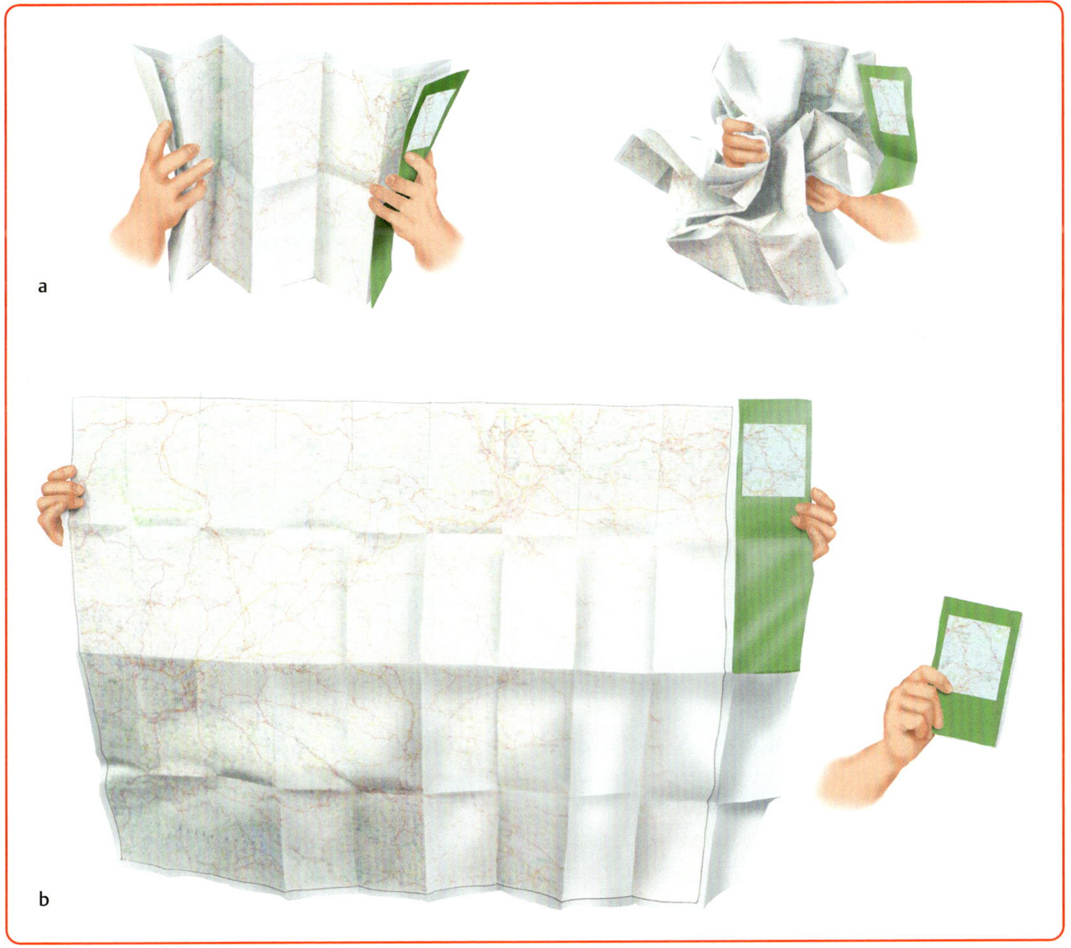

▶ **Abb. 9.3** Analogie einer Straßenkarte zur Faltdistorsion. Eine Karte, die verknittert ist (a), muss erst komplett entfaltet werden, bevor man sie wieder richtig zusammenlegen kann (b).

9.1.4 Mögliche Heilungsverläufe

Faltdistorsionen bleiben bestehen, bis die Faltfaszie wieder entfaltet oder eingefaltet wird. Sie sind somit permanent. Da die Faltdistorsion keine Verletzung darstellt, findet auch keine Wundheilung statt.

Wir gehen aber trotzdem davon aus, dass der Körper eine Möglichkeit sucht, die Faltdistorsion zu reparieren. Es gibt 2 Optionen, die wir bei den Patienten beobachten:

1. Zum einen können – wie in der Therapie – Kräfte im Alltag kurativ wirken, wenn eine gleiche Kraft wirkt wie beim Unfall. Die Schwerkraft ist z. B. eine Kraft, die bei vielen Einfaltdistorsionen helfen kann.
2. Zum anderen beobachtet man nach Unfällen Gewebsreaktionen wie Schwellungen, die es den gelenkumgebenden Faszien evenuell ermöglicht, wieder in eine korrekte Faltung zurückzukehren (Kap. 9.2.2).

9.2 Diagnose

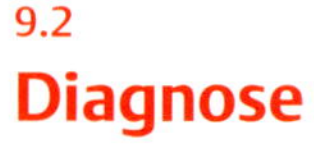

9.2.1 Gestik

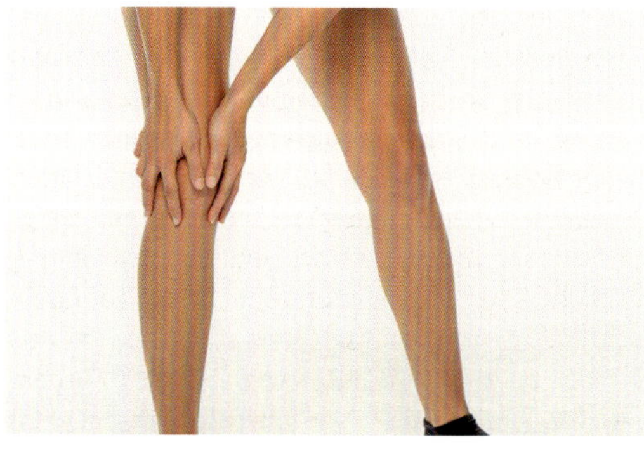

▶ **Abb. 9.4** Gestik Faltdistorsion Knie, Umgreifen des Gelenks.

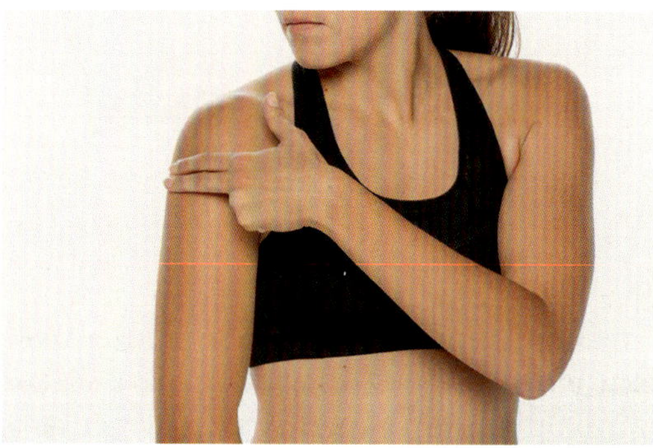

▶ **Abb. 9.5** Gestik Einfaltdistorsion Schulter, Linie quer zum Gelenk.

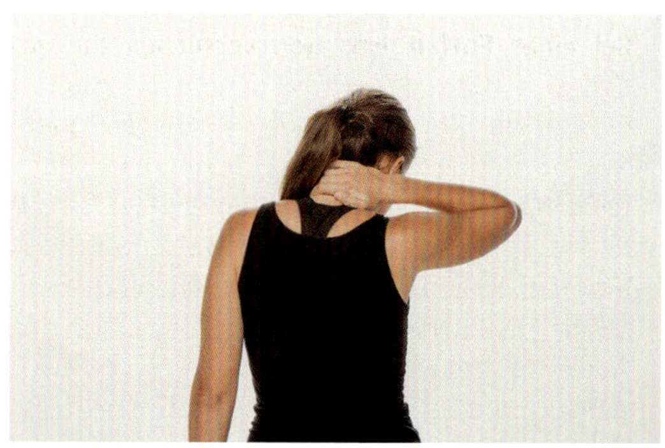

▶ **Abb. 9.6** Gestik Faltdistorsion Nacken, Umgreifen des Nackens.

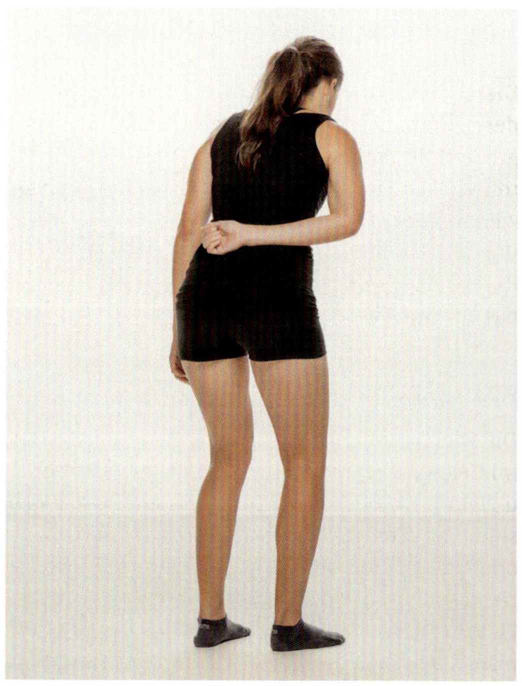

▶ **Abb. 9.7** Gestik Faltdistorsion Rücken, Faust oder flache Hand.

Bei einer Faltdistorsion umgreifen Patienten das Gelenk und kneten es. Dabei benutzen sie bei großen Gelenken meist die ganze Hand (▶ **Abb. 9.4**); bei kleinen Gelenken (z. B. an den Fingern) deuten sie die Gestik mit 2 Fingern an. Zugleich führen sie typische Bewegungen durch, die wichtige Informationen für die Diagnose enthalten. Denn aus ihnen wird ersichtlich, ob eine Entfalt- oder Einfaltdistorsion vorliegt:

- Bei einer **Entfaltdistorsion** versuchen die Patienten, das betroffene Gelenk unter Traktion zu bekommen. Konkret ziehen sie z. B. an einem Arm oder schütteln ein Bein. Ziehen oder Schütteln sind somit klare Zeichen für eine Entfaltdistorsion. Jede Belastung und Kompression führt hingegen zu einer Zunahme des Schmerzes.
- Bei der **Einfaltdistorsion** ist es umgekehrt: Die Patienten versuchen das Gelenk unter Kompression zu bringen, weil dies die angenehmere Position ist. Zug am Gelenk hingegen wird als unangenehm empfunden. Bei der Einfaltdistorsion beobachten wir bei den Patienten eine zusätzliche Gestik: Sie streichen mit 1 oder 2 Fingern quer über das Gelenk (▶ **Abb. 9.5**).

Diese Gestik beobachten wir an allen Gelenken der Extremitäten. Den Nacken (▶ **Abb. 9.6**) umgreifen die Patienten mit der ganzen Hand oder mit einigen Fingern, am Rücken (▶ **Abb. 9.7**) platzieren sie die Faust oder den flachen Handrücken, um eine Faltdistorsion anzuzeigen. Wird am Rumpf eine Linie quer zum Gelenk gezeigt, deutet das auf eine Einfaltdistorsion hin.

9.2.2 Anamnese

Die Patienten berichten, dass die Beschwerden tief im Gelenk sind und über einen längeren Zeitraum unverändert bleiben, also permanent vorhanden sind. Die Zeiträume erstrecken sich über Jahre oder Jahrzehnte. Gerade hierbei benutzen die Patienten oft den Begriff „chronisch". Aus Sicht des FDM liegt bei einer Faltdistorsion aber keine Chronizität vor (siehe Exkurs: Chronizität im FDM, Kap. 6.1.4). Neben Schmerzen werden häufig folgende Symptome beschrieben: ein Gefühl von Instabilität im betroffenen Gelenk sowie eine Schwellung.

Instabilität

Viele Patienten beschreiben, dass das Gelenk bei normaler Belastung nicht mehr stabil ist. Diese Instabilität verunsichert sie in hohem Maße. Folgendes wird im Einzelnen berichtet:

- Beim **Knie** äußert sich die Instabilität darin, dass es bei normaler Belastung, z. B. beim Gehen, kurz wegknickt oder nachgibt.
- In Bezug auf den **Rücken** sprechen Patienten davon, dass sie das Gefühl haben, als ob er „durchbricht". In diesem Fall bezieht sich die Instabilität eher auf den Rumpf.
- An der **Schulter** kann sich das Gefühl der Instabilität dadurch äußern, dass die Schulter nicht mehr voll ausgenutzt werden kann. So ist z. B. das Werfen nicht mehr möglich, weil während des Werfens die Muskulatur nicht mehr richtig angesprochen wird und somit die Kraft nicht mehr komplett genutzt werden kann.

Info

Dieses Phänomen des Wegknickens oder Nachgebens des Kniegelenks wird in der Medizin als Giving-Way bezeichnet. Nach dem orthopädischen Konzept tritt es häufig bei Verletzungen des Kniegelenks und damit einhergehender Instabilität der Bandstrukturen auf.

Schwellung

Häufiges Symptom bei einer Faltdistorsion ist die Schwellung. Im FDM wird eine Schwellung bei einer Faltdistorsion interpretiert als Versuch des Körpers, diese selbst wieder aufzulösen. Zu diesem Zweck versucht der Körper, mithilfe von Gewebsflüssigkeit den betroffenen Bereich aufzupumpen und damit so stark wie möglich auseinanderzubringen. Durch ein solches Anschwellen wird die dreidimensionale Faltfaszie stark aufgefaltet. Wenn die Gewebeflüssigkeit anschließend langsam wieder resorbiert wird und die Schwellung nachlässt, besteht die Option, dass die Faltfaszie wieder in den Ausgangszustand zurückgleitet. Aus der Perspektive der Selbstreparatur des Körpers betrachtet, die nach bestimmten Unfallgeschehen einsetzt, kann die Schwellung somit als eine physiologische Reaktion des Körpers angesehen werden.

9.2.3 Untersuchung

Bei der Überprüfung der Bewegung haben die Patienten mit Faltdistorsionen meist nur geringe Einschränkungen. Endgradig nehmen die Schmerzen in der Bewegung meistens zu.

Im Rahmen der **Palpation** ist die Struktur komplett unauffällig: Es gibt nichts zu palpieren. Die Faltfaszie ist nicht druckschmerzhaft. Auch kann keine Verdrehung ertastet werden.

9.3 Behandlung

Die Behandlung der Faltdistorsion richtet sich danach, welche Form vorliegt: Bei einer Entfaltdistorsion muss mit Traktion gearbeitet werden, bei einer Einfaltdistorsion mit Kompression. Die Diagnose kann dabei recht eindeutig gestellt werden: Gibt der Patient bei Zug Schmerzen an, handelt es sich um eine Einfaltdistorsion; ist hingegen Kompression unangenehm, liegt eine Entfaltdistorsion vor.

Grundsätzlich muss die Behandlung **schmerzfrei** sein. Das ist ein wichtiges Kriterium dafür, ob die Technik richtig durchgeführt wird. Nur wenn die Behandlung schmerzfrei ist, kann der Therapeut sicher sein, dass er keinen Schaden verursacht. Das bedeutet z. B., dass vorher andere Fasziendistorsionen (wie Triggerbänder oder Kontinuumdistorsionen) behandelt werden müssen, damit eine schmerzfreie Ent- oder Einfaltung möglich ist.

In einigen Fällen sind kombinierte Faltdistorsionen vorhanden. In diesem Fall hat es sich bewährt, mit der Behandlung der Einfaltdistorsion zu beginnen und erst danach die Entfaltung durchzuführen. Dieses Vorgehen wurde auch von Typaldos empfohlen ([114], S. 41).

9.3.1 Entfalttechniken

Grundsätzlich gibt es 3 manuelle Techniken zur Entfaltung:

- Traktion (auch verbunden mit einem Impuls)
- Schleudertechnik
- Peitschentechnik

Eine weitere nichtmanuelle Möglichkeit besteht in der Entfaltung mit Inversionsgeräten.

Traktion und Traktionsimpuls

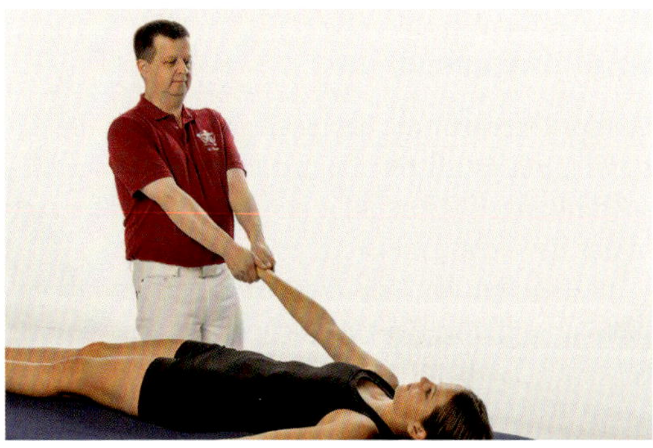

▶ **Abb. 9.8** uFD Traktion Schulter nach kaudal.

Jede Entfaltdistorsion entsteht durch Traktion und kann somit auch durch Traktion kuriert werden. Dabei ist es hilfreich, wenn der Patient möglichst exakt über den Unfallhergang (mechanism of injury) Auskunft geben kann. In die gleiche Richtung, in der die Entfaltung entstanden ist, muss die Traktion durchgeführt werden. Häufig kann der Patient keine eindeutige Richtung angeben. In dem Fall übt der Therapeut zunächst eine Traktion in verschiedene Richtungen aus und fragt den Patienten, welche Richtung am angenehmsten ist. Das ist dann die richtige Richtung für die folgende Behandlung.

Das Gewebe wird unter maximale Traktion gebracht (▶ **Abb. 9.8**). Wenn die Kraft ausreicht, kommt es schon hier zu einem Lösen des Gewebes. Dabei ist ein deutliches Ploppgeräusch zu hören. Wenn die Kraft nicht ausreicht, wird am Ende der Vorspannung ein kurzer Impuls in die Traktionsrichtung gesetzt. Bei einem Erfolg ist wieder das Ploppgeräusch zu vernehmen.

Diese Standardtechnik ist an allen Gelenken des Körpers anwendbar. Wichtig ist, dass eine maximale Vorspannung erreicht wird. Dafür ist es meist hilfreich, wenn der Therapeut sein ganzes Körpergewicht einsetzt.

Am Beispiel der Reposition einer luxierten Schulter mit dem **Griff von Hippokrates** kann das Prinzip der Entfaltbehandlung gut nachvollzogen werden. Ursache der Luxation ist immer eine zu starke Traktion; somit erfolgt auch die Reposition über Traktion. Dieses Prinzip hatte schon Hippokrates beschrieben und sie wird bis heute in der Medizin so durchgeführt.

Schleudertechnik

Wenn ein Traktionsimpuls nicht ausreicht, ist oft mehr Kraft für eine Entfaltung erforderlich. Hierzu bietet sich die Schleudertechnik an. Das betroffene Gelenk wird dabei über eine Bewegung beschleunigt und am Ende in maximale Traktion gezogen. Durch die Beschleunigung wird die resultierende Zugkraft deutlich verstärkt. Auch hier ist als Ergebnis ein Ploppgeräusch zu hören. Bevor er die Schleudertechnik anwendet, muss der Therapeut über die Traktion die richtige Traktionsrichtung überprüft haben.

Peitschentechnik

Eine weitere Variante, bei der eine beschleunigte Bewegung zur Entfaltung ausgenutzt wird, ist die Peitschentechnik, die in dieser Form hauptsächlich an der Schulter durchgeführt wird. Hierbei wird keine Traktion durchgeführt, sondern durch eine peitschenartige Bewegung die Extremität in eine Schwingung gesetzt, an deren Ende es zu einer Entfaltung kommt.

Entfaltung mit Inversionsgeräten

Eine besondere Möglichkeit zur Entfaltung am Rumpf und der unteren Extremität ergibt sich durch den Einsatz von Inversionsgeräten, wie sie von Marjorie Kasten, der langjährigen Assistentin von Stephen Typaldos, in die FDM-Therapie eingebracht wurden. In diesen Geräten wird der Patient entweder komplett oder zum Teil auf den Kopf gedreht. So erzeugt die Schwerkraft die nötige Traktion in den Gelenken.

Marjorie Kasten hatte als Physiotherapeutin so die Möglichkeit, auch schwere Faltdistorsionen am Rumpf komplett ohne zusätzlich Impulse zu behandeln. In der Inversionsposition wird der Patient nur mobilisiert; die Traktion entsteht allein durch die Schwerkraft.

9.3.2 Einfalttechniken

Zur Behandlung der Einfaltung gibt es die Möglichkeit der Kompression und des Kompressionsimpulses.

Kompression und Kompressionsimpuls

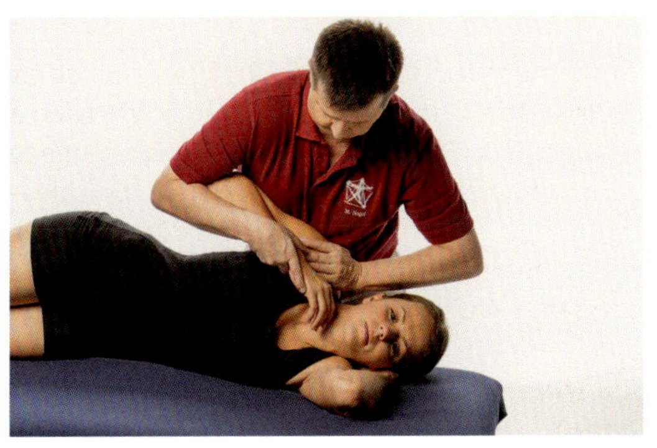

► **Abb. 9.9** rFD Schulter.

Der Therapeut bringt das betroffene Gelenk unter maximale Kompression. Die Richtung sollte auch hierbei dem Trauma nachempfunden werden. Am Ende der Kompressionsvorspannung führt der Therapeut einen Impuls in die Kompressionsrichtung aus (► **Abb. 9.9**). In dem Moment, in dem sich das Gewebe wieder korrekt ausfaltet, ist ein deutliches Klickgeräusch zu hören.

9.3.3 Faltbehandlungen an Membranen und Septen

Zur Ein- oder Entfaltung der IOM oder der IMS müssen spezifische Kräfte eingesetzt werden. Hier sind die Kraftvektoren manchmal tangential, manchmal auch schräg. Diese Techniken werden bei den Körperregionen (Teil 3) ausführlich erläutert.

9.3.4 Eigenbehandlung durch den Patienten

Faltdistorsionen sind permanent, können sich aber auch selbst wieder reparieren. In dieser Form kann es sinnvoll sein, Patienten anzuleiten, sich selbst zu behandeln. Theoretisch ist es z. B. möglich, unter Nutzung von Traktion den Körper beim Klettern oder Bungeejumping durch Ausnutzung der Schwerkraft zu entfalten.

Noch einfacher ist es oft, eine Kompression im Körper zu erreichen. Ein Beispiel, das schon Typaldos vorschlug, ist das Trampolinspringen, bei dem die Kompressionskräfte auf den Rumpf verstärkt werden. Nicht selten genügt es, die Patienten einfach zu motivieren, bestimmte Aktivitäten oder ihre normalen Alltagstätigkeiten wieder aufzunehmen, damit sich dann eine verfaltete Faszie durch äußere Kräfte wieder zurückfalten kann.

10 Zylinderdistorsion (cylinder distortion, CyD)

Zylinderdistorsionen sind das Chamäleon unter den Fasziendistorsionen: Die Beschwerden tauchen scheinbar ohne äußeren Anlass auf und verschwinden ebenso plötzlich wieder. Damit gehören sie zu den komplexesten Distorsionen überhaupt. Sie rufen oft unerklärbar starke Schmerzen hervor oder Symptome wie Kribbeln, Taubheitsgefühl oder Parästhesien, die neurologischen Erkrankungen ähneln. Viele Patienten haben eine lange Leidensgeschichte und zahlreiche Arztbesuche hinter sich, bevor sie in die Praxis eines FDM-Therapeuten kommen. Gerade deshalb sind sie für uns so wichtig: Denn wir haben mit dem Konzept der Zylinderdistorsion ein plausibles Erklärungsmodell für ihre Beschwerden – und damit einen guten Ansatzpunkt für eine Behandlung.

10.1 Grundlagen

10.1.1 Prinzip

Bei einer Zylinderdistorsion handelt es sich um eine Überlappung und Verhakung von Fasern der Zylinderfaszie.

Zylinderfaszien finden sich vor allem in der Haut. Sie umgeben aber auch alle Gewebe und Gefäße am gesamten Körper (Extremitäten, Rumpf und Kopf). Typaldos beschreibt sie als eine Struktur, die wie ein Stoßdämpfer Kräfte auf das Weichgewebe absorbieren muss ([114], S. 47). Charakteristisch ist ihre spiralförmige scherengitterartige Faserausrichtung, die sie besonders elastisch macht.

Eine intakte Zylinderfaszie ist sehr wichtig für die Wahrnehmung, Tastwahrnehmung und Druckempfindlichkeit. Alle diese Dinge werden auch im Bereich der Zylinderfaszie gemessen.

Um sich die Beschaffenheit der Zylinderfaszie besser vorstellen zu können, gibt es 2 Analogien:

Analogie: Slinky

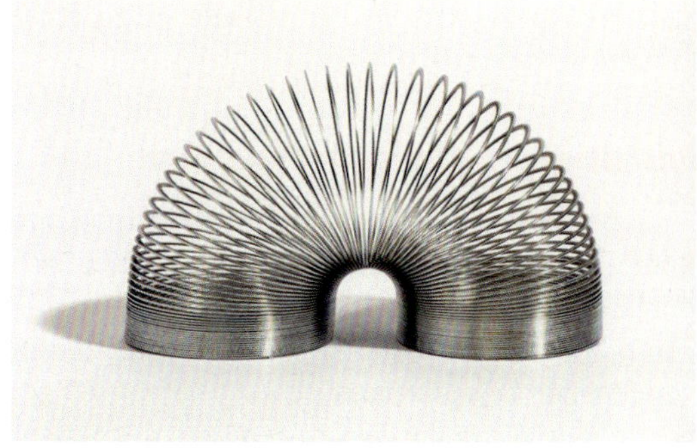

▶ **Abb. 10.1** Slinky (© Fotolia).

Typaldos vergleicht sie mit dem Slinky, einer in den 1950er-Jahren als Spielzeug entwickelten, spiralförmig zusammengelegten Metallfeder, die eigenständig eine Treppe hinabsteigen kann (▶ **Abb. 10.1**). Sie ist extrem flexibel und lässt sich verbiegen, auseinanderziehen und wieder zusammenfügen. Dabei bleiben Form und Funktion stets erhalten. Dies ändert sich jedoch, wenn sich die spiralförmig angeordnete Feder verhakt; dann ist an der Stelle der Verhakung oder Verhedderung ihre Elastizität und Anpassungsfähigkeit gestört.

So verhält es sich auch bei der Zylinderfaszie: Wenn sich ihre spiralförmige Struktur verheddert, sprechen wir von einer Zylinderdistorsion. Sie führt zu Missempfindungen oder Wahrnehmungsstörungen des Gewebes, die wiederum verschiedenste Beschwerden auslösen können.

Analogie: Cyberlocks

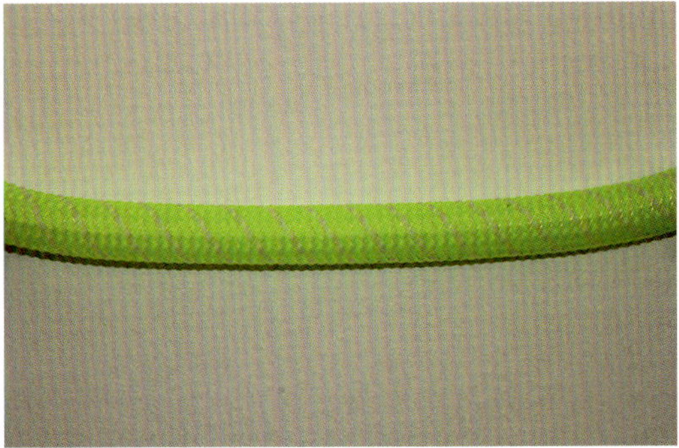

▶ **Abb. 10.2** Cyberlocks sind scherengitterartig aufgebaut und reagieren wie ein Stoßdämpfer.

▶ **Abb. 10.3** Sie absorbieren Zug und Druckkräfte und kehren in ihre Ausgangsposition zurück.

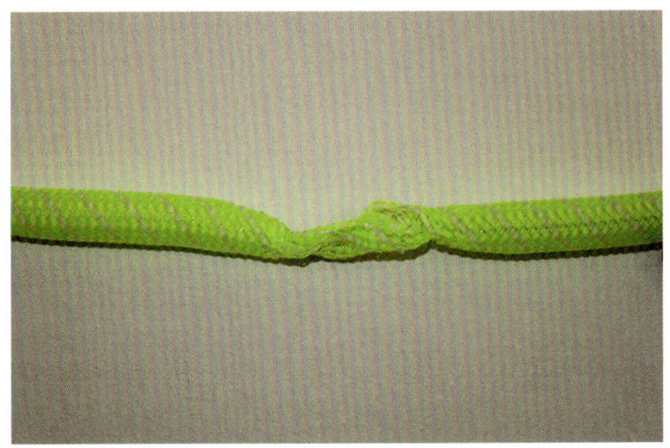

▶ **Abb. 10.4** Bei einer starken Verformung verhaken sich die Fasern, und das Gewebe kann nicht mehr auf Kräfte reagieren.

Ein ähnliches Prinzip liegt auch den Cyberlocks zugrunde. Dies sind dünne Plastikschläuche, die in Perücken eingewoben werden können oder als Haarschmuck getragen werden. Ihre einzelnen Fasern sind scherengitterartig ausgerichtet (▶ **Abb. 10.2**). Diese Struktur bewirkt, dass sie äußerst elastisch und flexibel sind: Man kann sie auseinanderziehen, zusammendrücken oder verdrehen. Jedes Mal kehren sie anschließend in ihre Ausgangsstruktur zurück (▶ **Abb. 10.3**) – es sei denn, die Fasern werden mit Kraft auseinandergezogen. Dann können sie sich verheddern und verhaken (▶ **Abb. 10.4**). Ähnlich ist dies bei der Zylinderdistorsion der Fall.

Eine Visualisierung anhand der Analogien ist hilfreich, um sich die Struktur und die Funktion einer Zylinderfaszie besser vorstellen und auch den therapeutischen Weg besser erkennen zu können. Denn im FDM verstehen wir die Zylinderfaszien nicht als spezifische anatomische Schicht des Gewebes. Inwieweit die Zylinderfaszie ein anatomisches Korrelat hat, ist von untergeordneter Bedeutung. Wir sehen in ihr vielmehr die funktionelle Kompetenz, die das Gewebe braucht, um sich an Kräfte anpassen und diese absorbieren zu können. Diese Vorstellung gibt eine klare Handlungsorientierung: Sie ermöglicht es, konkret bestehende Beschwerden, die uns die Patienten schildern, nachzuvollziehen und davon Behandlungsmöglichkeiten abzuleiten, mit denen wir vielen dieser Patienten helfen können. Sie beinhaltet eine neue Betrachtungsweise der Beschwerden und vermittelt einen neuen Ansatzpunkt für die Behandlung.

10.1.2 Entstehung und Verlauf

Eine Zylinderdistorsion entsteht meist plötzlich und zeigt einen sehr variablen Verlauf. Die Beschwerden können plötzlich auftreten, aber am nächsten Tag wieder komplett verschwunden sein – und einige Tage später mit gleicher Intensität zurückkehren, ohne dass für den Betroffenen ein Auslöser erkennbar ist. Da es keine nachvollziehbare Erklärung für die Beschwerden gibt, ist es äußerst schwer abschätzbar, warum die Beschwerden auftreten und wie sie möglicherweise vermieden werden können.

Laut Typaldos sind es Scherkräfte mit Kompression oder Traktion, durch die es zu der beschriebenen Überlappung der Faszie kommt; beispielsweise kann starker Zug auf der Haut (z. B. beim Tragen von Bandagen oder Verbänden) zu dieser Verformung führen. Danach ist das Stoßdämpfersystem gestört. Auf diese Weise kann auch jede manualtherapeutische Anwendung Zylinderdistorsionen auslösen oder verstärken.

Info

Interessant ist, dass auch eine Injektion, z. B. im Rahmen einer Impfung, zu einer Zylinderdistorsion führen kann ([114], S. 236). In den meisten Fällen regeneriert sich das gestörte Gewebe allerdings wieder von selbst (vgl. dazu unten, Schulter, Kap. 14.2.5).

10.1.3 Anatomische Lokalisierung

Zylinderdistorsionen können am gesamten Körper auftreten, verstärkt an den Extremitäten, da hier die Zylinderfaszie als Stoßdämpfer für die Muskulatur arbeitet. Die Lokalisation kann sich aber sprunghaft verändern. Die Patienten geben an, dass manchmal die Beschwerden in der einen Region, dann wieder in einer anderen Region auftreten. Diese springenden Schmerzen, die schon Typaldos beschrieben hat („jumping phenomenon“, [114], S. 47), sind typisch für Zylinderdistorsionen. Als Erklärung führt Typaldos an, dass sich die Spiralwindungen durch Muskelkontraktionen unterschiedlich verhaken (▶ **Abb. 10.5**) und sich dadurch die Lokalisierung der Schmerzwahrnehmung verändert.

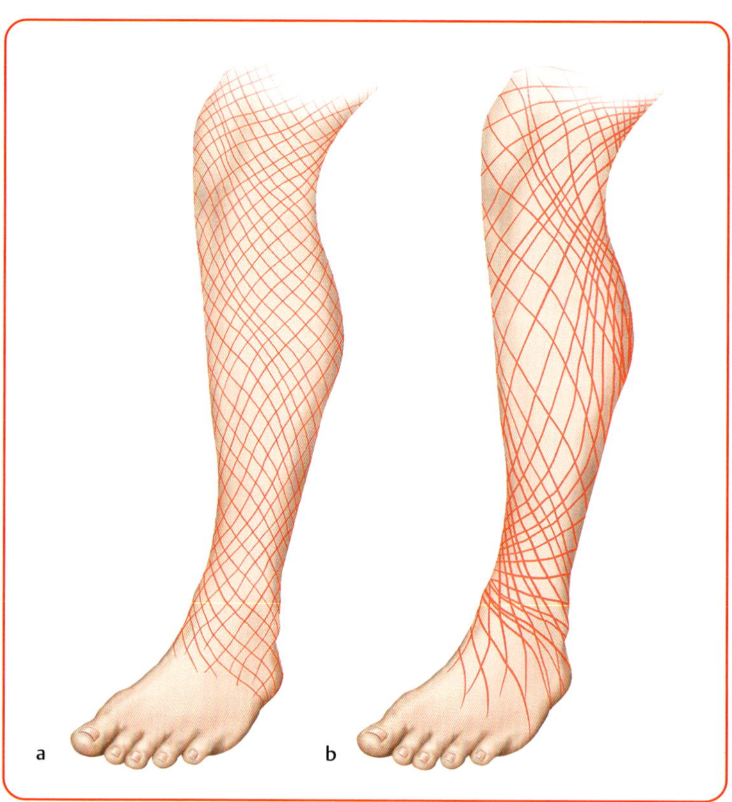

▶ **Abb. 10.5** Die Zylinderfaszie ist scherengitterartig aufgebaut (a) und fungiert als Stoßdämpfer. Bei einer Zylinderdistorsion kommt es zu einer Verhakung oder Überlappung (b).

10.2 Diagnose

10.2.1 Gestik

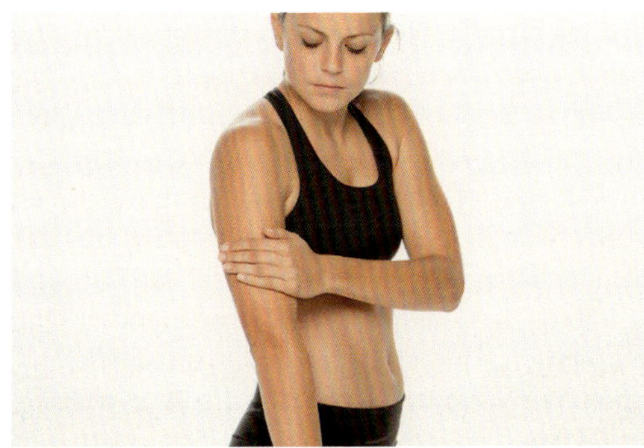

▶ **Abb. 10.6** Zylinderdistorsion Wischen.

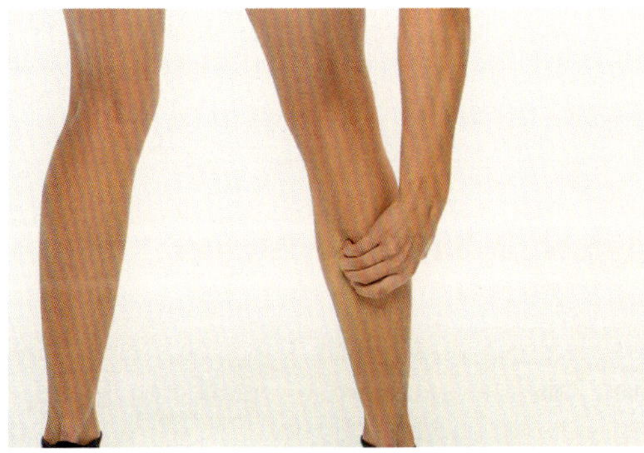

▶ **Abb. 10.7** Zylinderdistorsion Kneten.

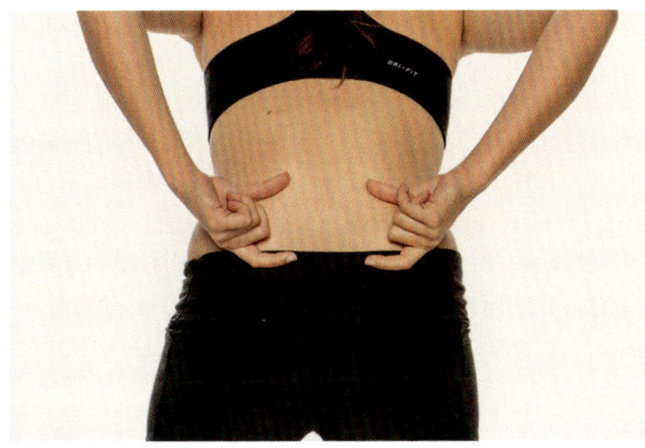

▶ **Abb. 10.8** Zylinderdistorsion C-Sign.

Bei einer Zylinderdistorsion wischt der Patient die betroffene Extremität mit der flachen Hand kräftig ab (▶ **Abb. 10.6**) oder knetet wiederholt das betroffene Weichgewebe (▶ **Abb. 10.7**). Sind nur kleine Regionen betroffen, werden diese nur mit den Fingern angezeigt. Eine spezifische Gestik ist auch das Umschreiben eines Areals mit Daumen und Zeigefinger, das sog. C-Sign (▶ **Abb. 10.8**, Kap. 16.2.5).

10.2.2 Anamnese

Die Patienten nehmen ihre Beschwerden oft tief im Körper, speziell im Weichgewebe wahr: Sie sprechen davon, dass es im Muskel oder „tief drinnen" ist. In der Beschreibung werden oft Gefühle wie Taubheit oder Kribbeln, Ameisenlaufen oder ein allgemeines Schwellungsgefühl angegeben. Dies klingt oft wie neurologische Beschwerden. Die Zylinderdistorsionen führen auch zu Krämpfen und treten verstärkt nachts oder in Ruhe auf.

Teilweise geben die Patienten massive Schmerzen an, ohne dass sie eine spezielle Aktivität als Auslöser benennen können. Im akuten Fall kann es sein, dass sie den Rumpf oder einzelne Körperteile gar nicht mehr bewegen können, weil dies zu schmerzhaft ist. Die Schmerzen können spontan verschwinden – und irgendwann plötzlich wieder auftreten.

Dieser Verlauf – das Auftreten ohne erkennbaren äußeren Anlass und das ebenso plötzliche Verschwinden der Beschwerden – macht die Diagnose schwierig, denn die Beschwerden können nur in den seltensten Fällen provoziert werden.

10.2.3 Untersuchung

Die Bewegungen sind manchmal überhaupt nicht eingeschränkt, manchmal hingegen so schmerzhaft, dass keine aktiven Bewegungen möglich sind. Manchmal wird auch passives Bewegen als schmerzauslösend beschrieben. Das kann sich von einem Moment zum nächsten wandeln. In diesem Fall hat der Therapeut keine klare Kontrolle, ob die Beschwerden während der Behandlung besser oder schlechter werden. Der Retest (d. h. die Kontrolle während einer Behandlung) ist bei der Zylinderdistorsion oft ein Problem, weil es keine eindeutige Provokation gibt und dementsprechend auch das Überprüfen der Behandlung nicht immer möglich ist.

Obwohl die Patienten oft mit viel Druck ins Gewebe hineinpressen, sind Zylinderdistorsionen nicht druckschmerzhaft. Die Palpation auf der Struktur ist normalerweise schmerzfrei; der Patient gibt dabei keine Schmerzen an. Das ist differenzialdiagnostisch ein wichtiger Aspekt, wenn wir unterscheiden müssen, ob in der gezeigten Gestik wirklich eine Zylinderdistorsion das Hauptproblem ist oder möglicherweise noch Triggerbänder vorliegen, die von der Gestik her oft ähnlich sind.

10.2.4 Besonderheiten im Krankheitsverlauf

Zylinderdistorsionen und Neurologie

Bevor ein Patient mit dem irritierenden Beschwerdebild einer Zylinderdistorsion in unsere Praxis kommt, hat er oder sie meist schon – erfolglos – unterschiedlichste Ärzte aufgesucht. Da die Beschwerden häufig neurologischen Symptomen ähneln, wurde oft ein Neurologe herangezogen, um eine neurologische Erkrankung auszuschließen. Bei Symptomen wie Taubheit und Kribbeln liegt der Verdacht durchaus nahe, dass ein Nerv gestört sein könnte. Allerdings lassen sich die Beschwerden der Patienten und die Areale, in denen diese auftreten, keinen bestimmten Nervenbahnen, keinem Dermatom oder Myotom zuordnen. Ein neurologischer Defekt als Ursache erscheint damit wenig plausibel.

Die Patienten berichten weiter, dass nach dem Ausschluss einer neurologischen Erkrankung oft von einer psychosomatischen Problematik gesprochen wurde: Die Schmerzen sind definitiv vorhanden, aber schulmedizinisch lässt sich keine Ursache finden. Die Patienten sind sich selbst oft nicht mehr sicher, ob sie wirklich Beschwerden haben oder sich alles nur einbilden. Hinzu kommt, dass in der Schulmedizin kaum eine adäquate Therapie zur Verfügung steht. Selbst Medikamente mit sedierender und schmerzlindernder Wirkung wie Opiate, die zur Linderung der Schmerzen verschrieben werden, wirken nur selten. Vielmehr schränken sie die Patienten zusätzlich ein, indem sie ihre Stimmung und Antriebskraft stark herabsetzen.

Anders als die klassische Schulmedizin verfügen wir FDM-Therapeuten mit dem Konzept der Zylinderdistorsion über eine plausible Erklärung für das Zustandekommen der Beschwerden und – noch wichtiger – über einen Ansatzpunkt für die Behandlung. Bevor wir den Therapieweg aufzeigen, muss der Patient jedoch Vertrauen zu uns aufbauen. Das gelingt erfahrungsgemäß recht gut: Wir glauben seinen Beschreibungen und nehmen die Beschwerden ernst, denn wir können uns das Zustandekommen der Beschwerden erklären und auf dieser Basis einen Therapieweg entwickeln. Dies werden wir dem Patienten entsprechend aufzeigen. Wir vermitteln ihm, dass die Beschwerden, gerade wenn sie schon längere Zeit bestehen, voraussichtlich nicht in einer Sitzung verschwunden, sondern dass möglicherweise einige weitere Therapietermine erforderlich sein werden. Schritt für Schritt werden sich die Beschwerden aber deutlich verringern, sodass der Patient allmählich seine normale Beweglichkeit zurückgewinnt und wieder Vertrauen in seinen Körper fasst.

Adhäsive Zylinderdistorsionen

Eine Besonderheit bei der Zylinderdistorsion ist, dass die Beschwerden nicht selten über einen längeren Zeitraum immer weiter zunehmen. Von der Beschreibung und der Gestik sehen wir die Zylinderdistorsion im Vordergrund; die Beschwerden sind massiv, aber kaum provozierbar und bedeuten eine starke Einschränkung der Lebensqualität.

Das Besondere ist, dass diese Zylinderdistorsionen manchmal mit Adhäsionen einhergehen, also Verklebungen von Triggerbändern, die ein chronisches Geschehen ausmachen. Einzelne Fasern der Zylinderfaszie werden somit von Adhäsionen festgehalten. Nach Typaldos haben sich dabei die gerissenen Crosslinks der bandartigen Faszie so an die Spiralwindungen der oberflächlichen Zylinderfaszie angeheftet, dass sich diese verhakt haben ([114], S. 106):

> *„In some chronic pain patients, torn fascial band crosslinks have adhered to the superficial cylindric fascial coils and caused them to tangle. Treatment of chronic cylinder distortions includes not only triggerband technique, but the comb technique […], which both separates the tangled fibers and fractures the adhesions."*

So kommt es zu einem immerwährenden Reiz auf die Zylinderfaszie und zu extremen Schmerzen. Gerade Patienten mit chronischen Schmerzen sind davon betroffen. Typaldos spricht in diesem Fall von chronic cylinder distortions – auch wenn er sonst Chronizität nur bei Triggerbändern gegeben sieht.

Wichtig für den therapeutischen Weg ist, dass wir uns Folgendes verdeutlichen: Zwar werden die Beschwerden von den Zylinderdistorsionen verursacht. Wir werden die Zylinderfaszie aber nur freibekommen, d. h. die Zylinderdistorsionen auflösen können, wenn uns die Lösung der Adhäsionen gelingt. Solche Patienten müssen zunächst mit einer Triggerbandbehandlung behandelt werden, um die Adhäsionen zu lösen. Danach kann die Zylinderdistorsion behandelt werden, damit sich die Zylinderfaszie wieder korrekt ausrichten kann.

Erfahrungsgemäß sehen wir solche Beschwerden häufig am Rücken. Dort kann die Verbindung von Triggerbändern und Zylinderdistorsionen zu sehr starken und teilweise lang anhaltenden Beschwerden führen. Diese Patienten beschreiben häufig, dass sie regelmäßig mit Wärme arbeiten, sich z. B. gern und häufig ein Wärmekissen in den Rücken legen. Wie schon beschrieben, ist die Wärme kontraproduktiv: Sie stellt nur für einen kurzen Moment eine angenehme Situation her (Hyperämisierung), bietet aber keinen lang anhaltenden Erfolg. Ganz im Gegenteil: Die Beschwerden nehmen zu, weil sich die Adhäsionen verstärken. Diese sog. adhäsiven Zylinder müssen mit einer starken Triggerbandbehandlung und einer starken Behandlung der Zylinderdistorsionen wieder gelöst werden.

10.3 Behandlung

10.3.1 Vorbemerkung

Typaldos hat verschiedene Möglichkeiten zur Behandlung der Zylinderdistorsion aufgezeichnet. In den letzten Jahren wurde dieses Spektrum um weitere, insbesondere nichtmanuelle Techniken erweitert.

Ein Grund für die Vielfalt an Techniken liegt darin, dass bestimmte Zylinderdistorsionen mit der einen Technik besser zu erreichen sind als mit einer anderen Technik. Während es bei einem Triggerband nur eine Technik gibt – nämlich die Triggerbandtechnik –, müssen wir bei einer Zylinderdistorsion aus den verschiedenen Herangehensweisen die für den Patienten und sein individuelles Beschwerdebild beste heraussuchen. Welche das ist, ist oft nicht von vornherein klar. Es gibt aber aufgrund der Beschreibung oder Gestik der Patienten einige Indizien dafür, welche Technik jeweils am besten geeignet ist.

10.3.2 Manuelle Behandlung

Doppeldaumentechnik

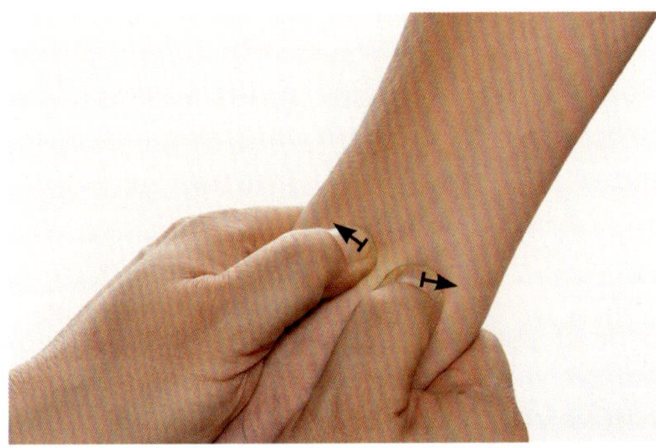

▸ **Abb. 10.9** Zylinderdistorsion Doppeldaumentechnik Retinaculum flexorum Unterarm, Traktion quer.

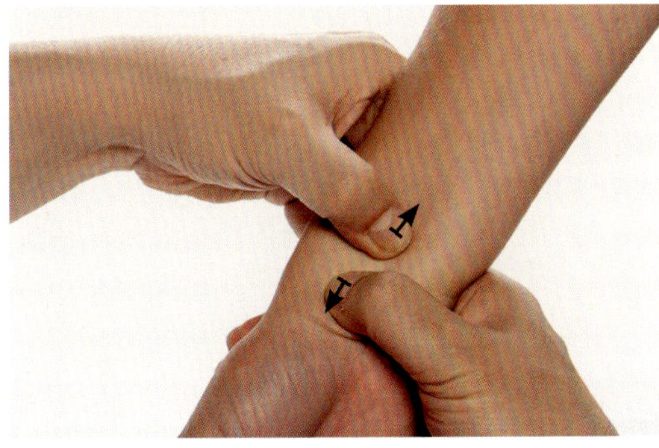

▸ **Abb. 10.10** Zylinderdistorsion Doppeldaumentechnik Retinaculum flexorum Unterarm, Traktion längs.

Die Doppeldaumentechnik ist eine Standardzylindertechnik, die immer und überall am Körper angewendet werden kann. Besonders kleine Areale von Zylinderdistorsionen können damit sehr effektiv behandelt werden.

Bei dieser Technik werden beide Daumen in dem jeweiligen Bereich nebeneinander aufgesetzt (▶ **Abb. 10.9**). Der Druck wird so dosiert, dass die Faszienschicht unter der Haut erreicht wird, nicht aber der darunterliegende Muskel. Dann werden die Daumen voneinander entfernt, ohne dass sie aber über die Haut rutschen. Das Gewebe wird so in Traktion gebracht. Nach einigen Sekunden ist ein Nachlassen der Spannung im Gewebe zu spüren. Dann werden die Daumen gelöst und 1 cm darunter oder darüber erneut auf die Haut gesetzt.

Üblicherweise werden zunächst die Fasern längs zum Knochen behandelt; laut Typaldos sind das die tiefer liegenden. Dabei liegen die Daumen transversal. Im Anschluss werden die quer zum Knochen liegenden Fasern entheddert, laut Typaldos die oberflächlicheren, indem man die Daumen längs zum Knochen aufsetzt (▶ **Abb. 10.10**). In dieser Art wird das gesamte Areal quer und längs bearbeitet.

Die Doppeldaumentechnik ist auch für Patienten geeignet, deren Beschwerden so stark sind, dass sie jede andere Technik als unerträglich empfinden. Ein Beispiel sind Patienten mit massiven Rückenbeschwerden, die sich kaum bewegen und nur eine Position überhaupt aushalten können. Hier könnte jede andere manuelle oder nichtmanuelle Technik zu stark sein. Die Behandlung eines so großen Areals wie des Rückens mit der Doppeldaumentechnik dauert zwar deutlich länger, aber der Erfolg stellt sich relativ schnell ein, sodass die Patienten sich überhaupt wieder bewegen können und merken, dass der Körper ihnen wieder etwas besser gehorcht.

Squeegee-Technik (Abziehtechnik)

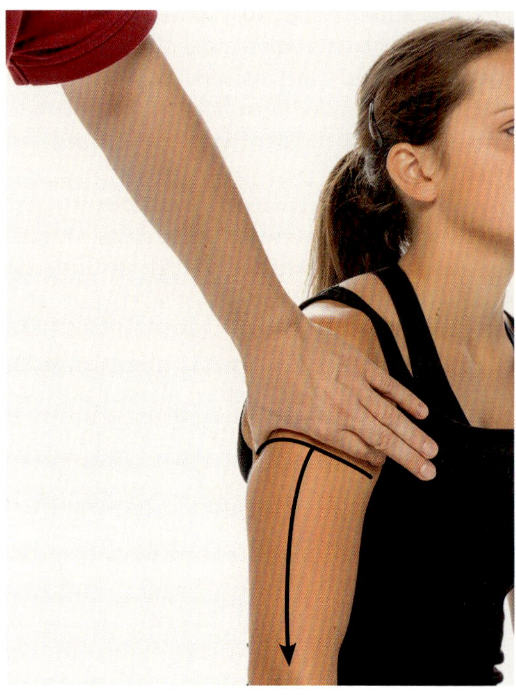

▶ **Abb. 10.11** Zylinderdistorsion Squeegee-Technik am Oberarm.

Die Squeegee-Technik ist benannt nach dem Squeegee, dem Abzieher. Ein solches Gerät wird zum Fensterputzen benutzt, um mit der Gummilippe das Wasser von der Fensterscheibe abzuziehen. Mit einer solchen Abziehtechnik wird auch das Gewebe abgewischt, damit sich die Verhedderungen in der Faszie wieder lösen können.

Die Squeegee-Technik orientiert sich nah an der Gestik des Patienten. Besonders gut ist sie für Patienten geeignet, die ihre Extremität oder bestimmte Areale am Körper abwischen. Dabei kann die Technik überall am Körper angewendet werden: an den Extremitäten und am Rumpf, aber auch an den Fingern, am Fuß oder den Zehen.

Bei der Squeegee-Technik ist es wichtig, mit gleichmäßigem Druck zu arbeiten. Zu diesem Zweck werden Daumen und Zeigefinger auf das Gewebe gesetzt und mit dem Körpergewicht ein Druck auf die beiden Finger gebracht, sodass diese dann – wie eine Abziehlippe – langsam über das Gewebe geschoben werden (▶ **Abb. 10.11**). Dabei sollte man als Therapeut immer das Gefühl haben, als ob man einen imaginären Wasserfilm von der Haut abzieht.

Die Technik als solche erscheint relativ einfach. Für den Behandlungserfolg ist es allerdings sehr wichtig, dass immer ein gleichmäßiger Druck beibehalten wird. Dies wird häufig nicht genügend beachtet: Oft wird punktuell ein deutlich höherer Druck ausgelöst, wodurch sich dann der Effekt verringert.

Die Richtung für das Abziehen ist nicht vorgegeben. Die Technik kann in unterschiedlichen Richtungen durchgeführt werden, um unterschiedliche Faserverläufe zu erreichen.

Brennnesseltechnik

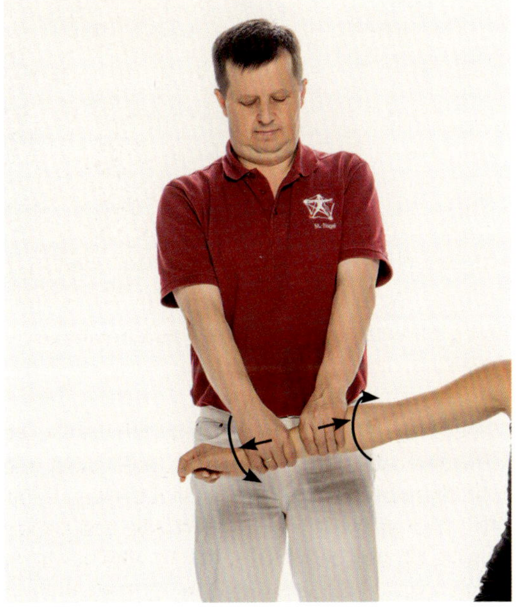

▸ **Abb. 10.12** Zylinderdistorsion Brennnesseltechnik am Unterarm.

Eine weitere Technik ist die Brennnesseltechnik, von Typaldos als Indian burn bezeichnet ([114], S. 50). Im Deutschen wird diese bei Kindern beliebte Art des spielerischen Wehtuns „Brennnesseln“ genannt: Dabei legt man seine Hände um Arm oder Bein einer anderen Person und dreht dann beide Hände in gegenläufige Richtung. Dadurch entsteht ein brennendes Gefühl, als sei man mit einer Brennnessel in Kontakt gekommen.

Dieses Kinderspiel wurde von Typaldos jetzt variiert. Aus unserer Sicht wird durch das Spiel die Zylinderfaszie so irritiert, dass es zu diesem Brennen kommt. Wenn man allerdings vor der Verdrehung zusätzlich das Gewebe unter Traktion bringt (d. h., vor dem Drehen wird es erst auseinandergezogen), wird aus der Technik zum Setzen einer Zylinderdistorsion die Behandlung einer Zylinderdistorsion.

Die Brennnesseltechnik ist besonders für den Unterarm und den Unterschenkel geeignet. Hier nimmt der Therapeut Kontakt mit beiden Händen auf, bringt das Gewebe unter eine starke Traktion und dreht dann die Hände in gegenläufigem Sinne (▸ **Abb. 10.12**). Dann wird eine gewisse Entspannung des Gewebes abgewartet, anschließend der Griff gelöst und an einer anderen Stelle – nach distal oder proximal – wiederholt.

Die Brennnesseltechnik erfordert viel Kraft vom Therapeuten, da die Traktion die ganze Zeit permanent gehalten werden muss. Es bietet sich an, diese Technik immer über den gesamten Rumpf zu führen und nicht nur mit der Kraft der Hände oder der Arme.

Kompressionsvariante

Aufgrund ihres vielschichtigen Auftretens benötigt die Zylinderdistorsion unterschiedliche Herangehensweisen. So hat Typaldos bei seinen Patienten gelegentlich eine Variante ausprobiert, bei der das Gewebe nicht auseinandergezogen wird, sondern aufeinandergeschoben. Diese Variante führte bei manchen Patienten zu guten Ergebnissen. Alle 3 oben beschriebenen Techniken – die Doppeldaumentechnik, die Squeegee-Technik und die Brennnesseltechnik – können somit auch in der sog. Kompressionsvariante (Compression Cylinder Variant, CCV) durchgeführt werden.

Doppeldaumentechnik CCV

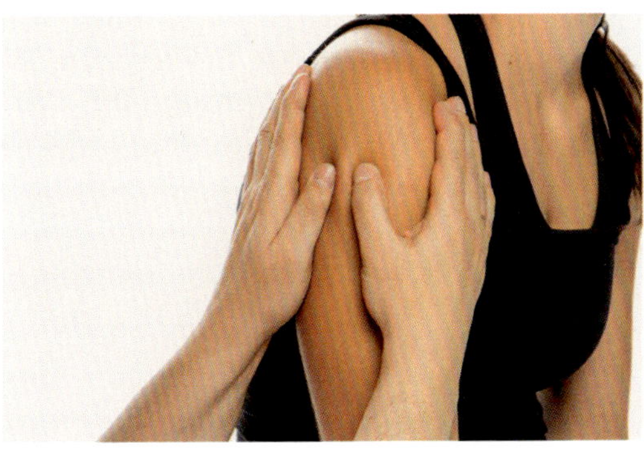

▸ **Abb. 10.13** Doppeldaumentechnik CCV am Oberarm.

Wenn die Daumen auf das Gewebe aufgesetzt wurden, werden sie anschließend nicht voneinander entfernt, sondern aufeinander zubewegt, sodass sich zwischen den Daumen eine kleine Falte, ein kleiner Wulst ergibt (▶ Abb. 10.13). Dieser erhält etwas Reaktionsmöglichkeit, sodass sich die Fasern darin wieder in die korrekte Ausgangsrichtung anordnen können. Bei der Behandlung sollte der Wulst sehr weich sein. Auch hier kann der Therapeut eine leichte Entspannung im Gewebe spüren.

Squeegee-Technik CCV

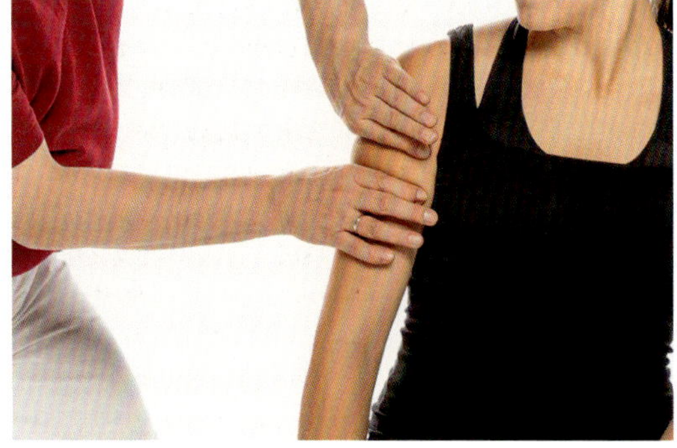

▶ **Abb. 10.14** Squeegee-Technik CCV am Oberarm.

Die Zylinderkompressionsvariante ist auch mit der Squeegee-Technik gut durchführbar. In diesem Fall wird zunächst mit der einen Hand eine Abziehlippe gebildet und dann mit der anderen etwas distaler eine 2. Abziehlippe; dann werden beide Hände leicht aufeinander zu geschoben (▶ Abb. 10.14). Auch hier wird zwischen den beiden von dem Daumen und Zeigefinger gebildeten Lippen das Gewebe wie ein Wulst zusammengeführt, und man wartet, bis sich das Gewebe etwas entspannt und sortiert. Dabei ist wichtig, dass Finger und Daumen immer eine parallele Linie ergeben, sodass ein gleichmäßiger Wulst entsteht. Diese Verschiebung der Strukturen aufeinander zu wird an mehreren Stellen der Extremität oder des Rumpfes wiederholt.

Brennnesseltechnik CCV

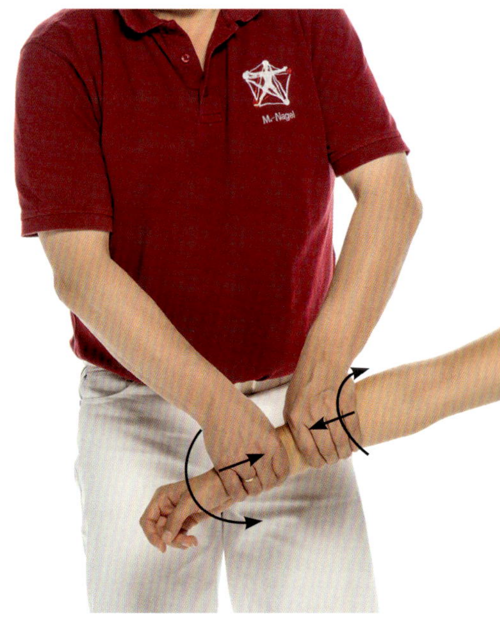

▶ **Abb. 10.15** Brennnesseltechnik CCV am Unterarm.

Hier funktioniert die CCV ähnlich: Statt eines Auseinanderziehens, einer Traktion, wird als Erstes ein Aufeinanderschieben des Gewebes durchgeführt. Das heißt am Beispiel des Unterarms: Der Therapeut umgreift das Gewebe, schiebt es aufeinander und verdreht es dann (▶ Abb. 10.15). Auch hier wartet der Therapeut einen gewissen Release ab, also eine Entspannung des Gewebes, die ihm vermittelt, dass die Zylinderfaszie in ihrer Ausrichtung wieder besser funktioniert.

Pinch-Technik

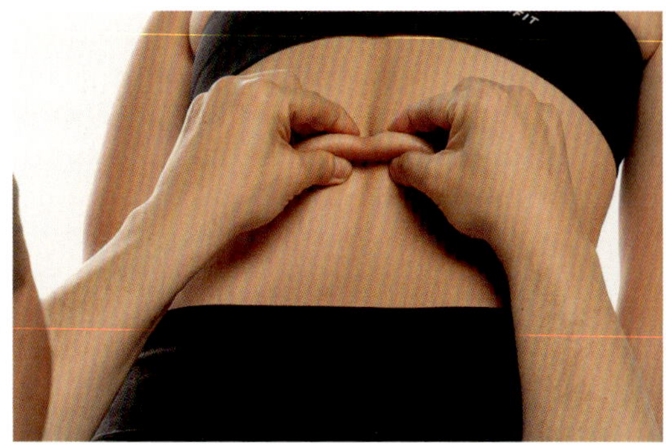

▶ **Abb. 10.16** Zylinderdistorsion Pinch-Technik.

Eine weitere manuelle Möglichkeit der Behandlung von Zylinderdistorsionen ist die Pinch-Technik (auch Kneiftechnik genannt; to pinch = kneifen). Hier hält der Therapeut in dem Areal, wo der Patient die Zylinderdistorsion gezeigt hat, Gewebe fest, indem er dort leicht hineinkneift (▶ **Abb. 10.16**); dann fordert er den Patienten auf, diesen Bereich zu bewegen. Dabei ist es sehr wichtig, dass nicht nur das Gewebe festgehalten wird, sondern das umliegende Gewebe – im Besonderen die Zylinderfaszie – in Bewegung gebracht wird. So soll sich das Gewebe selbst wieder ausrichten können.

Diese Technik kann fast überall am Rumpf durchgeführt werden. Wie wir sehen werden, basieren auch zahlreiche nichtmanuelle Behandlungen auf dem Grundprinzip Festhalten/Fixieren mit anschließendem Bewegen(lassen).

10.3.3 Nichtmanuelle Behandlung

Für Zylinderdistorsionen hat Typaldos zahlreiche nichtmanuelle Behandlungsformen benutzt. Er hatte erkannt, dass bestimmte klassische Therapiemethoden wie das Schröpfen bei bestimmten Beschwerden gute Resultate ergeben. Eine nichtmanuelle Behandlung können Patienten auch selbstständig durchführen und damit den Heilungsverlauf beschleunigen.

Schröpftechnik

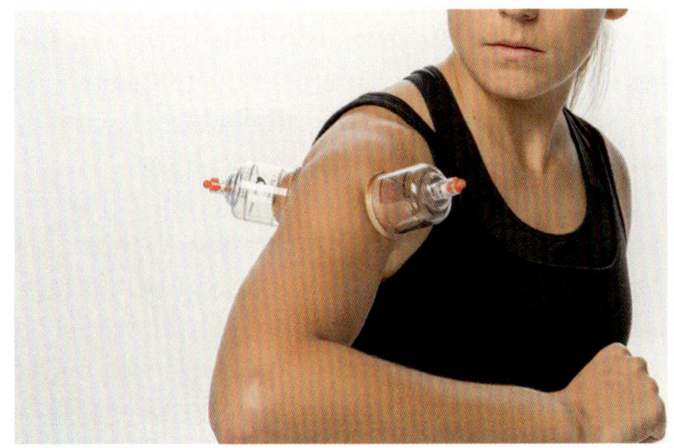

▶ **Abb. 10.17** Zylinderdistorsion Schröpftechnik.

Nach Typaldos handelt es sich bei der Schröpftechnik mit Bewegung um eine der effizientesten Möglichkeiten zur Behandlung einer Zylinderdistorsion („currently the most effective of all the cylinder techniques is cupping-with-movement“, [114], S. 52).

Beim Schröpfen wird durch Aufbringen der Schröpfgeräte ein Unterdruck erzeugt und dadurch das Gewebe leicht in das Vakuum gezogen. Dadurch vergrößert sich die Oberfläche, was eine Enthedderung und Entwirrung der betroffenen Zylinderfaszie bewirkt. Nun muss der Patient die betroffene Körperregion bewegen. Dadurch, dass das Gewebe in einem bestimmten Areal festgehalten und der umgebende Bereich bewegt wird, wird das Gewebe zur Regeneration und zur Sortierung der Fasern angeregt.

Je nach Körperregion werden ein bis mehrere Schröpfgläser gleichzeitig verwendet (▶ **Abb. 10.17**). Bewährt haben sich einfache Schröpfgläser aus Plastik, die mit einer Unterdruckpumpe auf dem Gewebe appliziert werden können.

Diese Applikation bietet dem Patienten die Möglichkeit, die Therapie auch selbst zu Hause durchzuführen. Dies hat den Vorteil, dass er die Beschwerden unmittelbar dann behandeln kann, wenn sie auftreten. Wie schon beschrieben, sind die durch Zylinderdistorsionen hervorgerufenen Beschwerden variabel im Auftreten und nicht immer provozierbar. Es ist durchaus möglich, dass der Patient die Beschwerden zwar häufig verspürt und auch recht genau beschreiben kann, allerdings bei seinem Besuch in der Praxis des FDM-Therapeuten gerade beschwerdefrei ist. So kann der mögliche therapeutische Erfolg in dem Moment nicht überprüft werden. Daher ist es von großem Vorteil, wenn er selbst tätig werden kann, um seine Beschwerden zu lindern. Das Schröpfen bietet hierbei gute Möglichkeiten.

Bei der Schröpftechnik können – wie bei allen Vakuumbehandlungen – Hämatome nicht ausgeschlossen werden. Das hängt stark vom individuellen Gewebszustand des Patienten und von der betroffenen Region des Körpers ab. In jedem Fall muss dies vorher mit den Patienten abgeklärt werden. Durch die beschriebenen Saugpumpen kann der Unterdruck meist so dosiert werden, dass die Hämatome nicht zu stark auftreten.

Klammertechnik

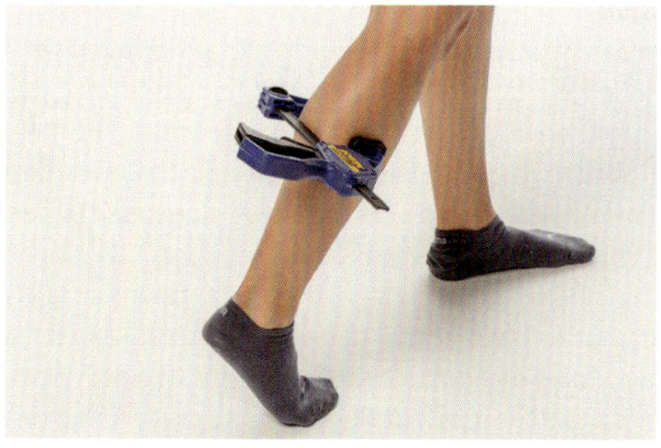

▸ **Abb. 10.18** Zylinderdistorsion Klammertechnik Wade.

Eine weitere schon von Typaldos genutzte Möglichkeit ist die Klammertechnik. Sie basiert auf dem Prinzip des Kneifens (Pinch-Technik). Das Gewebe wird durch eine handelsübliche Bauklammer fixiert und anschließend wird der Patient aufgefordert, diese Körperregion zu bewegen.

Die Klammertechnik eignet sich besonders gut zur Anwendung an den Extremitäten (wie Ober- oder Unterschenkel; ▸ **Abb. 10.18**), aber auch im Bereich der Schulter: Nachdem das Areal fixiert wurde, lässt der Patient die Schulter kreisen. Durch die so entstehende Gewebstraktion in verschiedene Richtungen sollen sich die verhakten Zylinderfaszien wieder lösen.

Im Handel sind auch sehr kleine Klammern erhältlich, die an vielen Körperstellen angewandt werden können, z. B. am Rücken, wenn damit eine Falte fixiert wird. Die Klammern, die zum Einsatz kommen, müssen spezifische Anforderungen erfüllen: Sie dürfen keine Schraubmechanismen haben und sollten einfach in der Handhabung sein, damit auch die Patienten die Klammern problemlos applizieren und wieder lösen können. Dies ist dann wichtig, wenn sie diese Behandlung auch eigenständig zu Hause durchführen möchten.

Diese etwas martialisch wirkende Therapie ist für den Patienten auch deutlich spürbar. Meist tritt ein schneller Behandlungserfolg ein.

Kiwi-Vakuumextraktor

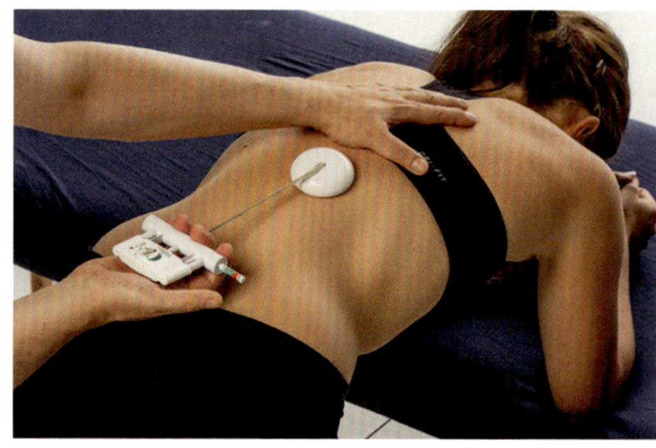

▸ **Abb. 10.19** Zylinderdistorsion Kiwi.

Der Kiwi-Vakuumextraktor wird üblicherweise in der Geburtshilfe als Saugglocke eingesetzt. Als Therapiegerät für das FDM hat es Dr. Georg Harrer erschlossen, da er diese Geräte in der Klinik im Rahmen der Geburtshilfe kennengelernt hat.

Das Grundprinzip ist das gleiche wie beim Schröpfen: Es wird ein Unterdruck erzeugt und das Gewebe in ein Vakuum hineingezogen. So soll die betroffene Zylinderfaszie auseinandergezogen und die bestehende Verhedderung aufgelöst werden. Über eine Drahtschnur zieht der Therapeut dann den Saugkopf über das Gewebe (▸ **Abb. 10.19**). Auf diese Weise können auch größere Flächen gut behandelt werden, z. B. am Rücken oder Oberschenkel.

Über den integrierten Manometer kann die Stärke des Unterdrucks genau kontrolliert werden. Dabei ist ein zu starker Unterdruck von Nachteil, da er möglicherweise zu verstärkten Hautzeichnungen wie Petechien oder Hämatomen führt.

Grundsätzlich können bei Vakuumbehandlungen Hämatome nie ausgeschlossen werden. Da beim Kiwi-Vakuumextraktor das Gewebe nur relativ kurze Zeit in ein Vakuum gebracht wird und der Druck gut zu dosieren ist, ist die Gefahr dieser Gewebsreaktion dadurch auch geringer.

Nadelreizmatte

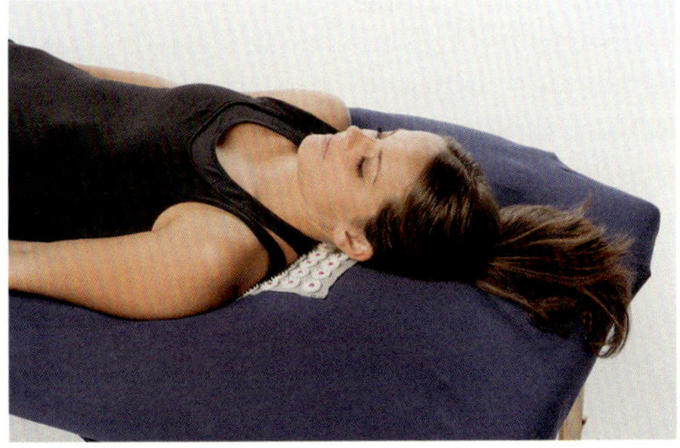

▸ **Abb. 10.20** Zylinderdistorsion Nadelmatte Nacken.

Eine weitere nichtmanuelle Möglichkeit zur Behandlung von Zylinderdistorsionen ist die Nadelreizmatte. Sie wird nach ihrem Erfinder auch Iplikator Kuznetsov genannt.

Info

In den 1970er-Jahren litt der russische Musiklehrer Ivan Kuznetsov an chronischen Schmerzen, Durchblutungsstörungen und Muskelkrämpfen. Gegen diese hartnäckigen Beschwerden konnte kein Arzt etwas ausrichten. So begann er selbst, erfinderisch tätig zu werden. Er machte die Erfahrung, dass allein Akupunktur ihm etwas Linderung verschaffen konnte – eine solche Behandlung konnte er sich jedoch nicht leisten. So entwickelte er eine Matte mit tausenden kleiner Nadeln. Wenn er sich mit seinem gesamten Körper darauflegte, verteilte sich sein Gewicht so gleichmäßig, dass keine der Nadeln in die Haut eindrang. Zu seiner großen Überraschung und Freude zeigte die Nadelmatte schnell Wirkung. 1979 ließ er die Erfindung patentieren. In den 1980er-Jahren wurden allein in Russland über 70 Mio. Iplikatoren verkauft. Inzwischen werden sie in ganz Europa und in den USA gehandelt. Sie werden unter verschiedenen Namen verkauft, z. B. als Akupunkturmatte, Nadelreizmatte oder auch unter dem Namen Akumat (vgl. [125], S. 4 f.).

Die therapeutische Wirkung dieser Matten ist durch die Zylinderdistorsionen zu erklären. Die kleinen, spitzen Kunststoffnadeln ziehen die Oberfläche der Haut leicht auseinander. Dadurch wird auch die unter der Haut liegende Zylinderfaszie auseinandergezogen und die Gewebespannung kann sich lösen.

Diese Matte kann unterschiedlich genutzt werden:

- Sie kann um die Extremität gelegt werden. Dann sollte z. B. mit einer elastischen Mullbinde ein gewisser Druck auf das Gewebe erzeugt werden. Mit dieser am Körper fixierten Nadelreizmatte kann sich der Patient bewegen oder auch seiner normalen Arbeit nachgehen.
- Bei Beschwerden am Rücken kann sich der Patient auf die Matte legen (▸ **Abb. 10.20**). Hier ist keine weitere Bewegung mehr erforderlich, sondern der Patient sollte einfach eine gewisse Zeit darauf liegen bleiben.

Die Nadelreizmatte erscheint nicht für alle Patienten gleich geeignet, sondern nur für diejenigen, bei denen das Fasziengewebe gut auf diese Reize reagieren kann. Patienten mit Zylinderdistorsionen können sich mit einer solchen Matte auch zu Hause behandeln, ganz nach Bedarf.

Kammtechnik

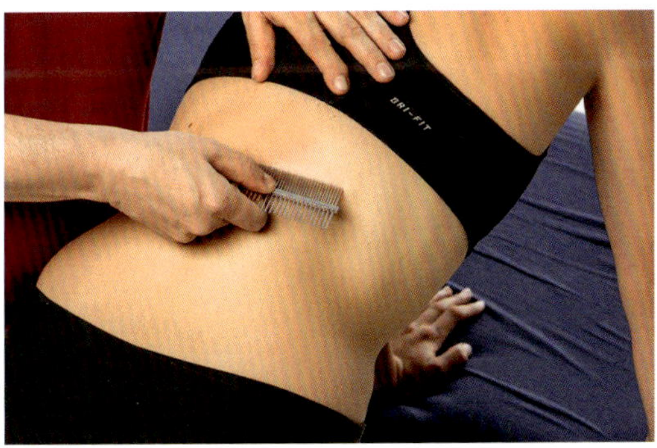

▸ **Abb. 10.21** Zylinderdistorsion Kammtechnik Rücken.

Wie erwähnt (Kap. 10.2.4), gibt es Patienten mit adhäsiven Zylindern, die also sowohl Zylinderdistorsion als auch chronifizierte Triggerbänder (Adhäsionen) haben und die oft unter starken Beschwerden leiden. Als beste Möglichkeit der Behandlung von adhäsiven Zylindern (neben der Behandlung mit Triggerband- und Squeegee-Technik) beschreibt Typaldos die Verwendung eines Kamms. Am besten geeignet sind einfache Metallkämme, wie sie auch zum Bürsten von Hunden oder Katzen eingesetzt werden. Ein solcher Metallkamm ist sehr gut geeignet, um in einem Behandlungsschritt sowohl auf die Adhäsionen zu wirken als auch auf die Zylinderfaszie. Er wird mit einem gewissen Druck in longitudinaler und transversaler Richtung über das Gewebe der Adhäsionen und der Zylinder bewegt (▸ **Abb. 10.21**).

Auch diese Technik können die Patienten selbst zu Hause anwenden. Ideal ist es, wenn eine andere Person zur Verfügung steht, die diese Therapie in bestimmten zeitlichen Abständen durchführen kann.

11 Tektonische Fixation (tectonic fixation, TF)

Die tektonische Fixation – die letzte von Typaldos beschriebene Fasziendistorsion – ist insofern charakteristisch, als dass sie nicht mit Schmerzen einhergeht. Sie beschreibt die mangelnde Gleitfähigkeit der glatten Faszienoberfläche (▶ **Abb. 11.1**). Dies äußert sich als Steifigkeit, was z. B. die freie Beweglichkeit der Extremitäten behindert und so die Lebensqualität beeinträchtigt.

11.1 Grundlagen

11.1.1 Prinzip der glatten Faszie

Im Bereich der glatten Faszien, z. B. zwischen den Gelenken, den Muskelkompartimenten oder den viszeralen Blättern der Organe, muss das Gewebe beweglich bleiben. Dazu bildet der Körper ständig einen Flüssigkeitsfilm, der die Gleitfähigkeit erhält. Dieser Film ist die Bedingung dafür, dass das Gewebe aneinander vorbeigleiten kann. Da ständig Flüssigkeit vom Körper resorbiert wird, muss auch ständig neue Flüssigkeit gebildet werden. Der Flüssigkeitsfilm wird in spezialisierten Körperarealen hergestellt: In den echten Gelenken wird die Gelenkflüssigkeit (Synovia) von der Gelenkinnenhaut (Membrana synovialis) gebildet. In anderen Gleitlagern des Körpers, z. B. in den Viszera, wo die einzelnen Organe oder die verschiedenen parietalen und viszeralen Blätter aneinander vorbeigleiten, wird die Interzellularflüssigkeit oder interstitielle Flüssigkeit gebildet. Im Bereich der Gelenke dient die Flüssigkeit auch dazu, die Knorpelschicht zu ernähren. Diese Flüssigkeit hat somit mehrere Aufgaben.

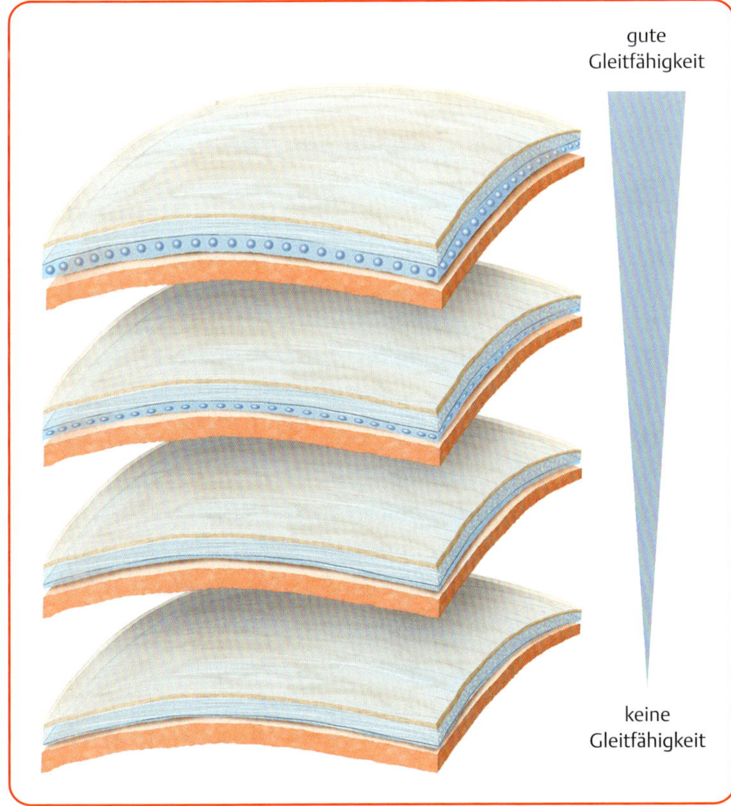

▶ **Abb. 11.1** Tektonische Fixation. Die Gleitfähigkeit der glatten Faszie hängt vom Flüssigkeitsfilm zwischen den Schichten ab. Bei Veränderung oder Abnahme der Flüssigkeit nimmt auch die Gleitfähigkeit ab.

11.1.2 Entstehung der tektonischen Fixation

Der Reiz für die Produktion der Gleitflüssigkeit ist die Aktivität und Bewegung. Wenn aber ein bestimmtes Areal, z.B. ein Gelenk, nicht mehr beständig bewegt wird (z.B. bei Ruhigstellung oder weil andere Fasziendistorsionen vorliegen), wird nicht mehr so viel Flüssigkeit produziert. So setzt sich ein Teufelskreis in Gang: Durch Bildung von weniger Flüssigkeit lassen sich die Strukturen schlechter bewegen, die Gleitfähigkeit nimmt ab. Durch die schlechtere Bewegung wird erneut wieder weniger Flüssigkeit hergestellt, was die Gleitfähigkeit weiter vermindert. So entsteht eine Steifigkeit im Gewebe. Dies ist im Grunde eine normale Gewebsreaktion, die zunächst nicht unbedingt pathologisch ist. Dennoch wird ein Mensch durch eine solche Steifigkeit in der Regel in seiner Lebensqualität eingeschränkt. Diese Steifigkeit durch den Verlust der Gleitfähigkeit an der Faszienoberfläche nennt Typaldos die tektonische Fixation. Im FDM entsteht die tektonische Fixation allmählich, fast immer als Folge anderer Fasziendistorsionen. Deshalb ist der Verlauf der tektonischen Fixation auch immer abhängig vom Verlauf der anderen Fasziendistorsionen.

11.2 Diagnose

11.2.1 Gestik

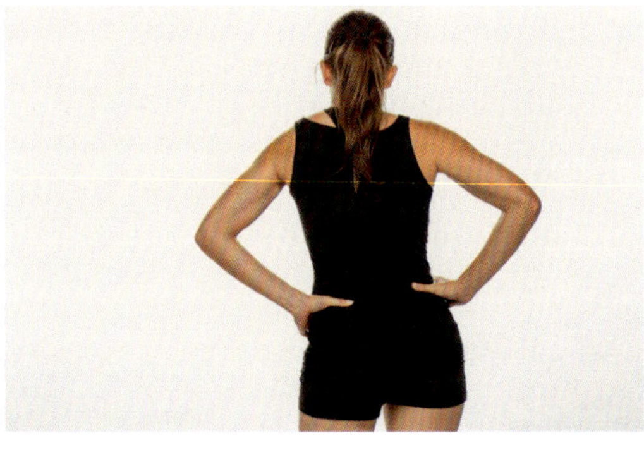

▸ **Abb. 11.2** Tektonische Fixation Becken (Hände über Crista).

Patienten mit einer tektonischen Fixation versuchen selbst, bestimmte Areale, die steif sind, zu bewegen, teilweise mit viel Kraft. Zum Beispiel rütteln sie an bestimmten Gelenksteilen, damit diese wieder beweglich werden. Oder sie versuchen mit Kraft, den Rumpf wieder etwas zu mobilisieren (▸ **Abb. 11.2**).

Die Patienten haben keine Schmerzen durch die Steifigkeit. Das ist ein sehr wichtiger Aspekt: Die Steifigkeit als solche ist zunächst einmal schmerzfrei.

11.2.2 Anamnese

Die Patienten sprechen davon, dass sie sich unbeweglich fühlen. Sie sagen oft, dass sie „schon ganz steif" seien, oder fühlen sich „schon alt", weil der Begriff „alt" oft mit Unbeweglichkeit und Steifigkeit assoziiert wird. Sie äußern das Gefühl, dass etwas mal „knacken" muss, damit so die Beweglichkeit wiederhergestellt wird.

11.2.3 Untersuchung

Die steifen Gelenke oder Körperregionen sind weder aktiv noch passiv zu bewegen. Bei der Palpation gibt es keine Druckschmerzhaftigkeit, da generell keine Schmerzen vorhanden sind.

11.3 Behandlung

11.3.1 Vorbemerkung: Bedeutung von Steifigkeit für den Körper

Für die strategische Planung der Behandlung ist es wichtig, zu verstehen, wie der Körper mit Steifigkeit umgeht bzw. warum er möglicherweise selbst eine Steifigkeit entwickelt.

Eine behandlungsbedürftige tektonische Fixation liegt dann vor, wenn der Patient unter der Steifigkeit leidet, weil er z.B. seine normalen beruflichen oder privaten Tätigkeiten nicht mehr durchführen kann. Es ist jedoch denkbar, dass sich der Körper aufgrund von Schmerzen selbst versteift. So könnte man aus einigen gut beschriebenen pathologischen Zuständen, z.B. dem Morbus Bechterew, erkennen, dass es für den Körper möglicherweise besser ist, etwas ruhigzustellen, bevor es schmerzt. Diese Sichtweise ist deshalb so wichtig, weil wir es unter Umständen nicht immer als unsere therapeutische Aufgabe sehen sollten, möglichst alles in Bewegung zu bekommen: Es könnte ebenso sein, dass der Körper mit der Steifigkeit einer Region besser zurechtkommt als mit Bewegung. So ist beispielsweise ein für sich schmerzfreies, steifes Knie für einen Menschen besser zu ertragen als ein möglicherweise bewegliches, aber schmerzhaftes.

Genauso kann eine operative Maßnahme zum Versteifen bestimmter Segmente am Rücken nicht grundsätzlich als schlecht bezeichnet werden, wenn der Patient hinterher deutlich weniger Beschwerden hat. Das soll kein Plädoyer für ein operatives Verfahren oder gegen die Behandlung von Steifigkeit sein. Vielmehr möchte ich zeigen, dass man auch über das eigene therapeutische Denken hinausblicken muss, um zu verstehen, warum andere Wege möglicherweise nur das vorwegnehmen, was der Körper selbst machen würde, um besser existieren zu können.

11.3.2 Prinzip der Behandlung

Wir sprechen von einer tektonischen Fixation, wenn jemand unter der Steifigkeit leidet. In dem Fall werden wir ihn mobilisieren, damit seine Einschränkungen geringer werden. Das Grundprinzip der Mobilisation bei tektonischen Fixationen ist, dass die fehlende Flüssigkeit zwischen den Faszienoberflächen oder Gelenkflächen wieder mobilisiert wird. Dies lässt sich vom Prinzip her mit starkem Druck in die Gelenkregion erreichen. Hierfür stehen unterschiedliche Techniken zur Verfügung.

Je nachdem, um welche Körperregion es sich handelt, kann z. B. die Mobilisation einer Schulter viel Arbeit bedeuten. Das heißt, der Patient muss zu mehreren Terminen erscheinen und der Therapeut muss mit viel Kraft das Gelenk mobilisieren.

11.3.3 Behandlungstechniken

Brute-Force-Technik

Eine glatte Faszie ohne jegliche Bewegungsamplitude kann zunächst nur transversal verschoben werden. Diese Technik nannte Typaldos „brute force maneuvers“ ([114], S. 57). Ziel ist es, dass 2 Faszienflächen mit starker Kraft transversal verschoben werden. Dadurch kommt es zur ersten Verbesserung des Gleitens. Sobald wieder eine leichte Beweglichkeit möglich ist, können die nächsten Behandlungstechniken durchgeführt werden.

Tektonische Pumpe

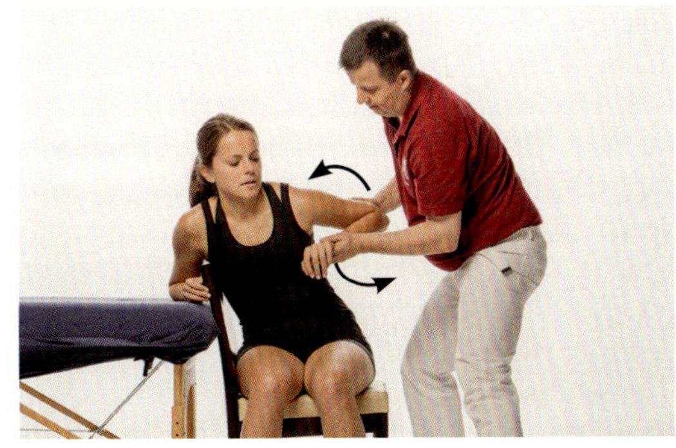

▸ **Abb. 11.3** Tektonische Fixation tektonische Pumpe Schulter.

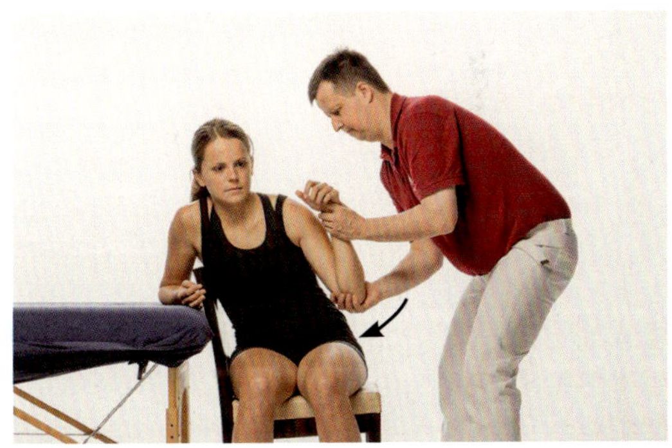

▸ **Abb. 11.4** Tektonische Fixation tektonische Pumpe Schulter.

Die Pumptechnik ist überall am Körper anwendbar. Typaldos bezeichnet sie als langsame tektonische Pumpe („slow tectonic pump“, [114], S. 55). Sie verfolgt 2 Ziele: Zum einen soll das Gelenk wieder mobilisiert werden (▸ **Abb. 11.3**). Zum anderen soll durch Druck, der auf die Faszienfläche ausgeübt wird, die Flüssigkeitsproduktion angeregt werden. Durch die starke Kompression, die der Therapeut auf die Gelenkflächen bringt, kommt es während der Zirkumduktion zu einem ständigen Wechsel von Zug und Druck auf die Fläche. Hierbei wird auch der zähflüssige Rest der Synovia mobilisiert (▸ **Abb. 11.4**).

Diese Art der Mobilisation entspricht in mancher Hinsicht dem passiven Bewegen der klassischen Physiotherapie. Sie muss allerdings mit zusätzlicher Kompression und Traktion ausgeführt werden.

Impulsmobilisation

Eine weitere Möglichkeit der Behandlung besteht darin, Kraftimpulse zu setzen, um eine Region wieder beweglich zu machen. Diese Mobilisationsimpulse (häufig auch Thrust-Manipulationen, thrusting manipulation, genannt) werden transversal zu den Flächen, häufig in Rotation durchgeführt. Diese Behandlung ist besonders geeignet für kleine Flächen, die tektonisch sind, z. B. im Bereich der Wirbelsäule.

Viele dieser Techniken sind aus der Osteopathie oder Chiropraktik bekannt. So werden auch hier die meisten Manipulationstechniken mit einem transversalen Impuls oder über eine Gegenrotation durchgeführt. Diese Techniken sind sehr gut bei tektonischen Fixationen geeignet

Frogleg-Technik

Die Frogleg-Technik (Froschschenkeltechnik) ist eine Technik, die Typaldos speziell für die Tektonik an Schulter und Hüfte beschrieben hat. Ziel bei dieser Mobilisation ist die Verbesserung der Rotation. Die Rotation ist immer diejenige Bewegungsrichtung, die mit am längsten eingeschränkt bleibt. Durch die Frogleg- und die umgekehrte Frogleg-Technik wird der Fokus der Behandlung auf die Rotation gelegt.

Pumptechniken mit dem Plunger

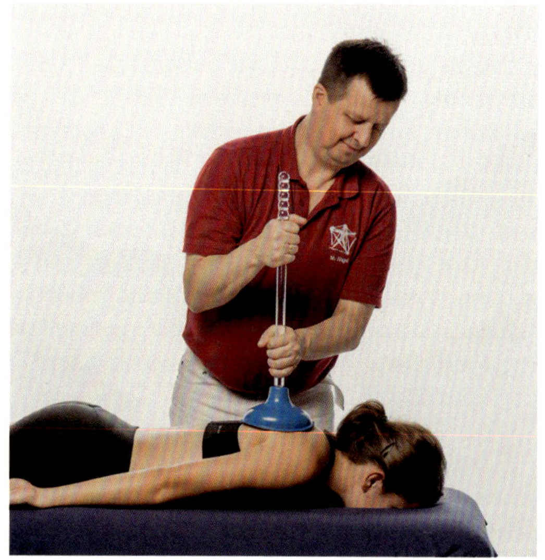

▸ **Abb. 11.5** Tektonische Fixation Plunger Schulterblatt.

Eine nichtmanuelle Technik für die tektonische Fixation bietet der Plunger. Durch diesen kann in großen Arealen Flüssigkeit durch Unterdruck mobilisiert werden. Optimal kann er für den Rücken und die Schulterblätter eingesetzt werden (▸ **Abb. 11.5**).

Auch andere mechanische oder elektrisch betriebene Saugpumpgeräte können geeignet sein, Flüssigkeit im Gewebe besser zu verteilen und somit die Gleitfähigkeit zwischen den Faszienflächen wiederherzustellen.

Exkurs

FDM und Schmerztherapie

In der letzten Zeit liest man in den Medien immer öfter von der „FDM-Schmerztherapie“ oder der „manuellen Schmerztherapie nach Typaldos“. So kommen immer mehr schulmedizinisch ausgebildete Ärzte und Therapeuten zu FDM-Fortbildungen, weil sie von den Möglichkeiten der Schmerzbehandlung im FDM gehört haben und diese in ihr therapeutisches Spektrum aufnehmen möchten. Dies wird oft als „multimodale Schmerztherapie“ bezeichnet, wobei in speziellen therapeutischen Einrichtungen Patienten mit chronischen Schmerzen oder Schmerzsyndromen auf unterschiedlichsten Wegen geholfen werden soll.

Diese Entwicklung ist auf der einen Seite sehr erfreulich. Denn aus Sicht des FDM können auch schon lange bestehende Schmerzzustände oder Schmerzsyndrome auf Fasziendistorsionen zurückgeführt werden. Damit gibt es zugleich eine Behandlung, um diese Zustände zu verändern.

Auf der anderen Seite sehe ich dies kritisch, weil es dem FDM nicht wirklich gerecht wird. Denn das FDM wird im Rahmen einer solchen multimodalen Schmerztherapie meist auf eine reine Faszientechnik reduziert und als eine Technik unter vielen angeboten.

Sehr wichtig ist außerdem der Aspekt, dass die Behandlung von Schmerzpatienten auch aus Sicht des FDM keine leichte Aufgabe ist. Die diffusen, unerklärbaren Schmerzen, die die Patienten angeben, entstehen dadurch, dass sich verschiedene Fasziendistorsionen überlagern. Gestik und Beschreibung sind dadurch oft wenig eindeutig. Darüber hinaus nehmen viele Patienten oft starke **Schmerzmittel** bis hin zu Opiaten. Auch dadurch verändert sich die Körperwahrnehmung, und sowohl Gestik als auch Beschreibung

▼

▼

der Beschwerden werden unklar. Somit erfordert es viel Erfahrung seitens des Therapeuten, die einzelnen Distorsionen zu erkennen und die richtige Reihenfolge für die Behandlung festzulegen. Gerade bei Patienten mit langjährigen Schmerzen sind oft mehrere Sitzungen erforderlich. Hier gilt es, für Therapeut und Patient die Motivation aufrechtzuerhalten. Dies geht meist nur, wenn erste Erfolge zu sehen sind.
Trotzdem bietet das FDM eine nachvollziehbare Erklärung, und wir können bei guter **Compliance** des Patienten dessen Beschwerden deutlich verringern und die Lebensqualität verbessern.
Grundsätzlich haben Patienten mit chronischen bzw. schon lange bestehenden Schmerzen Fasziendistorsionen. Zu permanenten Beschwerden führen dabei HTPs und Faltdistorsionen. Triggerbänder können zu Adhäsionen führen und dadurch eine Chronizität aus Sicht des FDM auslösen (siehe Exkurs: Chronizität im FDM, Kap. 6.1.4). Diese chronischen Triggerbänder können sich über den ganzen Körper ausbreiten.

▼

▼

In einer solchen Situation befinden sich viele Patienten mit chronischen Schmerzen. In der schulmedizinischen Terminologie wird für ein solches Beschwerdebild – diffuse, chronische Beschwerden fast im gesamten Körper – oft der Begriff **Fibromyalgie** verwendet. Diese Patienten berichten außer von Schmerzen auch von Schwäche und Parästhesien. Nach dem FDM erkennen wir hier anhand der Anamnese und des Verlaufs häufig multiple Triggerbänder, die den gesamten Körper durchziehen. Darüber hinaus liegen weitere Fasziendistorsionen wie HTPs, Falt- und Zylinderdistorsionen vor. Die FDM-Diagnosen eröffnen effektive Behandlungsmöglichkeiten für diese Patienten. Nicht nur für sie, sondern auch für mich ist es immer wieder erfüllend, wenn eine Behandlung nach dem FDM ihre Beschwerden lindern oder gar nachhaltig beseitigen kann. Das Entscheidende dabei ist, dass der Patient Stück für Stück seine physiologische Wahrnehmung zurückgewinnt. Hier zeigen sich der Wert und die Bedeutung, die der veränderte Blickwinkel des FDM sowohl auf die Diagnose als auch Behandlung hat.

Teil 3
Behandlung von Beschwerden nach Körperregionen

12 Einleitung

Die folgenden Ausführungen sind wie folgt aufgebaut: Zunächst wird in der Einleitung eine tabellarische Übersicht zur Gestik und das sich daraus ergebende Diagnoseschema dargestellt. Im Anschluss daran folgt die Beschreibung der Fasziendistorsionen, die in den jeweiligen Körperregionen vorliegen können, sowie deren Behandlung. Den Abschluss bilden Ausführungen zu den klassischen medizinischen Diagnosen. Zwar spielen diese für die Behandlung von Patienten nach dem FDM keine Rolle, da uns auch hier die Patienten über ihre Gestik Fasziendistorsionen mitteilen, die ihnen Beschwerden bereiten und die wir entsprechend behandeln. Die Aufnahme dieser (schul)-medizinischen Diagnosen soll aber verdeutlichen, wie Beschwerden aus der Perspektive des FDM in einem neuen Licht gesehen und effektiv behandelt werden können. Patientenbeispiele aus meiner Praxis runden die Ausführungen ab.

Die folgende Darstellung nach Körperregionen dient allein der Systematik. In der Praxis halten sich die Verläufe der Fasziendistorsionen nicht an dieses Schema. Gerade Triggerbänder durchziehen oft verschiedene Regionen. Sie werden dort beschrieben, wo sich die Beschwerden erfahrungsgemäß am deutlichsten ausprägen. Inhaltliche Überschneidungen und Verweise sind daher nicht zu vermeiden.

13 Kopf

Beschwerden in der Kopfregion sind vielfältig: So gibt es unterschiedliche Arten von Kopfschmerzen, Beschwerden im Bereich des Ohres sowie Gesichts- und Kieferbeschwerden. Alle können die Lebensqualität in hohem Maße beeinträchtigen. Die Patienten suchen Orthopäden, Neurologen, Zahnärzte oder HNO-Ärzte auf. Häufig erhalten sie jedoch weder eine klare Erklärung für ihre Beschwerden noch eine geeignete Therapie.

Es gibt funktionelle Beschwerden, die keine deutliche Gestik beinhalten und damit die Diagnostik erschweren. Trotzdem bietet die Behandlung der vorhandenen und gezeigten Fasziendistorsionen eine sinnvolle Möglichkeit, die Beschwerden zu vermindern. Wichtig ist dabei, die Patienten über die Vorgehensweise zu informieren. Wir behandeln die Fasziendistorsionen, die die Beschwerden mit verursachen, aber nicht unbedingt die einzigen Auslöser sind. Für eine Behandlung am Kopf benötigt ein FDM-Therapeut somit häufig etwas Erfahrung.

13.1 Kopfschmerz

Die Auslöser von Kopfschmerzen sind vielschichtig. Bis heute gibt es kein medizinisches Konzept, das alle Symptome und Auslöser erklärt und eine darauf basierende einheitliche Therapie anbietet. Aus Sicht des FDM gibt es häufig wiederkehrende Muster von Distorsionen, die großen Einfluss auf die Schmerzwahrnehmung haben. Diese werden durch die Behandlung deutlich vermindert. Eine anscheinend nicht geringe Rolle spielt dabei die Belastung, d. h. die vegetative Situation der Patienten. Unsere Erklärung, warum Stresssituationen möglicherweise Beschwerden im Kopf oder Nacken auslösen und verstärken, hat mit den Fasziendistorsionen zu tun: Wie in Kap. 4.2.3 beschrieben, reagiert Gewebe auf Enzyme, die bei Stress verstärkt ausgeschüttet werden, mit einer Kontraktion. So ist es nachvollziehbar, dass spezifische Beschwerden bei Stress zunehmen oder sich auch in einer Entspannungsphase bemerkbar machen (z. B. wenn Kopfschmerz typischerweise am Wochenende auftritt; vgl. dazu [63]).

Cave

Bei allen Kopfschmerzpatienten müssen schwerwiegende Erkrankungen eventuell durch differenzialdiagnostische Untersuchungen ausgeschlossen werden. Ein besonderes Augenmerk in der Anamnese liegt deshalb auch auf dem Verlauf der Erkrankung.

Eine Übersicht zur Gestik, Anamnese, Untersuchung, Distorsion und Behandlung bei Kopfschmerz bietet die ▸ **Tab. 13.1**.

▸ **Tab. 13.1** Übersicht: Kopfschmerz.

Gestik	Anamnese	Untersuchung	Distorsion	Behandlung
Linie				
zeigt paravertebral zum Hinterkopf	ziehende Schmerzen entlang der Wirbelsäule bis zum Hinterhaupt	eingeschränkte Kopfbewegung besonders in Beugung und Streckung	Star-Triggerband	Triggerbandtechnik
zeigt vom Schulterdach zum gleichseitigen Mastoid	ziehende Schmerzen oberhalb der Schulter bis zum Kopf	eingeschränkte Bewegung besonders in der Kopfdrehung	Schulter-Mastoid-Triggerband	Triggerbandtechnik
zeigt quer über Schädel vom Hinterhaupt bis zur Stirn	ziehende Schmerzen über den Kopf, „Spannungskopfschmerz“	keine Schmerzprovokation möglich	Triggerband in mehreren Bahnen über den Kopf verlaufend	Triggerbandtechnik
zeigt um das Ohr Richtung Schläfe	Ziehen hinter den Ohren und an der Schläfe	keine Schmerzprovokation möglich	Triggerband vom Mastoid über die Schläfe bis zum Kiefergelenk	Triggerbandtechnik

▶ **Tab. 13.1** Fortsetzung.

Gestik	Anamnese	Untersuchung	Distorsion	Behandlung
Punkt				
drückt mit mehreren Fingern in die Fossa supraclavicularis, neigt den Kopf zur Schmerzseite	dumpfer Schmerz, der in den Kopf streut, dumpfer Kopfschmerz	Bewegungseinschränkung bei der Rotation des Kopfes	SCHTP, häufig verbunden mit dem Schulter-Mastoid-Triggerband	HTP-Technik, nachfolgend Triggerbandtechnik
drückt mit einem Finger ein- oder beidseitig in die Fossa lacrimalis	dumpfer Schmerz hinter dem Auge	keine Schmerzprovokation möglich	lakrimaler HTP	HTP Technik
mit einem Finger Punkt am Schädel, häufig an den Suturen	punktueller stechender Schmerz am Schädelknochen	keine Schmerzprovokation möglich	Kontinuumdistorsion	Kontinuumtechnik
Fläche				
drückt den Kopf mit beiden Händen zusammen	Gefühl, als ob große Kraft wirkt, möchte mit „dem Kopf gegen die Wand schlagen“, Schmerzen tief im Kopf	kräftiger Druck auf den Schädel ist angenehm	Einfaltdistorsion Schädel	Kompression mit Impuls
fährt durch die Haare, zieht sich selber an den Haaren	komisches Gefühl im Kopf, „wie Watte“, Schmerz hat keinen Ort	keine Bewegungseinschränkung, Beschwerden können nicht ausgelöst werden	Zylinderdistorsion Kopf	Traktion über die Haare, Squeegee-Technik, Doppeldaumentechnik

13.1.1 Triggerbänder

Die häufigsten Triggerbänder am Nacken sind das Star-Triggerband und das Schulter-Mastoid-Triggerband (Kap. 14.1.1). Am Kopf selbst zeigen die Patienten Triggerbänder über den Kopf und um das Ohr verlaufend. Die Triggerbänder am Schädel sind von der Palpation oft sehr fein; Typaldos spricht von der Größe eines Salzkorns (grain of salt). Deshalb sollte bei der Behandlung eine möglichst kleine Auflagefläche des Daumens genutzt werden.

Triggerband am Kopf

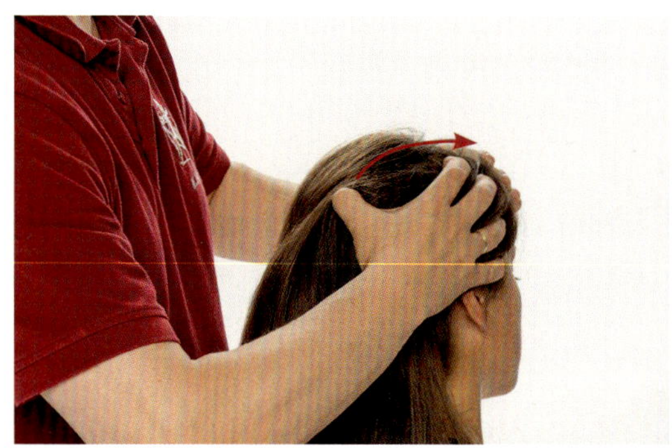

▶ **Abb. 13.1** Triggerband Kopf sagittal.

Ausgangsstellung Patient: Sitz

Der Therapeut steht seitlich vom Patienten und startet mit angepasstem Druck am Hinterhaupt und schiebt die Verdrehung sagittal Richtung Stirn (▶ **Abb. 13.1**). Meist enden die Triggerbänder an der Stirn oder gleichseitigen Nasenwurzel. Der exakte Verlauf orientiert sich an der druckschmerzhaften Linie, so wie sie der Patient angibt.

Triggerband um das Ohr

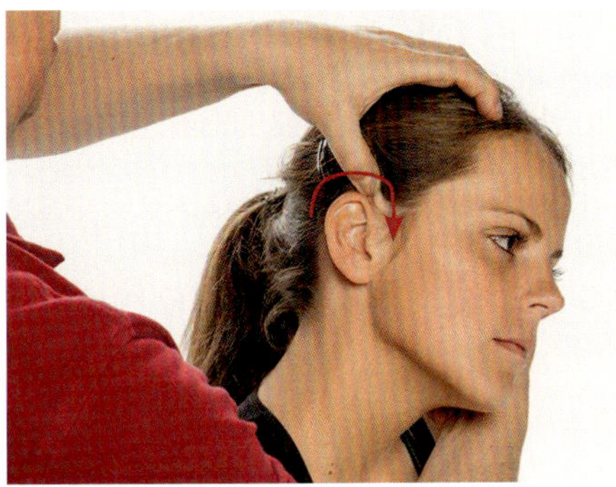

▶ **Abb. 13.2** Triggerband Ohr.

Dieses Triggerband kann nicht nur Kopfschmerzen auslösen, sondern auch Ohr- oder Kieferbeschwerden.

Ausgangsstellung Patient: Sitz

Der Therapeut steht seitlich vom Patienten und startet am gleichseitigen Mastoid (▶ **Abb. 13.2**). Um das Ohr kann das Triggerband in mehreren parallelen Bahnen über der Schläfe verlaufen. Die Verdrehung endet häufig im Bereich des Kiefergelenks.

13.1.2 HTPs

Wie bei fast allen Beschwerden an Schulter, Nacken und Kopf spielt der **SCHTP** eine große Rolle. Offenbar verursacht diese Gewebsvorwölbung Beschwerden in allen angrenzenden Regionen (Kap. 14.1.2). Bei fast allen Patienten mit Kopfschmerzen muss dieser daher behandelt werden. Manchmal kann sich allein durch erfolgreiche Reposition des hernierten Gewebes das Befinden des Patienten enorm verbessern.

Ein weiterer spezifischer Punkt am Kopf ist der kleinste von Typaldos beschriebene HTP: der lakrimale HTP.

Lakrimaler HTP

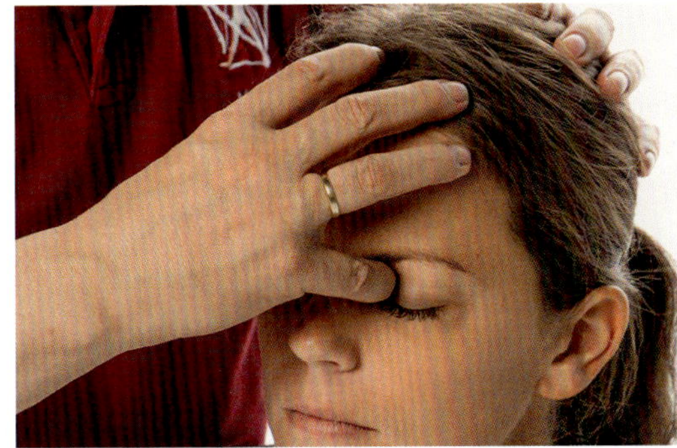

▶ **Abb. 13.3** Lakrimaler HTP.

Der lakrimale HTP ist eine minimale Vorwölbung im Bereich der Augenhöhle seitlich der Nasenwurzel am Os lacrimale. Die Patienten drücken dort tief in die Augen und haben neben den Kopfschmerzen hinter dem Auge oftmals auch visuelle Beschwerden, z. B. eine erhöhte Lichtempfindlichkeit. Laut Typaldos kann es im Bereich der Trochlea des Auges zu einer Vorwölbung kommen ([114], S. 97).

Ausgangsstellung Patient: Sitz, die Augen entspannt geschlossen

Der Therapeut steht auf der gegenüberliegenden Seite und hält mit der gleichseitigen Hand den Kopf fest. Der kleine Finger der gegenseitigen Hand nimmt von ventral kommend Kontakt an der Nasenwurzel auf der betroffenen Seite auf und drückt zwischen Os lacrimale und Augapfel sanft in die Tiefe auf den gezeigten Punkt (▶ **Abb. 13.3**). Die Druckrichtung ist dabei nach posterior, leicht medial und kaudal. Der Patient spürt nach einer Zeit, wie das Gewebe langsam zurückweicht. Der Druck muss angepasst sein und ist im Verhältnis zu anderen HTP-Behandlungen sehr sanft, aber trotzdem spürbar. Diese Behandlung kann der Patient mit der nötigen Anleitung ggf. auch selbst durchführen.

Typaldos sieht den lakrimalen HTP fast immer assoziiert mit einem Triggerband über den Augenbrauen (Kap. 13.2.1) Er empfiehlt eine kombinierte Behandlung von Triggerband und HTP. Im Anschluss ist eine leichte Eismassage im behandelten Bereich sinnvoll.

Cave
In seltenen Fällen kann es bei dieser Behandlung zu vegetativen Reaktionen wie Schwindel oder Übelkeit kommen. In diesem Fall sollte die Behandlung unterbrochen und eventuell in einer anderen Ausgangsstellung (z. B. Rückenlage) noch einmal durchgeführt werden.

13.1.3 Kontinuumdistorsionen

Kontinuumdistorsionen lösen stechende, punktuelle Schmerzen aus und können überall am Schädel auftreten. Besonders häufig werden sie am Hinterhaupt, am Mastoid sowie im Verlauf der Schädelsuturen gezeigt.

Die Behandlung wird mit der Kontinuumtechnik durchgeführt. Der Therapeut drückt auf den schmerzhaftesten Punkt in die für den Patienten unangenehmste Richtung und wartet auf den Release.

Auch hier lösen Kontinuumdistorsionen häufig Triggerbänder aus, die dann ebenfalls behandelt werden müssen.

13.1.4 Faltdistorsionen

Einfaltdistorsion

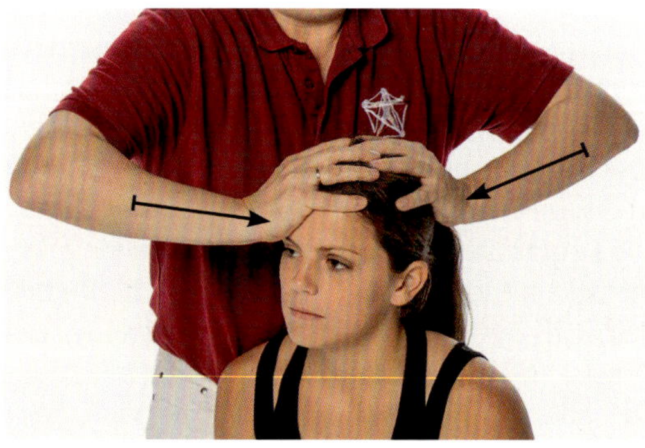

▸ **Abb. 13.4** rFD Schädel/Kopf, beide Hände drücken kräftig den Schädel zusammen.

Der Beschreibung und Gestik zufolge gibt es Einfaltdistorsionen am Kopf: So versuchen die Patienten selbst, durch Kraft den Schädel unter Kompression zu bringen. Die Schmerzen werden als tief drinnen im Kopf beschrieben. Ursache solcher Distorsionen sind häufig Traumata.

Ausgangsstellung Patient: Sitz

Der Therapeut steht neben oder hinter dem Patienten und umgreift den Schädel flächig von den gegenüberliegenden Seiten. Die Hände befinden sich in einer Dorsalextension um 90°, die Unterarme zeigen direkt aufeinander zu. Der Schädel wird unter maximale Kompression gebracht (▸ **Abb. 13.4**); am Ende gibt der Therapeut noch einen kleinen Kompressionsimpuls. Dabei sind wiederholt kurze Klickgeräusche zu hören als Zeichen dafür, dass sich Gewebe löst. Die Position der Hände kann mehrfach verändert werden, sodass verschiedene Kraftvektoren wirken. Dabei wird der Patient die für ihn angenehmste Richtung angeben. Dies ist auch die Richtung, in die die Behandlung durchgeführt wird.

13.1.5 Zylinderdistorsionen

Sehr häufig sind die Kopfschmerzen mit Zylinderdistorsionen verbunden. Die Schmerzen werden oft als unerträglich beschrieben. Sie haben keinen Ort, sondern erscheinen oft diffus, die Patienten haben ein Gefühl wie „Watte im Kopf" (Patientenbeispiel: Frau A (56), diffuse Kopfschmerzen und Schwindel, Kap. 13.3.4). Sie ziehen sich oft selbst an den Haaren.

Für die Behandlung bietet sich neben dem flächigen Abziehen mittels der Squeegee-Technik und der kleinflächigen Behandlung mit der Doppeldaumentechnik besonders die Traktion der Haare an.

Traktion der Haare

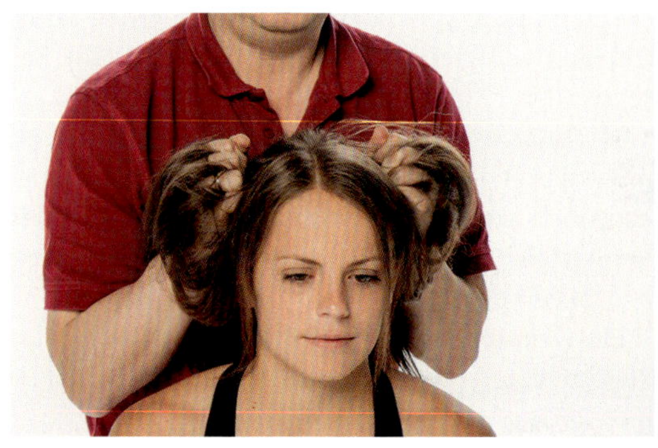

▸ **Abb. 13.5** Zylinderdistorsion Traktion Haare.

Ausgangsstellung Patient: Sitz

Der Therapeut nimmt mit einer oder beiden Händen flächig einen Teil der Haare und führt einen deutlichen Zug aus (► **Abb. 13.5**). Die Zugrichtung kann durch den Patienten gelenkt werden, indem dieser die Richtung angibt, in die der Zug angenehmer erscheint. Nach kurzer Zeit spürt der Therapeut, wie das Gewebe etwas nachgibt. Der Zug an den Haaren sollte an verschiedenen Kopfarealen mehrfach wiederholt werden.

13.1.6 Medizinische Diagnosen

Migräne

Migräne ist ein Krankheitsbild mit verschiedensten Symptomen, von denen ein Großteil ihren Ursprung im Vegetativum hat. Meist beschreiben die Patienten auch neurologische Ausfälle, z. B. Visuseinschränkungen oder eine Aura. Einen eindeutigen Auslöser können die meisten Patienten nicht benennen.

Aus Sicht des FDM zeigen die meisten Patienten Fasziendistorsionen, die Schmerzen verursachen und eine Erklärung für viele Symptome sind. Es besteht eine gute Chance, durch Behandlung der Fasziendistorsionen die Intensität und Häufigkeit der Beschwerden deutlich zu verringern. Die Therapie sollte etwas langfristiger angelegt werden, da der Erfolg erst über einen längeren Zeitraum vom Patienten zu bemessen ist.

Kopfschmerz bei Kindern

Nicht selten berichten Kinder über rezidivierende Kopfschmerzen. Häufig wird dies im Zusammenhang mit schulischer oder familiärer Belastung gesehen. Wenn man die Kinder nach den Beschwerden fragt, zeigen sie häufig den SCHTP und Triggerbänder.

Häufig sind die Kinder nach wenigen Behandlungen beschwerdefrei. Die Behandlung der Fasziendistorsionen bei Kindern ist dabei deutlich leichter, da die Gewebestruktur weicher ist als bei Erwachsenen. Die aufgewendete Kraft sollte deshalb genau dosiert sein.

13.2 Kiefer- und Gesichtsschmerz

Patienten mit Beschwerden am Kiefer und im Gesicht werden meist im Rahmen der Zahnheilkunde, HNO-Heilkunde oder Neurologie therapiert. Häufig führen massive Beschwerden zu einer starken Einschränkung der Lebensqualität. In einigen Fällen können die Beschwerden durch Behebung der Fasziendistorsionen in kürzester Zeit komplett eliminiert werden.

Cave

Bei anhaltenden Beschwerden sollte eine differenzialdiagnostische Abklärung, z. B. zum Ausschluss einer bakteriellen Entzündung, durchgeführt werden.

Eine Übersicht zur Gestik, Anamnese, Untersuchung, Distorsion und Behandlung bei Kiefer- und Gesichtsschmerzen bietet die ► **Tab. 13.2**.

► **Tab. 13.2** Übersicht: Kiefer- und Gesichtsschmerzen.

Gestik	Anamnese	Untersuchung	Distorsion	Behandlung
Linie				
zeigt über das Kiefergelenk, häufig bis zum Unterkiefer	ziehende Schmerzen entlang des Kiefers	Schmerzen beim Kauen	Triggerband entlang des Unterkiefers	Triggerbandtechnik
zeigt im Bereich der Augenbraue supraorbital	ziehende Schmerzen oberhalb der Augen, kann durch Stirnrunzeln verstärkt werden	Muskelaktivität im Stirnbereich spürbar	Triggerband oberhalb vom Auge	Triggerbandtechnik

▸ **Tab. 13.2** Fortsetzung.

Gestik	Anamnese	Untersuchung	Distorsion	Behandlung
Punkt				
zeigt mit einem Finger auf einen Punkt am Ober- oder Unterkiefer	punktueller stechender Schmerz am Kieferknochen	Schmerz in bestimmten Positionen des Kiefers provozierbar	Kontinuum-distorsion	Kontinuumtechnik
Fläche				
reibt im Bereich des Kiefergelenks, umgreift das Gelenk	Schmerz im Gelenk, kann den Mund nicht gut öffnen	Mundöffnung schmerzhaft eingeschränkt	Einfaltdistorsion Kiefergelenk	Kompression mit Impuls
reibt im Bereich des Kiefergelenks, umgreift das Gelenk	Schmerz im Gelenk, kann den Mund nicht gut schließen	Mundschluss schmerzhaft eingeschränkt	Entfaltdistorsion Kiefergelenk	Traktion mit Impuls
reibt Gesicht und Wangen	massive Schmerzen oder Parästhesien	keine Provokation	Zylinderdistorsion	Doppeldaumen-technik, Squeegee-Technik, Schröpfen
reibt die Augen	Trockenheitsgefühl der Augen	keine Provokation	Zylinderdistorsion	Doppeldaumen-technik

13.2.1 Triggerbänder

Ziehende Beschwerden entlang einer Linie werden in allen Regionen des Gesichts oder entlang des Kiefers gezeigt. Häufige Verläufe sind entlang des Unterkiefers bis zum Kinn oder über den Augenbrauen.

Triggerband entlang des Unterkiefers

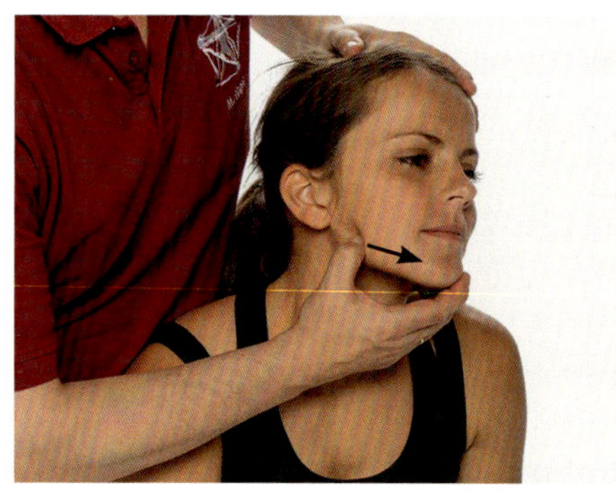

▸ **Abb. 13.6** Triggerband Kiefer.

Ausgangsstellung Patient: Sitz

Der Therapeut beginnt am Kiefergelenk und schiebt mit der Daumenspitze die Verdrehung leicht nach kaudal-anterior entlang des Unterkiefers bis zum Kinn (▸ **Abb. 13.6**). Das Triggerband ist vom Subtyp des Salzkorns, d. h., es sollte eine möglichst kleine Auflagefläche gewählt werden. Im Anschluss kann der Patient durch eine leichte Eismassage das Gewebe entspannen.

Triggerband oberhalb des Auges

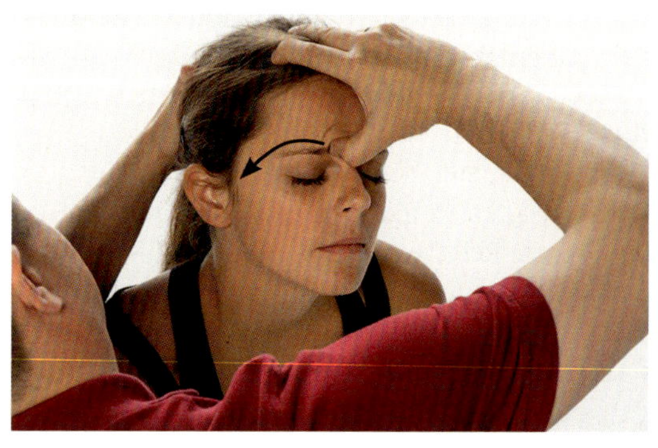

▸ **Abb. 13.7** Triggerband Auge.

Ausgangsstellung Patient: Sitz

Das Triggerband beginnt häufig medial an der Nasenwurzel. Der Therapeut beginnt an der Nasenwurzel, schiebt die Verdrehung im Bereich der Augenbrauen nach lateral (▸ **Abb. 13.7**). Dabei wird ein angemessener Druck auf eine kleine Fläche gebracht. Auch danach kann das Gewebe durch eine leichte Eismassage nachbehandelt werden. Die Richtung kann variiert werden.

Bei einer kombinierten Behandlung des Triggerbandes mit dem lakrimalen HTP (Kap. 13.1.2) empfiehlt Typaldos, in umgekehrter Richtung zu arbeiten und mit der Behandlung des Triggerbandes zu beginnen ([114], S. 97).

13.2.2 Kontinuumdistorsionen

Stechende punktuelle Schmerzen zeigt der Patient direkt am Kiefergelenk, seltener am Jochbein und am Unterkiefer. Die Punkte werden manchmal assoziiert mit den Austrittspunkten des N. trigeminus.

Kontinuumtechnik Kiefergelenk

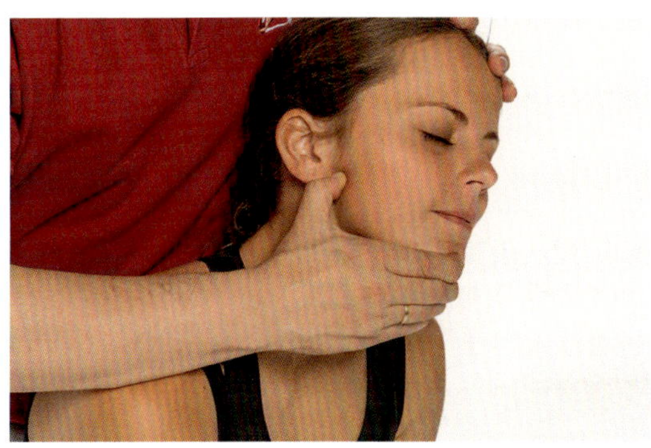

▶ **Abb. 13.8** Kontinuumdistorsion Gesicht/Kiefer.

Ausgangsstellung Patient: Sitz

Der Therapeut drückt mit der Daumenspitze auf den gezeigten Punkt und erwartet nach kurzer Zeit einen Release. Die andere Hand sollte den Kopf des Patienten stützen, damit dieser nicht ausweicht (▶ **Abb. 13.8**).

13.2.3 Faltdistorsionen

Bei einer Faltdistorsion kommt es zu endgradigen Beschwerden beim Öffnen oder Schließen des Mundes.

Entfaltung Kiefergelenk

Zur Entfaltung des Kiefergelenks gibt es 2 Varianten: Die 1. Variante bietet den Vorteil eines flächigeren Griffs, der von den Patienten als angenehmer beschrieben wird; bei der 2. Variante hält der Therapeut dafür Blickkontakt mit dem Patienten.

Entfaltung Kiefergelenk

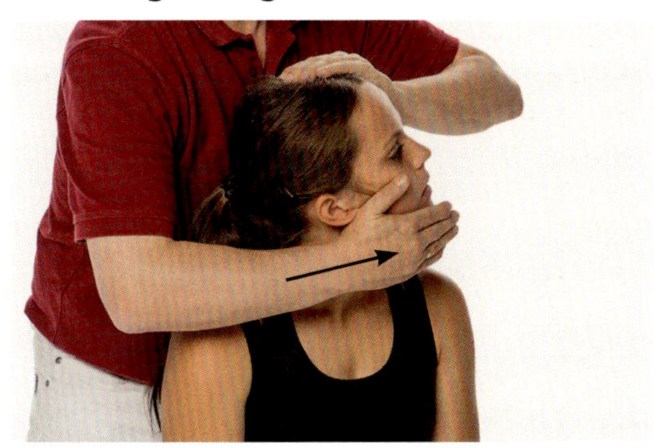

▶ **Abb. 13.9** uFD Kiefergelenk Variante 1.

Ausgangsstellung Patient: Sitz, Mund leicht geöffnet

Der Therapeut steht hinter dem Patienten und greift flächig mit der gleichseitigen Hand an den zu entfaltenden Kiefer. Der Daumen hat Kontakt am Ramus mandibulae; Zeige- und Mittelfinger zeigen zum Kinn. Der Therapeut schiebt den Kiefer schräg nach kaudal-anterior, dabei kommt es zu einer leichten Rotation des Kopfes zur Gegenseite (▶ **Abb. 13.9**). Am Ende der Vorspannung gibt der Therapeut einen kurzen Impuls zur Entfaltung des Gelenks. Die andere Hand hält währenddessen Kontakt mit dem Kopf des Patienten, um diesen zu stabilisieren.

Entfaltung Kiefergelenk

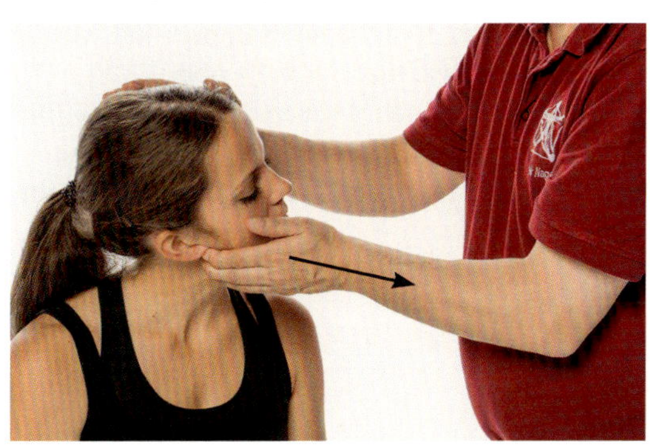

▶ **Abb. 13.10** uFD Kiefergelenk Variante 2.

Ausgangsstellung Patient: Sitz, Mund leicht geöffnet

Der Therapeut steht schräg vor dem Patienten auf der kontralateralen Seite. Er nimmt mit den Fingerbeeren von Zeige-, Mittel- und Ringfinger Kontakt von posterior am Ramus mandibulae des betroffenen Kiefergelenks auf. Dann führt er eine Traktion nach kaudal-anterior durch, indem er den Kiefer nach vorne zieht (▶ **Abb. 13.10**). Am Ende der Vorspannung gibt er einen kurzen Traktionsimpuls zur Entfaltung des Gelenks. Die andere Hand hält währenddessen Kontakt mit dem Kopf des Patienten, um diesen zu stabilisieren.

Einfaltung Kiefergelenk

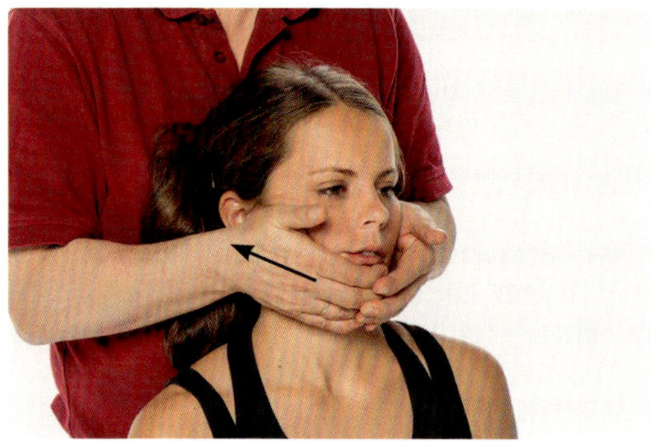

▶ **Abb. 13.11** rFD Kiefergelenk.

Ausgangsstellung Patient: Sitz, Mund leicht geöffnet

Der Therapeut steht hinter dem Patienten und greift flächig mit beiden Händen um den Kiefer, die Daumenballen haben Kontakt im Bereich des Kiefergelenks, die Finger zeigen Richtung Kinn. Der Therapeut führt eine Kompression schräg nach kranial posterior durch (▶ **Abb. 13.11**). Der Kopf des Patienten wird gegen den Bauch des Therapeuten stabilisiert. Am Ende führt der Therapeut einen Kompressionsimpuls auf der zu behandelnden Seite aus.

13.2.4 Zylinderdistorsionen

Zylinderdistorsionen im Gesicht

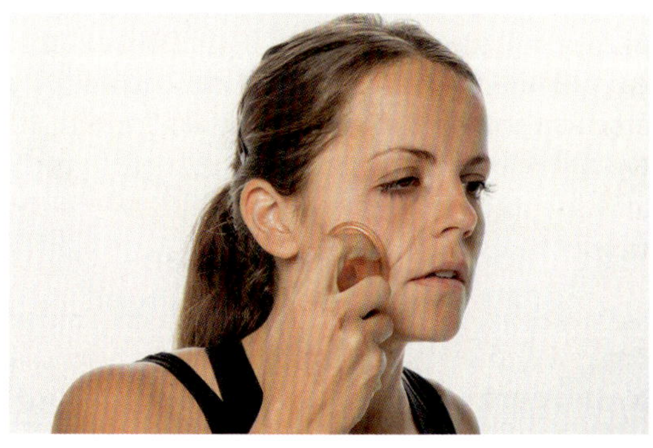

▶ **Abb. 13.12** Zylinderdistorsion Gesicht Schröpfgerät.

Zylinderdistorsionen können überall im Gesicht auftreten und zu teilweise massiven Beschwerden führen.

Am besten zur Behandlung geeignet sind die kleinflächige Doppeldaumen- oder die Squeegee-Technik im vom Patienten gezeigten Areal. Eine gute Option zur Eigenbehandlung sind kleinere Kautschuk-Schröpfköpfe (▶ **Abb. 13.12**). Diese Behandlung kann der Patient beim Auftreten der Beschwerden selbst durchführen (Schröpftechnik, Kap. 10.3.3).

Cave

Durch die Anwendung von Schröpfgeräten kann es zu deutlichen Hämatomen im Gesicht kommen. Die Intensität und Dauer muss dementsprechend angepasst sein. Bei Durchführung einer Eigenbehandlung müssen die Patienten darüber aufgeklärt werden.

Zylinderdistorsionen im Auge

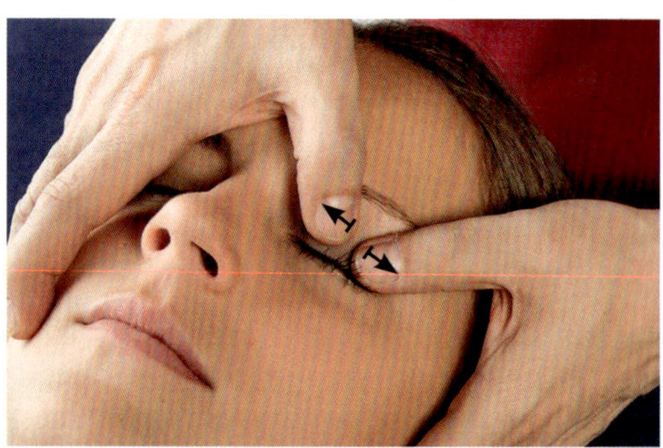

▶ **Abb. 13.13** Zylinderdistorsion Auge.

Flächiges Reiben am Auge und ein Trockenheitsgefühl können auf eine Zylinderdistorsion im Auge hindeuten.

Ausgangsstellung Patient: Rückenlage, Augen entspannt geschlossen

Der Therapeut sitzt am Kopfende der Bank und behandelt mit der Doppeldaumentechnik sanft, aber intensiv das Augenlid in verschiedene Richtungen (▶ **Abb. 13.13**).

13.2.5 Medizinische Diagnosen

Kraniomandibuläre Dysfunktion (CMD)

Die CMD ist eine in den letzten Jahren in der schulmedizinischen Praxis gehäuft auftretende Diagnose, die mit Beschwerden in verschiedensten Regionen des Kopfes in Verbindung gebracht wird (z. B. Schmerzen beim Kauen oder in den gesamten Kopf ausstrahlende Schmerzen), aber auch mit Schwindel und Tinnitus sowie Beschwerden im Schulter-Nacken-Bereich. Begründet werden die Probleme mit strukturellen Veränderungen (Diskusverlagerung, Arthrose), mechanischen Veränderungen oder psychosozialen Ursachen. Eine klare Ursachen-Folge-Kette gibt es nicht.

Aus Sicht des FDM können die einzelnen Beschwerden meist recht deutlich verschiedenen Fasziendistorsionen zugeordnet und dementsprechend behandelt werden.

Trigeminusneuralgie

Unter einer Trigeminusneuralgie wird ein massiver Reizzustand der einzelnen Äste des N. trigeminus verstanden. Die Ursache für diesen äußerst schmerzhaften Zustand ist in den meisten Fällen unklar. Manchmal wird ein pathologischer Gefäß-Nerven-Kontakt beschrieben.

Die Patienten beschreiben die Schmerzen sowohl punktuell einschießend (Kontinuumdistorsion) als auch flächig und springend (Zylinderdistorsion). Es können auch weitere Fasziendistorsionen auftreten. Die besten Erfolge können erzielt werden, wenn die Patienten zur Eigentherapie angeleitet werden, z. B. mit dem oben beschriebenen Schröpfen im Gesicht. Dabei muss der entstehende Unterdruck so gut dosiert sein, dass keine unnötigen Hämatome entstehen!

13.3 Ohrenbeschwerden

Cave

Bei allen Beschwerden am Ohr müssen bakterielle und virale Entzündungen differenzialdiagnostisch erkannt werden. Auch dann kann eine Behandlung der Fasziendistorsionen erfolgen, aber begleitende Therapien (z. B. mit Antibiotika) müssen in Erwägung gezogen werden.

Eine Übersicht zur Gestik, Anamnese, Untersuchung, Distorsion und Behandlung bei Ohrenbeschwerden bietet die ▶ **Tab. 13.3**.

▶ **Tab. 13.3** Übersicht: Ohrenbeschwerden.

Gestik	Anamnese	Untersuchung	Distorsion	Behandlung
Linie				
streicht hinter dem Ohr Richtung Schläfe oder Kiefergelenk	ziehende Schmerzen am oder im Ohr	keine Provokation möglich	Triggerband oberhalb oder unterhalb vom Ohr entlanglaufend	Triggerbandtechnik
Punkt				
zeigt mit einem Finger auf einen Punkt direkt am oder im Ohr	punktueller stechender Schmerz am Ohr	keine Provokation möglich	Kontinuumdistorsion	Kontinuumtechnik
Weiteres				
versucht, durch Kieferbewegung das Ohr freizubekommen	eingeschränktes Hören, ohne klinischen Befund	keine Provokation möglich	tektonische Fixation Gehörknöchelchen	Impulstechnik zur Mobilisierung der Gehörknöchelchen

13.3.1 Triggerbänder

Patienten sprechen häufig von ziehenden Schmerzen um das Ohr und zeigen dabei Linien in den betroffenen Arealen. Dies sind Verdrehungen der bandartigen Faszie. Häufige Verläufe sind oberhalb des Ohrs (Kap. 13.1.1). Es gibt aber auch kleine Verdrehungen unterhalb des Ohrläppchens, deren Verlauf häufig zum Kiefergelenk zeigt. Gerade nach Operationen im Bereich der Ohrspeicheldrüse ist diese Region oft betroffen.

Die gezeigten Linien werden mit der Triggerbandtechnik behandelt. Bei hartnäckigen Adhäsionen muss mit starkem Druck auf einer kleinen Fläche gearbeitet werden. Diese Behandlung ist am besten durchzuführen, wenn der Patient in Rückenlage auf der Bank liegt.

13.3.2 Kontinuumdistorsionen

Wie schon bei den Kopfschmerzen erwähnt, gibt es sowohl hinter dem Ohr am Processus mastoideus als auch vor dem Ohr am Kiefergelenk spezifische Schmerzpunkte, die der Patient mit einem Finger deutlich markiert. Diese Kontinuumdistorsionen werden mit der Kontinuumtechnik behandelt. Wichtig für den Erfolg der Behandlung ist die Einstellung des richtigen Kraftvektors.

13.3.3 Tektonische Fixationen

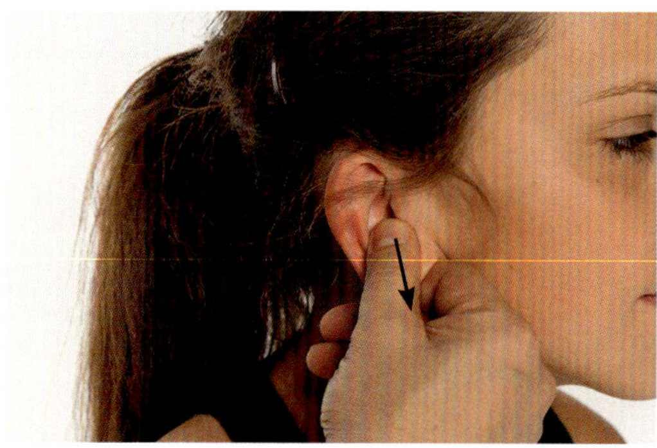

► **Abb. 13.14** Tektonische Fixation Ohr, Impuls nach kaudal-anterior.

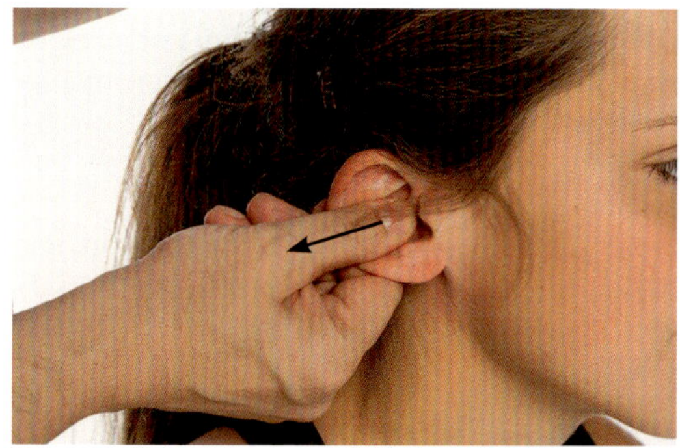

► **Abb. 13.15** Tektonische Fixation Ohr, Impuls nach kaudal-posterior.

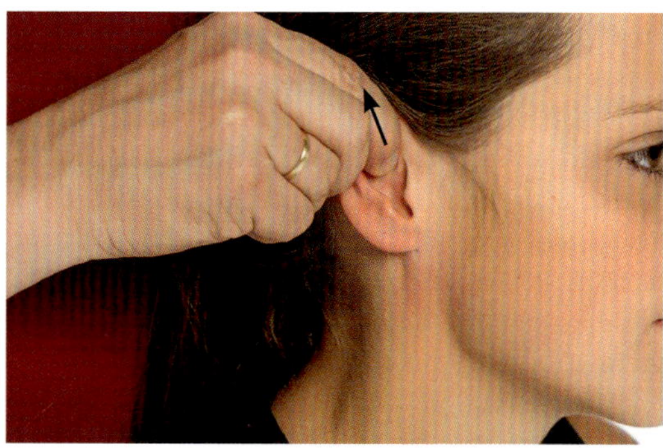

► **Abb. 13.16** Tektonische Fixation Ohr, Impuls nach kranial.

Eine spezifische Fasziendistorsion am Ohr hat schon Typaldos beschrieben ([114], S. 122): eine tektonische Fixation der Gehörknöchelchen. Durch die Steifigkeit der kleinsten knöchernen Gelenke des menschlichen Körpers kommt es zu einer Veränderung des Hörens, da die Schallwellen nicht korrekt weitergeleitet werden. Die Patienten versuchen durch Kieferbewegungen das Gewebe zu lösen, ähnlich dem Versuch, einen Druckausgleich im Ohr herzustellen (z. B. beim Fliegen). Den Betroffenen gelingt dies aber nicht. Es kommt zu einer Hörminderung, die Schallwahrnehmung ist dumpf. Behandelt wird diese Tektonik mit kurzen Impulsen über die Ohrmuschel.

Ausgangsstellung Patient: Sitz

Der Therapeut steht seitlich und umgreift mit Daumen und Zeigefinger flächig die Ohrmuschel möglichst nah am Gehörgang. Die Griffposition wird während der Behandlung mehrmals gewechselt. Nun zieht der Therapeut mit einem Impuls in wechselnden Richtungen immer vom Ohr weg

(► Abb. 13.14, ► Abb. 13.15, ► Abb. 13.16). Ziel ist es, die Gehörknöchelchen am Ende des Gehörgangs in verschiedene Richtungen zu mobilisieren. Die Patienten hören kleine Klickgeräusche und nehmen sofort die Änderung im Ohr wahr.

13.3.4 Medizinische Diagnosen

Tinnitus und Hörsturz

Die Wahrnehmung verschiedenartiger Geräusche ohne äußere Schallquelle bzw. funktionelle Höreinschränkungen sind relativ häufige Probleme. In der Literatur gibt es viele Beschreibungen, wie es zu diesen äußerst störenden Zuständen kommt. Eine klare Ursache gibt es nicht. Häufig werden vaskuläre Störungen vermutet: eine verminderte arterielle Versorgung oder schlechte venöse oder lymphatische Drainage. Manchmal werden auch entzündliche Prozesse dafür verantwortlich gemacht. Lärmbelastung von außen kann die Beschwerden verstärken. Die Betroffenen können mithilfe von Medikamenten und einer Verhaltenstherapie häufig ihre Beschwerden lindern, ohne dass sich diese aber ganz abschalten lassen.

Fasziendistorsionen haben auch einen Einfluss auf das Gefäßsystem. Nach Typaldos können z. B. Triggerbänder oder Zylinderdistorsionen eine Vasokonstriktion von Gefäßen auslösen und dadurch eine Minderversorgung des Gewebes bewirken. Im Umkehrschluss bedeutet dies, dass mit der Beseitigung der Distorsionen der physiologische Zustand wiederhergestellt werden kann.

Die tägliche Erfahrung zeigt, dass viele Patienten mit Ohrgeräuschen von einer Behandlung nach dem FDM profitieren: Die Beschwerden werden fast immer vermindert und treten seltener auf. Man sollte dem Patienten aber erklären, dass der Tinnitus ein multifaktorielles Geschehen ist und man nicht alle Auslöser kennt. Auch wenn man an einigen Auslösern der Beschwerden arbeitet, können die Beschwerden daher wieder auftreten.

Schwindel

Schwindel erscheint in der Ätiologie noch komplexer als Tinnitus. In der medizinischen Fachliteratur wird in einigen Fällen eine Gewebspathologie nachgewiesen. Bei ⅔ aller Patienten gibt es jedoch keine Diagnose [50].

Meist ist der Schwindel auf eine fehlerhafte Wahrnehmung zurückzuführen, die auf verschiedenen propriozeptiven Vorgängen beruht. Somit können die Schwindelzustände durch eine verbesserte Propriozeption beeinflusst werden. Das erklärt, warum bei einigen Patienten spezifische Übungen hilfreich sind, z. B. eine Lageveränderung im Raum.

Die möglichen beteiligten Fasziendistorsionen finden sich lokal im Bereich des Ohres und Kopfes, aber auch in der stark propriozeptiv vernetzten Nackenregion oder an der unteren Extremität. So können auch Fasziendistorsionen am Fuß oder seitlichen Oberschenkel durch Fehlinformationen Schwindel mit verursachen oder verstärken.

Als FDM-Therapeut sehen wir in der Praxis, dass sich diese auslösenden Strukturen durchaus beeinflussen lassen. Allerdings bleibt immer eine gewisse Unsicherheit, ob der Schwindel wirklich behoben ist. Dies kann der Patient erst in einer längerfristigen Perspektive feststellen. Das sollte man ihm auch entsprechend kommunizieren.

Patientenbeispiel

Frau A (56), diffuse Kopfschmerzen und Schwindel

Anamnese: Frau A (56 Jahre, Geschäftsführerin) hat seit 6 Wochen diffuse Kopfschmerzen, die leicht wellenförmig verlaufen; damit einher geht ein Schwindelgefühl. Wenn sie vom Schreibtisch aufsteht, muss sie sich erst orientieren. Dies empfindet sie als Kontrollverlust, und es macht ihr Angst, sodass sie sich in ihrem Beruf nicht mehr sicher fühlt. Sie ist stark eingespannt und viel unterwegs, auch mit dem Flugzeug. Das traut sie sich aktuell nicht mehr zu.

Die Beschwerden treten mehrfach täglich auf, sind unabhängig von der Aktivität und nicht reproduzierbar. Der Nacken fühlt sich leicht verspannt an.

Frau A war beim Arzt, der eine MRT angefordert hat, weil sie vor Jahren ein Mammakarzinom hatte. Dies brachte keinen Befund; es sind keine Metastasen oder sonstigen Gewebsveränderungen zu erkennen.

1. Behandlungstermin

Untersuchung und Gestik: Frau A spricht davon, dass der Schwindel im Kopf drinnen ist. Dabei fährt sie flächig durch ihre Haare und spricht von einem Gefühl wie „Watte im Kopf“. Die Kopfrotation ist beidseits eingeschränkt, Frau A zeigt schmerzhafte Linien von der Schulter zum Nacken.

▼

▼

Ziel: weniger oder gar kein Schwindel mehr (3 Tage wären schon gut)

Behandlung:

- SCHTP und Schulter-Mastoid-Triggerband beidseits (Retest: Rotation des Kopfes ist komplett frei.)
- Zylinderbehandlung am Kopf: Traktion an den Haaren intensiv (Retest: Kopf fühlt sich freier an.)

Weiterer Verlauf

Zur 2. Behandlung 1 Woche später berichtet Frau A begeistert, dass mindestens 70 % der Beschwerden weg seien. Sie habe ein viel besseres Gefühl bei der Arbeit, der Nacken ist frei.

▼

▼

Zur 3. Behandlung erneut 2 Wochen später ist die „Watte im Kopf" komplett verschwunden. Sie hat wieder die Kontrolle über den Körper und kann ihrer Arbeit im vollen Umfang nachgehen.

Hypothese aus Sicht des FDM

Frau A hatte massive Zylinderdistorisonen am Kopf, die zu den diffusen Beschwerden und dem Schwindelgefühl geführt haben. Ein möglicher Auslöser können die SCHTPs sein. Nach dem Reponieren der HTPs, der Mobilisierung des Nackens und dem Entheddern der Zylinderfaszie ist sie komplett beschwerdefrei.

14 Nacken und Schulter

Patienten mit Beschwerden an Nacken und Schulter haben sehr oft schmerzhafte Bewegungseinschränkungen, die sie im Alltag deutlich beeinträchtigen. Die klassische Medizin richtet ihren Blick vornehmlich auf neuronale oder knöcherne Strukturen und macht z.B. verschleißbedingte Prozesse für die Beschwerden verantwortlich. Das FDM ermöglicht es uns, einen neuen Blick auf die gezeigten und beschriebenen Beschwerden zu werfen. Aufgrund der anspruchsvollen Anatomie des Schultergelenks ist ein systematisches Vorgehen bei Diagnose und Behandlung besonders wichtig. Ebenso präzise und unmittelbar lassen sich dann oft auch die Erfolge aufzeigen.

14.1 Nacken und Hals

Zur Untersuchung werden alle Bewegungen des Kopfes überprüft. Eine entscheidende Rolle spielen die Rotation des Kopfes sowie Flexion und Extension. Wenn der Patient in diesen Positionen Schmerzen angibt, wird die Seitneigung und kombinierte Bewegung des Kopfes überprüft.

Eine Übersicht zur Gestik, Anamnese, Untersuchung, Distorsion und Behandlung bei Nackenbeschwerden bietet die ▸ **Tab. 14.1**.

▸ **Tab. 14.1** Übersicht: Nackenbeschwerden.

Gestik	Anamnese	Untersuchung	Distorsion	Behandlung
Linie				
zeigt paravertebral zum Hinterkopf	ziehende Schmerzen entlang der Wirbelsäule	eingeschränkte Kopfbewegung besonders in Beugung und Streckung	Star-Triggerband	Triggerbandtechnik
zeigt vom Schulterdach zum gleichseitigen Mastoid	ziehende Schmerzen oberhalb der Schulter bis zum Kopf	eingeschränkte Bewegung besonders in der Kopfdrehung	Schulter-Mastoid-Triggerband	Triggerbandtechnik
zeigt quer über das Schulterblatt und zur Wirbelsäule	ziehende Schmerzen zwischen den Schulterblättern	Schmerzen bei der Rotation des Kopfes und der Abduktion der Arme	posteriores Schulter-Arm-Triggerband	Triggerbandtechnik
zeigt ventral lateral am Hals	Spannungsgefühl im Hals, Stimmstörung	Provokation bei Seitneigung und Rückstreckung des Kopfes	Triggerband im Verlauf der vorderen Halsfaszie	Triggerbandtechnik
Punkt				
drückt mit mehreren Fingern in die Fossa supraclavicularis, neigt den Kopf zur Schmerzseite	dumpfer Schmerz in der Fossa supraclavicularis	Bewegungseinschränkung bei der Rotation des Kopfes	SCHTP	HTP-Technik
zeigt mit einem Finger ans Hinterhaupt	punktueller Schmerz am Hinterkopf	bestimmte Position schmerzauslösend	Kontinuumdistorsion	Kontinuumtechnik, Impulstechnik
zeigt mit einem Finger am Querfortsatz des Atlas unterhalb des Mastoids	punktueller Schmerz hinter dem Ohr	bestimmte Position schmerzauslösend	Kontinuumdistorsion	Kontinuumtechnik, Impulstechnik

▶ **Tab. 14.1** Fortsetzung.

Gestik	Anamnese	Untersuchung	Distorsion	Behandlung
Fläche				
umgreift den Nacken	Gefühl von Instabilität, als ob der Kopf abfällt	Bewegung kaum eingeschränkt, endgradig unangenehm, Traktion angenehm	Entfaltdistorsion Nacken	Traktion, Traktionsimpuls
umgreift den Nacken, zeigt zusätzlich eine Linie quer zum Nacken	Gefühl von Instabilität	Bewegung kaum eingeschränkt, endgradig unangenehm, Traktion unangenehm	Einfaltdistorsion Nacken	Kompression, Kompressionsimpuls
knetet oder wischt im Nacken	Parästhesien oder Krämpfe	Bewegung manchmal komplett frei, manchmal massiv eingeschränkt	Zylinderdistorsion	Squeegee-Technik, Pinch-Technik
Weiteres				
versucht den Nacken zu mobilisieren	spricht von Steifigkeit des Nackens	schmerzfreie Bewegungseinschränkung in alle Richtungen	tektonische Fixation	tektonische Pumpe mit Kompression, Impulstechnik

14.1.1 Triggerbänder

Die Patienten zeigen schmerzhafte Linien, die auch zu Bewegungseinschränkungen oder zu funktionellen Problemen führen. Die häufigsten Triggerbänder sind:

- Star-Triggerband
- Schulter-Mastoid-Triggerband
- Schlüsselbeintriggerband (Kap. 14.2.1)
- Triggerband an der vorderen Halsfaszie
- posteriores Schulter-Arm-Triggerband (Kap. 14.2.1)

Star-Triggerband

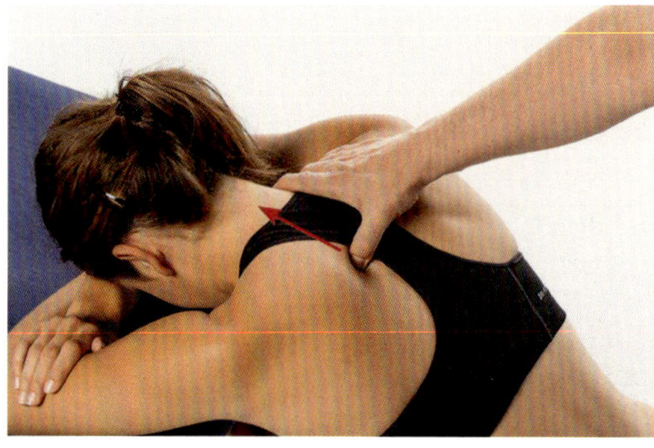

▶ **Abb. 14.1** Fasziendistorsion Star-Triggerband, beginnt im Bereich von Th 6.

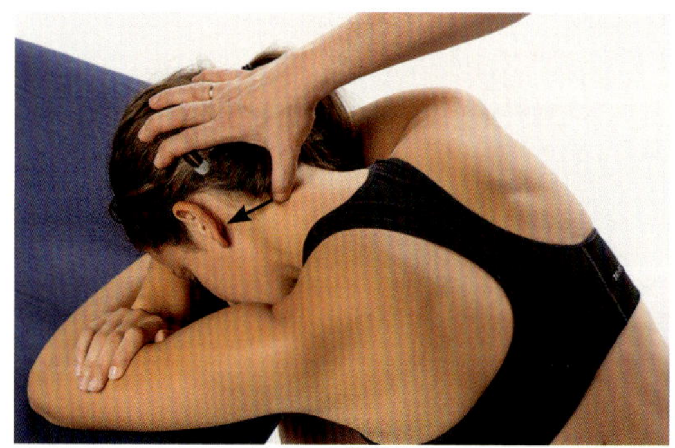

▶ **Abb. 14.2** Fasziendistorsion Star-Triggerband, verläuft bis zum gleichseitigen Mastoid.

Das Star-Triggerband ist eines der häufigsten Triggerbänder. Der Patient zeigt eine Linie vom mittleren Rücken (laut Typaldos ungefähr auf Höhe Th 6) paravertebral bis zum Hinterkopf im Bereich der Linea nuchae oder zum gleichseitigen Processus mastoideus. Beugung und Streckung des Kopfes sind häufig nicht oder nur eingeschränkt möglich. Der gesamte Verlauf ist druckschmerzhaft.

Info

Den Namen „Star-Triggerband" verwendete Typaldos, weil es die 1. von ihm behandelte und beschriebene Fasziendistorsion war. Es hat somit für Typaldos eine

▼

▼

besondere Stellung in seinem Modell. Entgegen anderen Interpretationen (z. B. in der deutschen Übersetzung der 4. Auflage des Buches von Typaldos) hat der Begriff Star nichts mit der Form (Stern) oder dem Verlauf des Triggerbandes zu tun.

Ausgangsstellung Patient: Am Tisch oder der Behandlungsliege sitzend, Kopf vorne auf die verschränkten Arme aufgestützt (dadurch wird der Bereich des Triggerbandes in eine Vorspannung gebracht).

Der Therapeut steht hinter dem Patienten. Mit dem Daumen lokalisiert er den Startpunkt des Bandes (► **Abb. 14.1**), um dann mit der Triggerbandtechnik den gesamten Verlauf bis zum Hinterhaupt bzw. zum gleichseitigen Mastoid zu folgen (► **Abb. 14.2**). Der Druck muss unbedingt bis zum Ende aufrechterhalten werden, da ansonsten die Gefahr besteht, dass die Verdrehung nur an eine andere Stelle verschoben wird. In einem solchen Fall werden sich auch die Beschwerden des Patienten nur verlagern.

Schulter-Mastoid-Triggerband

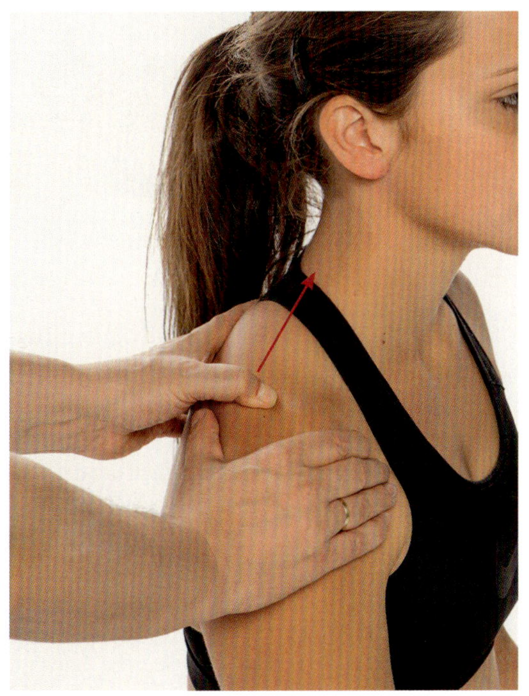

► **Abb. 14.3** Fasziendistorsion Schulter-Mastoid-Triggerband, Start am Schulterdach.

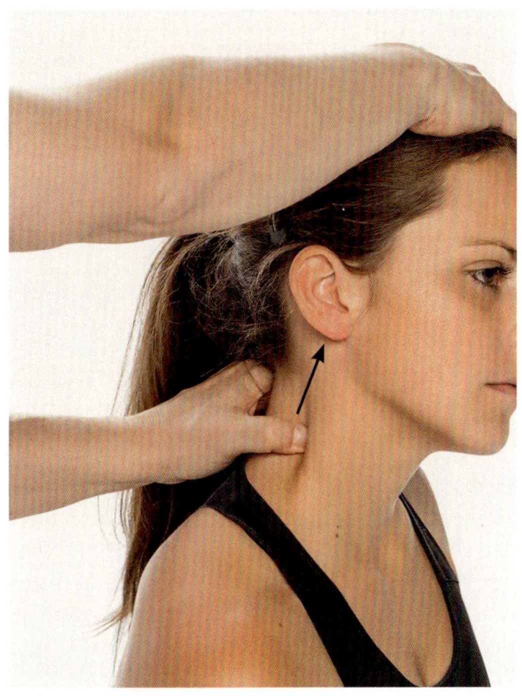

► **Abb. 14.4** Fasziendistorsion Schulter-Mastoid-Triggerband, Verlauf zum gleichseitigen Mastoid.

Das Schulter-Mastoid-Triggerband wird manchmal auch als oberes Trapeziustriggerband (upper trapezius triggerband) bezeichnet.

Ausgangsstellung Patient: aufrechter Sitz auf einem Hocker

Der Therapeut steht auf der betroffenen Seite neben dem Patienten. Die behandelnde Hand startet mit der Triggerbandtechnik am Schulterdach (► **Abb. 14.3**); im weiteren Verlauf hält die nicht behandelnde Hand den Kopf des Patienten, um diesen zu stabilisieren. Der Kopf kann auch in verschiedene Positionen gebracht werden (z. B. Seitneigung oder Drehung), um die Vorspannung des Triggerbandes zu verstärken und dadurch den Effekt der Behandlung zu verbessern (► **Abb. 14.4**).

Auch bei dieser Behandlung muss der Therapeut darauf achten, dass das Triggerband komplett bis zur knöchernen Matrix ausgedreht wird. In der Regel nimmt die Schmerzintensität im Bereich des Mastoids für den Patienten deutlich zu. Hier darf der Therapeut nicht nachlassen, bis er die Verdrehung komplett auf das Mastoid geschoben hat.

Triggerband an der vorderen Halsfaszie

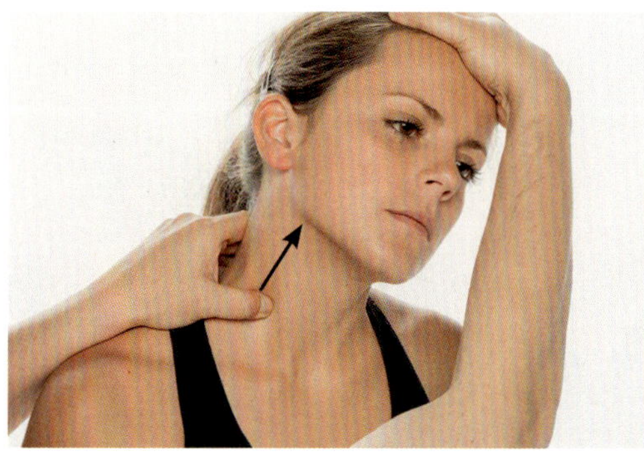

▶ **Abb. 14.5** Triggerband Halsfaszie ventral.

Dieses Triggerband wird häufig bei funktionellen Problemen der Stimme oder bei Schluckbeschwerden gezeigt. Patienten geben oft das Gefühl an, einen Kloß im Hals zu haben, oder sprechen von wiederkehrender Heiserkeit und Stimmverlust. Der Verlauf orientiert sich an der Gestik und Wahrnehmung des Patienten.

Ausgangsstellung Patient: Sitz oder Rückenlage

Der Therapeut steht seitlich neben dem Patienten oder sitzt am Kopfende der Behandlungsliege. Das Triggerband beginnt meist am Sternoklavikulargelenk (SCG; ▶ **Abb. 14.5**) und verläuft bis zum Unterkiefer. Es wird mit der kleinflächigen Daumenspitze und einem angepassten Druck bis zum Ende zurückgedreht. Je nach Gestik kann auch die Durchführung von kranial nach kaudal sinnvoll sein.

Ziel der Behandlung ist eine Verminderung von Schluckbeschwerden oder Verbesserung der Stimmfunktion.

Cave

Vorsicht ist geboten im Bereich der Rezeptoren der A. carotis. Die Durchführung dieser Technik erfordert Erfahrung und eine gute Kenntnis der Strukturen in diesem Bereich, damit eine mögliche Gefährdung für den Patienten minimiert werden kann.

14.1.2 HTPs

Der SCHTP spielt bei der Behandlung von Nacken- und Schulterbeschwerden eine besondere Rolle. Obwohl es eine eindeutige Gestik gibt – nämlich das Drücken mit mehreren Fingern in die Fossa supraclavicularis – und diese auch gezeigt wird, ist die Wahrnehmung der Schmerzen oft von anderen Fasziendistorsionen überlagert. Deshalb wird bei der Untersuchung der SCHTP nicht so oft gezeigt.

Typaldos sieht bei funktionellen Beschwerden und Bewegungseinschränkungen von Kopf, Nacken und Schulter immer Bedarf, den SCHTP zu behandeln. Er ist gewissermaßen die Schlüsseldistorsion dieser Region.

Die Lokalisation des SCHTP ist durchaus variabel. Ein Patient kann auch mehrere SCHTPs auf einer Seite haben. Eine grobe Orientierung zur Begrenzung des Areals bieten nach vorne die Klavikula und nach hinten der obere M. trapezius. Manche SCHTPs befinden sich medial am Hals, andere mehr lateral beim Schulterdach.

Supraklavikulärer hernierter Triggerpunkt

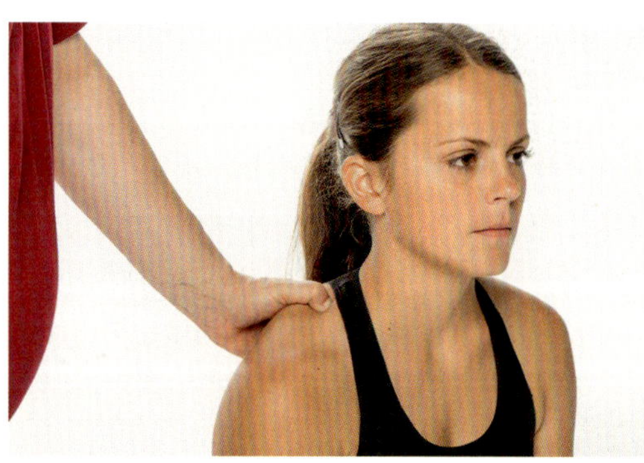

▶ **Abb. 14.6** SCHTP (Sitz).

Ausgangsstellung Patient: Sitz

Der Therapeut steht schräg hinter oder seitlich vom Patienten (▶ **Abb. 14.6**). Er nimmt mit der Daumenbeere Kontakt auf dem gezeigten Punkt auf. Zur genauen Lokalisation ist die Wahrnehmung des Patienten wichtig. Aber auch bei der Palpation spürt der Therapeut meist deutlich die Vorwölbung.

Dann drückt er den schmerzhaften Punkt mit der Vorstellung, das Gewebe wieder zurückzuschieben. Dabei spielt der Kraftvektor eine wichtige Rolle. Damit sich das Gewebe bewegt, muss die Kraft in Richtung Durchtrittslücke wirken.

Durch Positionsveränderungen des Kopfes oder der Schulter kann die Gewebsspannung etwas vermindert werden, sodass die Durchtrittslücke größer wird und das Gewebe leichter reponiert werden kann. Dabei hilft die Kommunikation mit dem Patienten, um eine bessere Position zu finden. Diese Einstellung wird häufig durch Kopfrotation oder leichte Abduktion und/oder Traktion des Arms erreicht. Der Therapeut sollte in ergonomischer Weise sein Körpergewicht einbringen, was die Reponierung erleichtert.

Alternative Ausgangsstellungen

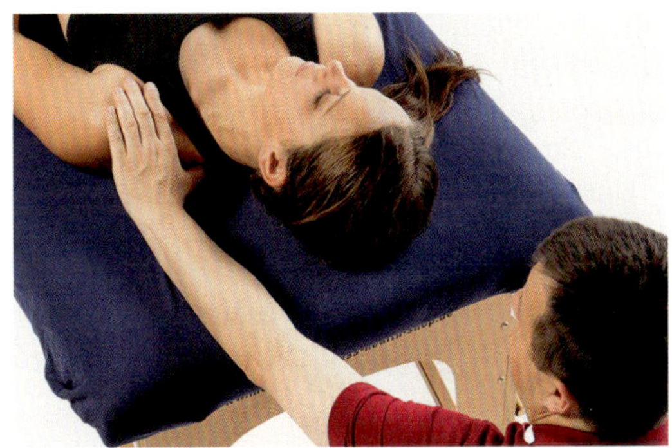

▶ **Abb. 14.7** SCHTP (Rückenlage).

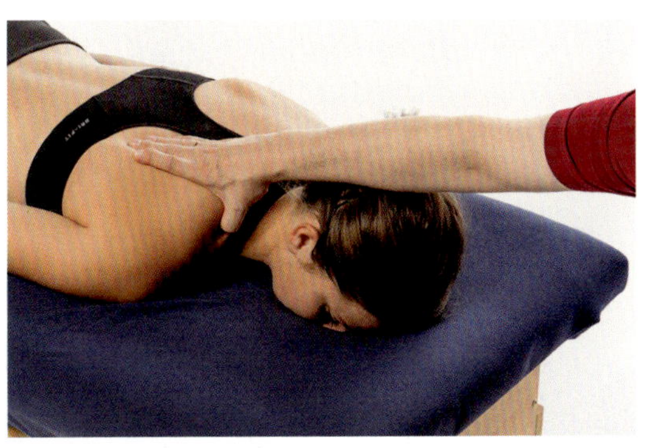

▶ **Abb. 14.8** SCHTP (Bauchlage).

Der SCHTP kann auch in Rücken- (▶ **Abb. 14.7**) oder Bauchlage (▶ **Abb. 14.8**) behandelt werden. Bei vegetativ anfälligen Patienten ist die Rückenlage besser geeignet, da bei dieser Behandlung einige Patienten leicht vegetativ reagieren können, z. B. mit Schwindel oder Unwohlsein. Während der Behandlung muss der Therapeut den Zustand des Patienten ständig im Blick haben.

Cave

Bei der Behandlung muss der Plexus brachialis beachtet werden. Im Falle einer Kompression in diesem Bereich kann es zu vorübergehenden Parästhesien oder einer motorischen Schwäche kommen. Dies passiert extrem selten. Um eine solche Situation von vornherein auszuschließen, ist es sehr wichtig, dass sich der Therapeut während der Behandlung stets an der Wahrnehmung des Patienten orientiert.

14.1.3 Kontinuumdistorsionen

Häufige Lokalisationen der Kontinuumdistorsionen sind neben dem Okziput und Processus mastoideus auch die transversalen Processus der Halswirbel, oft am Atlas.

Kontinuumdistorsionen am Nacken sind laut Typaldos häufig invertiert ([114], S. 127). Somit können oft außer mit der Kontinuumtechnik auch durch Impulstechniken gute Ergebnisse erzielt werden.

Kontinuumtechnik Nacken

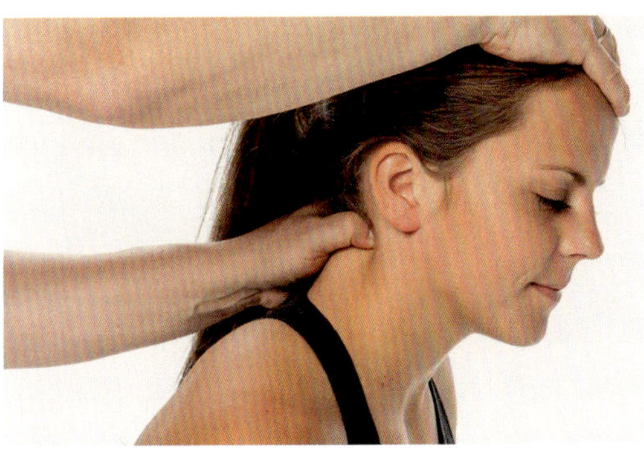

▶ **Abb. 14.9** Kontinuumdistorsion Nacken (Sitz).

Ausgangsstellung Patient: Sitz

Der Therapeut drückt mit der Daumenspitze auf den schmerzhaftesten Punkt (▶ **Abb. 14.9**). Der Druck wird bis zu einem spürbaren Release beibehalten. Wenn es sich um eine iCD handelt, ist eine Impulstechnik in einer neutralen Position direkt im Anschluss sinnvoll (Kap. 14.1.6).

14.1.4 Faltdistorsionen

Im Nacken gibt es häufig posttraumatisch Entfalt- und Einfaltdistorsionen. Vor der Behandlung muss diagnostisch geklärt sein, welcher Subtyp vorliegt. Hilfreich kann dabei die Beschreibung des Unfallhergangs oder die Provokation durch Traktion oder Kompression sein.

Behandlung Entfaltdistorsion

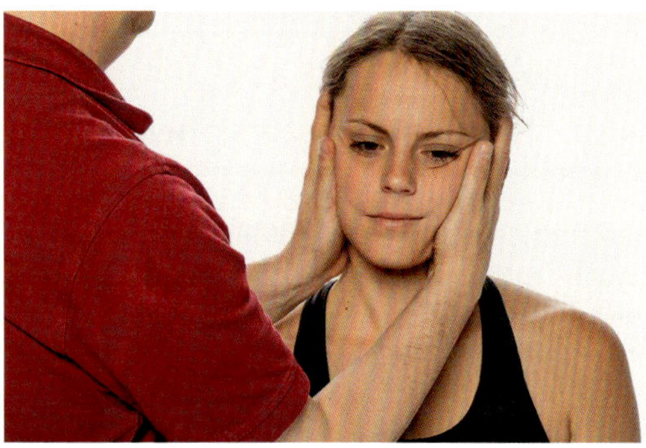

▶ **Abb. 14.10** uFD Nacken, maximale Traktion des Nackens.

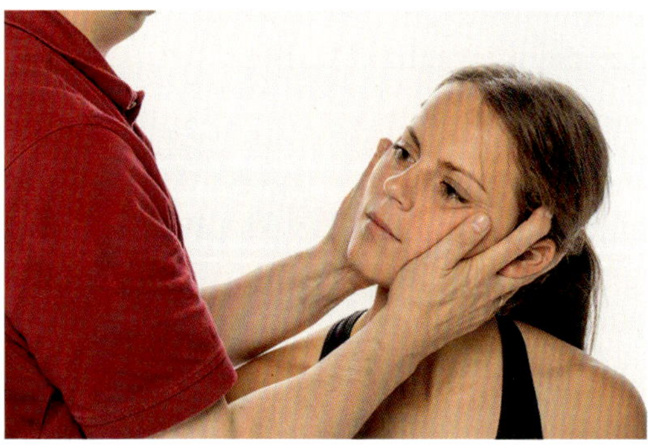

▶ **Abb. 14.11** uFD Nacken, Seitneigung und Rotation.

Ausgangsstellung Patient: Sitz

Der Therapeut steht schräg vor dem Patienten und umgreift flächig mit beiden Händen von kaudal kommend seitlich um die Ohren des Patienten (▶ **Abb. 14.10**). Das Ohr liegt dabei frei zwischen dem Mittel- und dem Zeigefinger. Der Therapeut führt im Verlauf der Unterarme eine deutliche Traktion des Nackens durch. Ohne die Traktionsspannung zu verlieren, wird nun der Kopf des Patienten in eine Seitneigung vom Therapeuten weg und eine Rotation zum Therapeuten hin geführt (▶ **Abb. 14.11**). Die Amplituden dieser Bewegungen sind nicht endgradig. Dennoch erreicht man am Ende der Position eine optimale schmerzfreie Vorspannung, auf die ein kurzer Impuls in Richtung Rotation folgt, bei der das Gewebe entfaltet wird. Das Ploppgeräusch ist ein Indiz für eine erfolgreiche Durchführung.

Wichtig ist (wie bei allen Faltbehandlungen), dass die gesamte Durchführung schmerzfrei ist.

Varianten zur Behandlung

Es gibt verschiedenste Techniken der Nackenmanipulation, z. B. auch in Rückenlage, von denen einige geeignet erscheinen, eine Entfaltung zu behandeln. Der wichtigste Aspekt ist hierbei die endgradige Traktion. Die meisten bekannten Techniken werden ohne Traktion durchgeführt und sind somit eher Mobilisationstechniken im Sinne einer tektonischen Fixation (Kap. 14.1.6).

Eine gute Variante ohne Verwendung eines Impulses ist die Verwendung eines Inversionsgerätes, z. B. des Invertrac. Hier wird der Patient aus einer sitzenden Position langsam gedreht, bis er mit dem Kopf und dem Oberkörper nach unten hängt. Durch das Eigengewicht des Kopfes und des Oberkörpers wird den Faltfaszien die Entfaltung ermöglicht. Der Therapeut kann die Traktion noch sanft verstärken. Diese Variante ist gut geeignet für Patienten, die – aus welchen Gründen auch immer – Kraftimpulse am Nacken ablehnen.

Behandlung Einfaltdistorsion

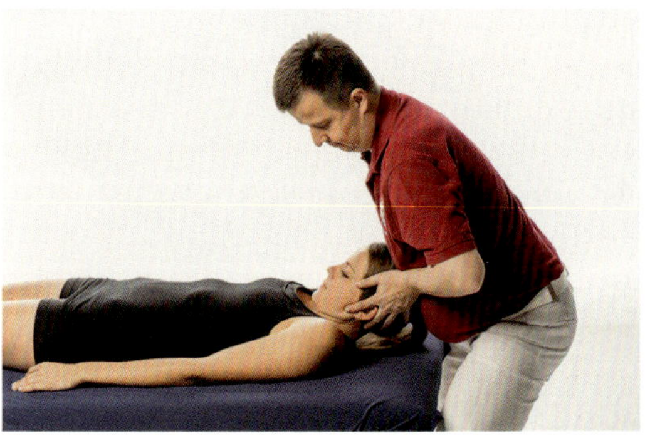

▶ **Abb. 14.12** rFD Nacken, Kompression.

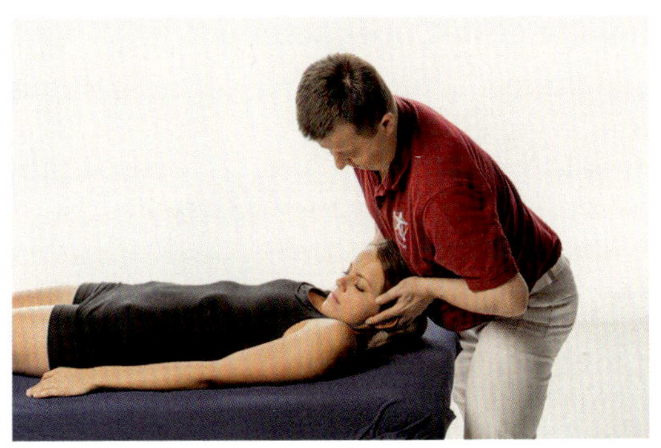

▶ **Abb. 14.13** rFD Nacken, verschiedene Rotationspositionen.

Ausgangsstellung Patient: Rückenlage

Der Therapeut steht am Kopfende, umgreift mit beiden Händen den Kopf des Patienten flächig und hebt diesen leicht von der Behandlungsbank (▶ **Abb. 14.12**). Die Kompression entsteht dadurch, dass der Therapeut Druck über seine Hände nach kaudal ausübt. In dieser Position führt der Therapeut am Ende der Kompression noch kräftige Kompressionsimpulse aus. Dabei kann der Vektor durch Rotation, Flexion oder Seitneigung des Kopfes leicht variiert werden (▶ **Abb. 14.13**). Bei erfolgreicher Durchführung sind meist mehrere Klickgeräusche zu hören. Auch hier ist die Behandlung immer schmerzfrei.

Kombinierte Ein- und Entfaltbehandlung

Wie überall am Rumpf kommt es nicht selten zu kombinierten Faltdistorsionen am Nacken. Typaldos empfiehlt ausdrücklich, mit der Behandlung der Einfaltdistorsionen zu beginnen, und dann eine Entfalttechnik durchzuführen. Häufig sind mehrere Behandlungen erforderlich, um alle Faltdistorsionen zu lösen.

14.1.5 Zylinderdistorsionen

Zur Behandlung von Zylinderdistorsionen stehen die Squeegee-Technik, die Doppeldaumentechnik und die Pinch-Technik zur Verfügung. Bei Patienten, die das Gewebe selbst kneten, ist die Pinch-Technik besonders geeignet.

Pinch-Technik Nacken

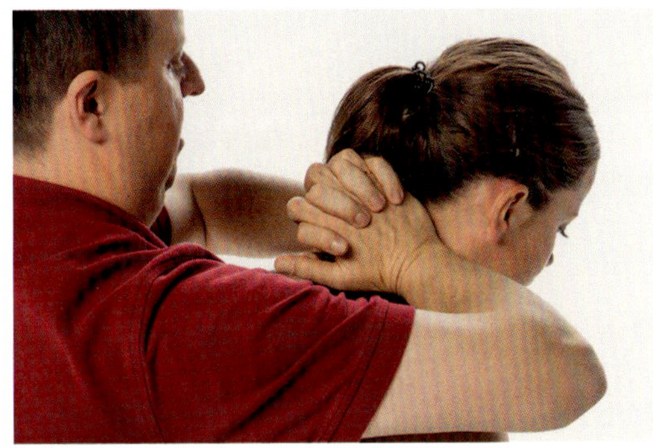

▶ **Abb. 14.14** Zylinderdistorsion Pinch-Technik Nacken.

Ausgangsstellung Patient: Stand oder Sitz

Der Therapeut greift mit beiden Händen kräftig am Nacken und lässt den Patienten den Kopf beugen und drehen. Um das Gewebe zu fixieren, bietet es sich an, dass der Therapeut seine Hände faltet und mit den Handballen das Gewebe wie mit einer Klammer fixiert (▶ **Abb. 14.14**).

Bei den nichtmanuellen Behandlungen bietet sich das Schröpfen bei gleichzeitiger Bewegung oder die Verwendung der Nadelreizmatte an (Kap. 10.3.3). Letztere ist auch als Eigentherapie für den Patienten geeignet.

14.1.6 Tektonische Fixationen

Eine tektonische Fixation des Nackens entsteht immer durch andere Fasziendistorsionen, häufig durch Triggerbänder und den SCHTP. Wenn diese gelöst sind, wird der Patient immer noch schmerzfreie Bewegungseinschränkungen angeben. Zur Behandlung geeignet sind die tektonische Pumpe oder Impulstechnik.

Tektonische Pumpe

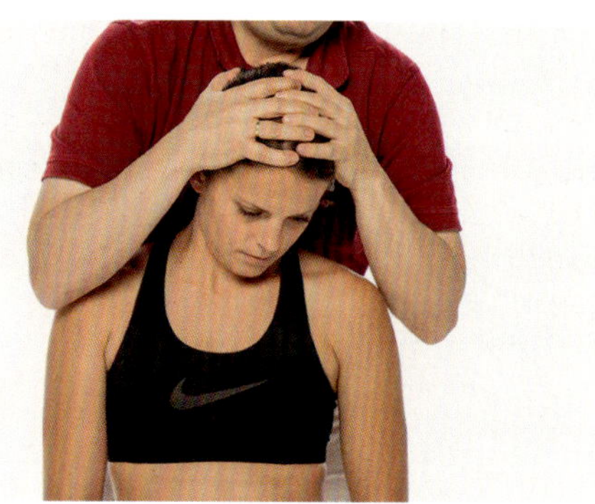

▸ **Abb. 14.15** Tektonische Fixation Pumptechnik Nacken, Kompression und Zirkumduktion.

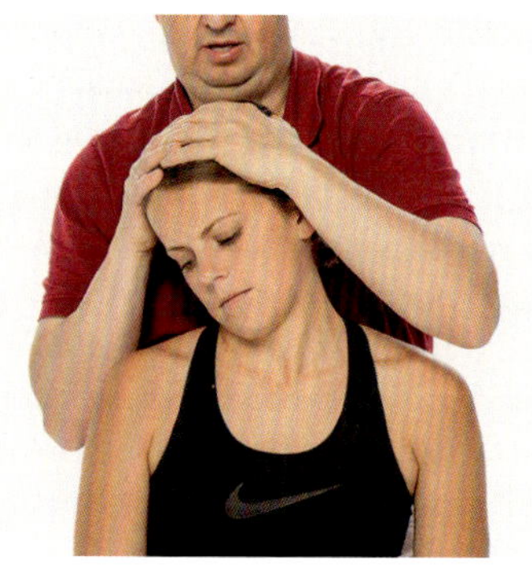

▸ **Abb. 14.16** Tektonische Fixation Pumptechnik Nacken, Mobilisation in alle Richtungen.

Ausgangsstellung Patient: Sitz

Der Therapeut steht hinter dem Patienten und umgreift flächig dessen Kopf von oben und führt zunächst eine Kompression durch (▸ **Abb. 14.15**). Unter Beibehaltung der Kompression wird anschließend der Kopf in alle Richtungen bewegt und mobilisiert (▸ **Abb. 14.16**). Wichtig ist dabei, dass durch die Bewegungen die Strukturen alternierend Druck und Zug erfahren. Dadurch wird die glatte Faszie mobilisiert und Flüssigkeit bewegt. Diese Technik ist gerade für Personen geeignet, bei denen eine Impulstechnik im Nacken nicht infrage kommt.

Impulstechnik über Rotation

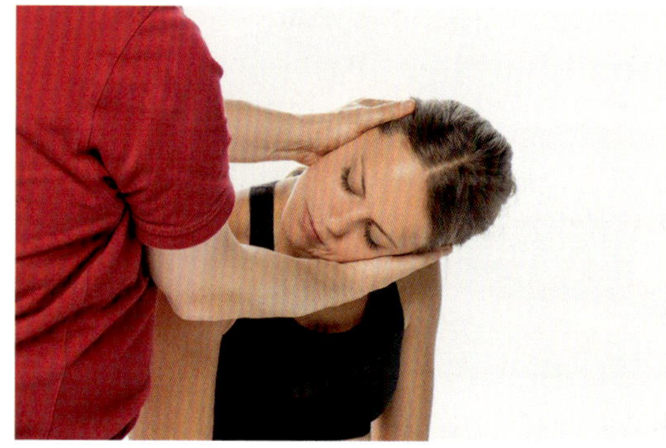

▸ **Abb. 14.17** Tektonische Fixation Impulstechnik Nacken.

Ausgangsstellung Patient: Sitz

Der Therapeut lässt den Patienten seinen Kopf locker beugen. Dann greift er flächig von vorn kommend an der kontralateralen Seite den Kopf des Patienten und führt eine leichte Rotation zum Therapeuten hin durch. Am Ende der Bewegung stabilisiert die andere Hand den Kopf auf der jetzt nach oben schauenden Seite (▸ **Abb. 14.17**). Aus dieser Position wird ein kurzer Rotationsimpuls durchgeführt.

Impuls transversal (nach Dr. Wilhelm Kurz)

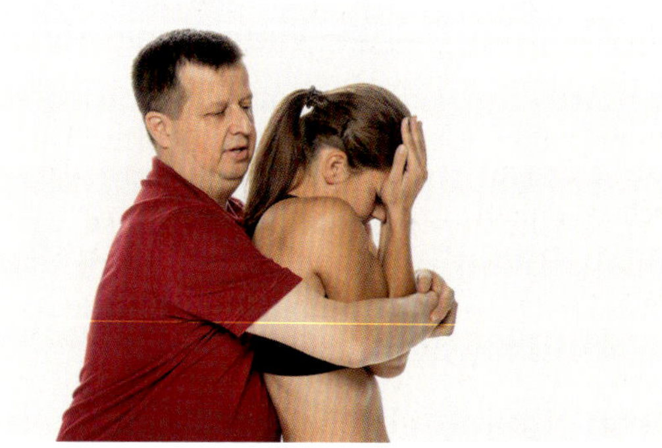

▸ **Abb. 14.18** Tektonische Fixation Impuls transversal (nach Dr. Wilhelm Kurz).

Ausgangsstellung Patient: Stand (alternativ Sitz)

Der Patient greift mit beiden Handballen an die Stirn, die Finger liegen nach kranial flächig auf dem Kopf. Die Unterarme werden ventral zusammengeführt. In dieser Position umgreift nun der

Therapeut von hinten mit beiden Armen um seine angelegten Unterarme und presst den Rumpf des Patienten gegen sein Brustbein (▶ **Abb. 14.18**). Am Ende der Vorspannung führt er einen kurzen transversalen Impuls aus. Diese Technik ist besonders gut geeignet für tektonische Fixationen im zervikothorakalen Übergang.

Varianten zur Behandlung

Es gibt eine Vielzahl von Techniken zur Mobilisation des Nackens. Die meisten manualtherapeutischen oder chiropraktischen Techniken eignen sich zur Behandlung der tektonischen Fixation, da der Impuls meist transversal durchgeführt wird.

14.1.7 Medizinische Diagnosen

Klassische medizinische Diagnosen wie das HWS-Syndrom oder Nackenblockaden haben aus Sicht des FDM keine Bedeutung. Es werden die vorhandenen Fasziendistorsionen gerichtet.

Schleudertrauma

Bei einem Schleudertrauma (whiplash) wird das Gewebe großen Kräften ausgesetzt. Dadurch entstehen verschiedenste Fasziendistorsionen (vgl. [114], S. 288).

Am wichtigsten ist es, die schmerzfreie Beweglichkeit wiederherzustellen. Dies erreicht man durch die Behandlung der Triggerbänder und Kontinuumdistorsionen. Eine Ruhigstellung ist definitiv kontraindiziert, da sonst die Triggerbänder schnell Adhäsionen entwickeln und dadurch chronisch werden. Die Ruhigstellung erzeugt daher langfristig mehr Probleme.

Auch Zylinderdistorsionen können massive Beschwerden nach einem Schleudertrauma auslösen. Faltdistorsionen sind sehr wahrscheinlich. Sie müssen aber nicht im Akutstadium behandelt werden, sondern können auch mit etwas Abstand zum Trauma wieder gerichtet werden.

Torticollis

Typaldos beschrieb den Schiefhals als Folge von Triggerbändern im Bereich der vorderen Halsfaszie ([114], S. 288):

> *„Wry Neck: Acute restriction of the sternocleidomastoid muscle secondary to a triggerband."*

Es kommt zu einer Gewebsrestriktion, die durch Triggerbandbehandlung gelöst werden kann. Wenn kleine Kinder davon betroffen sind, muss die Behandlung sehr sanft erfolgen, da das Gewebe sehr weich ist und leicht reagiert.

14.2 Schulter

Schulter- und Nackenbeschwerden kommen in der Häufigkeit gleich nach Kreuz- und Rückenschmerzen ([99], S. 3). In der klassischen Orthopädie stehen dabei Diagnosen wie Impingement-Syndrom, Frozen Shoulder oder Bursitis im Vordergrund. Typaldos hingegen sieht die Schulterbeschwerden als Resultat einer oder mehrerer Fasziendistorsionen, die manuell behandelt werden können ([114], S. 139):

> *„In contrast to the orthopedic approach which focuses on entrapment, swelling, and tears (i. e., impingement, inflammation, and rotator cuff injuries), the FDM approach views the injured shoulder as being the result of one or more fascial distortions which can be manually corrected."*

Info

Christoph Rossmy [73] und Christian Stein [99] haben die Behandlung nach dem FDM bei einer schmerzhaften Abduktionseinschränkung bzw. bei schmerzhaft eingeschränkter Schulterbeweglichkeit untersucht und zeigen die Vorteile dieser Behandlung gegenüber klassischen Verfahren auf.

Die Behandlungsstrategie von Schulterbeschwerden wurde von Typaldos sehr strukturiert beschrieben. Dabei sieht er den SCHTP als einen Schlüsselpunkt bei fast allen Schulterbeschwerden ([114], S. 151):

> *„All chronically sore shoulders, frozen or not, clinically exhibit triggerbands with adhesions and the supraclavicular herniated triggerpoint."*

Diese generelle Aussage scheint im Widerspruch zu seiner Vorgabe zu stehen, sich immer nach der individuellen Gestik der Patienten zu richten. Der entscheidende Punkt ist dabei, dass eine eingeschränkte Abduktion, so wie sie fast immer bei Schulterbeschwerden vorliegt, aus dem Engegefühl resultiert, das durch den SCHTP erzeugt wird. Im Anschluss an die Behandlung des SCHTP sind meist Triggerbänder zu behandeln und danach – je nach Schmerzgestik – die weiteren Fasziendistorsionen.

Nach der Behandlung jeder einzelnen Distorsion sollte durch Bewegungstests das Behandlungsergebnis überprüft werden.

Die Patienten zeigen eine Vielzahl an Einschränkungen und Beschwerden. Diese treten meist bei Aktivitäten auf, manchmal aber auch in Ruhe. Einfache Funktionstests sind geeignet, die Einschränkungen zu überprüfen und Schmerzen zu provozieren. Die Diagnose der jeweils vorliegenden Fasziendistorsionen erfolgt nicht nur über die Beobachtung der Gestik des Patienten, sondern auch über eine Untersuchung der Beweglichkeit der Arme. Dabei gibt es 3 wichtige Bewegungsmuster:

- **Abduktion:** Die gestreckten Arme werden nach oben gehoben; dabei sollten die Oberarme am Ende die Ohren berühren (▶ **Abb. 14.19**).
- **Außenrotation:** Die Hände werden hinter dem Kopf verschränkt und dann die Ellenbogen nach hinten geführt. Dabei sollten am Ende der Bewegung die Ellenbogen nicht mehr im Sichtfeld des Patienten sein (▶ **Abb. 14.20**).
- **Innenrotation:** Die Hand wird auf den Rücken gelegt, wobei der Handrücken am Rumpf aufliegt und dann Richtung Schulterblätter geführt wird (▶ **Abb. 14.21**).

Zur Bewertung der Bewegung kommen folgende Kriterien zur Anwendung:

- Mit dem Bewegungsausmaß (total height) wird die Gesamthöhe bzw. Amplitude der Bewegung bewertet.
- Die Geschwindigkeit der Bewegung (speed) sollte gleichmäßig sein und nicht zögerlich.
- Der Bewegungsfluss (stepping) sollte möglichst gleichmäßig sein, die Bewegung also ohne Stufen durchgeführt werden.
- Bei der Innenrotation kann man auch die Position der Hand (hand position) und die Pronations- und Supinationsbewegung (hand rotation) betrachtet werden.

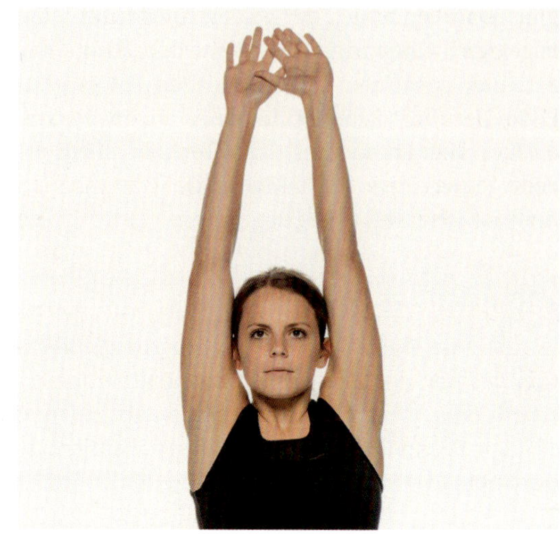

▶ **Abb. 14.19** Test Schulterabduktion.

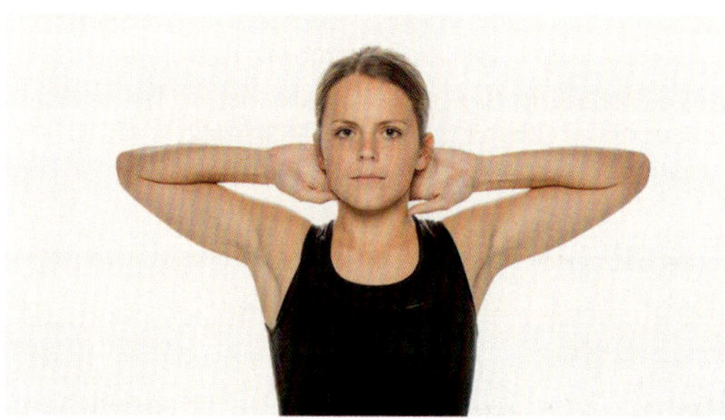

▶ **Abb. 14.20** Test Schulteraußenrotation.

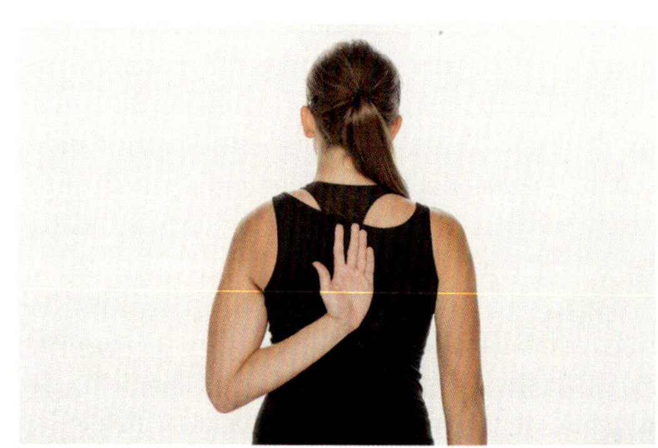

▶ **Abb. 14.21** Test Schulterinnenrotation.

Seltener werden auch die Anteversion und die horizontale Adduktion überprüft (nur dann, wenn ein Patient bei diesen Bewegungen Probleme angibt). Darüber hinaus gibt es verschiedenste Möglichkeiten, zusätzliche Provokationen zu nutzen, z. B. mit Gewichten oder beim Stützen auf oder Hängen an der Schulter. Solche Tests lassen sich auch in einer Praxis gut durchführen. Alle Tests erzeugen messbare und überprüfbare Ergebnisse, die den Behandlungsverlauf vorgeben. Zugleich dienen sie zur Überprüfung des Behandlungserfolgs unmittelbar im Anschluss an eine Behandlung.

Eine Übersicht zur Gestik, Anamnese, Untersuchung, Distorsion und Behandlung bei Schulterbeschwerden bietet die ▶ **Tab. 14.2.**

▶ **Tab. 14.2** Übersicht: Schulterbeschwerden.

Gestik	Anamnese	Untersuchung	Distorsion	Behandlung
Linie				
zeigt vorne an Oberarm und Schulter	ziehende Schmerzen am vorderen Oberarm bis zum Nacken, Schwäche	schmerzhaft eingeschränkte Schulterbewegung, besonders bei Innenrotation	anteriores Schulter-Arm-Triggerband	Triggerbandtechnik
zeigt hinten an Oberarm und Schulter	ziehende Schmerzen am hinteren Oberarm bis zum Schulterblatt, Schwäche	schmerzhaft eingeschränkte Schulterbewegung, besonders bei Außenrotation	posteriores Schulter-Arm-Triggerband	Triggerbandtechnik
zeigt vom Schulterdach zum gleichseitigen Mastoid	ziehende Schmerzen oberhalb der Schulter bis zum Kopf	schmerzhaft eingeschränkte Schulterbewegung, besonders bei Abduktion	Schulter-Mastoid-Triggerband	Triggerbandtechnik
zeigt lateral am Oberarm	ziehende Schmerzen seitlich am Oberarm bis zum Schulterdach	schmerzhaft eingeschränkte Schulterbewegung, besonders bei Abduktion	laterales Schulter-Arm-Triggerband	Triggerbandtechnik
zeigt entlang des Schlüsselbeins	ziehende Schmerzen entlang des Schlüsselbeins	Provokation bei Seitneigung und Rückstreckung des Kopfes, Schulterprotraktion oder -retraktion schmerzhaft	Schlüsselbeintriggerband	Triggerbandtechnik
Punkt				
drückt mit mehreren Fingern tief in die Fossa supraclavicularis, kann den Arm nur eingeschränkt abduzieren	akute oder schon länger anhaltende Schulterschmerzen, schmerzendes Engegefühl	eingeschränkte Abduktion der Schulter	SCHTP	HTP-Technik
zeigt mit einem Finger am Schlüsselbein oder Schulterdach	punktueller Schmerz am Knochen	eine Position oder eine Bewegungsrichtung ist extrem schmerzhaft, verbunden mit Kraftverlust	Kontinuumdistorsion	Kontinuumtechnik
zeigt mit einem Finger am seitlichen Rand des Schulterblattes	punktueller Schmerz am Knochen	Schmerzprovokation bei Retraktion des Schulterblattes oder Retroversion des Arms	Kontinuumdistorsion	Kontinuumtechnik

► **Tab. 14.2** Fortsetzung.

Gestik	Anamnese	Untersuchung	Distorsion	Behandlung
Fläche				
umgreift die Schulter, versucht, das Schultergelenk unter Traktion zu bekommen	Bewegung endgradig schmerzhaft, Schmerzprovokation bei Kompression	Bewegung kaum eingeschränkt, endgradig unangenehm, Traktion ist angenehm	Entfaltdistorsion Schultergelenk	Traktion, Traktionsimpuls, Schleudertechnik, Peitschentechnik, Push-out-Technik
umgreift oder knetet die Schulter, zeigt zusätzlich Linie quer zum Schultergelenk, versucht, das Gelenk unter Kompression zu bringen	Bewegung endgradig schmerzhaft, Schmerzprovokation bei Traktion am Gelenk	Bewegung kaum eingeschränkt, endgradig unangenehm, Kompression ist angenehm	Einfaltdistorsion Schultergelenk	Kompression, Kompressionsimpuls, Push-in-Technik
umgreift und reibt im Bereich des SCG	Bewegung endgradig schmerzhaft, Schmerzprovokation bei Belastung	Bewegung kaum eingeschränkt, unangenehmes Gefühl bei Protraktion oder Retraktion	Entfalt-/Einfaltdistorsion SCG	Traktionsimpuls (uFD)/Kompressionsimpuls (rFD)
knetet oder wischt in Nacken, Schulter oder Oberarm	Parästhesien oder Krämpfe	Bewegung manchmal komplett frei, manchmal massiv eingeschränkt	Zylinderdistorsion	Squeegee-Technik, Schröpfen mit Bewegung
Weiteres				
Bewegung global eingeschränkt, versucht selber, die Schulter zu mobilisieren	spricht von Steifigkeit der Schulter	schmerzfreie Bewegungseinschränkung in alle Richtungen, bei Abduktion geht der Arm nach anterior	tektonische Fixation	Brute-Force-Technik, tektonische Pumpe, Frogleg- und umgekehrte Frogleg-Technik, Impulsmobilisation

14.2.1 Triggerbänder

Es gibt sehr häufige Verläufe von Triggerbändern an der Schulter. Die Patienten zeigen schmerzhafte Linien, die auch zu Bewegungseinschränkungen und Kraftverlust führen. Die häufigsten Triggerbänder sind:

- anteriores Schulter-Arm-Triggerband
- posteriores Schulter-Arm-Triggerband
- Schulter-Mastoid-Triggerband (Kap. 14.1.1)
- laterales Schulter-Arm-Triggerband
- Schlüsselbeintriggerband

Anteriores Schulter-Arm-Triggerband

Der Verlauf des anterioren Schulter-Arm-Triggerbandes beginnt im Bereich der Ellenbeuge. Hier gibt es mehrere Strukturen, die eine Ausbreitung des Triggerbandes nach distal verhindern. Schon der Startpunkt ist meist druckschmerzhaft. Das Triggerband verläuft weiter über den vorderen Oberarm Richtung Schulter (manchmal mehr Richtung Processus coracoideus, manchmal mehr Richtung Schulterdach), dann über die Schulter oder Klavikula und durch die Schultergrube. Es endet proximal am gleichseitigen Processus mastoideus. Den genauen Verlauf gibt der Patient an.

Ausgangsstellung Patient: Sitz

Der Therapeut nimmt den betroffenen Arm und beginnt am distalen Ende in der Ellenbeuge mit dem Daumen einen festen Druck (► **Abb. 6.3**). Von dort folgt er der Verdrehung über den Oberarm, die Schulter (► **Abb. 6.4**) bis zum gleichseitigen Processus mastoideus (► **Abb. 6.5**). Wichtig ist, die Behandlung bis zum Ende durchzuführen, damit die Verdrehung nicht nur entlang des Bandes verschoben, sondern komplett ausgedreht wird.

Um die Effektivität zu verbessern, ist es manchmal notwendig, die Vorspannung im Gewebe zu erhöhen. Dies kann z. B. erreicht werden, indem die freie Hand das Gewebe flächig zurückhält. So soll eine zu starke Wellenbildung vor dem behandelnden Daumen vermieden werden.

Posteriores Schulter-Arm-Triggerband

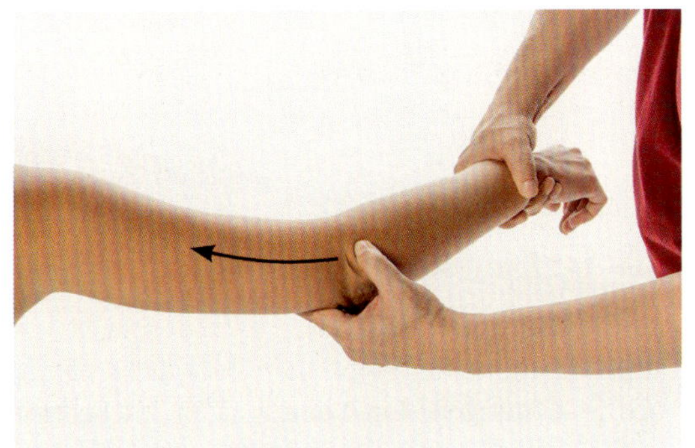

► **Abb. 14.22** Triggerbänder posteriores Schulter-Arm-Triggerband, Startpunkt distal vom Ellenbogen.

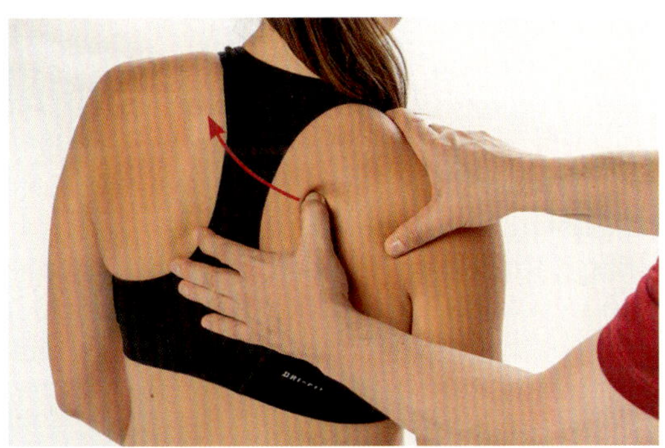

► **Abb. 14.23** Triggerbänder posteriores Schulter-Arm-Triggerband, Verlauf posterior am Oberarm und über die Skapula.

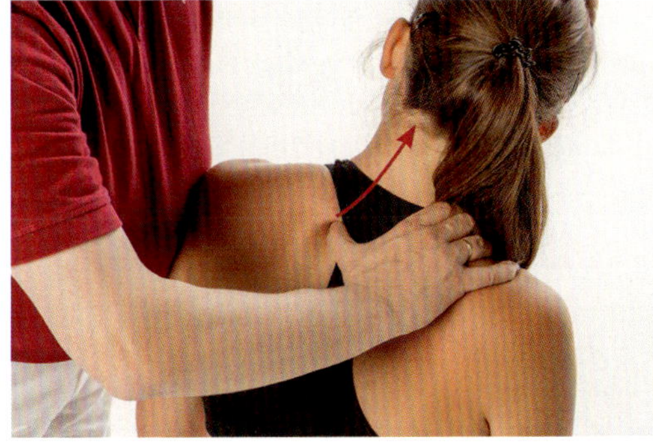

► **Abb. 14.24** Triggerbänder posteriores Schulter-Arm-Triggerband, überquert die Wirbelsäule.

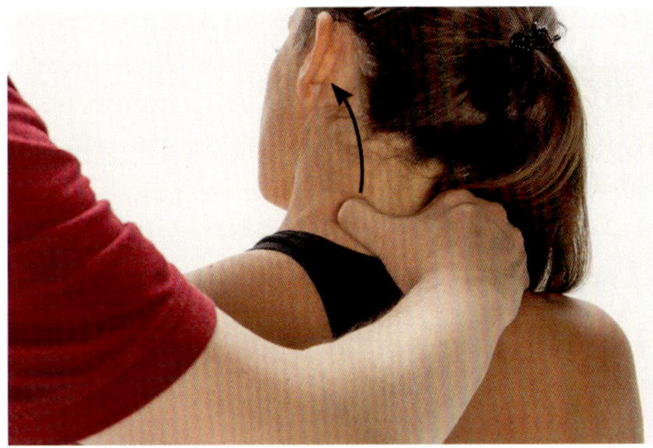

► **Abb. 14.25** Triggerbänder posteriores Schulter-Arm-Triggerband, endet am gegenseitigen Mastoid.

Das posteriore Schulter-Arm-Triggerband beginnt etwas distal vom Ellenbogen im Bereich lateral an der proximalen Ulna. Es verläuft über den Epicondylus lateralis am hinteren Oberarm über die Skapula, kreuzt die Brustwirbelsäule (BWS; meist auf Höhe zwischen C 7 und Th 4) und geht dann über den Nacken zum gegenüberliegenden Processus mastoideus.

Ausgangsstellung Patient: Sitz

Der Therapeut nimmt den betroffenen Arm, sucht den Startpunkt distal vom Ellenbogen mit dem Daumen auf (► **Abb. 14.22**) und folgt dem Verlauf über den Oberarm, die Schulter (► **Abb. 14.23**), die BWS zum gegenüberliegenden Nacken (► **Abb. 14.24**) und endet am gegenüberliegenden Processus mastoideus (► **Abb. 14.25**). Den genauen Verlauf gibt der Patient vor.

Auch bei dieser Behandlung ist eine Gewebsvorspannung oft nützlich. So kann der Therapeut auf dem gesamten Weg den Arm immer wieder in verschiedene Positionen bringen und damit die Effektivität der Behandlung erhöhen.

Da dieses Triggerband durch verschiedene Körperregionen verläuft, kann es auch in verschiedenen Bereichen Probleme bereiten: nicht nur an der Schulter, sondern auch am Ellenbogen, am Oberarm, am Brustkorb, am Nacken oder auch Kopf. Daher kann es sinnvoll sein, die Patienten zu fragen, ob sie neben dem Schulterproblem auch in weiteren Regionen Beschwerden haben. So geben sie dann an, dass sie vielleicht schon einmal wegen eines Tennisellenbogens behandelt wurden oder immer wieder Kopfschmerzen bekommen. Eine erfolgreiche Behandlung des posterioren Schulter-

Arm-Triggerbandes kann daher unter Umständen auch Beschwerden in anderen Regionen lindern, ohne dass man diese mit einer schulterassoziierten Fasziendistorsion in Verbindung gebracht hätte.

Laterales Schulter-Arm-Triggerband

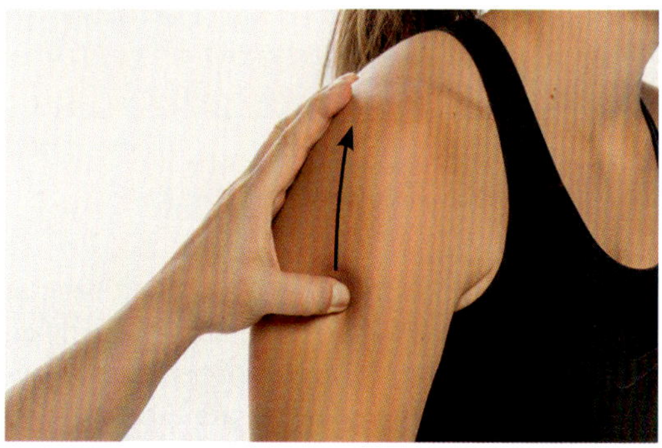

► **Abb. 14.26** Triggerbänder laterales Schulter-Arm-Triggerband.

Dieses eher kurze Triggerband beginnt meist in der Mitte des Oberarms, ungefähr auf Höhe der Tuberositas deltoidea, dem Ansatz des M. deltoideus, und endet am Schulterdach. Dieses Triggerband wird häufig erst im Verlauf einer Behandlung gezeigt, wenn andere Distorsionen keine Beschwerden mehr bereiten.

Ausgangsstellung Patient: Sitz

Der Therapeut startet distal am Oberarm (► **Abb. 14.26**) und schiebt die Verdrehung bis zum Schulterdach.

Diese kurzen Triggerbänder am Oberarm sind von der Gestik und der Beschreibung nicht immer einfach einzuordnen. Speziell in dieser Region muss man immer auch an Faltdistorsionen des IMS am Oberarm oder an Zylinderdistorsionen denken. Die Differenzierung fällt aber relativ leicht, da diese Fasziendistorsionen – anders als Triggerbänder – nicht druckschmerzhaft sind.

Schlüsselbeintriggerband

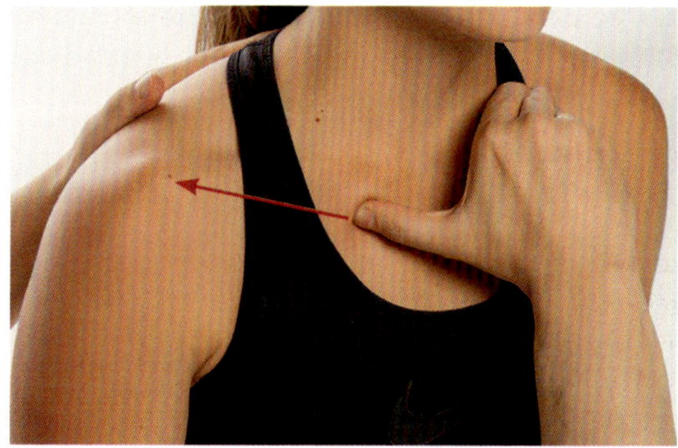

► **Abb. 14.27** Triggerband Schlüsselbein.

Diese Triggerbänder sieht man besonders häufig nach Stauchungen und Verletzungen im Bereich des SCG und Akromioklavikulargelenks (ACG). Unabhängig davon, ob eine Subluxation (Kap. 14.2.7) vorliegt, werden die Fasziendistorsionen behandelt. Das Triggerband kann sowohl oberhalb als auch unterhalb der Klavikula verlaufen.

Ausgangsstellung Patient: Sitz

Der Therapeut beginnt entweder medial am Brustbein (► **Abb. 14.27**) oder lateral am Schulterdach. Der Daumen verfolgt mit festem Druck der Verdrehung im gesamten Verlauf.

Diese Triggerbänder treten fast immer zusammen mit Kontinuumdistorsionen auf. In der Behandlung werden zuerst die Triggerbänder ausgedreht und dann die Kontinuumdistorsionen behandelt.

14.2.2 HTPs

Wie schon in der Kapiteleinleitung erwähnt, nimmt der SCHTP eine Sonderstellung in der Therapie von Schulterbeschwerden ein. Für Typaldos ist der SCHTP bei allen chronischen und den meisten akuten Schulterbeschwerden zu finden. Er erzeugt hauptsächlich in Abduktion und Innenrotation eine Bewegungseinschränkung. Bei einer schmerzhaften Schulter wird der SCHTP allerdings nicht immer gezeigt, weil dieser dumpfe Schmerz weniger Beschwerden macht als z. B. die Triggerbänder. Trotzdem empfiehlt Typaldos ausdrücklich, den SCHTP zu behandeln ([114], S. 149). Es bietet sich sogar an, mit der Behandlung des SCHTP zu beginnen, weil im Anschluss aufgrund der besseren Abduktion die Schmerzgestik des Patienten eindeutiger ist. Zur Durchführung der Behandlung siehe Kap. 14.1.2.

14.2.3 Kontinuumdistorsionen

Bei Schulterschmerzen gibt es zahlreiche Möglichkeiten, wo Patienten Kontinuumdistorsionen angeben: Häufig finden sich Kontinuumdistorsionen im Bereich des Schulterdaches, des Schulterblattes und am Processus coracoideus. In allen Fällen ist die Behandlung mit der Kontinuumtechnik zu empfehlen.

Am sinnvollsten ist es, diesen Punkt am Knochen durch eine spezifische Provokation zu reizen und dann den gezeigten Punkt mit besagter Technik zu behandeln. Häufig haben Patienten mehrere Kontinuumdistorsionen in einem kleinen Areal. Das macht die Überprüfbarkeit des Erfolgs manchmal etwas mühsam. Trotzdem muss das Alles-oder-nichts-Prinzip beachtet werden.

Kontinuumtechnik Schulter

Ausgangsstellung Patient: Sitz (ohne Abb.)

Der Therapeut drückt mit der Daumenspitze auf den schmerzhaften Punkt am Knochen und richtet den Kraftvektor nach dem stärksten Schmerz des Patienten aus. Dabei ist es sinnvoll, den Verlauf des Übergangs zu beachten. Dieser entspricht dem Verlauf der bandartigen Faszie, die dort in der Übergangszone kalzifiziert.

Direkt im Anschluss an die Behandlung wird die Bewegung wieder getestet.

14.2.4 Faltdistorsionen

Faltdistorsionen entstehen immer durch Traktion oder Kompression. Der Patient umgreift das Gelenk und gibt Schmerzen tief im Gelenk an. Je nach Subtyp ist die Traktion oder Kompression schmerzhaft. Wenn der Patient den Unfallmechanismus eindeutig beschreiben kann, ist es einfacher, den richtigen Kraftvektor für die Behandlung zu finden.

Die meisten Faltdistorsionen betreffen das Schultergelenk (Glenohumeralgelenk). Da das Gelenk den größtmöglichen Bewegungsradius aufweist, können auch die Behandlungsvektoren in die unterschiedlichsten Richtungen nötig sein. Daher gibt es einige Varianten, um spezifische Vektoren zu erreichen.

Außer dem Schultergelenk wird auch das SCG manchmal ent- oder eingefaltet.

Entfaltdistorsion der Schulter (Glenohumeralgelenk)

Entfaltung mit Traktionsimpuls

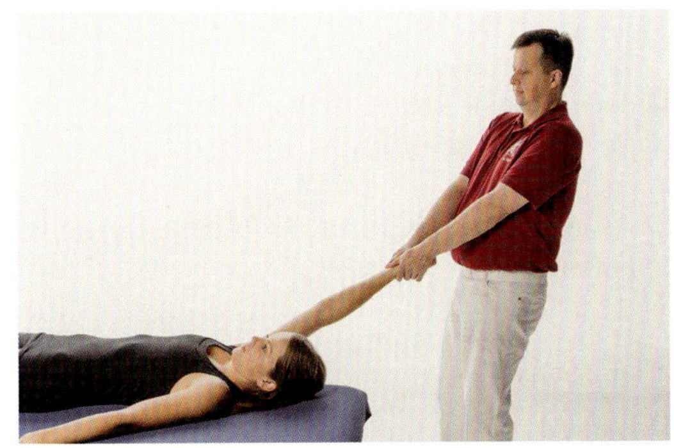

▶ **Abb. 14.28** uFD Traktion Schulter nach kranial.

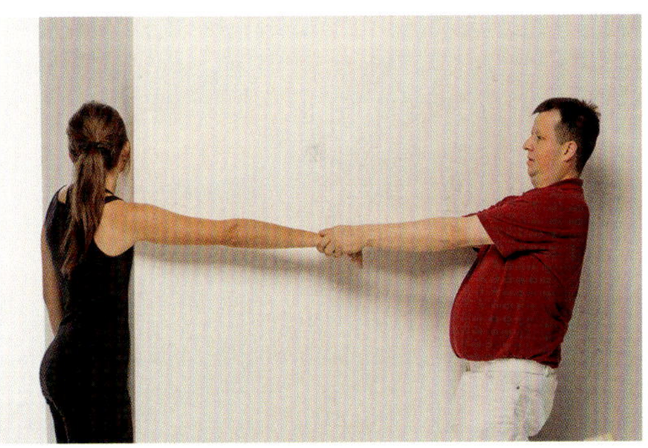

▶ **Abb. 14.29** uFD Traktion Schulter (Stand), an der Säule.

Die einfachste Variante der Entfaltung der Schulter erfolgt mit einem Traktionsimpuls (vgl. Kap. 9.3.1). Dieser kann in verschiedene Richtungen ausgeführt werden.

Ausgangsstellung Patient: Rückenlage

Der Patient liegt auf dem Rücken und hält sich mit der Hand der nicht betroffenen Seite an der Bank fest. Der Therapeut umgreift den betroffenen Arm flächig am Handgelenk und bringt eine Traktion in das Schultergelenk, um eine Vorspannung zu erreichen (▶ **Abb. 9.8**). Die Traktion wird dadurch erreicht, dass sich der Therapeut mit seinem Eigengewicht an den Arm hängt. Am Ende der Vorspannung führt der Therapeut einen kurzen Impuls in die Traktionsrichtung durch.

Die Traktionsrichtung kann dabei variieren. Häufige Varianten sind die Traktion nach kaudal und kranial (▶ **Abb. 14.28**). Für eine Traktion nach ventral kann diese Technik gut an einer Säule durchgeführt werden.

Ausgangsstellung Patient: steht an der Säule (alternativ Türrahmen)

Der Patient lehnt bauchwärts mit dem Körper und dem Kopf komplett an der Säule, der betroffene Arm hängt seitlich frei. Der Therapeut greift wieder den Arm und bringt ihn nach ventral in Vorspannung (▶ **Abb. 14.29**). Es folgt ein Traktionsimpuls.

Entfaltung der Schulter mit der Schleudertechnik

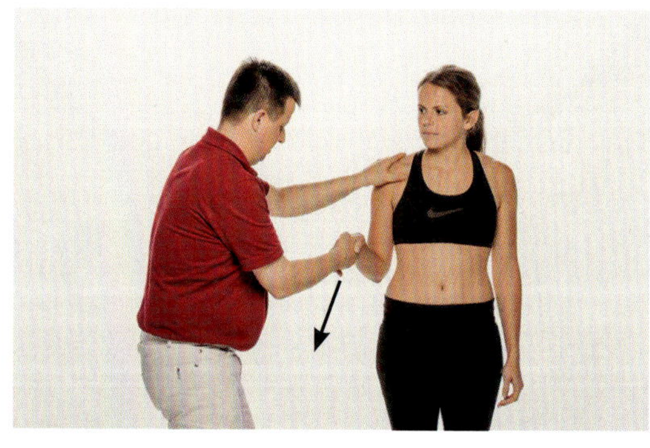

▶ **Abb. 14.30** uFD Schleudertechnik Schulter, Bewegung beginnt in Flexion.

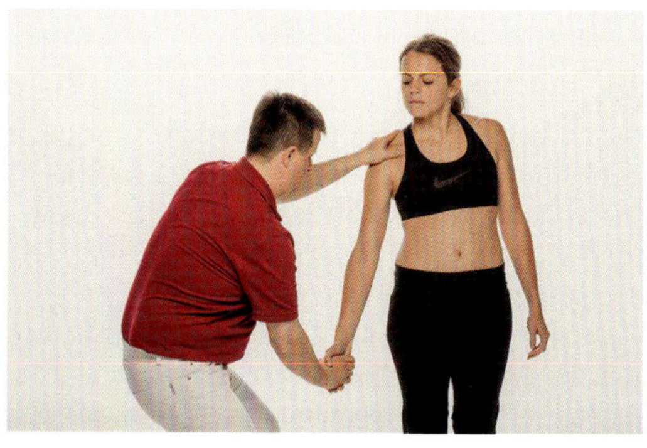

▶ **Abb. 14.31** uFD Schleudertechnik Schulter, Schulter mit Kraft in Traktion ziehen.

Vor der Durchführung dieser Technik ist es essenziell, dass über die normale Traktion getestet wurde, ob eine Entfaltung sinnvoll und schmerzfrei ist (vgl. Kap. 9.3.1).

Ausgangsstellung Patient: Stand

Der Therapeut steht dem Patienten gegenüber auf Höhe der betroffenen Schulter. Er greift gleichseitig fest die Hand des Patienten, führt den Unterarm erst in eine Beugung (▶ **Abb. 14.30**) und schleudert dann mit einem starken Impuls den ganzen Arm nach kaudal (▶ **Abb. 14.31**). Durch die Beschleunigung wird eine maximale Traktion erreicht.

Diese Technik wird auch zur Behandlung einer tektonischen Fixation eingesetzt (Kap. 14.2.6).

Da die Traktion im ganzen Arm wirkt, wird mit dieser Technik auch eine uFD im Ellenbogen und Handgelenk erreicht (vgl. Kap. 15.2.3 und Kap. 15.4.3)

Entfaltung der Schulter nach ventral mit der Peitschentechnik

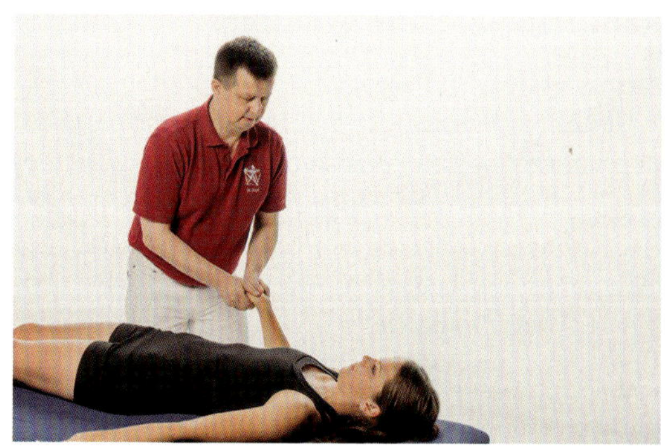

▶ **Abb. 14.32** uFD Schulter Peitschentechnik, Griff distal vom Handgelenk.

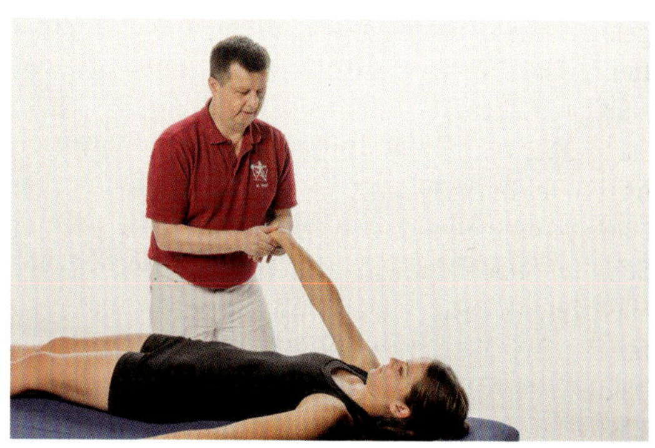

▶ **Abb. 14.33** uFD Schulter Peitschentechnik, Schwungbewegung nach oben.

Das Prinzip der Peitschentechnik ist, dass keine Traktion ausgeübt, sondern durch einen Beschleunigungsimpuls eine Schwingung durch den Arm auf die Schulter weitergeleitet wird, um diese nach ventral zu entfalten (vgl. Kap. 9.3.1).

Ausgangsstellung Patient: Rückenlage

Der Patient liegt nahe an der Bankkante, die betroffene Schulter liegt frei über der Bankkante. Der Therapeut umgreift locker die Hand der betroffenen Seite (▶ **Abb. 14.32**) und führt eine schnelle Schwungbewegung des Arms nach oben durch (▶ **Abb. 14.33**). Der Impuls wird über Handgelenk und Ellenbogen zum Schultergelenk weitergeleitet. Es kommt zu einer Beschleunigung und am Ende zu einer Entfaltung der Schulter. Es darf **keine Traktion** durchgeführt werden, sonst ebbt der Impuls sofort ab.

Entfaltung der Schulter mit der Push-out-Technik

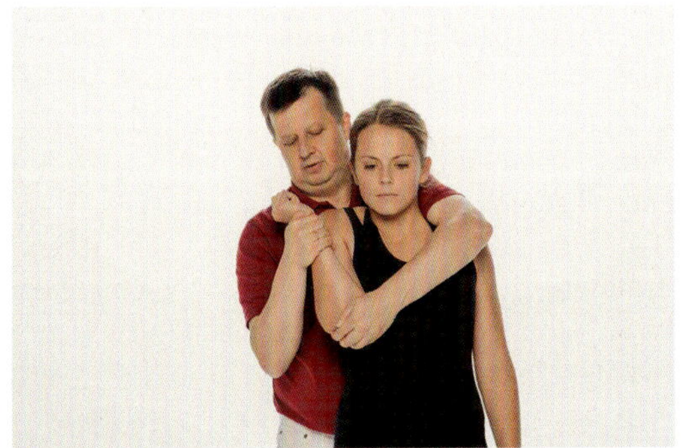

▶ **Abb. 14.34** uFD Push out Schulter, Entfaltung nach lateral-posterior.

Ausgangsstellung Patient: Stand (alternativ Sitz)

Der Therapeut steht schräg hinter der betroffenen Schulter des Patienten. Er greift am Handgelenk und führt den Arm vor dem Körper des Patienten in eine maximale Flexion des Ellenbogens. Nun greift der Therapeut mit der kontralateralen Hand über die Schulter des Patienten an den Ellenbogen der betroffenen Schulter (▶ **Abb. 14.34**). Die Hand am Ellenbogen schiebt den Arm in Richtung Schulter nach kranial-posterior, die Hand am Handgelenk bewegt die Schulter nach lateral-posterior. Nach Erreichen der Vorspannung wird mit beiden Händen gleichzeitig ein Impuls gesetzt, sodass es zu einer Entfaltung nach schräg kranial-lateral-posterior kommt.

Damit die Vorspannung und ein effektiver Impuls erreicht werden, muss das Schulterblatt des Patienten am Brustbein des Therapeuten fixiert sein.

Einfaltung der Schulter (Glenohumeralgelenk)

Einfaltung mit Kompressionsimpuls

Ausgangsstellung Patient: Seitlage (alternativ Sitz)

Der Patient liegt nahe der Bankkante auf der Seite, die betroffene Schulter ist oben. Der Therapeut umgreift gleichseitig fest den angewinkelten Arm des Patienten. Dabei greift die Hand am Unterarm, und der Ellenbogen des Patienten liegt auf dem Ellenbogen des Therapeuten. Dieser fixiert mit der kontralateralen Hand das Schulterblatt von kranial (▶ **Abb. 9.9**). Nun wird der Oberarm unter Kompression gebracht und am Ende ein kurzer Impuls gesetzt. Meist müssen mehrere Impulse in unterschiedlichen Positionen und Richtungen durchgeführt werden (vgl. Kap. 9.3.2).

Einfaltung der Schulter mit der Push-in-Technik

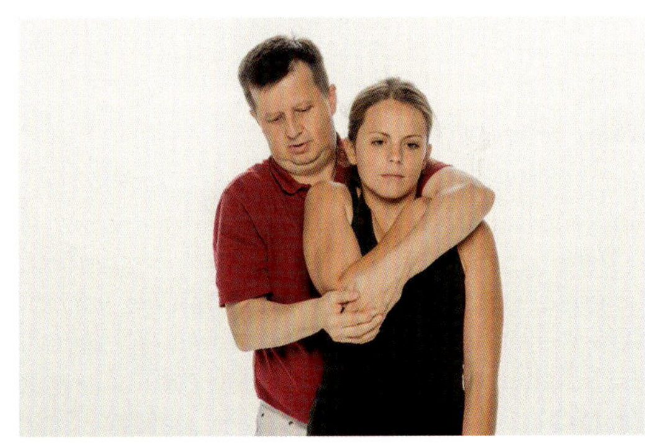

▶ **Abb. 14.35** rFD Schulter Push-in, Kompression nach kranial.

Ausgangsstellung Patient: Stand (alternativ Sitz)

Der Therapeut steht schräg hinter der betroffenen Schulter des Patienten. Die Hand der betroffenen Seite wird auf der anderen Schulter abgelegt. Der Therapeut greift mit beiden Händen den Ellenbogen des flektierten Arms und bringt das Gelenk unter Kompression (▶ **Abb. 14.35**). Am Ende folgt ein kurzer Impuls. Auch hier kann die Richtung des Impulses in verschiedenen Positionen erfolgen.

Damit die Vorspannung und ein effektiver Impuls erreicht werden, muss das Schulterblatt des Patienten am Brustbein des Therapeuten fixiert sein.

Entfaltung und Einfaltung Sternoklavikulargelenk

Beschwerden bei Faltdistorsionen im SCG werden bei Protraktion oder Retraktion sowie bei endgradigen Schulterbewegungen provoziert. Da allein aus Gestik und Beschreibung oft nicht klar ist, welche Faltdistorsion zugrunde liegt, ist es sinnvoll, sowohl Kompression als auch Traktion zu testen, bevor ein Impuls gesetzt wird.

Entfaltung Sternoklavikulargelenk

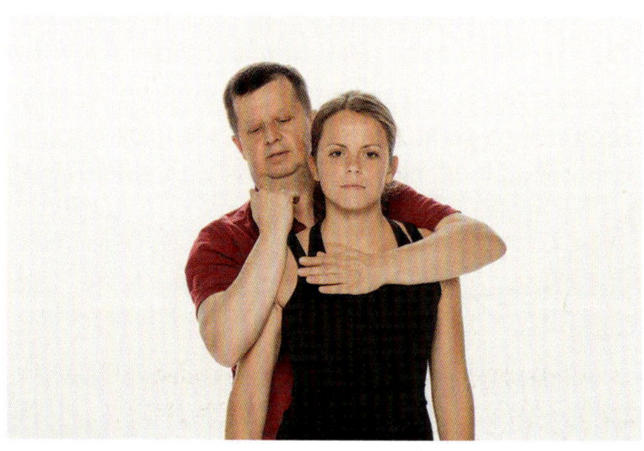

▶ **Abb. 14.36** uFD SCG.

Ausgangsstellung Patient: Stand (alternativ Sitz)

Der Therapeut steht hinter dem Patienten und umgreift auf der betroffenen Seite mit der volaren Seite des Unterarms von kaudal kommend ventral die Schulter, wobei der Kontakt an der Konkavität des Schlüsselbeins liegt. Von der anderen Seite umgreift der Therapeut die Schulter von lateral kommend, sodass die Handballen kranial am Sternum Kontakt haben (▶ **Abb. 14.36**). Durch eine aktive Retraktion des Therapeuten wird das SCG unter Traktion gebracht. Am Ende der Vorspannung wird ein kurzer Impuls gesetzt, um das SCG zu entfalten.

Wichtig ist hierbei, dass der Therapeut den Patienten an seinem Brustbein fixiert, damit die Spannung auch am Gelenk ankommt.

Einfaltung Sternoklavikulargelenk

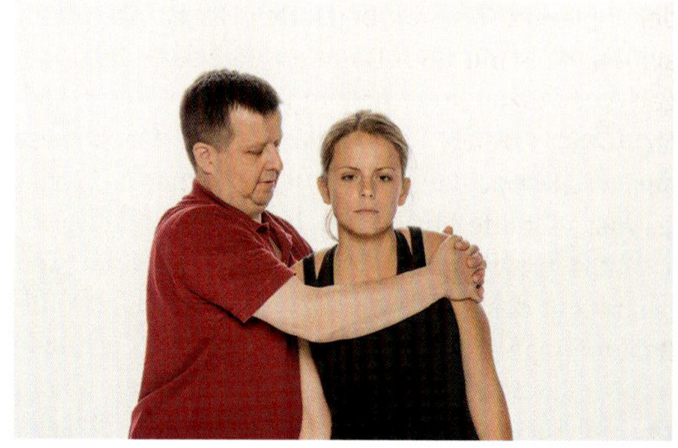

▶ **Abb. 14.37** rFD SCG.

Ausgangsstellung Patient: Stand (alternativ Sitz)

Der Therapeut steht auf der betroffenen Seite und nimmt mit dem Brustbein Kontakt mit der Schulter des Patienten auf. Nun greift er mit beiden Händen an der gegenüberliegenden Schulter des Patienten, wodurch der Schultergürtel von den Armen des Therapeuten komplett umfasst wird. Nun presst dieser mit beiden Armen die Patientenschultern aufeinander zu, wodurch eine Kompression im SCG entsteht (▶ **Abb. 14.37**). Am Ende folgt ein Impuls in die Kompression.

Alternativ: Wenn der Therapeut mit seinem Armumfang nicht den Schultergürtel umgreifen kann, kann ein festes Baumwollhandtuch eingesetzt werden.

14.2.5 Zylinderdistorsionen

Patienten, die Schulter und Arm abwischen oder kneten, zeigen Zylinderdistorsionen. Die Beschwerden sind eher diffus. Sie reichen von Kribbeln und Taubheitsgefühl bis hin zu unerklärlich starken Schmerzen mit globaler Bewegungseinschränkung (Kap. 14.2.7, Diagnostik bei Typaldos). Typaldos beschreibt auch, dass eine einfache Impfung am Oberarm Auslöser einer Zylinderdistorsion sein kann ([114], S. 236):

> *„Often with injections (particularly tetanus shots) cylinder fascia becomes tangled; first by the needle which either severs or shoves the cylinder coils on top of one another, and then by the introduction of injected fluid whose volume physically displaces the coils from below.“*

Diese Distorsionen werden am effektivsten mit der Squeegee-Technik behandelt. Es ist darauf zu achten, dass mit dem Daumen und dem Zeigefinger eine Abziehlippe und ein gleichmäßiger Auflagedruck erzeugt werden. Für kleine Flächen ist auch die Doppeldaumentechnik geeignet. Auch die CCV ist sehr effektiv.

Von den nichtmanuellen Techniken eignen sich besonders das Schröpfen mit Bewegung und die Behandlung mit der Klammer (Kap. 10.3.3).

Pinch-Technik

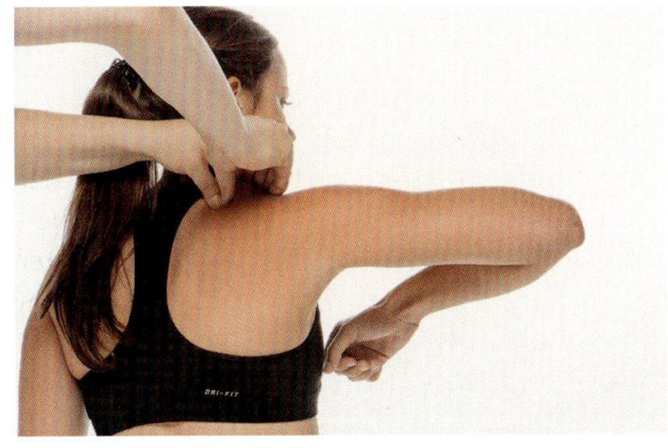

▶ **Abb. 14.38** Zylinderdistorsion Schulter Pinch-Technik.

Ausgangsstellung Patient: Sitz

Bei Zylinderdistorsionen sowohl am M. trapezius als auch an den Achselfalten ventral oder dorsal ist auch die Pinch-Technik sehr wirkungsvoll. Der Therapeut greift kräftig die Gewebsfalte und lässt den Patienten den Arm kreisen (▶ **Abb. 14.38**).

14.2.6 Tektonische Fixationen

Eine tektonische Fixation an der Schulter ist relativ häufig, da es bei Schulterbeschwerden oft zu einer Schonung oder Ruhigstellung kommt. Ursache sind wie beschrieben andere Fasziendistorsionen, die ebenfalls behandelt werden müssen. Ein typisches Zeichen einer Tektonik ist, wenn der Oberarm während der Abduktion die Frontalebene verlässt und in eine Flexionsposition geführt wird. Die Patienten haben dabei keine Schmerzen.

Die Mobilisation der Schulter richtet sich nach der Schwere der Bewegungseinschränkung:

- sehr starke Bewegungseinschränkung: transversale Mobilisation der Schulter und des Schulterblattes mithilfe der **Brute-Force-Technik**
- starke Bewegungseinschränkung: Zirkumduktion der Schulter unter Kompression mittels der **tektonischen Pumpe**, Impulsmobilisation mit der Schleudertechnik
- mittlere Bewegungseinschränkung: Rotation mit der Frogleg- und umgekehrten Frogleg-Technik

Brute-Force-Technik für das Schultergelenk (Glenohumeralgelenk)

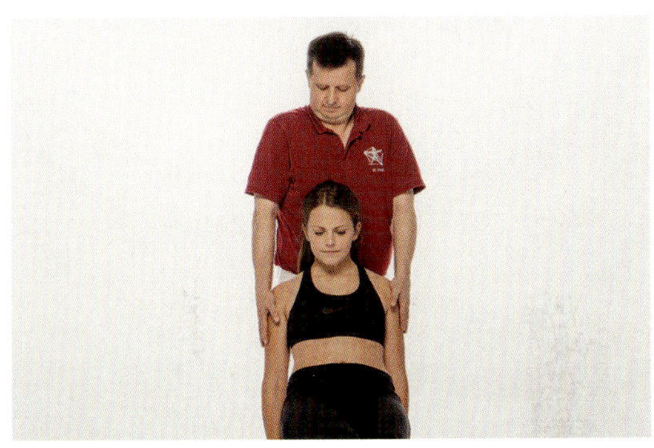

▶ **Abb. 14.39** Tektonische Fixation Brute-Force-Technik Schultergelenk.

Ziel dieser Technik ist das transversale Gleiten des Humeruskopfes gegenüber der Gelenkfläche, um kleine Bewegungen überhaupt wieder zu ermöglichen.

Ausgangsstellung Patient: Sitz

Der Therapeut steht hinter dem Patienten und legt die Handflächen flächig von lateral kommend beidseits auf den Humeruskopf (▶ **Abb. 14.39**). Die Arme des Therapeuten sind gestreckt, damit dieser mit seinem ganzen Körpergewicht den Humerus nach kaudal schieben kann. Dies wird im Wechsel rechts und links durchgeführt. So kommt es zu einem translatorischen Gleiten und die Gelenkfläche wird angeregt, Gelenkschmiere zu bilden. Diese Technik erfordert bei einem steifen Gelenk viel Kraft und muss über einen längeren Zeitraum durchgeführt werden.

Brute-Force-Technik für das Schulterblatt

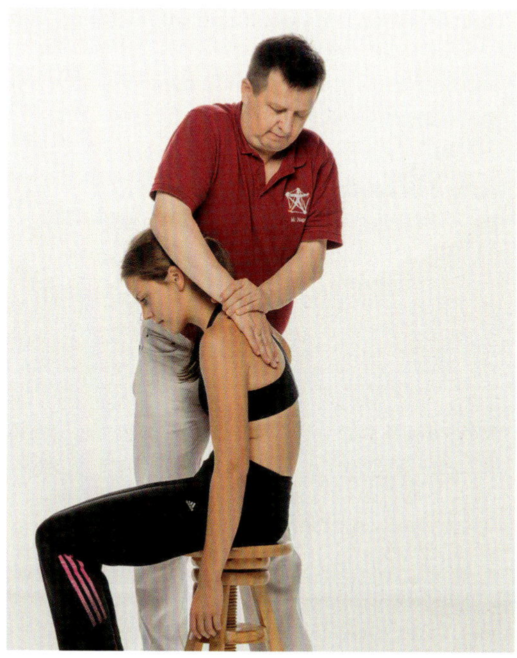

▶ **Abb. 14.40** Tektonische Fixation Brute-Force-Technik Schulterblatt.

Ähnlich wie bei der Schulter geht es auch hier darum, die Beweglichkeit des Schulterblattes gegenüber dem Brustkorb zu verbessern. Das skapulothorakale Gleiten ist eine wichtige Bedingung für eine freie Schulterbeweglichkeit.

Ausgangsstellung Patient: Sitz

Der Patient sitz leicht vorgebeugt, der Therapeut steht auf der gegenüberliegenden Seite und nimmt mit den Handballen der gegenseitigen Hand Kontakt an der Schulterblattgräte auf. Nun schiebt er das Schulterblatt des Patienten kräftig mit Impuls nach kaudal. Zur Stabilisierung und Verstärkung unterstützt der Therapeut das Handgelenk mit der anderen Hand (▶ **Abb. 14.40**). Diese Technik muss kräftig und mit verschiedenen Kraftvektoren durchgeführt werden, um die Gleitbewegung des Schulterblattes zu verbessern.

Ausgangsstellung Patient: Bauchlage (ohne Abb.)

Die Arme liegen in Nullstellung neben dem Patienten, der Kopf ist von der betroffenen Seite weggedreht. Der Therapeut steht am Kopfende und nimmt mit den Handballen der gleichseitigen Hand Kontakt an der Schulterblattgräte auf. Nun schiebt er das Schulterblatt des Patienten kräftig mit Impuls nach kaudal. Zur Stabilisierung und Verstärkung der Kraft kann der Therapeut das Handgelenk mit der gegenseitigen Hand unterstützen. Auch diese Technik muss häufig und kräftig durchgeführt werden, um die Gleitbewegung des Schulterblattes zu verbessern.

Tektonische Pumpe Schultergelenk

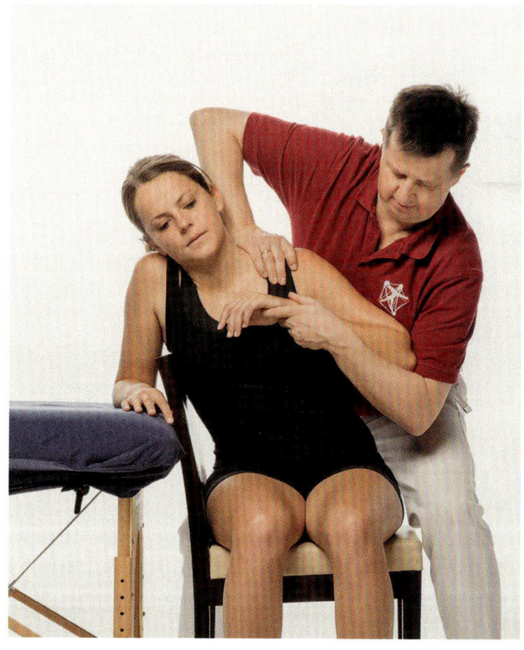

▶ **Abb. 14.41** Tektonische Fixation Schulter Pumptechnik, Kompression bei gleichzeitiger Zirkumduktion.

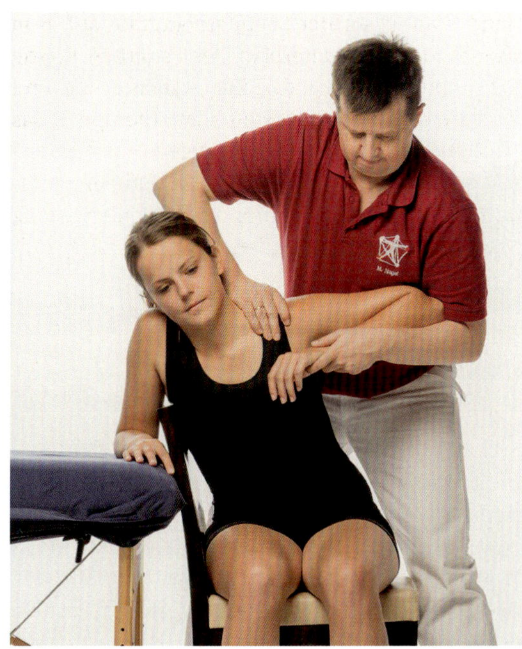

▶ **Abb. 14.42** Tektonische Fixation Schulter Pumptechnik, gegenseitige Hand fixiert die Skapula.

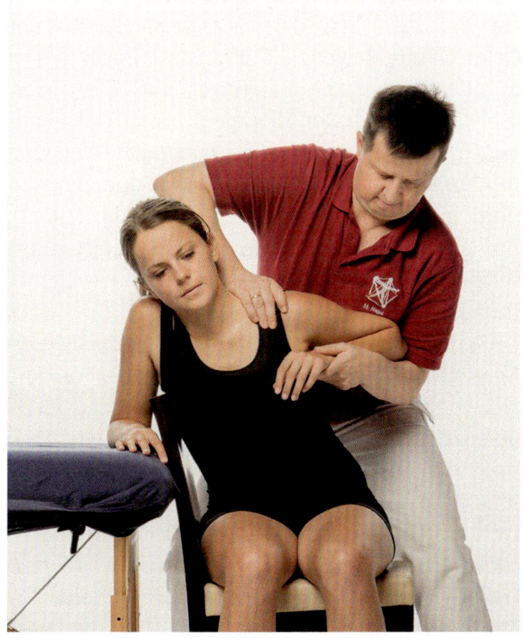

▶ **Abb. 14.43** Tektonische Fixation Schulter Pumptechnik, im Wechsel entsteht Zug und Druck.

Die klassische Mobilisationstechnik unter Kompression kann in verschiedenen Positionen durchgeführt werden. Wichtig ist immer, dass mit starker Kraft und über eine längere Zeit gearbeitet wird.

Ausgangsstellung Patient: Sitz

Der Therapeut steht hinter der betroffenen Schulter des Patienten und umgreift gleichseitig den angewinkelten Arm des Patienten. Dabei greift die Hand am Unterarm, und der Ellenbogen des Patienten liegt auf dem Ellenbogen des Therapeuten. Dieser fixiert mit der kontralateralen Hand das Schulterblatt von kranial (▶ **Abb. 14.41**). Nun wird der Oberarm fest unter Kompression gebracht und im Rahmen des Bewegungsausmaßes der Schulter zirkumduziert. Dabei kann die Rotationseinstellung immer wieder variiert werden (▶ **Abb. 14.42**, ▶ **Abb. 14.43**). Die Behandlung muss intensiv durchgeführt werden.

Es kann hilfreich sein, wenn sich der Patient kontralateral seitlich anlehnen kann, damit der Rumpf während der Kompression nicht ausweicht. Der Therapeut kann für die Durchführung der tektonischen Pumpe unterschiedliche Positionen einnehmen, damit er nicht so schnell ermüdet.

Impulsmobilisation mit der Schleudertechnik

Die Durchführung der Schleudertechnik ist in Kap. 14.2.4 zur Entfaltbehandlung beschrieben. Ziel der Behandlung bei der tektonischen Fixation ist es, die Gelenkflächen voneinander zu lösen. Hierzu werden wiederholt starke Traktionsimpuls auf das Gelenk gebracht.

Frogleg- und umgekehrte Frogleg-Technik

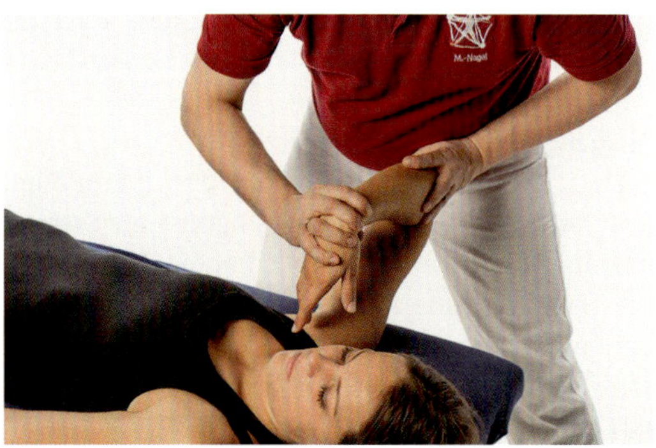

▶ **Abb. 14.44** Tektonische Fixation Schulter Frogleg- und umgekehrte Frogleg-Technik, Griff am Handgelenk mit der gleichseitigen Hand.

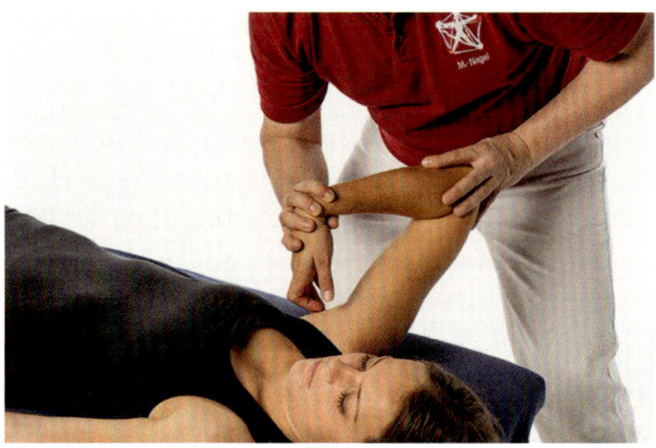

▶ **Abb. 14.45** Tektonische Fixation Schulter Frogleg- und umgekehrte Frogleg-Technik, Mobilisation in Innenrotation.

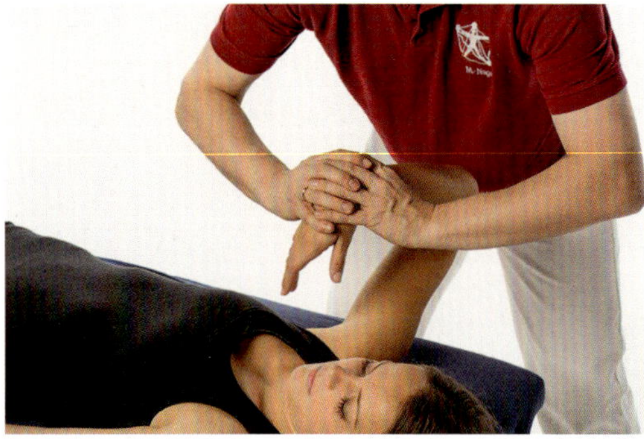

▶ **Abb. 14.46** Tektonische Fixation Schulter Frogleg- und umgekehrte Frogleg-Technik, Handgriffwechsel.

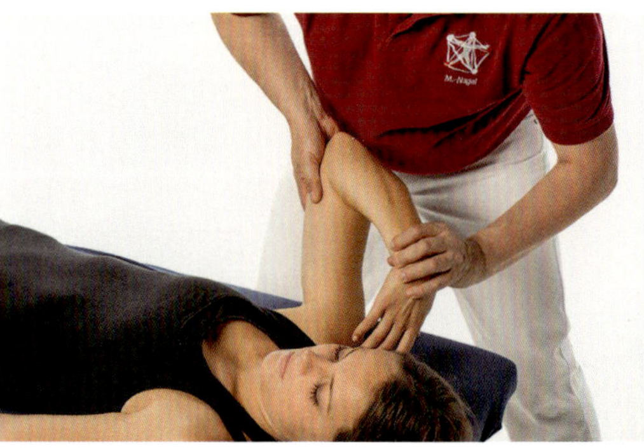

▶ **Abb. 14.47** Tektonische Fixation Schulter Frogleg- und umgekehrte Frogleg-Technik, Mobilisation in Außenrotation.

Die Frogleg-Technik wird für verschiedene Distorsionen an der oberen und unteren Extremität angewandt. Das Prinzip der Behandlung ist die Mobilisation in die Rotationsrichtungen der Schulter. Der Name leitet sich aus der typischen Position des Arms bei der Innenrotation ab.

Ausgangsstellung Patient: Rückenlage

Der Therapeut steht seitlich auf Höhe der Schulter. Zunächst greift er mit der gleichseitigen Hand von ulnar kommend um das Handgelenk des Patienten; dabei liegt der Daumen palmar auf der Gelenkslinie, Zeigefinger und Mittelfinger liegen auf dem Unterarm, Ringfinger und Kleinfinger am Handrücken. Der Therapeut bringt den Ellenbogen des Patienten in maximale Beugung (▶ **Abb. 14.44**), die um 90° flektierte Patientenhand wird in Richtung Achsel geführt (▶ **Abb. 14.45**), um eine Innenrotation des Schultergelenks zu erreichen. Am Ende der Bewegung wird ein kleiner Impuls in die Innenrotation gesetzt.

Dann wird der Arm wieder in die Ausgangsstellung geführt, die Hände tauschen die Position. Nun greift die gegenseitige Hand am Handgelenk von radial kommend in gleicher Weise wie oben beschrieben: Der Daumen liegt palmar auf der Gelenkslinie, Zeigefinger und Mittelfinger auf dem Unterarm, Ringfinger und Kleinfinger am Handrücken. Der Unterarm wird wieder gebeugt (▶ **Abb. 14.46**) und das Schultergelenk in eine Außenrotation bewegt (▶ **Abb. 14.47**), am Ende wieder mit einem Impuls.

Diese Bewegung muss sehr oft wiederholt werden. Ziel ist es, die Rotationsbewegung Stück für zu verbessern.

Exkurs
Diagnostikschema von Schulterbeschwerden bei Typaldos

Die Beschreibung von Schulterbeschwerden nimmt bei den Beschreibungen von Typaldos einen großen Raum ein. Beschwerden an der Schulter sind im Praxisalltag sehr häufig, und es gibt viele akuttraumatische Geschehen, die Typaldos in seiner Zeit der Notfallaufnahme im Krankenhaus selbst erlebt hat.
Typaldos empfiehlt ein sehr strukturiertes Vorgehen, was einen großen Wert für die Therapie bedeutet. Auch komplexe Probleme können auf diese Weise zielorientiert behandelt werden. Zugleich können die Fortschritte im Behandlungsverlauf dokumentiert und für den Patienten nachvollziehbar werden. Zunächst unterscheidet Typaldos zwischen akuten und chronischen Schulterbeschwerden:

Akute Schulterbeschwerden

Bei akuten Schulterbeschwerden ist wiederum die erste Frage, ob es eine globale Bewegungseinschränkung gibt. Wenn ja, gibt es für Typaldos 4 Optionen ([114], S. 144):

1. Fraktur (fracture)
2. Schulterluxation (dislocation)
3. Verstauchung im ACG (acromioclavicular sprain)
4. Schmerzen tief im Oberarm (deep pain in upper arm)

Für alle Möglichkeiten gibt Typaldos klare therapeutische Wege zur Diagnose und Behandlung vor:

1. Humerusfraktur: orthopädisches Vorgehen bei gleichzeitiger Behandlung der Fasziendistorsionen
2. Luxation: Reposition (entspricht einer Entfaltbehandlung)
3. Verstauchung am ACG: Behandlung der Triggerbänder und Kontinuumdistorsionen
4. Schmerzen tief im Oberarm: Behandlung der Zylinderdistorsionen

Diese schematische Darstellung ist sehr hilfreich, weil deutlich wird, dass dies auch die Diagnosen und Beschwerdebilder sind, denen man im medizinischen Alltag täglich gegenübersteht.

1. Wie beschrieben (Kap. 4.3) sind **Frakturen** auch Fasziendistorsionen, nämlich Triggerbänder und Kontinuumdistorsionen, die in die knöcherne Matrix eingedrungen sind. Natürlich ist ein operatives Vorgehen zur Reposition von Fragmenten wichtig. Trotzdem ▼

▼
empfiehlt Typaldos, parallel dazu die Fasziendistorsionen zu behandeln, weil dadurch die funktionelle Heilung gefördert wird und Schmerzen deutlich reduziert werden.
2. Eine **Luxation** wird schon seit über 2000 Jahren mit der Reposition nach Hippokrates behandelt: mit einer forcierten Traktion der Schulter, damit der Humeruskopf sich wieder einrichten kann. Dies entspricht genau dem Vorgehen einer Entfaltbehandlung.
3. **Verletzungen** im Bereich des Schlüsselbeins sind funktionell schnell wiederherzustellen, indem man die vorhandenen Fasziendistorsionen (SCHTP, Triggerbänder und Kontinuumdistorsionen) zurückformt. Ein anderes Vorgehen war für Typaldos nicht notwendig.
4. Die **Zylinderdistorsion** – als die letzte Möglichkeit – ist auf eine Überbeanspruchung der Fähigkeit der spiralförmigen Faszie, Stoßkräfte aufzufangen, zurückzuführen. Das kann nach einem Trauma leicht erklärt werden. Jeder, der schon einmal auf den Arm gestürzt ist, kann der Beschreibung folgen, dass direkt danach der ganze Arm schmerzt und scheinbar unbeweglich ist. Bei der Schulter kommt es demnach zur kompletten Bewegungseinschränkung.

Wenn bei akuten Schulterschmerzen keine globale Bewegungseinschränkung vorliegt, so ergibt die Auflistung der anderen Möglichkeiten immer einen klaren Handlungsfaden:
Zunächst wird die Abduktion verbessert durch die Behandlung des SCHTP oder der Triggerbänder. Anschließend wird die Außenrotation betrachtet, die aus Typaldos' Sicht durch Triggerbänder und Kontinuumdistorsionen beeinträchtigt wird, und zuletzt die Innenrotation, die wiederum durch alle Fasziendistorsionen beeinträchtigt sein kann.

Chronische Schulterbeschwerden

Auch schon lange bestehende Schulterbeschwerden sind auf diese Weise in einem plausiblen Behandlungsschema untergebracht: Die Behandlung beginnt fast immer mit dem SCHTP, dann folgen Triggerbänder, Kontinuumdistorsionen und alle weiteren vorhandenen Distorsionen. Diese klare Struktur gibt jeder Behandlung einen roten Faden. Nach jedem Behandlungsschritt werden die Veränderungen überprüft. Dadurch wird die Behandlung auch für den Patienten transparent und Erfolge schnell sichtbar.

14.2.7 Medizinische Diagnosen

Verschleiß, Verletzungen, Entzündung

An der Schulter gibt es verschiedene medizinische Diagnosen (z. B. Impingement-Syndrom, Rotatorenmanschettenruptur oder Bursitis), die immer wieder die gleichen klinischen Befunde zeigen: schmerzhafte Bewegungseinschränkung und Kraftverlust. Die orthopädische Betrachtung sieht Verschleiß, verschiedene Verletzungen oder entzündliche Prozesse im Vordergrund. Die Therapie umfasst Schonung, Physiotherapie und Medikamente. Wenn die Beschwerden dadurch nicht besser werden, wird die Schulter in der letzten Zeit auch öfters arthroskopisch operiert.

Wie beschrieben (siehe Exkurs: Diagnostikschema von Schulterbeschwerden bei Typaldos, Kap. 14.2.6) können wir im FDM alle Beschwerden eindeutig den Fasziendistorsionen zuordnen. Neben dem HTP sind meist viele Triggerbänder und Kontinuumdistorsionen zu behandeln. Auch alle anderen Distorsionen können auftreten. Das Wichtigste ist, dass die Patienten wieder in die normale Belastung und Aktivität geführt werden, damit die Reparatur und Regeneration des Gewebes möglich wird.

Kalkschulter

Die sog. Kalkschulter wird durch bildgebende Verfahren diagnostiziert. Dabei werden Kalkeinlagerungen im Bereich der Muskelansatzsehnen entdeckt. Die Patienten geben meist stechende Schmerzen bei Belastung an und haben Bewegungseinschränkungen.

Aus Sicht des FDM sind meist Kontinuumdistorsionen und Triggerbänder zu erkennen. Aufgrund dieser Fasziendistorsionen kann es in dem Kontinuum der bandartigen Faszie zu einem Auswandern von Kalzium in den ligamentären Teil kommen. Typaldos hat diesen Vorgang als „roadblock effect" beschrieben ([114], S. 64). Dadurch wird der Transport von ossärem Material beeinträchtigt. Nach der Behandlung der Fasziendistorsionen sind die Beschwerden deutlich vermindert, und der Patient kann seine normale Aktivität wieder aufnehmen.

Frozen Shoulder

Bei der Diagnose „Frozen Shoulder" wird häufig an eine steife Schulter im Sinne einer tektonischen Fixation gedacht. Dies ist allerdings meist nicht richtig, da die Patienten starke Schmerzen haben und somit erst einmal andere Fasziendistorsionen zeigen. Wenn alle schmerzauslösenden Fasziendistorsionen gelöst sind, ist eine Steifigkeit allerdings nicht selten, da die Schulter aufgrund der häufig längeren schmerzbedingten Schonung eine Tektonik entwickelt hat.

In den meisten Fällen kann der Patient nach mehreren intensiven Behandlungen die Schulter wieder normal bewegen.

Tossy-Verletzung (Rockwood)

Die Verletzung im Schultereckgelenk (ACG) wird üblicherweise nach Tossy (I–III), in letzter Zeit häufiger nach Rockwood (I–VI) kategorisiert. Während früher fast alle diese Verletzungen operiert wurden, geht man heute häufig konservativ vor. Allerdings wird immer mit Schonung und Ruhigstellung gearbeitet.

Diese Patienten zeigen Schmerzen an der Klavikula, dem ACG und an der Schulter. Dabei liegen Kontinuumdistorsionen und Triggerbänder vor, die meist gut zu behandeln sind. Wie schon im Exkurs: Diagnostikschema von Schulterbeschwerden bei Typaldos beschrieben (Kap. 14.2.6), sah Typaldos keine zusätzliche Therapie als erforderlich an. Eine Schonung oder Ruhigstellung ist nicht notwendig.

Patientenbeispiel

Frau B (35), Triathletin nach Tossy-III-Verletzung

Anamnese: Frau B hatte sich vor 4 Wochen bei einem Fahrradsturz während des Trainings das ACG rechts verletzt. Es wurde eine Verletzung der Kategorie Tossy III (oder Rockwood III, Komplettruptur der gesamten schulterstabilisierenden Bandstrukturen) diagnostiziert und eine Operation nach dem Tight-Rope-Verfahren durchgeführt (minimalinvasive Operation, bei der die Klavikula mit Schnüren am Processus coracoideus fixiert wird, um so das Gelenk zu stabilisieren). Die Begleittherapie für Frau B lautete: 6 Wochen Ruhigstellung in einer Armschlinge, nur

▼

▼

passive Mobilisation bis zu einer Abduktion um 90° durch den Physiotherapeuten erlaubt. Danach langsamer Wiederaufbau der Bewegung; Aufnahme des Trainings unter Vollbelastung in 4 Monaten.
Frau B war 2 Jahre zuvor bei mir gewesen, weil sie wegen Kniebeschwerden lange mit dem Training aussetzen musste. Auch damals wurden ihr lange Ruhephasen verordnet, wodurch die Beschwerden allerdings nicht besser wurden. Damals konnte sie nach 4 Behandlungen bei mir das Training wieder aufnehmen und wenige Monate später eine neue persönliche Bestzeit in einem Marathon laufen. Somit kennt sie mich und meine Methode und vertraut mir.

1. Behandlungstermin
Untersuchung: Aktive Abduktion eingeschränkt bei ca. 150°, Außenrotation und Innenrotation der Schulter endgradig eingeschränkt. Alle Bewegungen sind sehr kontrolliert. Frau B gibt ein Kraftdefizit an.
Gestik: Frau B zeigt bei den Bewegungen schmerzhafte Linien an der Klavikula bis zur Schulter.
Ziel: Freie Bewegung des Arms und Wiederaufnahme des Trainings, Teilnahme am Mannschaftstrainingslager in 6 Wochen
Behandlung:

- SCHTP mit der HTP-Technik (Retest: Die Abduktion geht deutlich leichter und weiter.)
- Triggerbandtechnik am anterioren Schulter-Arm-Triggerband und in mehreren Linien subklavikulär
- Kontinuumtechnik am ACG (Retest: Alle Bewegungen fühlen sich leichter an.)

Ich erkläre Frau B die Situation: Aus Sicht des operierenden Arztes ist die Beschränkung der Bewegung durchaus sinnvoll, weil er befürchtet, dass sich das eingesetzte Band bei verstärkter Bewegung lösen könnte und damit der Erfolg der Operation hinfällig wäre.
Aus Sicht des FDM ergibt die Beschränkung der Bewegung und letztendlich auch die Operation keinen großen Sinn, da das Gewebe optimal unter Bewegung und Belastung heilen kann. Ich kann nicht garantieren, dass das Band bei der Bewegung hält, sehe allerdings auch kein grundsätzliches Problem, falls es sich löst. Frau B muss selbst entscheiden, wie sie ihr Ziel erreichen möchte.
Ich empfehle ihr, zunächst einmal alle Bewegungen aktiv zu machen und mit leichtem Muskeltraining zu beginnen, damit die Faszie wieder einen Reparaturreiz bekommt. Da Frau B einen weiten Anfahrtsweg hat, wird der Folgetermin erst in 10 Tagen vereinbart. Sie kann sich aber jederzeit telefonisch melden.

2. Behandlungstermin (10 Tage später)
Die Bewegungen fühlen sich deutlich besser an. Frau B hat sich auch schon für 2 h auf das Fahrrad gesetzt; danach war der Nacken verspannt. Sie zeigt schmerzhafte Linien vorne an der Klavikula.
Behandlung:

- HTP-Technik am SCHTP beidseits
- Triggerbandtechnik am anterioren und posterioren Schulter-Arm-Triggerband sowie an der Klavikula rechts
- Kontinuumtechnik an der Klavikula

Retest: Die Bewegungen sind wieder leichter, auch mit Belastung (2-kg-Hanteln) sind kaum Schmerzen auslösbar.

3. Behandlungstermin (weitere 14 Tage später)
Frau B war einen Tag vorher beim behandelnden Orthopäden zur Röntgenkontrolle. Dieser war überrascht vom aktiven Bewegungsumfang und gab die volle Bewegung frei, allerdings mit der Empfehlung, die Belastung langsam zu steigern. Frau B hatte dem Arzt gegenüber nicht erwähnt, dass sie schon bei ungefähr 80 % ihres normalen Trainingspensums ist und dass sie schon wieder mehrere Stunden am Stück Rad fährt.
Frau B gibt an, dass die Bewegungen keine Probleme machen, nur beim Training ist der Arm leicht verkrampft.
Behandlung: Die Behandlung entspricht im Vorgehen der 2. Behandlung; zusätzlich werden noch Triggerbänder am Nacken beidseits behandelt.
Es wird kein weiterer Behandlungstermin vereinbart; die Patientin soll sich bei Bedarf melden.

Weiterer Verlauf: Frau B hat mit ihrer Mannschaft am Trainingslager unter voller Belastung teilgenommen und eine erfolgreiche Triathlonsaison absolviert.

Fazit: Wenn konträre Sichtweisen aufeinandertreffen, muss der Patient selbst entscheiden, welche ihm plausibler erscheint und welche er für seine Behandlung

▼

in Anspruch nehmen möchte. Denn auch ich kann keine Heilversprechen geben und den absolut korrekten Verlauf nicht prophezeien, sondern nur meine Argumente vorlegen. Die Entscheidung für oder gegen eine bestimmte Therapie trifft immer der Patient eigenverantwortlich.

Patientenbeispiel

Frau C (75), Schulterschmerzen und massive Bewegungseinschränkung

Anamnese: Frau C kommt mit massiven Bewegungseinschränkungen und Schmerzen in der rechten Schulter in meine Praxis. Die Beschwerden hat sie seit einem Sturz vor 5 Jahren. Damals lautete der MRT-Befund: Impingement-Syndrom, Arthrose, Rotatorenmanschette chronisch entzündlich, Bursitis subacromialis. Vor einem Jahr ein weiterer Sturz: Die MRT zeigt zusätzlich eine subtotale Ruptur der Sehne am M. supraspinatus. Die Beschwerden werden seitdem immer schlimmer. Weil die Bewegung massiv eingeschränkt ist, empfehlen die Ärzte eine Schulter-TEP. Frau C hatte schon den Operationstermin, konnte aber wegen einer vorhandenen MRSA-Besiedelung nicht operiert werden. Daraufhin empfahl ihr eine Bekannte, mich aufzusuchen.

1. Behandlungstermin

Untersuchung: Abduktion rechte Schulter ca. 45°, dann Schmerzen an Schulter und Oberarm; Außenrotation (Nackengriff) deutlich eingeschränkt, Innenrotation (Schürzengriff) nur leicht eingeschränkt.
Gestik: Frau C zeigt hauptsächlich schmerzhafte Linien im Verlauf des Arms und der Schulter.
Ziel: schmerzfreie Bewegung der Schulter im Alltag
Behandlung:

- SCHTP mit der HTP-Technik mehrfach rechts (Retest: Abduktion Schulter ca. 160°)
- Triggerbandtechnik am anterioren und posterioren Schulter-Arm-Triggerband rechts mehrfach (Retest: Außenrotation der Schulter rechts ist deutlich besser. Frau C sagt, dass sich die Bewegung „viel leichter anfühlt, als ob ein Rucksack weg ist".)

2. Behandlungstermin (5 Tage später)

Frau C kommt sehr zufrieden zur 2. Behandlung, da die Beweglichkeit weiterhin viel besser ist. Am Oberarm sind deutlich Hämatome zu sehen.

Untersuchung: Abduktion bei ca. 160°, Provokation mit 0,5 kg zeigt eine deutliche Schwäche in der Abduktion
Gestik: Frau C zeigt weiterhin schmerzhafte Linien am Schulter und Arm sowohl vorn als auch hinten.
Behandlung:

- SCHTP rechts
- Triggerbandtechnik am anterioren und posterioren Schulter-Arm-Triggerband rechts, mehrfach sowohl aufwärts als auch abwärts (Retest: Abduktion mit 1 kg Provokation am Ende der Behandlung möglich)

Weitere Behandlungstermine

Die 3. Behandlung (7 Tage später) und die 4. Behandlung (wiederum 10 Tage später) verlaufen in ähnlicher Weise. Am Ende ist die Beweglichkeit komplett wiederhergestellt; Frau C hat eigene Bewegungsübungen für sich entwickelt, mit denen sie die Bewegung der Schulter im Alltag weiter verbessert. Die Restbeschwerden sind aus ihrer Sicht minimal und bereiten ihr keine Sorgen mehr. Daher vereinbaren wir keinen weiteren Termin.

Weiterer Verlauf: Nach 4 Jahren entsteht wieder ein Kontakt mit Frau C. Der Schulter geht es weiterhin gut. Auch ansonsten gestaltet sie aktiv ihr Leben und ihren Alltag.

Interpretation aus Sicht des FDM: Frau C zeigt die häufigen Fasziendistorsionen, die zu Schmerzen und Bewegungseinschränkungen der Schulter führten: SCHTP und Triggerbänder. Diese Distorsionen führen zusätzlich zu einer Schwäche, sodass Frau C auch leichte Gewichte nicht anheben konnte. Die Triggerbänder waren schon chronifiziert, sodass in der Behandlung erst die Adhäsionen gelöst werden mussten. Wichtig war, dass Frau C erkannt hat, dass auch ohne die Operation die Funktion wiederhergestellt werden konnte. Die durch die MRT-Aufnahmen entstandenen Diagnosen und die Operationsindikation waren hinfällig, als sie ihre Schulter im Alltag wieder voll einsetzen konnte.

15 Obere Extremität

Beschwerden an der oberen Extremität sind häufig regionenübergreifend. Im Folgenden werden sie jedoch bestimmten Regionen zugeordnet. Dies hat einen klaren Vorteil, da so auch bei komplexen Problemen am Arm die zugrunde liegenden Distorsionen erkannt und behandelt werden können.

15.1 Oberarm

Beschwerden am Oberarm gehen oft mit Schulterbeschwerden einher; es gibt aber auch einige spezifische Fasziendistorsionen in dieser Region. Zwar gibt es hier keine Gelenke, aber die Faltdistorsionen des IMS können lang anhaltende Beschwerden verursachen.

Zur Überprüfung der Beweglichkeit und zur möglichen Schmerzprovokation führt der Patient alle Schultertests durch. Darüber hinaus wird das Heben von Gewichten getestet, und es werden Positionen überprüft, die der Patient als unangenehm angibt.

Eine Übersicht zur Gestik, Anamnese, Untersuchung, Distorsion und Behandlung bei Beschwerden im Oberarm bietet die ▶ **Tab. 15.1**.

▶ **Tab. 15.1** Übersicht: Oberarm.

Gestik	Anamnese	Untersuchung	Distorsion	Behandlung
Linie				
zeigt über den vorderen Oberarm	ziehende Schmerzen am vorderen Oberarm, Schwäche	schmerzhaft eingeschränkte Schulterbewegung	anteriores Schulter-Arm-Triggerband	Triggerbandtechnik
zeigt über den hinteren Oberarm	ziehende Schmerzen am hinteren Oberarm, Schwäche	schmerzhaft eingeschränkte Schulterbewegung	posteriores Schulter-Arm-Triggerband	Triggerbandtechnik
Punkt				
zeigt mit einem Finger auf den Knochen im Bereich der Tuberositas deltoidea	punktueller Schmerz am Knochen	schmerzhafte Position; Schmerzauslösung bei Abduktion/Rotation	Kontinuumdistorsion	Kontinuumtechnik
Fläche				
greift tief in den Muskel des Oberarms	Beschwerden tief im Arm	kaum Bewegungseinschränkung, Schmerzen bei Rotation des Arms	Faltdistorsion des IMS	Chicken-Wing-Technik, Anchorage-Twist, Gegenrotation (Dr. Breineßl), longitudinale Entfaltung
greift flächig den M. deltoideus und versucht, diesen abzuheben	Beschwerden tief im Muskel	kaum Bewegungseinschränkung, Schmerzen bei Rotation des Arms	Faltdistorsion des IMS des M. deltoideus	Faltbehandlung des Septums im Bereich des M. deltoideus
streicht über den Oberarm	flächige Beschwerden am Oberarm tief im Muskel, Parästhesien	Bewegung manchmal komplett frei, manchmal massiv eingeschränkt	Zylinderdistorsion	Squeegee-Technik, Schröpftechnik
knetet mehrere Regionen des Oberarms	flächige Beschwerden am Oberarm tief im Muskel, Parästhesien	Bewegung manchmal komplett frei, manchmal massiv eingeschränkt	Zylinderdistorsion	Pinch-Technik, Klammertechnik
reibt auf einem kleinen Areal	flächige Beschwerden, Parästhesien	kaum Bewegungseinschränkung	Zylinderdistorsion	Doppeldaumentechnik

15.1.1 Triggerbänder

Am Oberarm kommen folgende Triggerbänder vor:

- anteriores Schulter-Arm-Triggerband (Kap. 14.2.1)
- posteriores Schulter-Arm-Triggerband (Kap. 14.2.1)

15.1.2 HTP

Nach Typaldos kann ein HTP in sehr seltenen Fällen auch am Oberarm entstehen, und zwar bei sehr korpulenten Patienten oder solchen, die eine Operation oder tiefe Verletzung am Arm hatten, bei der das Gewebe verletzt wurde. In der Folge konnte eine Lücke entstehen, durch die sich Gewebe vorgewölbt hat ([114], S. 159).

Die Patienten drücken mit mehreren Fingern in das Weichgewebe. Die Behandlung erfolgt mit der HTP-Technik.

Da die Lücke für sich gesehen pathologisch ist, besteht die Gefahr eines Rezidivs. Daher empfiehlt Typaldos in Einzelfällen eine chirurgische Versorgung des betroffenen Areals, um die Lücke zu schließen.

15.1.3 Kontinuumdistorsionen

Vereinzelt geben Patienten punktuelle Beschwerden am Oberarm an, die häufig als Folge eines Traumas auftreten. Diese von Typaldos als knöcherne Prellung („bony contusion", [114], S. 160) bezeichnete Kontinuumdistorsion findet sich häufiger am Ansatz des M. deltoideus im Bereich der Tuberositas deltoidea. Dort können sich auch mehrere Schmerzpunkte befinden. Der Schmerz wird meist bei kombinierter Abduktion und Rotation der Schulter ausgelöst. Die Behandlung erfolgt mit der Kontinuumtechnik.

Kontinuumtechnik Oberarm

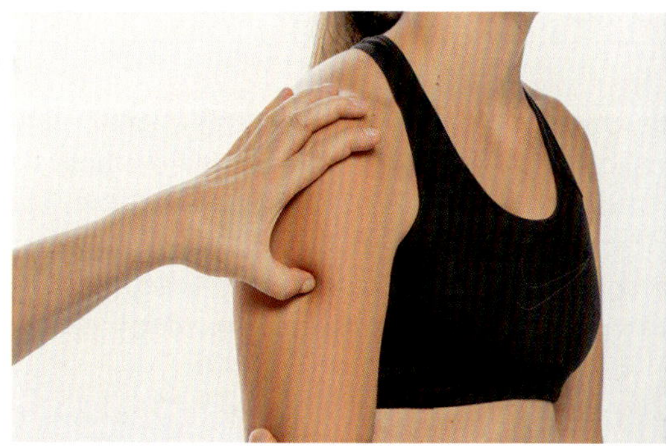

▸ **Abb. 15.1** Kontinuumdistorsion Oberarm.

Ausgangsstellung Patient: Sitz

Der Therapeut steht oder sitzt seitlich neben dem betroffenen Arm und drückt auf den schmerzhaften Punkt am Knochen (▸ **Abb. 15.1**). Er richtet den Kraftvektor nach dem stärksten Schmerz des Patienten aus. Der Kraftvektor ist häufig im Verlauf der bandartigen Faszie leicht kaudal gerichtet. Direkt nach der Behandlung wird die Bewegung wieder getestet, um so den Erfolg zu überprüfen.

15.1.4 Faltdistorsionen

Die Faltdistorsionen der IMS erzeugen Beschwerden tief drinnen im Arm. Die Patienten versuchen, sich selbst zu behandeln, indem sie kräftig in den Muskel drücken und gleichzeitig über eine Rotation das Gewebe mobilisieren. Dadurch entstehen Traktionskräfte in verschiedenen Richtungen, wodurch sich die Septen wieder korrekt entfalten können. Alle Behandlungstechniken müssen mit Kraft durchgeführt werden.

Für die Behandlung gibt es 2 verschiedene Vorgehensweisen:

- Gegenrotation von Knochen gegen Muskel (Chicken-Wing-Technik, Anchorage-Twist und Rotationsimpulstechnik nach Dr. Breineßl, Faltbehandlung M. deltoideus)
- longitudinale Entfaltung parallel zum Knochen (longitudinaler Impuls)

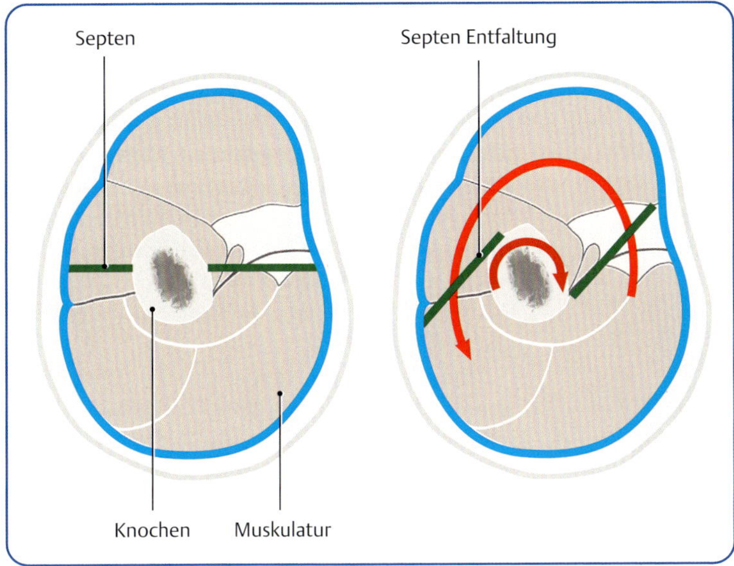

▸ **Abb. 15.2** Wirkprinzip der Gegenrotation auf die IMS.

Exkurs
Wirkprinzip der Gegenrotation auf die intermuskulären Septen

Wie in der ▸ **Abb. 15.2** zu erkennen, werden der Knochen und die Weichteile (Muskeln) in entgegengesetzte Richtung gedreht. So kommt es an den am Knochen angehängten Septen zu einer Traktion. Am Ende der Gegenrotation kann noch ein kurzer Impuls gesetzt werden. Die Durchführung entspricht einer Impulstechnik unter Vorspannung, wobei für eine erfolgreiche Behandlung oft viele unterschiedliche Kraftvektoren nötig sind.

Chicken-Wing-Technik

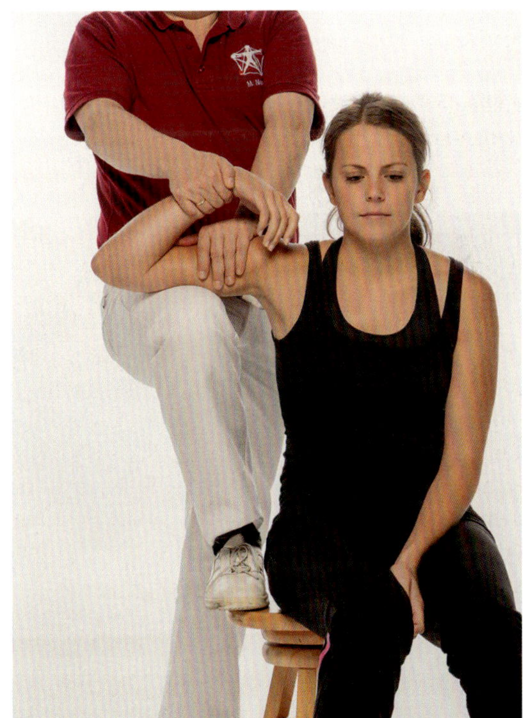

▸ **Abb. 15.3** Faltdistorsion Chicken-Wing-Technik ISM Oberarm (Sitz), gegenseitige Hand rotiert Muskeln nach anterior-lateral.

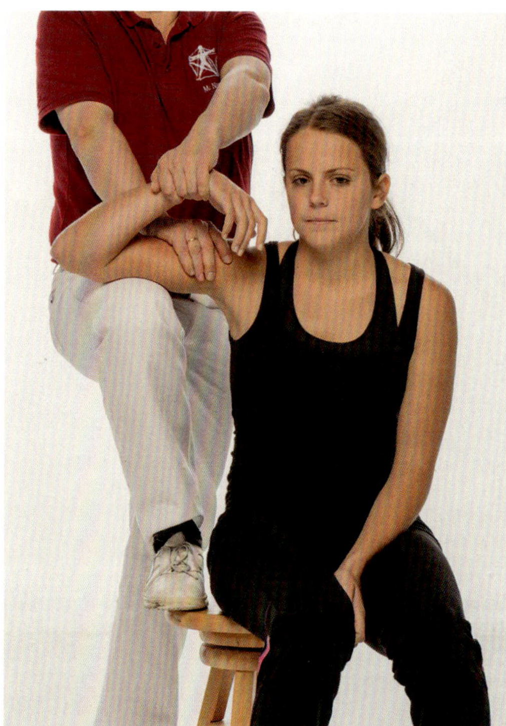

▶ **Abb. 15.4** Faltdistorsion Chicken-Wing-Technik ISM Oberarm (Sitz), gleichseitige Hand rotiert Muskeln nach anterior-medial.

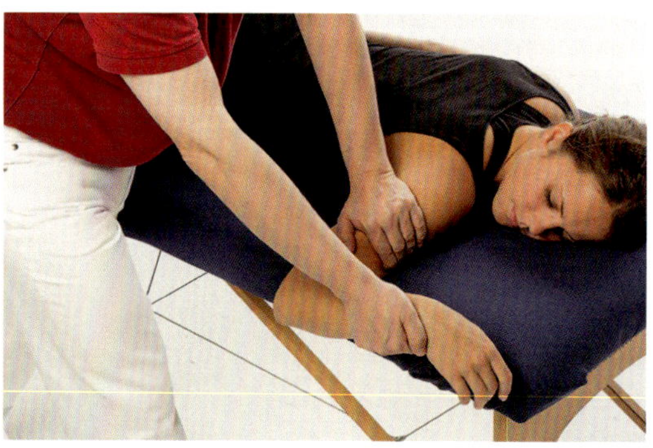

▶ **Abb. 15.5** Faltdistorsion Chicken-Wing-Technik ISM Oberarm, Variante Bauchlage.

Der Name Chicken-Wing kommt daher, weil die Position des Arms an den Flügel eines Grillhähnchens erinnert.

Ausgangsstellung Patient: Sitz

Der Therapeut steht hinter dem zu behandelnden Arm. Er stellt das gleichseitige Bein auf den Hocker des Patienten, sodass dieser den um 90° abduzierten Arm auf dem Bein des Therapeuten ablegen kann. Der Unterarm des Patienten ist angewinkelt und in Rotationsnullstellung.

Zunächst nimmt der Therapeut mit der gegenseitigen Hand flächig Kontakt am Muskel auf und schiebt diesen in einer Rotation um den Humerus nach anterior-lateral. Die gleichseitige Hand greift am Handgelenk des Patienten und bewegt den Humerus in eine Außenrotation (▶ **Abb. 15.3**). Am Ende der Vorspannung erfolgen mehrere kurze und kräftige Impulse.

Dann greift der Therapeut um. Die gleichseitige Hand hat nun flächigen Kontakt am Muskel und schiebt diesen in eine Rotation um den Humerus nach anterior medial. Die andere Hand greift den angewinkelten Unterarm am Handgelenk und rotiert den Humerus wieder in eine Außenrotation (▶ **Abb. 15.4**). Am Ende der Vorspannung erfolgen mehrere Impulse.

Durch die unterschiedlichen Impulsrichtungen werden unterschiedliche Fasern der IMS entfaltet. Bei jedem Impuls sind kurze Ploppgeräusche zu hören.

Ausgangsstellung Patient: Bauchlage

Alternativ kann man die Behandlung auch in der Bauchlage durchführen (▶ **Abb. 15.5**). Der Arm des Patienten ist durch die Auflagefläche noch besser stabilisiert.

Anchorage-Twist

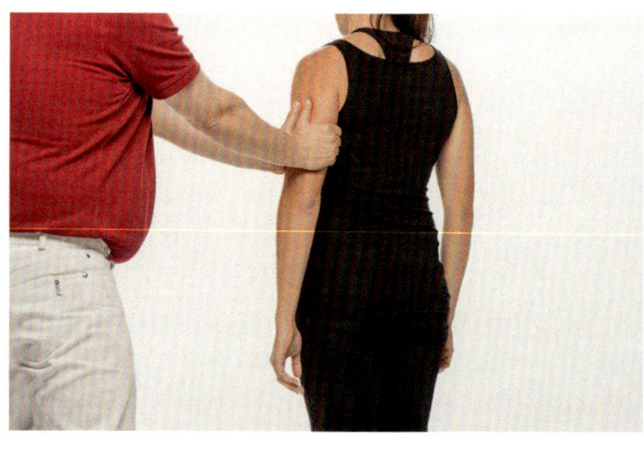

▶ **Abb. 15.6** Faltdistorsion Anchorage-Twist ISM, Therapeut umfasst flächig die Muskulatur.

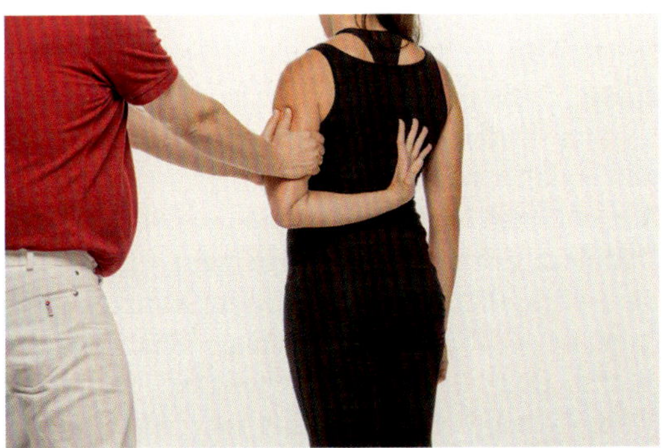

▶ **Abb. 15.7** Faltdistorsion Anchorage-Twist IMS, Patient bewegt den Arm aktiv in Innenrotation.

Die Richtung beim Anchorage-Twist ist entgegengesetzt zur Richtung bei der Chicken-Wing-Technik. Diese Technik wurde erstmals auf dem 2. Internationalen FDM-Symposium in Anchorage vorgestellt.

Ausgangsstellung Patient: Stand

Der Therapeut steht seitlich neben dem Patienten und umfasst flächig mit beiden Händen die Muskulatur des Oberarms (▶ **Abb. 15.6**). Die Arme des Therapeuten müssen dabei gestreckt sein, damit er ausreichend Kraft entwickeln kann. Nun führt der Patient eine aktive Innenrotation im Sinne des Schürzengriffes durch (▶ **Abb. 15.7**). Der Therapeut hält die Muskulatur zurück. Dadurch entsteht wieder eine Gegenrotation. Am Ende der Vorspannung kann der Therapeut noch einen kurzen Impuls setzen.

Rotationsimpuls nach Dr. Breineßl

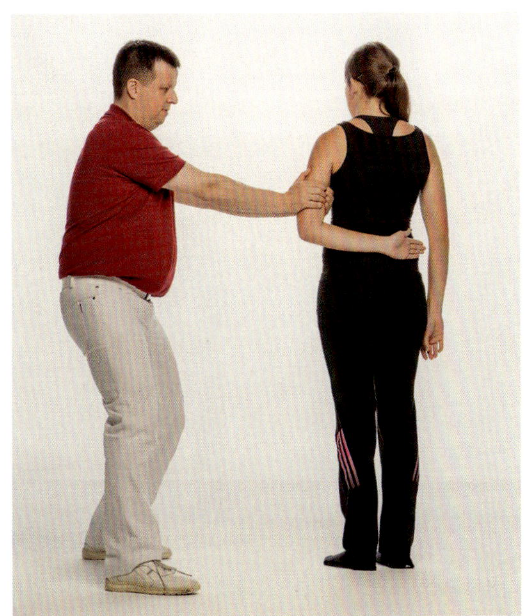

▶ **Abb. 15.8** Faltdistorsion IMS Oberarm (Breineßl), flächiger Griff am Oberarm.

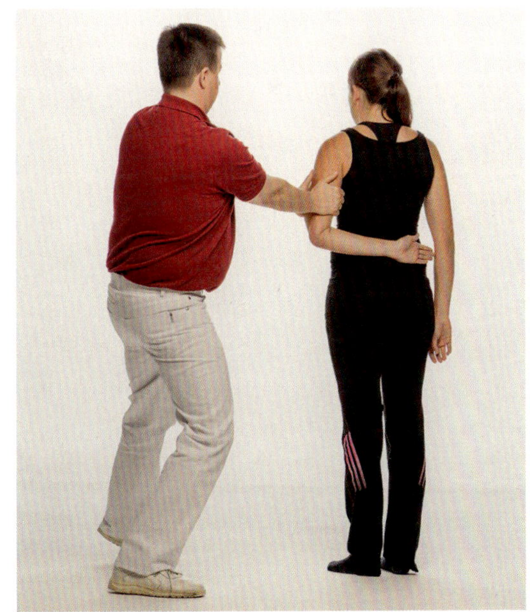

▶ **Abb. 15.9** Faltdistorsion IMS Oberarm (Breineßl), Rotationsimpuls nach außen.

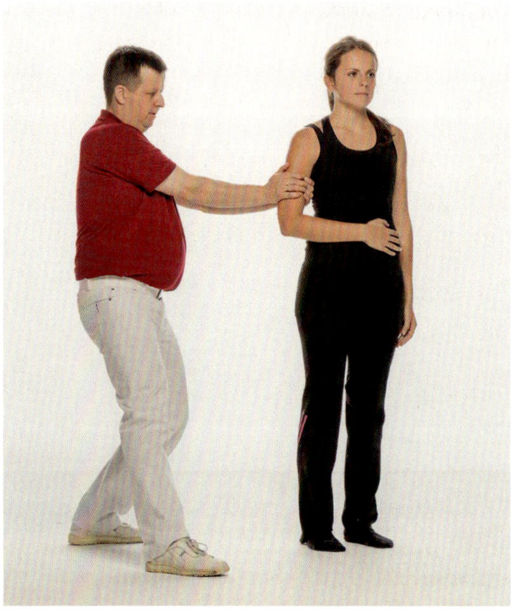

▸ **Abb. 15.10** Faltdistorsion IMS Oberarm (Breineßl), flächiger Griff am Oberarm.

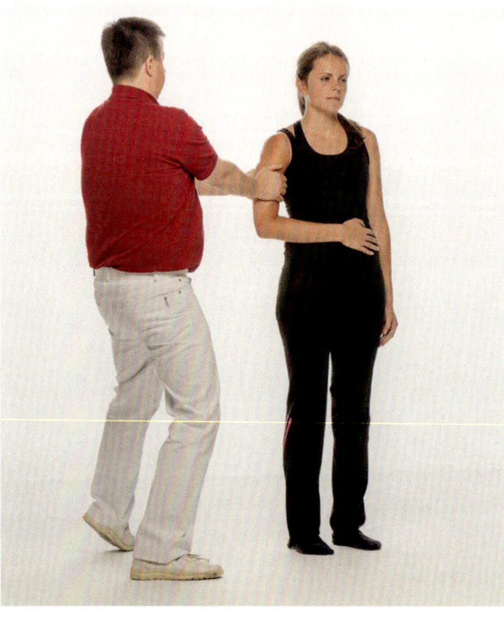

▸ **Abb. 15.11** Faltdistorsion IMS Oberarm (Breineßl), Rotationsimpuls nach innen.

Der Wiener Arzt Dr. Markus Breineßl entwickelte eine einfache und praktische Variante, bei der das Septum sowohl in Innen- als auch in Außenrotation entfaltet wird.

Ausgangsstellung Patient: Stand

Ähnlich wie beim Anchorage-Twist legt der Patient seine Hand auf den Rücken (Schürzengriff); dabei ist der Ellenbogen maximal um 90° gebeugt (▸ **Abb. 15.8**). Der Therapeut umgreift flächig die Muskulatur des Oberarms und führt diese nun in eine Außenrotation (▸ **Abb. 15.9**). Am Ende der Vorspannung erfolgt ein Impuls.

Nun wechselt der Patient die Armposition und legt die flache Hand auf seinen Bauch, der Ellenbogen ist wieder um 90° gebeugt (▸ **Abb. 15.10**). Der Therapeut umgreift erneut flächig die Muskulatur des Oberarms und führt diese in eine Innenrotation (▸ **Abb. 15.11**). Am Ende der Vorspannung erfolgt ein Impuls.

Longitudinale Faltbehandlung

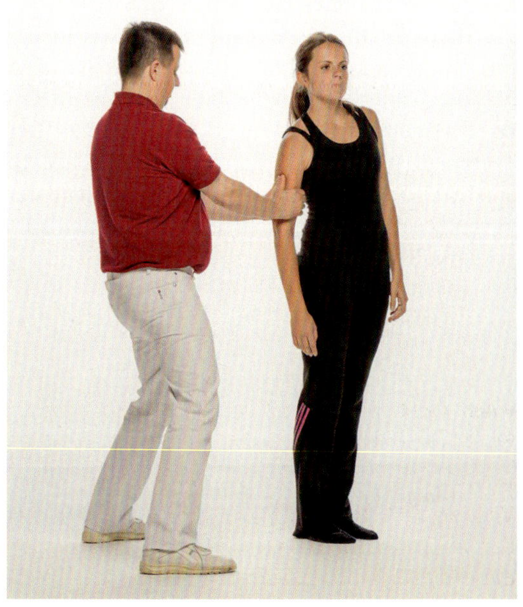

▸ **Abb. 15.12** Longitudinale Faltdistorsion Septum.

Ausgangsstellung Patient: Stand

Der Arm des Patienten hängt entspannt in der Nullposition. Der Therapeut umgreift flächig die Muskulatur des Oberarms und führt eine Traktion nach kaudal durch (▶ Abb. 15.12). Am Ende der Vorspannung erfolgt wieder ein Impuls.

Noch effektiver ist diese Technik in der Schleudervariante. Dabei wird der Impuls durch eine ruckartige Beschleunigung verstärkt.

Faltbehandlung des Septums im Bereich des M. deltoideus

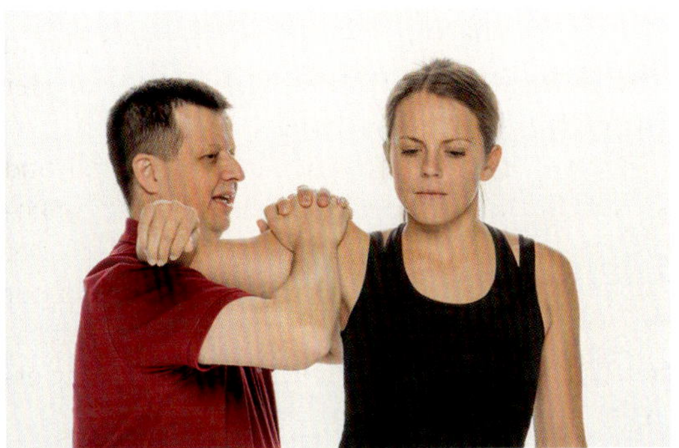

▶ **Abb. 15.13** Faltdistorsion Septum M. deltoideus, Einklemmen des M. deltoideus.

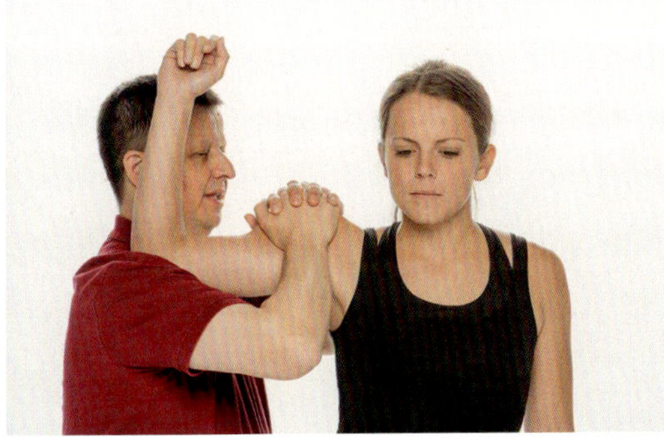

▶ **Abb. 15.14** Faltdistorsion M. deltoideus, aktive Außenrotation des Patienten.

Viele Falttechniken entwickelte Typaldos aufgrund der Anforderung eines einzelnen Patienten. Auf diese Weise habe ich folgende Technik zur spezifischen Faltbehandlung des Septums im Bereich des M. deltoideus für eine Patientin erstmals benötigt und später immer wieder erfolgreich eingesetzt.

Ausgangsstellung Patient: Stand

Der Therapeut steht leicht gegrätscht neben dem Patienten, sodass der um 90° abduzierte Arm des Patienten auf der gleichseitigen Schulter des Therapeuten aufliegen kann (▶ Abb. 15.13). Der Therapeut verschränkt seine Hände über dem Oberarm und klemmt mit den Handballen den M. deltoideus von kranial kommend fest ein. Nun soll der Patient den Unterarm um 90° beugen (▶ Abb. 15.14) und das Schultergelenk sowohl in Außen- als auch in Innenrotation bewegen.

Ähnlich wie beim Anchorage-Twist erfolgt hier die Entfaltung durch die aktive Bewegung des Patienten.

15.1.5 Zylinderdistorsionen

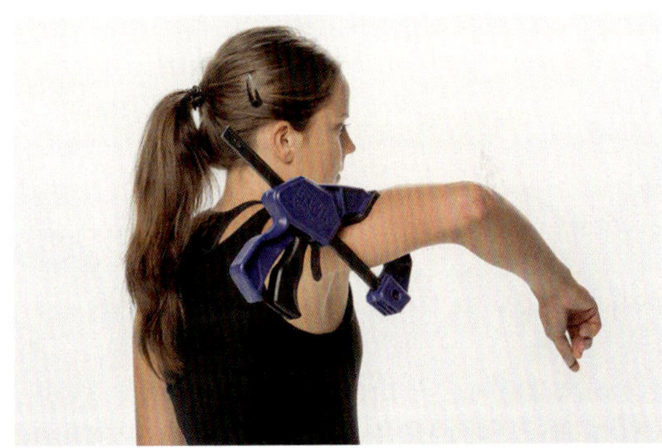

▶ **Abb. 15.15** Zylinderdistorsion Klammer Oberarm.

Wie schon im Kap. 14.2.5 zur Schulter beschrieben, eignet sich am Oberarm besonders die Squeegee-Technik zur Behandlung der Zylinderdistorsionen. Von den nichtmanuellen Techniken sind das Schröpfen und die Behandlung mit den Klammern (▶ Abb. 15.15) besonders effektiv.

> **Cave**
> **Die Brennnesseltechnik sollte am Oberarm nicht angewandt werden, da die Zylinderfaszie besonders medial am Oberarm für diese starke Technik etwas fragil erscheint. Es besteht die Gefahr, dass durch die Behandlung die Zylinderdistorsionen verstärkt werden.**

Patientenbeispiel

Frau D (42), Beschwerden an Schulter und Oberarm

Frau D (42 Jahre, Bürotätigkeit) kommt mit massiven Beschwerden an Schulter und Oberarm in meine Praxis. In der Anamnese erzählt sie, dass sie vor einigen Wochen auf die betroffene Seite gefallen ist und danach Schulterbeschwerden mit schmerzhafter Bewegungseinschränkung hatte. Der behandelnde Orthopäde verordnete, nachdem er mittels eines Röntgenbildes eine Fraktur ausgeschlossen hatte, manuelle Therapie. Frau D ging zu einem Manualtherapeuten, der das Gelenk teilweise mit großer Kraft mobilisierte. Zunächst schien die Bewegung etwas besser zu werden. Nach wenigen Behandlungen wurden die Beschwerden allerdings wieder stärker, sodass sie den Arm kaum noch benutzen konnte. Zeitweise fühlte sich der Arm wie geschwollen an. In Ruhe waren die Schmerzen manchmal unerträglich. Dann gab es wieder bessere Phasen, die allerdings nie lange anhielten. Frau D streicht flächig über den Arm und knetet den Muskel.

FDM-Diagnose: Zylinderdistorsionen am Oberarm

Hypothese: Durch die vorherige manuelle Therapie wurde anscheinend die Zylinderfaszie verheddert. Diese Möglichkeit müssen alle manualtherapeutisch tätigen Personen in Betracht ziehen. Besonders medial am Oberarm ist diese Struktur anfällig. Jede Grifftechnik sollte aufgrund dieser Besonderheit hinterfragt werden.

Behandlung: Behandlung der Zylinderdistorsion mit der Doppeldaumen- und der Squeegee-Technik

Weiterer Verlauf: Frau D war nach 2 Behandlungen fast beschwerdefrei. Nachdem die Bewegung wieder schmerzfrei möglich war, zeigte sie noch weitere Fasziendistorsionen, die eventuell aufgrund des Sturzes entstanden waren.

15.2 Ellenbogen

Zur Überprüfung der Beweglichkeit und zur möglichen Schmerzprovokation führt der Patient Beugung und Streckung des Ellenbogens sowie Pronation und Supination durch. Darüber hinaus kann durch das Heben von Gewichten Schmerz provoziert und Positionen getestet werden, die der Patient als unangenehm angibt.

Eine Übersicht zur Gestik, Anamnese, Untersuchung, Distorsion und Behandlung bei Beschwerden im Ellenbogen bietet die ▸ **Tab. 15.2.**

▸ **Tab. 15.2** Übersicht: Ellenbogen.

Gestik	Anamnese	Untersuchung	Distorsion	Behandlung
Linie				
streicht mit den Fingern über den Epicondylus lateralis	brennender oder ziehender Schmerz lateral am Ellenbogen, Schwäche	schmerzhaft eingeschränkte Bewegung (Streckung, Beugung, Pronation oder Supination)	laterales Unterarmtriggerband, posteriores Schulter-Arm-Triggerband	Triggerbandtechnik
streicht mit den Fingern über den Epicondylus medialis oder im Bereich der Ellenbeuge	brennender oder ziehender Schmerz medial oder ventral des Ellenbogens, Schwäche	schmerzhaft eingeschränkte Bewegung (Streckung, Beugung, Pronation oder Supination)	mediales Unterarmtriggerband, anteriores Schulter-Arm-Triggerband	Triggerbandtechnik
Punkt				
zeigt auf Punkt am Epicondylus lateralis oder medialis	Schmerzen an einer oder mehreren Stellen	Schmerzprovokation in einer bestimmten Position, meist bei Pronation und Supination	Kontinuumdistorsion	Kontinuumtechnik

▶ **Tab. 15.2** Fortsetzung.

Gestik	Anamnese	Untersuchung	Distorsion	Behandlung
Fläche				
umgreift das Ellenbogengelenk	Schmerzen tief im Gelenk, verstärkt bei Kompression	Schmerzen bei endgradiger Streckung oder Beugung sowie endgradiger Pronation oder Supination, Traktion ist angenehm	Entfaltdistorsion	Traktion, Traktionsimpuls, Schleudertechnik, Frogleg oder umgekehrte Frogleg-Technik, Entfaltdistorsion Radiohumeralgelenk
umgreift das Ellenbogengelenk, streicht eine Linie quer zum Gelenk	Schmerzen tief im Gelenk, verstärkt bei Traktion	Schmerzen bei endgradiger Streckung oder Beugung sowie endgradiger Pronation oder Supination, Kompression ist angenehm	Einfaltdistorsion	Kompression, Kompressionsimpuls
wischt oder knetet flächig über den Ellenbogen	Schmerzen und Missempfindungen am Ellenbogen	Ellenbogen meist normal beweglich, Schmerzen werden durch Druck nicht verstärkt	Zylinderdistorsion	Brennnesseltechnik, Doppeldaumentechnik, Pinch-Technik, Miniklammern
Weiteres				
versucht die Gelenke mit Kraft zu mobilisieren	Ellenbogen fühlt sich steif an	Bewegung schmerzfrei eingeschränkt	tektonische Fixation	tektonische Pumpe, Frogleg- oder umgekehrte Frogleg-Technik

15.2.1 Triggerbänder

In der Region des Ellenbogens verlaufen verschiedene Triggerbänder, die hier zu Beschwerden führen können. So zeigen die Patienten sowohl Linien, die mehr nach proximal Richtung Schulter verlaufen, aber auch Linien nach distal in Richtung Unterarm und Hand. Die häufigsten Triggerbänder sind:

- anteriores Schulter-Arm-Triggerband (Kap. 14.2.1)
- posteriores Schulter-Arm-Triggerband (Kap. 14.2.1)
- laterales Unterarmtriggerband
- mediales Unterarmtriggerband

Eine schmerzhafte Linie im lateralen Bereich des Ellenbogens kann somit sowohl vom posterioren Schulter-Arm-Triggerband als auch vom lateralen Unterarmtriggerband kommen. Der Therapeut kann mithilfe der Palpation den exakten Verlauf bestimmen. Über den gesamten Arm verlaufende Triggerbänder sind eher selten, denn aufgrund der Querbänder, die meist an den Übergangszonen liegen, ist ein Weiterlaufen der Verdrehung eher unwahrscheinlich. Nicht selten sind jedoch unterschiedliche Verläufe, die gleichzeitig auftreten.

Verlauf, Diagnose und Behandlung der Schulter-Arm-Triggerbänder sind ausführlich bei der Schulter (Kap. 14.2.1) beschrieben.

Laterales Unterarmtriggerband

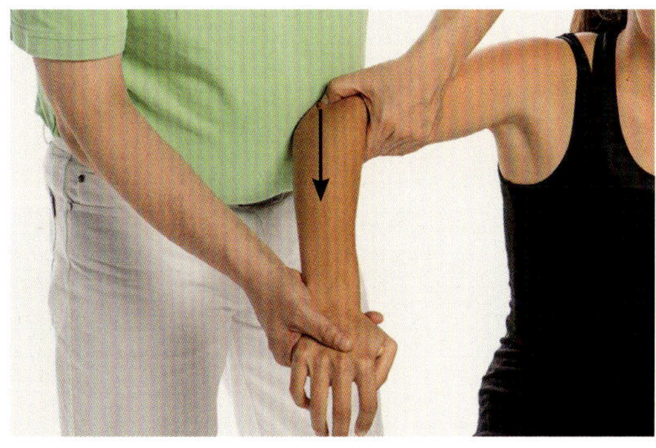

▶ **Abb. 15.16** Triggerband lateraler Unterarm, Startpunkt proximal vom Ellenbogen.

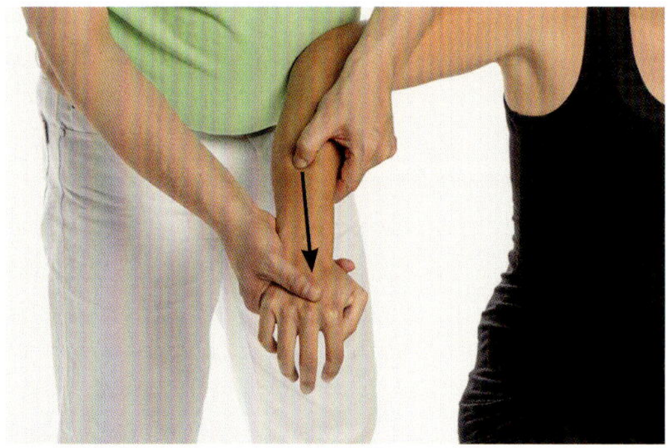

▶ **Abb. 15.17** Triggerband lateraler Unterarm, Verlauf lateral-dorsal am Unterarm.

Das Triggerband beginnt am Epicondylus lateralis und verläuft lateral-dorsal am Unterarm bis zum Handgelenk. Manchmal endet es erst im dorsalen Bereich der Finger.

Ausgangsstellung Patient: Sitz

Der Therapeut legt den Arm auf sein aufgestelltes Bein und beginnt am Epicondylus lateralis mit dem Ausdrehen des Triggerbandes (▶ **Abb. 15.16**). Der Startpunkt ist für den Patienten meist deutlich zu spüren. Der Therapeut folgt dem verdrehten Faszienband von den Extensoren der Hand bis zum Handgelenk (▶ **Abb. 15.17**). Wenn der Patient angibt, dass der Schmerz bis in die Hand oder einen Finger zu spüren ist, so sollte diese Richtung bis zum Ende verfolgt werden (Scheinwerfer-Effekt, Kap. 6.3.1).

Durch die Positionierung der Hand des Patienten, z. B. in Palmarflexion, kann die Vorspannung im Bereich des Triggerbandes verstärkt und so die Effektivität der Behandlung erhöht werden.

Mediales Unterarmtriggerband

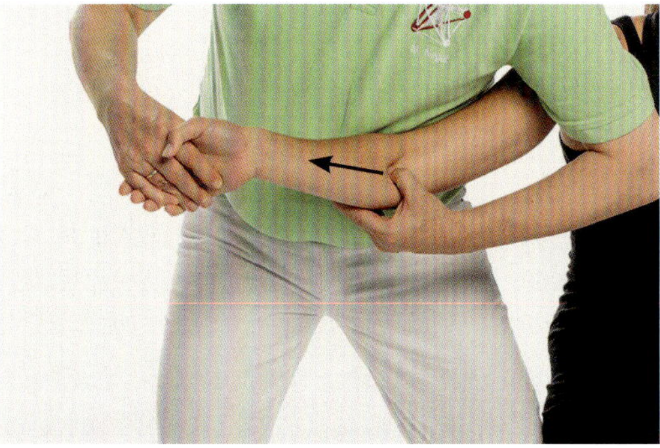

▶ **Abb. 15.18** Triggerband medialer Unterarm, Startpunkt am medialen Ellenbogen oder in der Ellenbeuge.

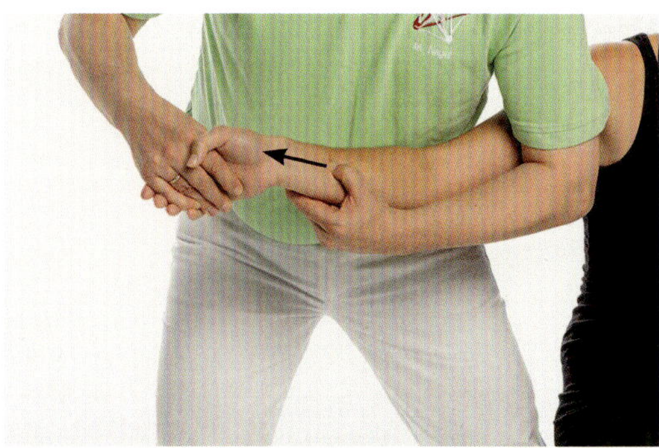

▶ **Abb. 15.19** Triggerband medialer Unterarm, Verlauf medial-ventral am Unterarm.

Das Triggerband beginnt am Epicondylus medialis und verläuft medioventral am Unterarm bis zum Handgelenk. Manchmal endet es erst volar an der Hand oder am Finger.

Ausgangsstellung Patient: Sitz

Der Therapeut hält mit der gleichseitigen Hand die Hand des Patienten, sodass er mit dem Daumen der gegenseitigen Hand am Epicondylus medialis mit der Behandlung starten kann (▶ **Abb. 15.18**). Er folgt dem Triggerband in Richtung Fossa cubitalis über die Handflexoren bis zum Handgelenk (▶ **Abb. 15.19**). Auch hier kann es sein, dass der Patient die Schmerzen bis in einen Finger hinein spürt, sodass die Behandlung bis in die Fingerspitze weitergeführt wird.

Durch die Positionierung der Hand des Patienten, z. B. in Dorsalflexion, kann die Vorspannung im Bereich des Triggerbandes verstärkt und so die Effektivität der Behandlung erhöht werden.

15.2.2 Kontinuumdistorsionen

Punktuelle Beschwerden am Knochen sind an den Epikondylen sehr häufig. Die Patienten können den Punkt mit einem Finger deutlich zeigen und in bestimmten Positionen oder bei bestimmten Aktivitäten den Schmerz provozieren.

Eine weitere Kontinuumdistorsion befindet sich an der Ellenbeuge. Bei einem endgradigen Extensionsdefizit im Ellenbogen spielt häufig die kubitale Kontinuumdistorsion eine entscheidende Rolle.

Kontinuumdistorsion am Epicondylus lateralis

Ausgangsstellung Patient: Sitz

Der Therapeut sitzt oder steht seitlich vom Patienten. Die Behandlung erfolgt mit der Kontinuumtechnik (▶ **Abb. 8.4**). Dabei ist es entscheidend, dass der Therapeut den optimalen, d. h. den schmerzhaftesten, Punkt mit starkem Druck wieder in die neutrale Konfiguration bringt. Der optimale Kraftvektor folgt der bandartigen Faszie in den Knochen. Wichtig für die Effektivität der Behandlung sind die korrekte Positionierung des Daumens und eine möglichst kleine Auflagefläche der Daumenkuppe.

Kontinuumdistorsion am Epicondylus medialis

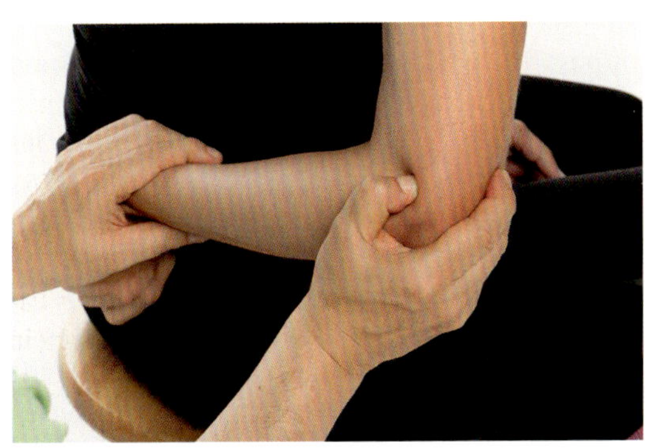

▶ **Abb. 15.20** Kontinuumdistorsion Epicondylus medialis.

Ausgangsstellung Patient: Sitz

Der Therapeut sitzt oder steht seitlich etwas hinter dem Patienten. Die Hand des Patienten wird in der Schürzengriffposition am Gürtel eingehängt, sodass der Therapeut von dorsal einen guten Zugang zum Epicondylus medialis hat. Die Behandlung erfolgt mit der Kontinuumtechnik (▶ **Abb. 15.20**). Dabei ist es entscheidend, dass der Therapeut den optimalen, d. h. schmerzhaftesten, Punkt mit starkem Druck wieder in die neutrale Konfiguration bringt. Die korrekte Positionierung des Daumens und eine möglichst kleine Auflagefläche der Daumenkuppe erhöhen die Effektivität der Behandlung.

Kubitale Kontinuumdistorsion

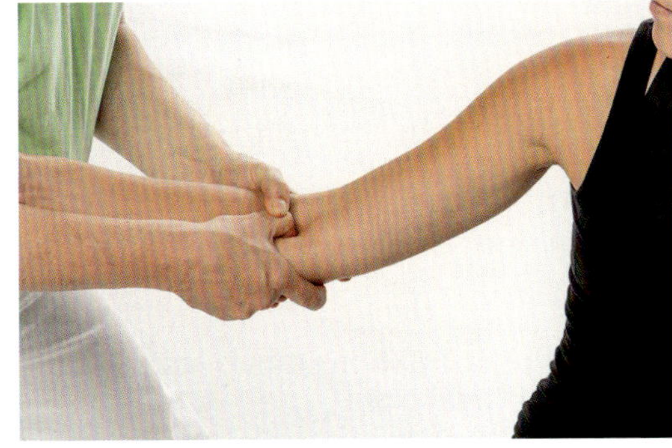

▶ **Abb. 15.21** Kubitale Kontinuumdistorsion.

Ausgangsstellung Patient: Sitz

Der Therapeut sitzt oder steht seitlich vor dem Patienten. Die Behandlung erfolgt mit der Kontinuumtechnik. Die eine Hand des Therapeuten hält den Unterarm, mit der anderen palpiert er in der Ellenbeuge den schmerzhaften Punkt häufig am Ansatz des M. biceps brachii am Radius (▶ **Abb. 15.21**). Dabei sollten weder Gefäße noch Nerven komprimiert werden. Während der kurzen Behandlung muss wieder mit maximalem Druck auf dem Knochen gearbeitet werden.

15.2.3 Faltdistorsionen

Bei Faltdistorsionen geben die Patienten Schmerzen tief im Gelenk an und umgreifen den Ellenbogen flächig. Je nach Distorsion sind Traktions- oder Kompressionskräfte schmerzhaft. Für die Behandlung sind dementsprechend für Entfaltungen Traktionskräfte, für Einfaltungen Kompressionskräfte nötig. Dabei sollte die wirkende Kraft dem Trauma nachempfunden sein.

Entfaltdistorsionen

Entfaltung mit Traktionsimpuls

Die Traktion wird wie bei der Schulter (Kap. 14.2.1) durchgeführt. Diese kann sowohl in der Rückenlage als auch stehend an der Säule erfolgen. Der Fokus des Impulses liegt dabei auf dem Ellenbogen.

Entfaltung mit der Schleudertechnik

Gut geeignet für den Ellenbogen ist auch die Schleudertechnik. Ähnlich wie bei der Schulter wird mit einem Schleuderimpuls, durch den die Traktion deutlich verstärkt wird, am besten im Stehen gearbeitet (▸Abb. 14.30, ▸Abb. 14.31). Manchmal sind auch mehrere Impulse nötig. Bei einem Erfolg ist ein deutliches Ploppgeräusch zu hören.

Entfaltung mit Traktionsimpuls am gebeugten Ellenbogen

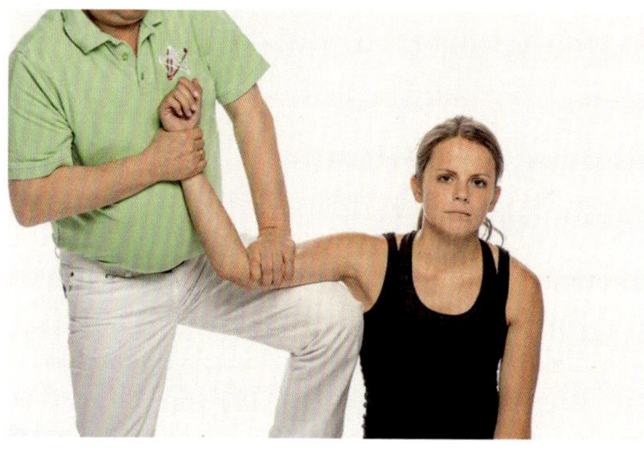

▸ **Abb. 15.22** uFD Ellenbogen Flexion, Traktion am gebeugten Ellenbogen.

Ausgangsstellung Patient: Sitz

Der Therapeut steht auf der betroffenen Seite, greift mit der gleichseitigen Hand den distalen Unterarm des betroffenen Arms und legt den Oberarm auf dem am Stuhl aufgestellten gegenseitigen Oberschenkel ab. Mit der gegenseitigen Hand fixiert er nun den distalen Oberarm des Patienten, während die gleichseitige Hand eine Traktion in unterschiedliche Richtungen ausübt (▸Abb. 15.22). Der Kraftvektor kann sowohl in der Flexionsposition als auch in unterschiedlichen Pronations- und Supinationspositionen variiert werden. Am Ende der Traktion erfolgt immer ein Impuls.

Variante: Die Behandlung kann auch in Bauchlage durchgeführt werden (Unterarm im Überhang). In dieser Ausgangsstellung muss der Oberarm nicht fixiert werden, sodass der Therapeut mit beiden Händen die Traktion in verschiedene Richtungen durchführen kann.

Entfaltung mit der Frogleg- und umgekehrten Frogleg-Technik

Faltdistorsionen, die durch mediale und laterale Kräfte des Unterarms (Abknicken) ausgelöst wurden, können mit der Frogleg- und umgekehrten Frogleg-Technik behandelt werden.

Entfaltung in mediale Richtung (Frogleg-Technik)

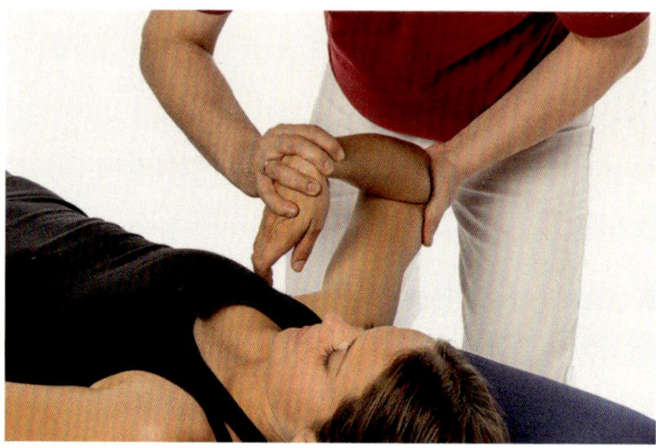

▸ **Abb. 15.23** uFD Frogleg-Technik Ellenbogen, Entfaltung nach medial.

Ausgangsstellung Patient: Sitz

Der Therapeut steht seitlich neben dem betroffenen Arm des Patienten. Er greift mit der gleichseitigen Hand von ulnar kommend um das Handgelenk des Patienten. Dabei liegt der Daumen palmar auf der Gelenkslinie; Zeigefinger und Mittelfinger liegen auf dem Unterarm, Ringfinger und Kleinfinger am Handrücken. Der Therapeut bringt den Ellenbogen des Patienten in Beugung, die Patientenhand wird um 90° flektiert und nach kaudal geführt, um den Ellenbogen nach medial zu bewegen (▸Abb. 15.23). Am Ende der Bewegung wird ein kleiner Impuls gesetzt. Bei Erfolg kommt es zu einem Ploppgeräusch.

Entfaltung in laterale Richtung (umgekehrte Frogleg-Technik)

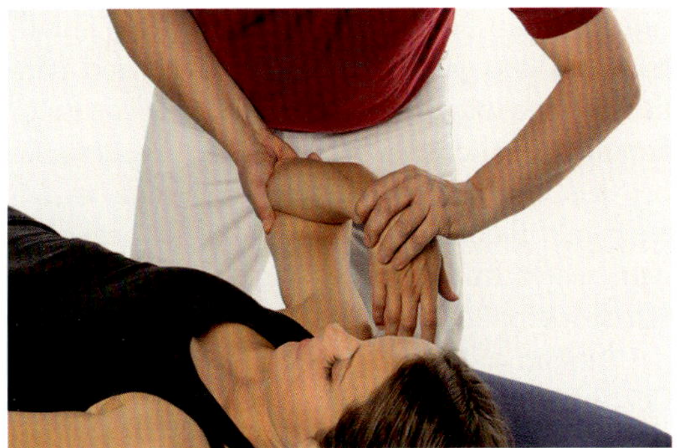

► **Abb. 15.24** uFD umgekehrte Frogleg-Technik Ellenbogen, Entfaltung nach lateral.

Ausgangsstellung Patient: Sitz

Der Therapeut steht seitlich neben dem betroffenen Arm des Patienten. Er greift mit der gegenseitigen Hand von radial kommend ans Handgelenk des Patienten; dabei liegt der Daumen palmar auf der Gelenkslinie, Zeigefinger und Mittelfinger liegen auf dem Unterarm, Ringfinger und Kleinfinger am Handrücken. Der Therapeut bringt den Ellenbogen des Patienten in Beugung und führt dessen um 90° flektierte Hand nach posterior, um den Ellenbogen nach lateral zu bewegen (► **Abb. 15.24**). Am Ende der Bewegung wird ein kleiner Impuls gesetzt. Es kommt zu einem Ploppgeräusch.

Entfaltung Radiohumeralgelenk

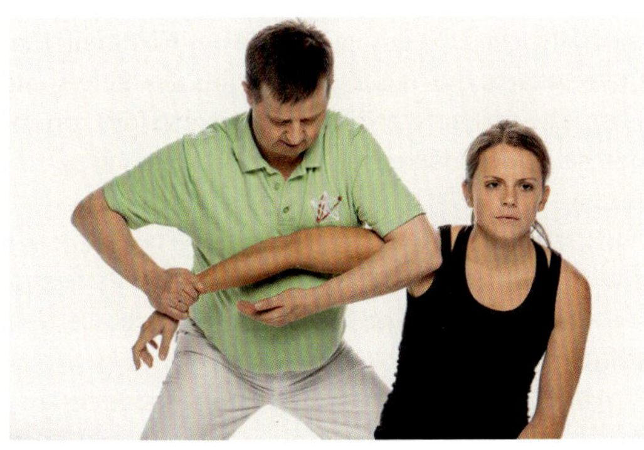

► **Abb. 15.25** uFD Radiohumeralgelenk.

Ausgangsstellung Patient: Sitz

Der Therapeut steht seitlich auf der betroffenen Seite des Patienten. Er greift mit der gleichseitigen Hand das Handgelenk des Patienten und hebt dessen Arm in Abduktion. Der Oberarm des Patienten wird proximal vom Ellenbogen am Brustbein des Therapeuten aufgestützt. Der Therapeut fixiert mit dem Ellenbogen seines proximalen Arms die Schulter des Patienten in Retraktion, während er mit der anderen Hand über das Sternum das Radiohumeralgelenk in eine Traktion hebelt (► **Abb. 15.25**). Dabei muss sich der Unterarm in einer Nullstellung zwischen Pronation und Supination befinden. Über einen kurzen Impuls der distalen Hand wird die Entfaltung durchgeführt. Es ist ein deutliches Ploppgeräusch zu hören.

Einfaltdistorsionen

Einfaltung mit Kompressionsimpuls

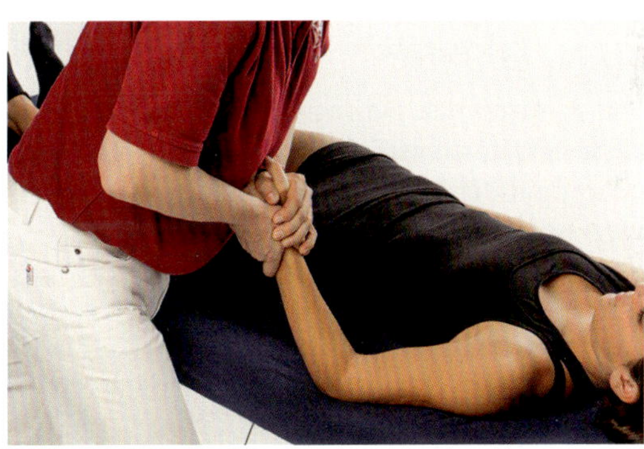

► **Abb. 15.26** rFD Ellenbogen, Kompressionsimpuls in verschiedenen Positionen.

Ausgangsstellung Patient: Rückenlage

Der Therapeut steht neben dem betroffenen Ellenbogen des Patienten, greift mit der gleichseitigen Hand dessen Hand und führt eine Kompression des Ellenbogens in verschiedenen Flexionspositionen durch (► **Abb. 15.26**). Dabei nutzt er auch das Gewicht seines Körpers und variiert bei den Impulsen zwischen Pronation und Supination. Hierbei sind oft mehrere Impulse notwendig. Der Therapeut hört nach den Impulsen mehrere Klickgeräusche.

15.2.4 Zylinderdistorsionen

Zylinderdistorsionen verursachen Schmerzen überall im Ellenbogen ohne spezifische Lokalisation. Häufig berichten die Patienten von vorangegangenen Behandlungen mit Bandagen oder Schienen.

Zur Behandlung von Zylinderdistorsionen ist die Brennnesseltechnik die Methode der Wahl. Wenn nach der 1. Behandlung noch keine ausreichende Wirkung erzielt wurde, sollte die CCV genutzt werden.

Für kleine Areale ist auch die Doppeldaumentechnik oder die Pinch-Technik geeignet. Die Pinch-Technik kann ein Patient auch selbst durchführen, indem er eine Gewebsfalte im betroffenen Gebiet festhält und dann aktiv den Ellenbogen bewegt. Denselben Effekt erreicht man mit einer kleinen Klammer.

15.2.5 Tektonische Fixation

Bei schmerzfreier Bewegungseinschränkung besteht eine tektonische Fixation. Die Behandlung erfolgt mit der tektonischen Pumpe, mit der Frogleg- und umgekehrten Frogleg-Technik.

Tektonische Pumpe

Die Durchführung entspricht der Position wie bei der Kompressionseinfaltung des Ellenbogens (Kap. 15.2.3). In dieser Position muss der Arm in einer Art Zirkumduktion unter starker Kompression immer an die Bewegungsgrenze geführt werden. Ziel ist es, den Bewegungsumfang zu erweitern.

Frogleg- und umgekehrte Frogleg-Technik

Im Sinne einer Impulstechnik ist auch die Frogleg- und umgekehrte Frogleg-Technik zur Mobilisation des Ellenbogens geeignet.

Ausgangsstellung Patient: Sitz (ohne Abb.)

Der Therapeut steht seitlich neben dem betroffenen Arm des Patienten. Er greift mit der gleichseitigen Hand von ulnar kommend um das Handgelenk des Patienten; dabei liegt der Daumen palmar auf der Gelenkslinie, Zeigefinger und Mittelfinger liegen auf dem Unterarm, Ringfinger und Kleinfinger am Handrücken. Der Therapeut bringt den Ellenbogen des Patienten in Beugung und führt dessen um 90° flektierte Hand nach medial. Am Ende der Bewegung wird ein kleiner Impuls gesetzt. Dann greift der Therapeut mit den Händen um und mit der gegenseitigen Hand von radial kommend um das Handgelenk des Patienten; dabei liegt der Daumen wieder palmar auf der Gelenkslinie, Zeigefinger und Mittelfinger liegen auf dem Unterarm, Ringfinger und Kleinfinger am Handrücken. Der Therapeut bringt den Ellenbogen des Patienten in Beugung und führt dessen um 90° flektierte Hand nach lateral. Am Ende der Bewegung wird ein kleiner Impuls gesetzt.

Diese Bewegung wird repetitiv im Wechsel mehrere Male durchgeführt. Ziel ist eine Verbesserung des Bewegungsausmaßes.

15.2.6 Medizinische Diagnosen

Epikondylitis

Beschwerden am Ellenbogen werden umgangssprachlich auch häufig als Tennisarm (Epicondylitis humeri lateralis) oder Golferellenbogen (Epicondylitis humeri medialis) diagnostiziert. Die Patienten haben meist mehr oder weniger starke Schmerzen bei Bewegung und Belastung. Gestik und Beschreibung sind dabei individuell sehr unterschiedlich. Am häufigsten werden punktförmige Schmerzen am Knochen (Kontinuumdistorsionen) und in den Unterarm ziehende Beschwerden (Triggerbänder) beschrieben. Aber auch Falt- oder Zylinderdistorsionen spielen eine große Rolle.

Hier wird deutlich, dass eine scheinbar klare medizinische Diagnose aus Sicht des FDM nur sehr unspezifisch die Beschwerden des Patienten erfasst. Die vermutete Entzündung (-itis) ist nur in den seltensten Fällen zu erkennen. Diese unspezifische Sicht im schulmedizinischen Modell erklärt auch, weshalb so viele verschiedene Therapien bei einer Epikondylitis versucht werden, von denen viele keine oder keine längerfristige Verbesserung bringen.

Wenn die spezifischen Fasziendistorsionen korrekt behandelt werden und der Patient wieder in eine bessere Aktivität kommt, können meist mit einigen Behandlungen die Beschwerden deutlich reduziert oder auch eliminiert werden.

Je nach auslösender Belastung kann bei bestimmten Tätigkeiten die Gefahr des Wiederaufflammens der Beschwerden nicht gänzlich ausgeschlossen werden (siehe Exkurs: Diagnose Überlastungssyndrom).

Exkurs
Diagnose Überlastungssyndrom

Verletzungen und Beschwerden, die durch eine anhaltende, häufig gleichförmige Aktivität entstehen, werden von Typaldos als „repetitive use injuries“ bezeichnet ([114], S. 79). In der schulmedizinischen Definition sind dies Überlastungssyndrome wie eine „Sehnenscheidenentzündung“ oder „Epikondylitis“. Eine wiederholte Belastung führt über eine längere Zeit zu typischen Beschwerden. Diese Probleme sind meist abhängig von den Tätigkeiten in Beruf und Alltag des Patienten.
Typaldos unterscheidet dabei 2 typische Muster:

Cumulative repetitive injuries

Bei den „cumulative repetitive injuries“ (CRI) resultieren die Beschwerden aus der Wiederholung gleichförmiger Bewegungen. Bei jeder einzelnen Bewegung entstehen Mikrorisse in den Faszienfasern. Durch die Kumulierung der Mikroverletzungen entsteht am Ende die Distorsion, das Triggerband. Mit der Triggerbandbehandlung werden die getrennten Faszienfasern wieder einander angenähert. In diesem Fall geht Typaldos allerdings davon aus, dass bei Wiederaufnahme der Tätigkeit vor dem vollständigen Verheilen des Triggerbandes ein Wiederaufflammen der Beschwerden möglich ist ([114], S. 80).

Probability repetitive injuries

Bei den „probability repetitive injuries“ (PRI) führt hingegen ein Einzelereignis von vielen gleichförmigen Bewegungen zu den Beschwerden. Jede einzelne der repetitiven Bewegungen ist unproblematisch; jedoch kommt es bei einer einzelnen Bewegung z. B. zu einer Faltdistorsion. In diesem Fall muss nur die Faltdistorsion gerichtet werden. Die normale Aktivität kann ohne jede Unterbrechung weitergeführt werden.

Sulcus-ulnaris-Syndrom

Beim Sulcus-ulnaris-Syndrom werden schulmedizinisch die Beschwerden des Patienten (vor allem Schmerzen und Parästhesien) auf eine Kompression des im Bereich des Ellenbogens relativ oberflächlichen N. ulnaris zurückgeführt. Grundsätzlich ist eine direkte Schädigung des Nervs in dieser Region nie auszuschließen. In den meisten Fällen allerdings können die Beschwerden eindeutig auf Fasziendistorsionen (Triggerbänder, Faltdistorsionen und Zylinderdistorsionen) zurückgeführt werden. Für einen Behandlungserfolg ist auch die aktive Bewegung des Arms wichtig.

15.3 Unterarm

Eine entscheidende Rolle am Unterarm spielt die Wendebewegung (Pronation und Supination), eine Bewegungsmöglichkeit, die in dieser Form nur humanoiden Lebewesen möglich ist. Einschränkungen bei diesen Bewegungen entstehen hauptsächlich durch Faltdistorsionen der IOM zwischen Radius und Ulna. Stephen Typaldos hatte Ende der 1980er-Jahre selbst aufgrund einer Fraktur am Unterarm eine deutliche Bewegungseinschränkung, die ihn lange Zeit gehandicapt hat. Kein Mediziner konnte ihm dabei helfen. Erst durch intuitive Selbstmanipulation (er sprach später von einer Entfaltung der IOM) konnte er die Beweglichkeit wiederherstellen. Diese Selbsterfahrung prägte auch seine Sichtweise auf die Faltdistorsionen.

Außer der Pronation und Supination werden die Flexion sowie Extension von Ellenbogen und Handgelenk getestet. Alle Bewegungen sollten im Seitenvergleich und auch gegen Widerstand überprüft werden.

Eine Übersicht zur Gestik, Anamnese, Untersuchung, Distorsion und Behandlung bei Beschwerden im Unterarm bietet die ▶ **Tab. 15.3**.

▸ **Tab. 15.3** Übersicht: Unterarm.

Gestik	Anamnese	Untersuchung	Distorsion	Behandlung
Linie				
streicht mit den Fingern dorsal am Unterarm auf- und abwärts	ziehende Schmerzen bei Bewegung des Unterarms und der Hand, Schwäche	schmerzhaft eingeschränkte Bewegung (Streckung, Beugung, Pronation oder Supination)	laterales (dorsales) Unterarmtriggerband	Triggerbandtechnik
streicht mit den Fingern ventral am Unterarm Richtung Hand	ziehende Schmerzen bei Bewegung des Unterarms und der Hand, Schwäche	schmerzhaft eingeschränkte Bewegung (Streckung, Beugung, Pronation oder Supination)	mediales (ventrales) Unterarmtriggerband	Triggerbandtechnik
Punkt				
zeigt mit einem Finger auf einen Punkt an Ulna oder Radius	punktueller Schmerz bei Pronation oder Supination	schmerzauslösende Position, verstärkt bei Pronation oder Supination gegen Widerstand	Kontinuumdistorsion	Kontinuumtechnik, Impulstechnik
Fläche				
drückt mit den Fingern kräftig zwischen Ulna und Radius und zieht diese auseinander	Schmerzen tief im Unterarm, meist bei Pronation und Supination	Bewegungseinschränkung in endgradiger Pronation oder Supination, Schmerzprovokation bei Pronation und Supination	Faltdistorsion der IOM	Entfalt- und Einfaltbehandlung mit jeweils unterschiedlichen Impulsrichtungen
versucht, mit der Hand dorsolateral das Gewebe abzuziehen	tief liegende Schmerzen im Gewebe dorsolateral am Unterarm	kaum Bewegungseinschränkung, Schmerzprovokation bei Streckung von Finger und Hand	Faltdistorsion im IMS	Faltbehandlung
knetet wiederholt mehrere Areale im Unterarm	Schmerzen tief im Unterarm, die häufig den Ort wechseln	zeitweise sehr starke Schmerzen, komplett bewegungseingeschränkt, dann beschwerdefreie Phasen	Zylinderdistorsion	Brennnesseltechnik
wischt mit der Handfläche über den Unterarm	Schmerzen tief im Unterarm, die häufig den Ort wechseln	zeitweise sehr starke Schmerzen, komplett bewegungseingeschränkt, dann beschwerdefreie Phasen	Zylinderdistorsion	Squeegee-Technik

15.3.1 Triggerbänder

Die Triggerbänder am Unterarm verlaufen dorsal im Bereich der Extensoren der Hand und ventral im Bereich der Flexoren der Hand. Neben Schmerzen und Bewegungseinschränkungen besteht ein Kraftverlust der Unterarmmuskeln. Ein kräftiger Händedruck kann hier schon wertvolle Informationen über das Ausmaß der Beeinträchtigung liefern.

Die Behandlung der Triggerbänder ist beim Ellenbogen beschrieben (Kap. 15.2.1).

15.3.2 Kontinuumdistorsionen

Kontinuumdistorsionen am Unterarm können an der Übergangszone von der Membrana interossea zu Radius und Ulna liegen. Die punktuellen Schmerzen werden in bestimmten Positionen der Pronation oder Supination provoziert.

Die Behandlung mit der Kontinuumtechnik ist nicht immer erfolgreich, da die Schmerzpunkte oft tief im Gewebe des Muskelbauches liegen. Eine sinnvolle Alternative ist ein Impuls mithilfe der Frogleg- oder umgekehrten Frogleg-Technik. Die Behandlung erfolgt wie bei der Faltbehandlung (Kap. 15.2.3).

15.3.3 Faltdistorsionen

Wie schon in der Kapiteleinleitung erwähnt, spielen die Faltdistorsionen der IOM sowie der IMS bei Problemen des Unterarms eine große Rolle. Die Patienten beschreiben Schmerzen im Unterarm. Darüber hinaus gehen viele Beschwerden von Ellenbogen und Hand mit Faltdistorsionen der IOM oder der IMS einher. Sehr häufig sind diese auch verbunden mit Zylinderdistorsionen von Unterarm und Hand.

Für die Behandlungsstrategie bieten sich somit unterschiedliche Wege: Wenn der Patient vor allem die Bewegungseinschränkung als Problem benennt, sollte mit den Faltdistorsionen begonnen werden; stehen die Parästhesien im Mittelpunkt, sind zunächst die Zylinderdistorsionen zu behandeln. Der japanische FDM-Instruktor Keisuke Tanaka betont ausdrücklich, dass die meisten Behandlungsschritte mehrfach wiederholt werden müssen, bevor sich ein lang anhaltender Erfolg ergibt.

Entfaltung und Einfaltung der IOM

Patienten geben Schmerzen tief im Unterarm an und drücken mit den Fingern tief ins Gewebe zwischen Ulna und Radius. Gleichzeitig führen sie eine Pronation und Supination des Unterarms durch, als ob sie das Gewebe mobilisieren wollten.

Aufgrund der Gestik und der Anamnese kann nicht eindeutig zwischen Ent- und Einfaltung unterschieden werden. Es hat sich als sinnvoll erwiesen, beide Distorsionen in verschiedene Richtungen zu behandeln, denn die Membran benötigt viele kleine Impulse, um wieder funktionell beweglich zu werden.

Entfaltung der IOM

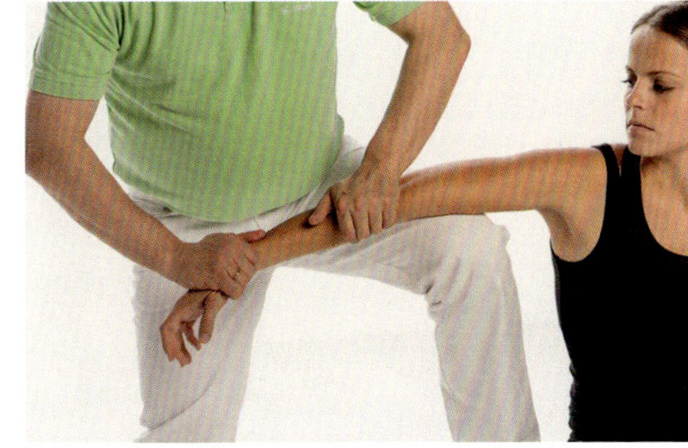

▸ **Abb. 15.27** uFD der IOM Unterarm, Mobilisation im 45°-Winkel.

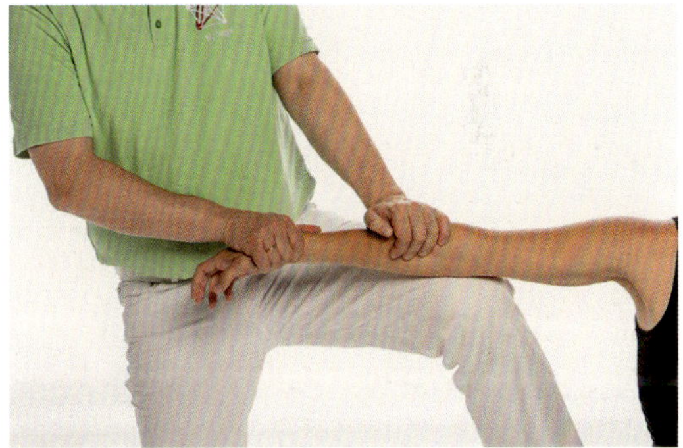

▸ **Abb. 15.28** uFD der IOM Unterarm, Mobilisation im 135°-Winkel.

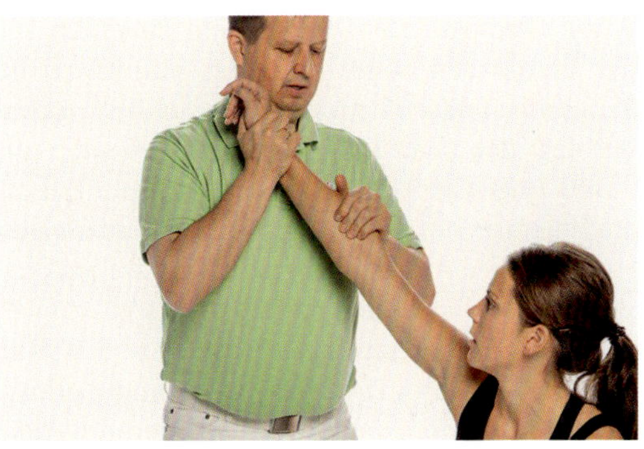

▸ **Abb. 15.29** uFD der IOM Unterarm, Entfaltung unter Traktion.

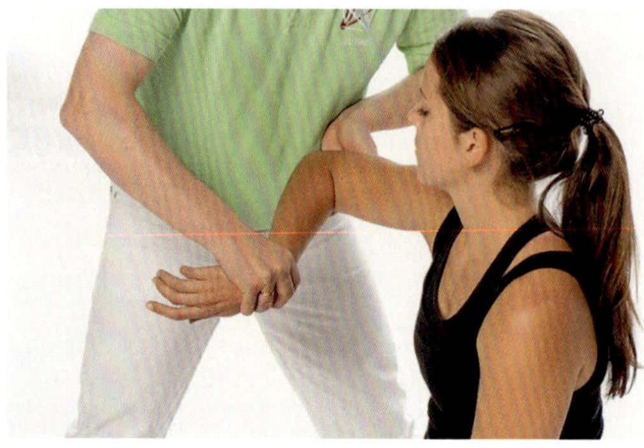

► **Abb. 15.30** uFD der IOM Unterarm (Frogleg), Unteram wird in Pronation geführt.

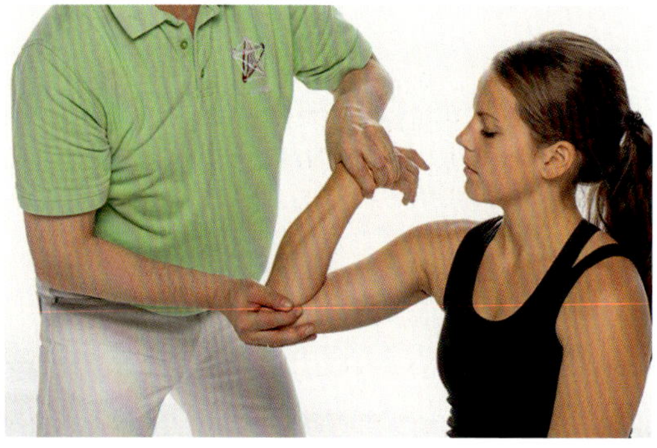

► **Abb. 15.31** uFD der IOM Unterarm (Reverse-Frogleg), Unterarm wird in Supination geführt.

Ausgangsstellung Patient: Sitz

Der Therapeut steht neben dem Patienten auf der betroffenen Seite, stellt das patientennahe Bein seitlich neben dem Patienten auf den Hocker und legt den abduzierten Arm des Patienten auf seinen Oberschenkel. Die distale Hand greift distal am Unterarm um den Radius. Mit dem proximalen Handballen nimmt der Therapeut Kontakt am proximalen Radius auf und schiebt diesen im Winkel von 45° zur Unterarmlängsachse von sich weg (► **Abb. 15.27**). Am Ende der Vorspannung erfolgt ein Impuls. Die proximale Hand wandert am Radius weiter nach distal, um die Membran in mehreren Abschnitten zu entfalten.

Dann wechselt der Therapeut die Richtung, beginnt wieder am proximalen Radius und schiebt diesen im Winkel von ca. 135° von der Ulna weg (► **Abb. 15.28**). Die unterschiedlichen Winkel entsprechen der Faserausrichtung der Membran.

Eine praktikable Alternative ist, den Arm unter leichte Traktion zu bringen und dabei die IOM zu entfalten (► **Abb. 15.29**). Auch mit der Frogleg- und umgekehrten Frogleg-Technik wird die IOM effektiv entfaltet. Dabei wird der Impuls nun in eine Pronation (► **Abb. 15.30**) oder Supination (► **Abb. 15.31**) gesetzt. Mit dieser Technik können auch Kontinuumdistorsionen an der Übergangszone von der Membrana interossea zu Radius und Ulna behandelt werden (Kap. 15.3.3).

Es gibt eine Vielzahl von Varianten für die Entfaltung. Dabei sind für fast jeden Patienten spezifische Handgriffe erforderlich. Wichtig ist, dass nicht ein einzelner Impuls, sondern viele kleine Impulse nötig sind, um die Funktion der Membran wiederherzustellen. Die Wirksamkeit der Impulse hängt dabei stark von der Vorspannung und der Beschleunigung während des Impulses ab: je schneller, desto besser. Dabei müssen die Impulse immer schmerzfrei sein.

Einfaltung der IOM

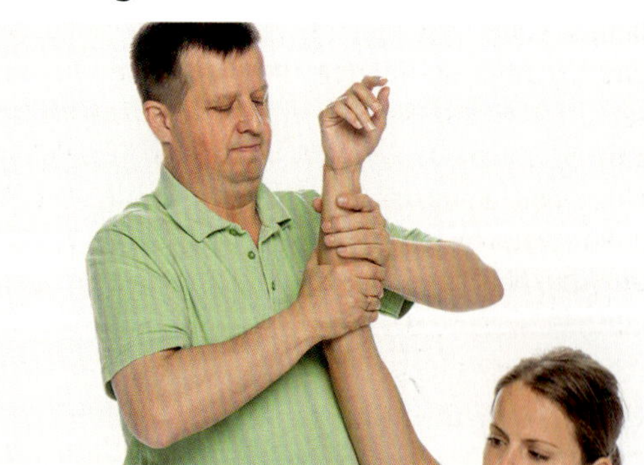

► **Abb. 15.32** rFD der IOM Unterarm.

Ausgangsstellung Patient: Sitz

Der Therapeut steht neben dem Patienten auf der betroffenen Seite und hebt mit beiden Händen dessen Arm entspannt vor sein Brustbein. Die Hände liegen leicht versetzt flächig am Unterarm, die gleichseitige Hand etwas proximaler an der Ulna, die gegenseitige Hand etwas distaler am Radius. Nun führen beide Hände eine Kompression auf die Unterarmknochen durch und geben am Ende der Vorspannung einen scherenartigen Kompressionsimpuls (► **Abb. 15.32**). Beide Hände wandern am Unterarm weiter nach distal, um die Membran in mehreren Abschnitten einzufalten.

Faltbehandlung der IMS

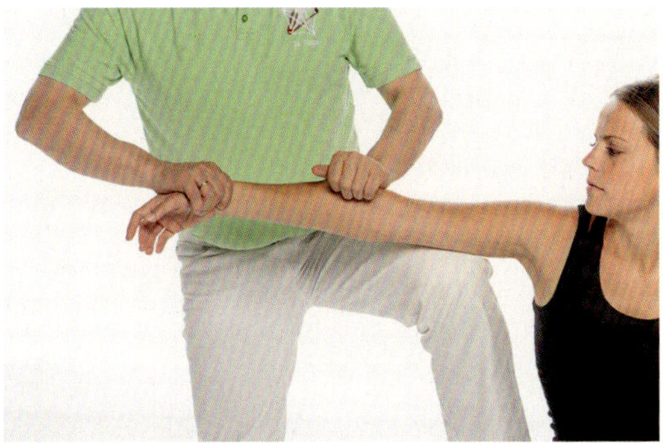

▶ **Abb. 15.33** Faltdistorsion IMS Unterarm.

Patienten mit einer Faltdistorsion in den IMS geben Beschwerden hauptsächlich dorsolateral am Unterarm an. Sie versuchen hier das Gewebe selbst abzuheben.

Ausgangsstellung Patient: Sitz

Der Therapeut steht neben dem Patienten auf der betroffenen Seite, stellt das patientennahe Bein seitlich neben dem Patienten auf den Hocker und legt den abduzierten Arm des Patienten auf seinen Oberschenkel. Die distale Hand greift distal am Unterarm. Mit der proximalen Hand greift der Therapeut dorsolateral am Unterarm das Gewebe und zieht dieses mit einem Impuls vom Unterarm weg (▶ **Abb. 15.33**). Die entstehenden Geräusche klingen wie bei einem sich lösenden Klettverschluss. Dieser Impuls muss in mehreren Regionen und Richtungen wiederholt werden.

15.3.4 Zylinderdistorsionen

Parästhesien und Schmerzen tief im Gewebe deuten auf Zylinderdistorsionen am Unterarm hin. Dabei ist die Bewegung meist nicht eingeschränkt. Wie oben schon erwähnt, gehen Zylinderdistorsionen häufig mit Faltdistorsionen der IOM und der IMS einher. Auch Beschreibung und Gestik sind oft schwer voneinander zu unterscheiden. In der Praxis sollten somit alle vorhandenen Distorsionen nacheinander behandelt werden. Diese Behandlungsschritte müssen mehrfach durchgeführt werden, um einen spürbaren Erfolg zu erreichen.

Zur manuellen Behandlung bieten sich die Brennnesseltechnik und die Squeegee-Technik an.

Brennnesseltechnik am Unterarm

Ausgangsstellung Patient: Sitz

Der Therapeut umgreift mit beiden Händen den Unterarm im Abstand von wenigen Zentimetern. Beide Hände entfernen sich voneinander, ohne über das Gewebe zu rutschen. Dadurch entsteht eine Traktion in der verhedderten Zylinderfaszie. Nun führen beide Hände eine gegensinnige Rotation durch und halten diese Position, bis sich das Gewebe leicht entspannt (▶ **Abb. 10.12**). Dann greift der Therapeut mit beiden Händen um und führt die gleiche Technik im benachbarten Areal durch.

Varianten

Die Rotationsrichtung kann variiert werden, wenn die erste Richtung nicht so gut funktioniert. Darüber hinaus ist auch die CCV möglich (▶ **Abb. 10.15**), wenn die Traktion nicht erfolgreich war.

15.3.5 Medizinische Diagnosen

Radiusfrakturen am Unterarm

Wie alle Frakturen werden im FDM auch solche am Unterarm als Kombination aus Fasziendistorsionen betrachtet. Bei einer akuten Fraktur können die Kontinuumdistorsionen, Triggerbänder und Zylinderdistorsionen optimal sofort behandelt werden, theoretisch auch die Faltdistorsionen. Typaldos hält es für wünschenswert, wenn ein Chirurg in der Lage ist, im Rahmen einer Operation zur Fixation von dislozierten Brüchen die Membran im Sinne einer Ein- und Entfaltung wieder zu richten ([114], S. 67):

> *„In fractures of the forearm, wrist, ankle, and leg, orthopedic management (either intrasurgically or pre- or post-casting) should include correction of interosseous membrane folding distortions."*

Häufig nämlich klagen Patienten nach der Ausheilung der Fraktur über Beschwerden. Sie haben große Einschränkungen in der Pronation und Supination, verursacht durch die nicht korrigierte Faltdistorsion. Diese müssen dann mit forcierten Faltbehandlungen wieder gelöst werden.

Karpaltunnelsyndrom

Das Karpaltunnelsyndrom ist eine häufige schulmedizinische Diagnose, die im Zusammenhang mit Schmerzen und Parästhesien der Hand und des Unterarms gestellt wird.

Typaldos hat für diese Beschwerden eine eigene Systematik entwickelt: Er unterscheidet zwischen dem wirklichen Karpaltunnelsyndrom (True Carpal Tunnel Syndrome, TCTS) und dem karpaltunnelähnlichen Syndrom (Carpal Tunnel-Like Syndrome, CTLS). Diese Unterscheidung bietet dem Therapeuten eine sinnvolle diagnostische Hilfe, um weiter notwendige bzw. sinnvolle Therapieschritte auszuwählen (vgl. [114], S. 167 ff.).

True Carpal Tunnel Syndrome

Patienten mit einem TCTS wischen und kneten im Bereich des Daumenballens, ziehen Daumen, Zeige- und Mittelfinger ab und drücken fest im Bereich des Retinaculum flexorum. Sie beschreiben Parästhesien hauptsächlich im Daumen, Zeige- und Mittelfinger volarseitig. Bei der Untersuchung kann man das Tinel-Zeichen auslösen, eine Verstärkung der Beschwerden beim Beklopfen des Retinaculum flexorum. Bei fortgeschrittenem Verlauf kommt es zur Schwäche des Daumens und zu einer Atrophie des Daumenballens.

Ursache für die Beschwerden ist die Kompression des N. medianus. Diese Patienten profitieren meist von einer Operation, da durch diesen Eingriff die Kompression auf den Nerv reduziert wird. Dabei muss darauf geachtet werden, dass postoperativ die Narbenbildung minimal gehalten wird, da ansonsten die Beschwerden schnell wieder entstehen können.

Aus FDM-Sicht haben diese Patienten Triggerbänder und Zylinderdistorsionen. Somit ist es auch möglich, durch forcierte Behandlung der Triggerbänder die Adhäsionen zu lösen und die Zylinderdistorsionen zu entheddern. Die Entscheidung, welche Therapie gewählt wird, sollte immer vom Patienten und dessen aktueller Symptomatik abhängig gemacht werden. Wenn neben den Parästhesien schon ein Kraftdefizit oder eine Atrophie besteht, ist auf jeden Fall die Operation zu empfehlen. Denn eine dauerhafte Schädigung des Nervs muss unbedingt vermieden werden.

Carpal Tunnel-Like Syndrome

Patienten mit einem CTLS zeigen mit mehreren Fingern Linien vom Unterarm bis in die Finger, sowohl dorsal als auch volar. Sie wischen und kneten Unterarm, Hand und alle Finger flächig ab und sprechen von ziehenden, brennenden Schmerzen am Unterarm bis in die Finger und einem Taubheitsgefühl manchmal im gesamten Arm. Gelegentlich besteht ein allgemeines Kraftdefizit in der Hand, aber keine lokale Atrophie des Daumenballens. Das Tinel-Zeichen ist negativ.

Diese Symptomgruppe tritt viel häufiger auf als das TCTS. Die Patienten profitieren jedoch nur in seltenen Fällen von einer Operation am Karpaltunnel. Vielmehr sollten die gezeigten Fasziendistorsionen behandelt werden; dies sind hauptsächlich Triggerbänder, Zylinderdistorsionen und Faltdistorsionen der IOM und IMS.

Nicht selten zeigen die Patienten auch Beschwerden im Schulter-Nacken-Bereich, weshalb manche Mediziner eine neurologische Ausstrahlung vermuten. Im FDM können die Distorsionen präzise verortet und dann Stück für Stück behandelt werden. Die Beschwerden könnten anhand der Kontinuität der Faszien erklärt werden. Allerdings ändern solche Erklärungsmodelle nicht die Behandlung der Distorsionen.

Morbus Sudeck (Reflexdystrophie) am Unterarm

Der Morbus Sudeck (reflex sympathetic dystrophy syndrome) kann als Kombination verschiedener Fasziendistorsionen interpretiert werden.

Die Patienten geben massive Schmerzen und neurologische Irritationen meist am Unterarm an. Ursache dafür sind Zylinderdistorsionen. Diese komplexen Verhedderungen der Zylinderfaszie werden immer begleitet und auch mit ausgelöst durch Faltdistorsionen der IOM und IMS sowie zusätzlich von Triggerbändern am Unterarm. Die Fasziendistorsionen führen auch zu einer Vasokonstriktion und dadurch zu einer schlechteren Versorgung und Drainage des Gewebes.

Obwohl die Patienten massiv Schmerzen haben, können sie die starke Behandlung der Fasziendistorsionen gut tolerieren.

15.4 Handgelenk

Zur Überprüfung der Beweglichkeit soll der Patient alle Bewegungen des Handgelenks zeigen: Dorsal- und Palmarflexion, Ulnar- und Radialduktion sowie Pronation und Supination. Eine wichtige Überprüfung ist der Handstütz. Bei Beschwerden nach einem Unfall ist die Kenntnis des Unfallhergangs für die Diagnose sehr hilfreich.

Eine Übersicht zur Gestik, Anamnese, Untersuchung, Distorsion und Behandlung bei Beschwerden im Handgelenk bietet die ▶ **Tab. 15.4.**

▶ **Tab. 15.4** Übersicht: Handgelenk.

Gestik	Anamnese	Untersuchung	Distorsion	Behandlung
Linie				
streicht mit dem Finger vom Unterarm zum Handrücken	ziehender Schmerz dorsal über dem Handgelenk im Bereich der Extensoren der Hand	schmerzhaft eingeschränkte Bewegung, meist bei Extension der Hand	dorsales Unterarmtriggerband	Triggerbandtechnik
streicht mit dem Finger vom Unterarm zu den Handballen	ziehender Schmerz volar über dem Handgelenk im Bereich der Flexoren der Hand	schmerzhaft eingeschränkte Bewegung, meist bei Flexion der Hand	ventrales Unterarmtriggerband	Triggerbandtechnik
streicht mit dem Finger radial- oder ulnarseitig über das Handgelenk	ziehender Schmerz im Bereich des Handgelenks	schmerzhaft eingeschränkte Bewegung in Radial- oder Ulnarduktion	Triggerband radial oder ulnar	Triggerbandtechnik
Punkt				
zeigt mit einem Finger auf einen Punkt dorsal am Handgelenk	keine endgradige Streckung der Hand möglich	eingeschränkte Dorsalextension der Hand	Posterior Wrist Continuum Distortion (PWCD)	Kontinuumtechnik
zeigt mit einem Finger auf Punkte in Gelenknähe	Schmerzpunkte am Processus styloideus	Schmerz in bestimmten Positionen auslösbar, häufig bei Ulnar- oder Radialduktion	Kontinuumdistorsion	Kontinuumtechnik
Fläche				
umgreift das Handgelenk, zieht an der Hand	Schmerzen tief im Gelenk, Instabilitätsgefühl, Traktion ist angenehm	kaum Bewegungseinschränkung, Handstütz (Kompression) ist schmerzhaft	Entfaltdistorsion	Traktion, Traktionsimpuls, Schleudertechnik
umgreift das Handgelenk, zeigt eine Linie quer zum Handgelenk	Schmerzen tief im Gelenk, nehmen bei Kompression ab	kaum Bewegungseinschränkung, Traktion ist schmerzhaft	Einfaltdistorsion	Kompression, Kompressionsimpuls
wischt um das Handgelenk	Kribbeln oder Stechen am Handgelenk	keine Bewegungseinschränkung, nicht druckschmerzhaft	Zylinderdistorsion	Squeegee-, Brennnesseltechnik
Weiteres				
umgreift das Handgelenk und versucht es mit Kraft zu mobilisieren	Gefühl von Steifigkeit im Handgelenk, häufig vorherige Ruhigstellung	globale Bewegungseinschränkung ohne Schmerzen	tektonische Fixation des Handgelenks	langsame tektonische Pumpe, Schleudertechnik

15.4.1 Triggerbänder

Triggerbänder verursachen ziehende Schmerzen über dem Handgelenk. Sie verlaufen meist über das Gelenk, entweder dorsal oder palmar bzw. ulnar- oder radialseitig. Der Verlauf beginnt meist proximal vom Handgelenk und endet nicht selten erst an einer Fingerspitze.

Die Behandlung erfolgt mit der Triggerbandtechnik und kann sowohl von proximal nach distal als auch in umgekehrter Richtung durchgeführt werden.

15.4.2 Kontinuumdistorsionen

Kontinuumdistorsionen zeigen Patienten häufig am Processus styloideus. Diese werden in bestimmten Positionen des Handgelenks provoziert. Die Behandlung erfolgt mit der Kontinuumtechnik.

Die häufigste Kontinuumdistorsion ist allerdings dorsal am Handgelenk, die PWCD. Diese tritt häufig nach Verstauchungen auf und verhindert die Dorsalextension. Dadurch kann sich der Patient nicht gut auf die Hand stützen. Obwohl dieser Punkt nicht immer gezeigt wird, sollte bei eingeschränkter Beweglichkeit in Dorsalextension bei der Behandlung zunächst diese Distorsion korrigiert werden. Danach werden die weiteren Fasziendistorsionen behandelt.

Posterior Wrist Continuum Distortion

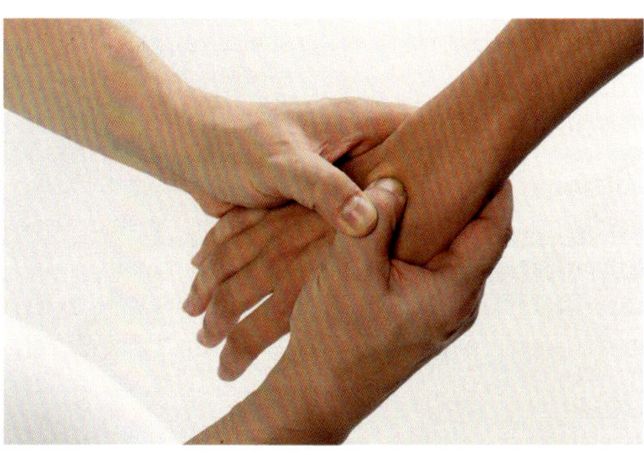

▸ **Abb. 15.34** Kontinuumdistorsion PWCD Handgelenk.

Die PWCD befindet sich meist mittig im Handgelenkspalt. Zur Lokalisation ist es sinnvoll, die Hand in die Dorsalextension zu bewegen. Manche Patienten haben auch mehrere PWCDs.

Ausgangsstellung Patient: Sitz

Der Therapeut umgreift mit beiden Händen das betroffene Handgelenk des Patienten. Die Finger liegen palmar, die Daumen dorsal. Mit einem Daumen drückt der Therapeut gezielt auf den schmerzhaften Punkt; mit dem anderen Daumen kann er den drückenden Daumen unterstützen (▸ **Abb. 15.34**). Der Vektor wird in die maximale Schmerzrichtung eingestellt. Der Druck wird bis zum Release des Gewebes aufrechterhalten. Dies kann bis zu 1 min dauern.

15.4.3 Faltdistorsionen

Der Patient gibt Beschwerden tief im Handgelenk an. Bei einer Entfaltung ist das Aufstützen, die Kompression schmerzhaft, bei einer Einfaltung die Traktion. Dementsprechend wird die Therapie in die angenehme Richtung durchgeführt.

Vereinzelt gibt es auch kombinierte Faltdistorsionen, wenn z. B. die auslösende Kraft in Richtung Radius oder Ulna gewirkt hat.

Entfaltung mit Traktionsimpuls

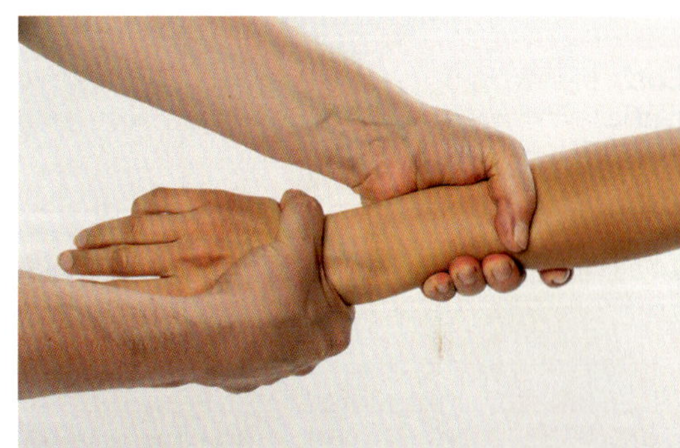

▸ **Abb. 15.35** uFD Traktion Handgelenk.

Ausgangsstellung Patient: Sitz

Der Therapeut umgreift mit der gegenseitigen Hand den distalen Unterarm, mit der gleichseitigen Hand die Finger und führt eine Traktion des Handgelenks aus (▸ **Abb. 15.35**). Am Ende erfolgt ein schneller Impuls. Eine erfolgreiche Behandlung erzeugt ein deutliches Ploppgeräusch.

Variante

Die gleiche Technik kann auch im Sinne der Schleudertechnik angewandt werden (▸ **Abb. 14.30**, ▸ **Abb. 14.31**). Dadurch wird der Traktionsimpuls verstärkt.

Entfaltung mit Traktionsimpuls des ulnaren Kompartiments

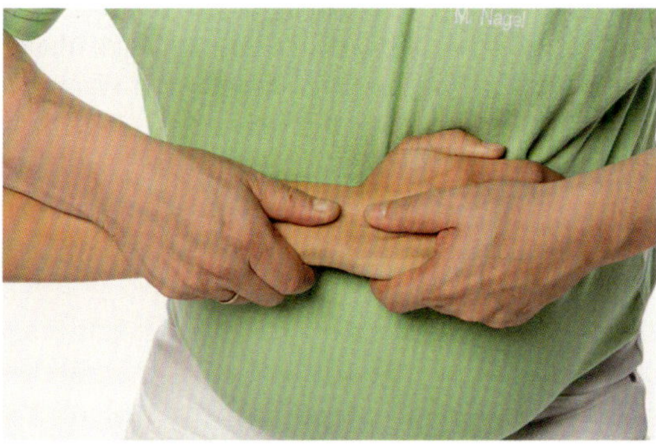

▸ **Abb. 15.36** uFD Traktion ulnares Kompartiment.

Der Therapeut umfasst mit beiden Händen an der ulnaren Seite die Hand des Patienten; die eine Hand greift proximal, die andere distal vom Handgelenk. Er stützt die Hand auf sein Brustbein und erzeugt durch eine ruckartige Retraktion der Schultern einen Traktionsimpuls auf das ulnare Kompartiment (▸ Abb. 15.36).

Entfaltung mit Traktionsimpuls des radialen Kompartiments

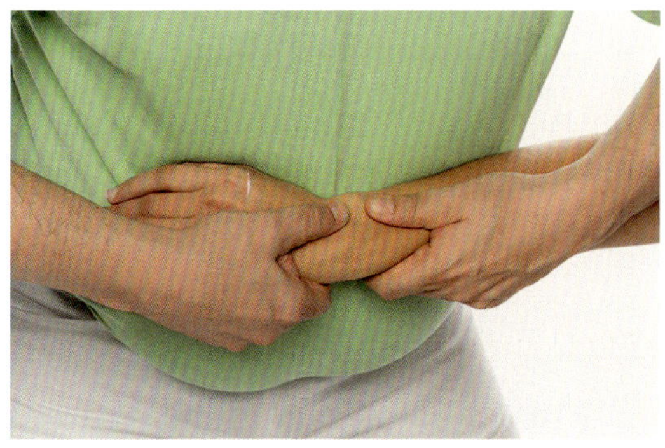

▸ **Abb. 15.37** uFD Traktion radiales Kompartiment.

Der Therapeut umfasst mit beiden Händen an der radialen Seite die Hand des Patienten; die eine Hand greift proximal, die andere distal vom Handgelenk. Er stützt die Hand auf sein Brustbein und erzeugt durch eine ruckartige Retraktion der Schultern einen Traktionsimpuls auf das radiale Kompartiment (▸ Abb. 15.37).

Einfaltung mit Kompressionsimpuls

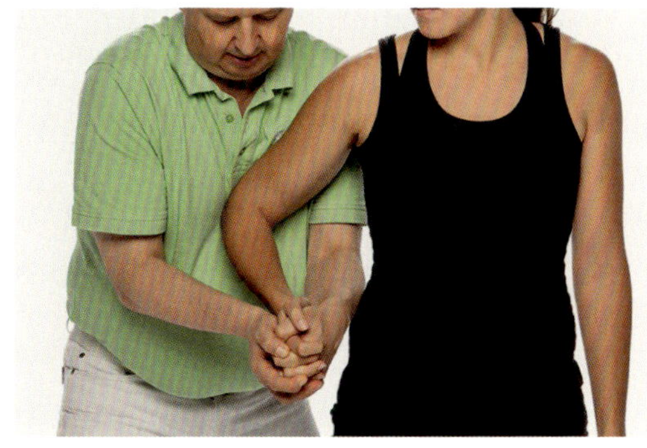

▸ **Abb. 15.38** rFD Kompression Handgelenk, Kompressionsimpulse in verschiedene Richtungen.

Ausgangsstellung Patient: Sitz

Der Therapeut umgreift mit der gegenseitigen Hand den distalen Unterarm, mit der gleichseitigen Hand flächig die Hand der Patienten und führt eine Kompression des Handgelenks in verschiedene Richtungen aus. Jeweils am Ende der Kompression erfolgen Kompressionsimpulse. Nach dem Impuls sind Klickgeräusche hörbar.

Variante

Der Therapeut kann den Ellenbogen des Patienten auf sein Brustbein stützen und mit beiden Händen die Hand des Patienten flächig greifen (▸ Abb. 15.38). Dann bringt er das Handgelenk unter Kompression und führt Impulse in verschiedene Richtungen aus.

15.4.4 Zylinderdistorsionen

Patienten klagen über Parästhesien am Handgelenk. Zur Behandlung sind die Brennnessel- oder die Squeegee-Technik gut geeignet. Wie beim Unterarm beschrieben, müssen meist weitere Fasziendistorsionen berücksichtigt werden, z. B. Faltdistorsionen der IOM.

15.4.5 Tektonische Fixation

Die schmerzfreie globale Bewegungseinschränkung entsteht fast immer nach Ruhigstellung in einer Schiene oder einem Gips. Durch die Ruhigstellung kommt es zum Verlust der Gleitfähigkeit.

Zur Behandlung können sowohl die tektonische Pumpe als auch Impulstechniken genutzt werden.

Tektonische Pumpe Handgelenk

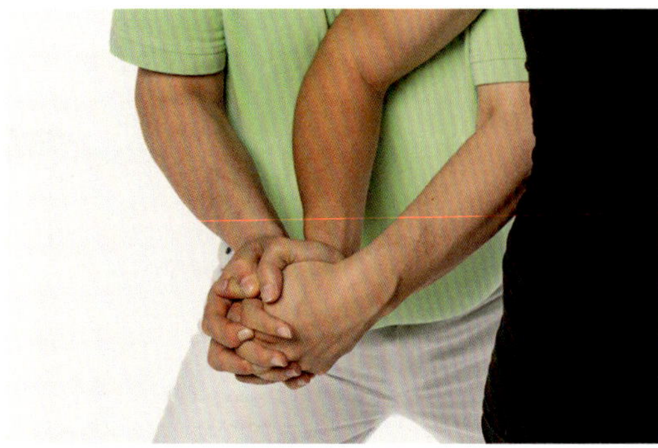

▶ **Abb. 15.39** Tektonische Fixation Pumpe Handgelenk, Zirkumduktion unter Kompression.

Ausgangsstellung Patient: Stand

Der Therapeut steht neben dem Patienten und greift die betroffene Hand, als ob er Händchen halten wollte. Er beugt nun den Ellenbogen um 90° und stützt den Ellenbogen des Patientenarms auf seinem Brustbein ab. Nun doppelt er den Griff mit der anderen Hand und bringt das Gelenk unter eine starke Kompression (▶ **Abb. 15.39**). In dieser Position wird das Handgelenk langsam im Sinne einer Zirkumduktion in alle Richtungen mobilisiert. Diese Mobilisation muss einige Minuten lang durchgeführt werden.

Impulsmobilisation am Handgelenk

Ähnlich wie bei der oben beschriebenen Entfaltung mit der Schleudertechnik kann durch Traktionsimpulse in verschiedene Richtungen das Handgelenk mobilisiert werden. Dabei kann die Traktion sowohl mehr radiokarpal als auch karpoulnar durchgeführt werden.

Ausgangsstellung Patient: Sitz (ohne Abb.)

Der Therapeut umgreift mit der gegenseitigen Hand proximal vom Handgelenk den Unterarm ulnarseitig, mit der gleichseitigen Hand distal vom Handgelenk Daumen und Handfläche radialseitig. Mit Schleuderimpulsen in verschiedene Richtungen mobilisiert er das Radiokarpalgelenk.

Dann greift er mit der gleichseitigen Hand proximal vom Handgelenk den Unterarm radialseitig, mit der gegenseitigen Hand distal vom Handgelenk die Handfläche ulnarseitig. Mit Schleuderimpulsen in verschiedene Richtungen mobilisiert er das Karpoulnargelenk.

15.4.6 Medizinische Diagnosen

Handgelenksverstauchung

Jede Verstauchung des Handgelenks kann durch Gestik, Beschreibung und Unfallhergang klar nach den auslösenden Fasziendistorsionen systematisiert werden.

Triggerbänder entstehen bei Verdrehungen des Handgelenks und führen zu ziehenden Schmerzen. Ein Sturz auf das Handgelenk geht mit Schmerzen im Gelenk einher und ist somit eine Einfaltdistorsion. Wurde an der Hand gezogen, ist die Traktion angenehm, und es liegt eine Entfaltdistorsion vor.

Somit kann sehr schnell der richtige therapeutische Weg gegangen werden. Wichtig ist die rasche Wiederherstellung der Funktion und Bewegung. Jede Art von Ruhigstellung ist kontraindiziert.

Patientenbeispiel

Herr E (52), Schmerzen und Bewegungseinschränkung nach Handgelenksverstauchung

Anamnese: Nach einer Handgelenksverstauchung vor 3 Monaten hat Herr E Beschwerden am rechten Handgelenk und Unterarm, die immer stärker werden. Der Patient arbeitet als Bäcker und bekam in der Backstube während der Arbeit einen Schlag auf die Hand in Palmarflexionsposition. Zunächst waren die Schmerzen massiv. Durch ein Röntgenbild wurde eine Fraktur ausgeschlossen. Der Arzt verordnete eine Stabilisationsschiene, die Herr E auch bei der Arbeit tragen sollte. Nach einigen Wochen wurden die Schmerzen jedoch eher schlimmer und die Bewegung besonders in die Dorsalextension war sehr schmerzhaft. Nachts waren die Schmerzen so massiv, dass Herr E nicht wusste, wie er die Hand platzieren sollte. Tagsüber, bei Aktivität, waren die Schmerzen erträglicher. Aufgrund einer vom Arzt veranlassten MRT wurde eine Arthrose diagnostiziert. Der Arzt empfahl eine Operation.

1. Behandlungstermin

Untersuchung: Dorsalextension der Hand deutlich eingeschränkt. Sowohl Pronation als auch Supination sind schmerzhaft. Schmerzprovokation beim Handstütz, beim Tuchauswringen und Handgriff, reduzierte Kraft beim Handgriff.

Gestik: Herr E zeigt schmerzhafte Punkte am Handgelenk und mehrere schmerzhafte Linien vom Unterarm bis zum Handgelenk. Er umgreift den distalen

▼

▼
Unterarm und dreht dabei den Arm in Pronation und Supination.
Ziel: Arbeiten ohne Bandage; alle Bewegungen sollen schmerzfrei sein.
Behandlung:
- Kontinuumtechnik an der PWCD (2-mal; Retest: Dorsalextension frei, Handstütz fast schmerzfrei)
- Triggerbandtechnik am Unterarm an mehreren Verläufen bis zu den Fingern (Retest: Schmerzverminderung beim Tuchauswringen)
- Brennnesseltechnik am Unterarm und Handgelenk zur Behandlung der Zylinderdistorsion (Retest: Herr E gibt ein freieres Gefühl in alle Bewegungsrichtungen an.)

Ich empfehle Herrn E, ohne Bandage zu arbeiten.

2. Behandlungstermin (1 Woche später)
Zum vereinbarten 2. Termin 1 Woche später erscheint ein glücklicher Herr E: Er gibt an, komplett beschwerdefrei zu sein. Eine weitere Behandlung ist nicht erforderlich. Wir verabreden, noch einmal zu telefonieren. Auch bei diesem Telefonat 4 Wochen später gibt Herr E an, weiterhin keine Einschränkungen zu haben.

Betrachtung aus Sicht des FDM: Das Trauma hat akut zu Kontinuumdistorsionen am Handgelenk
▼

▼
geführt. Durch die Ruhigstellung konnte sich das Gewebe nicht gut reparieren, und es entstanden Triggerbänder, die allerdings aufgrund der Tatsache, dass Herr E weitergearbeitet hat, keine Adhäsionen gebildet haben. Die Bandage führte aber zu einer Verstärkung der Zylinderdistorsionen, die besonders in Ruhe und nachts die massiven Schmerzen verursachten. Nach der Rückführung der Fasziendistorsionen konnte sich das Gewebe wieder korrekt organisieren, sodass nur eine einzige Behandlung notwendig war. Für mich bleibt nur die Frage offen, an was für eine Operation der Arzt eigentlich gedacht hat.

15.5 Hand und Finger

Viele Beschwerden an der Hand entstehen durch besondere Beanspruchung oder Belastung, sei es im Alltag oder Sport. Zur Überprüfung werden alle Hand- und Fingerbewegungen im Seitenvergleich getestet. Als Provokation dienen Tests mit Gewichten oder das einfache Auswringen eines Tuches. Dabei können die Patienten sehr gut die Beschwerden zeigen und beschreiben.

Eine Übersicht zur Gestik, Anamnese, Untersuchung, Distorsion und Behandlung bei Beschwerden in Hand und Fingern bietet die ▶ **Tab. 15.5.**

▶ **Tab. 15.5** Übersicht: Hand und Finger.

Gestik	Anamnese	Untersuchung	Distorsion	Behandlung
Linie				
zeigt mit dem Daumen tiefe, kurze Linien an den Handballen	ziehende Schmerzen beim Beugen von Finger und Hand	Beugen sowie Abduktion und Adduktion der Finger schmerzhaft, Schwäche beim Halten und Greifen	palmare Triggerbänder	Triggerbandtechnik
zeigt entlang der Finger oder des Daumens	ziehende Schmerzen beim Beugen und Strecken der Finger	Strecken und Beugen der Finger schmerzhaft, Schwäche beim Greifen (im Seitenvergleich)	Triggerbänder an Finger oder Daumen	Triggerbandtechnik

► **Tab. 15.5** Fortsetzung.

Gestik	Anamnese	Untersuchung	Distorsion	Behandlung
Punkt				
drückt den Daumen tief in die Handinnenfläche und zeigt auf Schmerzpunkte	punktueller Schmerz am Knochen in der Handinnenfläche	bestimmte Position der Hand schmerzhaft	Kontinuumdistorsion	Kontinuumtechnik
zeigt mit einem Finger auf einen Punkt am Finger- oder Daumengelenk	punktueller Schmerz an den Gelenken, nimmt bei Belastung zu	Schmerzauslösung beim Greifen, Schwäche	Kontinuumdistorsion	Kontinuumtechnik
Fläche				
umgreift die Hand von beiden Seiten und bewegt diese	Beschwerden tief in der Hand	Schmerz beim Faustschluss oder beim Strecken der Finger	Faltdistorsion der Mittelhandknochen	Kompressions- und Traktionsimpulse
umfasst ein Fingergelenk oder den Daumen mit der anderen Hand	Schmerzen im Gelenk, Instabilitätsgefühl	Schmerzverstärkung bei Belastung, Traktion ist angenehm	Entfaltdistorsion von Finger oder Daumen	Traktion, Traktionsimpuls, Schleudertechnik
umfasst ein Fingergelenk oder den Daumen mit der anderen Hand, zeigt Linie quer zum Gelenk	Schmerzen im Gelenk, Instabilitätsgefühl	Schmerzverstärkung bei Belastung, Kompression ist angenehm	Einfaltdistorsion von Finger oder Daumen	Kompression, Kompressionsimpulse
knetet oder reibt die Hand mit der anderen Hand	Kribbeln oder Stechen in der Hand	kaum Bewegungseinschränkung, keine Druckschmerzhaftigkeit	Zylinderdistorsion	Doppeldaumentechnik
streift die Finger ab	Kribbeln oder Taubheit der Finger	kaum Bewegungseinschränkung, keine Druckschmerzhaftigkeit	Zylinderdistorsion	Squeegee-, Brennnesseltechnik
Weiteres				
versucht, Finger mit Kraft zu bewegen	Steifigkeit in Finger oder Daumen	Bewegungseinschränkung auch passiv	tektonische Fixation	langsame tektonische Pumpe, Schleudertechnik, transversaler Impuls

15.5.1 Triggerbänder

Triggerbänder verursachen ziehende Schmerzen an der Handfläche und den Fingern. An den Fingern werden die unterschiedlichsten Verläufe gezeigt. Vereinfacht formuliert kann man an jedem Finger mindestens 4 typische Verläufe erkennen: jeweils radial und ulnar sowie dorsal und volar. Für die erfolgreiche Behandlung ist somit die Kommunikation mit dem Patienten über den exakten Verlauf sehr wichtig.

Die Behandlung erfolgt mit der Triggerbandtechnik. Triggerbänder in der Handinnenfläche müssen oft mit starker Kraft ausgedreht werden.

Triggerbandbehandlung am Daumen dorsal

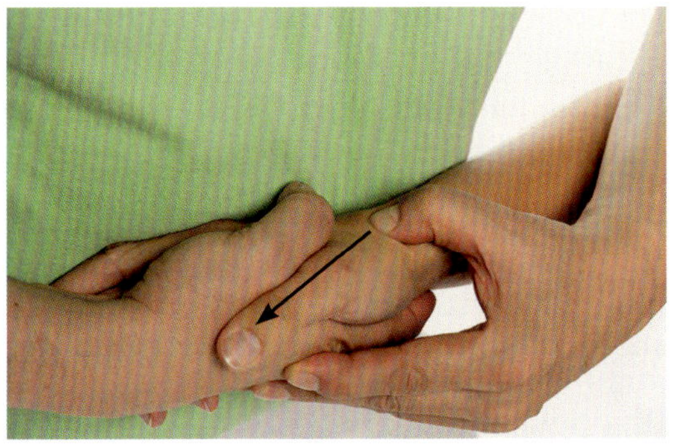

▶ **Abb. 15.40** Triggerband Daumen.

Ausgangsstellung Patient: Sitz

Der Therapeut umgreift die Hand des Patienten so, dass der betroffene Daumen zwischen seinem Daumen und Zeigefinger in der Tabatière (Foveola radialis) zu liegen kommt. Er beginnt distal am Handgelenk (▶ Abb. 15.40) und schiebt die Verdrehung bis zur Daumenspitze.

Triggerbandbehandlung am Finger mit der repetitiven Technik

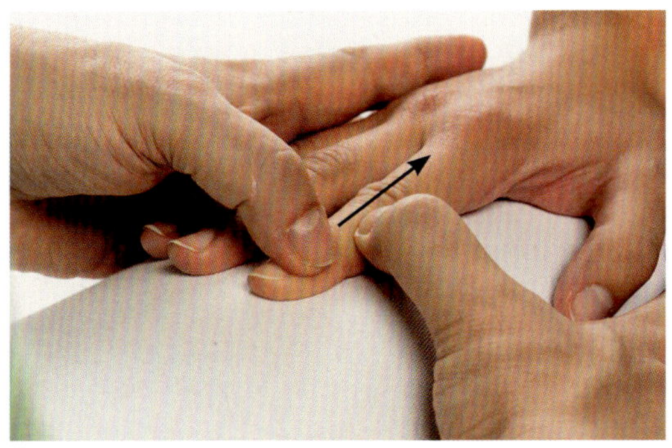

▶ **Abb. 15.41** Triggerband Finger repetitive Technik, Startpunkt distal am Finger.

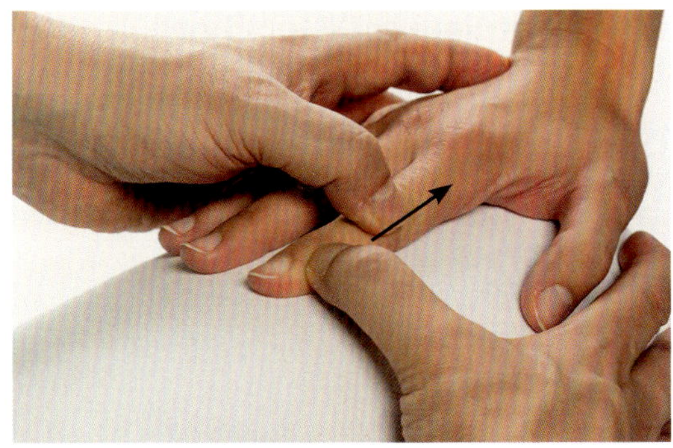

▶ **Abb. 15.42** Triggerband Finger repetitive Technik, mit dem anderen Daumen gleichen oder parallelen Verlauf behandeln.

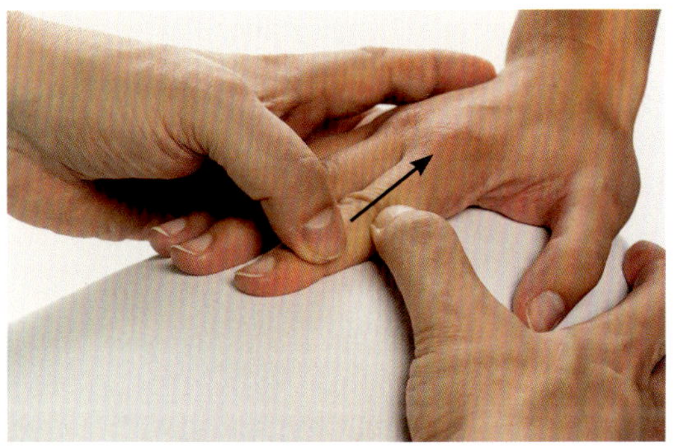

▶ **Abb. 15.43** Triggerband Finger repetitive Technik, wiederholter Wechsel der Daumen, langsam und intensive nach proximal arbeiten.

Bei der repetitiven Technik handelt es sich um eine leichte Variante der Triggerbandbehandlung, die besonders an den Fingern und Zehen zur Anwendung kommt. Typaldos beschreibt dort die Triggerbänder in der Größe und Form von Salzkörnern, also als extrem klein.

Zur Behandlung beginnt man an einer Fingerspitze und schiebt mit dem Daumen das Triggerband ca. 2 cm nach distal (▶ Abb. 15.41). Dann beginnt der andere Daumen, dieselbe Linie erneut zu behandeln und verfolgt die Verdrehung etwas weiter (▶ Abb. 15.42). Dann wechselt wieder der Daumen und beginnt erneut distal an der Fingerspitze (▶ Abb. 15.43). Dieser Wechsel findet mehrfach statt. Stück für Stück wird so das komplette Triggerband, auch in parallelen Bahnen, bis zum Ende an der Hand ausgedreht.

15.5.2 Kontinuumdistorsionen

Die Patienten zeigen punktuell stechende Schmerzen einmal an der Handinnenfläche und an den einzelnen Fingergelenken. Häufig befinden sich mehrere Kontinuumdistorsionen in einem kleinen Areal.

Die Behandlung erfolgt mit der Kontinuumtechnik. Der Therapeut drückt bis zum Release auf den schmerzhaften Punkt.

15.5.3 Faltdistorsionen

Bei Faltdistorsionen werden die Beschwerden in der Hand oder im Gelenk wahrgenommen. Je nach Auslöser der Beschwerden erfolgt die Behandlung durch Traktion oder Kompression.

Faltbehandlung der Mittelhandknochen

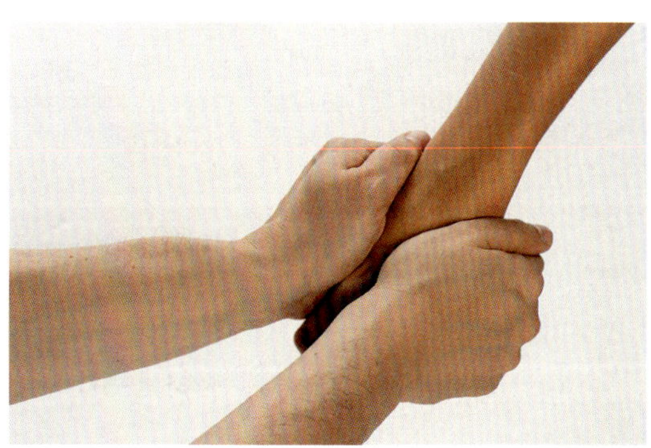

▶ **Abb. 15.44** Faltdistorsion Mittelhand, Griff von dorsal.

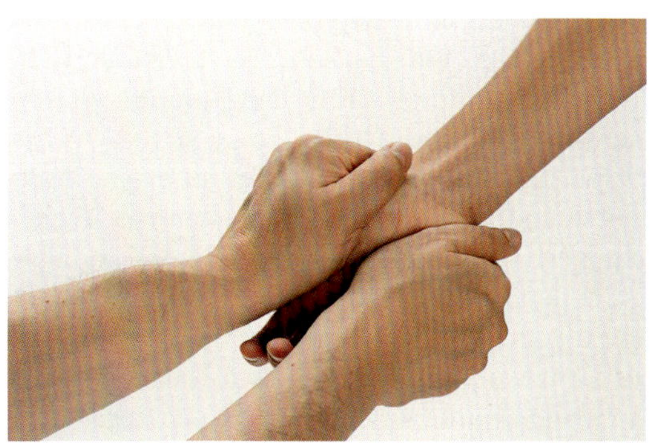

▶ **Abb. 15.45** Faltdistorsion Mittelhand, Griff von palmar.

Wenn der Patient Beschwerden tief in der Hand angibt und diese flächig umgreift, liegt eine Faltdistorsion der Mittelhandknochen vor. Anhand der Gestik und der Beschreibung ist keine genaue Unterscheidung einer Ent- oder Einfaltung möglich. Somit werden Kräfte in verschiedenen Vektoren auf die Strukturen gebracht. Dabei sind Kraftvektoren, die schräg zu den Knochen verlaufen, am erfolgreichsten.

Ausgangsstellung Patient: Sitz

Der Therapeut umgreift die Hand von radial und ulnar; die Finger liegen zunächst palmar, die Daumenballen dorsal. Über eine Kippbewegung nach außen werden nun die Mittelhandknochen voneinander weggezogen, sodass eine Traktion entsteht (▶ **Abb. 15.44**). Danach werden die Knochen zusammengeschoben im Sinne einer Kompression. Dies kann an allen Mittelhandknochen wiederholt werden.

Dann wendet der Therapeut die Hand des Patienten (▶ **Abb. 15.45**). Er greift wieder von radial und ulnar; die Finger liegen jetzt dorsal, die Daumenballen palmar. Nun werden im Wechsel die radialseitigen und ulnarseitigen Knochen mit mehreren Impulsen auseinandergezogen. Es kommt zu einer Entfaltung. Als Letztes erfolgen wieder Kompressionsimpulse in Richtung Handgelenk. Auch dieser Vorgang kann für jeden Mittelhandknochen wiederholt werden.

Entfaltbehandlung des Fingers

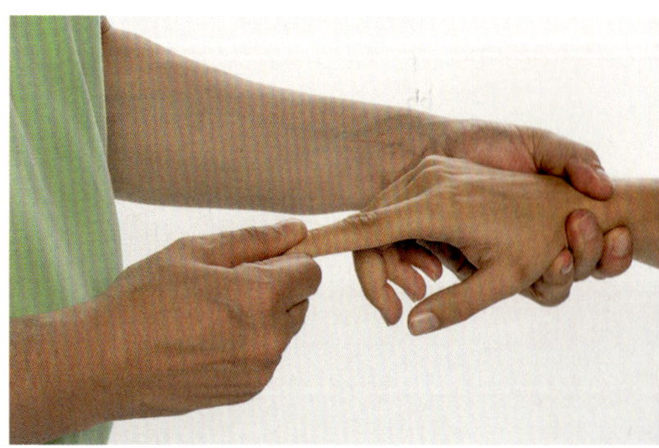

▶ **Abb. 15.46** uFD Finger Traktion.

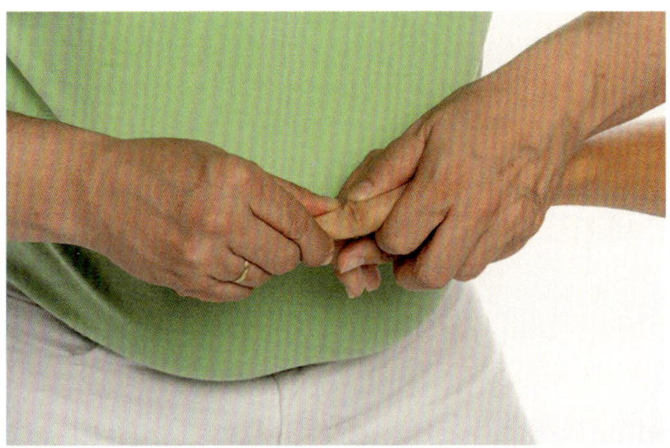

▶ **Abb. 15.47** uFD Finger Traktion radial.

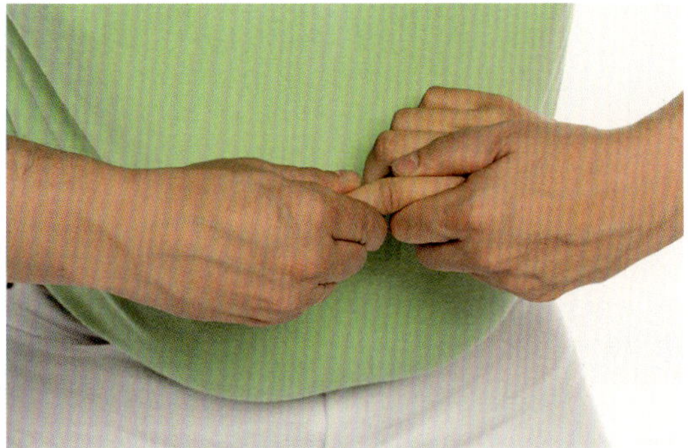

▶ **Abb. 15.48** uFD Finger Traktion ulnar.

Ausgangsstellung Patient: Sitz

Der Therapeut greift den betroffenen Finger proximal des zu entfaltenden Gelenks und zieht mit einer kräftigen Schleuderbewegung den Finger in Traktion (▶ Abb. 15.46). Es ist ein deutliches Ploppgeräusch zu vernehmen.

Diese Entfaltung kann auch in radiale (▶ Abb. 15.47) oder ulnare Richtung (▶ Abb. 15.48) erfolgen, da auch radiale oder ulnare Kräfte zu Faltdistorsionen führen können.

Entfaltbehandlung des Daumensattelgelenks

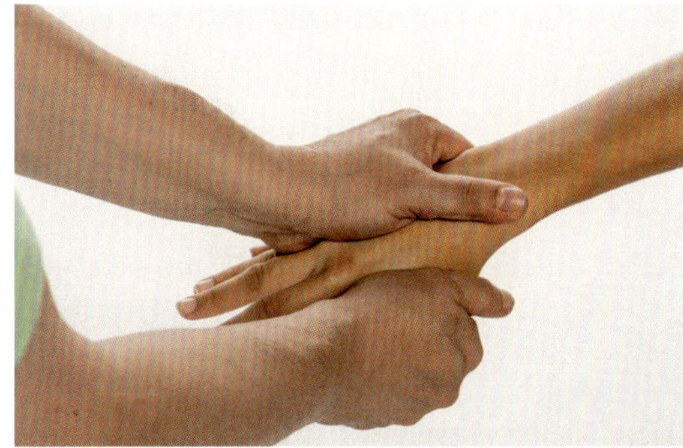

▶ **Abb. 15.49** uFD Daumen, Traktion erfolgt nach lateral-volar.

Zu Entfaltung des Daumensattelgelenks muss der Traktionsimpuls etwas schräg lateral-volar eingesetzt werden.

Ausgangsstellung Patient: Sitz

Der Therapeut umgreift mit der gleichseitigen Hand flächig den Daumen des Patienten, sodass der Daumenballen etwas distal vom Gelenk Kontakt bekommt. Mit der anderen Hand hält er die Hand des Patienten (▶ Abb. 15.49). Der Impuls erfolgt von der Hand am Daumen durch eine Schleuderbewegung in eine kombinierte Pronation und Ulnarduktion. Ein deutliches Ploppgeräusch ist zu hören.

Einfaltbehandlung von Finger oder Daumen

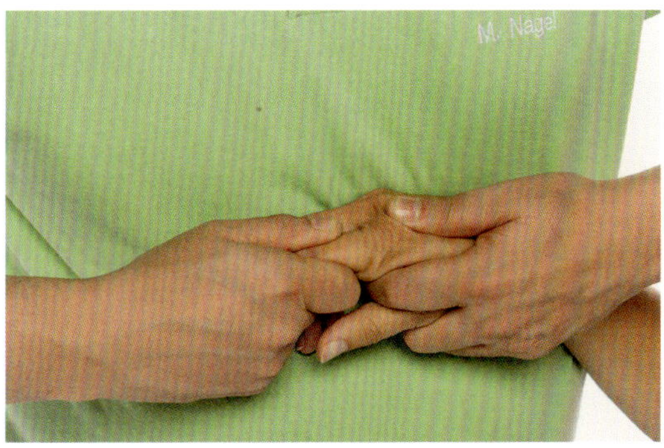

▶ **Abb. 15.50** rFD Finger, Kompression in verschiedene Richtungen.

Die Einfaltung der Finger und des Daumens erfolgt unter Kompression; dabei wird das Gelenk auch in verschiedene Rotationen sowie in radiale und ulnare Richtung komprimiert (▶ **Abb. 15.50**). Meist sind viele kleine Klickgeräusche zu hören.

15.5.4 Zylinderdistorsionen

Bei Parästhesien in Daumen und Finger ziehen die Patienten häufig selbst die Finger ab. Es sieht so aus, als ob sie sich einen – nicht vorhandenen – Handschuh ausziehen wollten. Diese Gestik und Beschreibung verweist auf Zylinderdistorsionen.

Squeegee- und Brennnesseltechnik

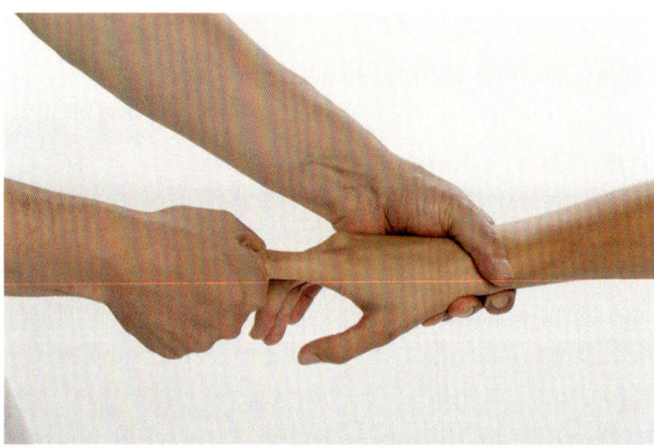

▶ **Abb. 15.51** Zylinderdistorsion Squeegee Finger, flächiges Abziehen der Finger.

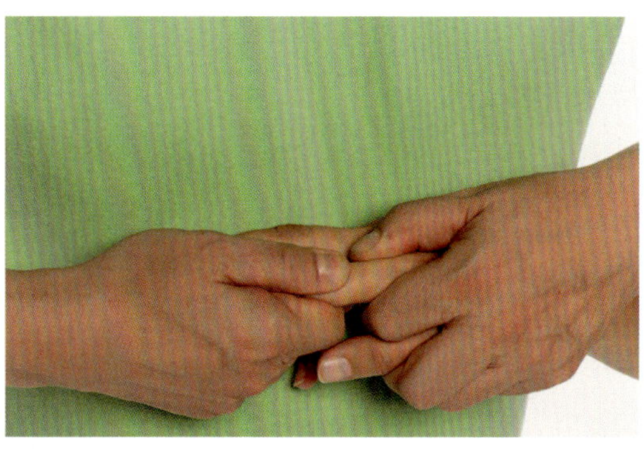

▶ **Abb. 15.52** Zylinderdistorsion Brennnessel Finger, Traktion und Verdrehung des Fingers.

Zur Behandlung eigenen sich am besten die Squeegee- (▶ **Abb. 15.51**) sowie die Brennnesseltechnik (▶ **Abb. 15.52**). Die CCV ist eine weitere Alternative.

Für die Eigenbehandlung der Finger eignen sich Fingermassageringe.

15.5.5 Tektonische Fixation

Eine Steifigkeit von Fingern entsteht meist nach Ruhigstellung. Zur Therapie eignen sich die langsame tektonische Pumpe und die Impulsmobilisation.

Tektonische Pumpe

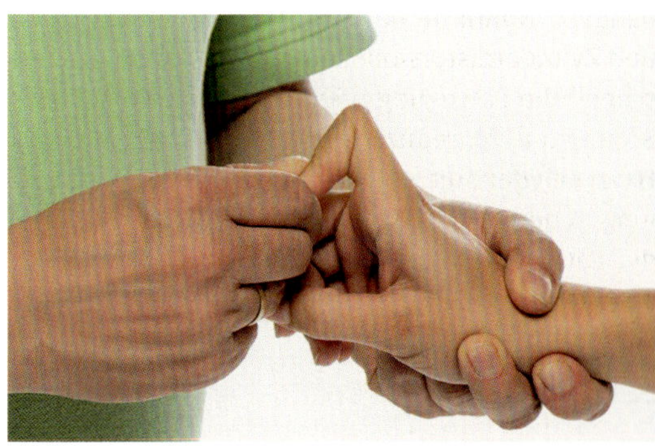

▶ **Abb. 15.53** Tektonische Fixation Pumpe Finger, Kompression und …

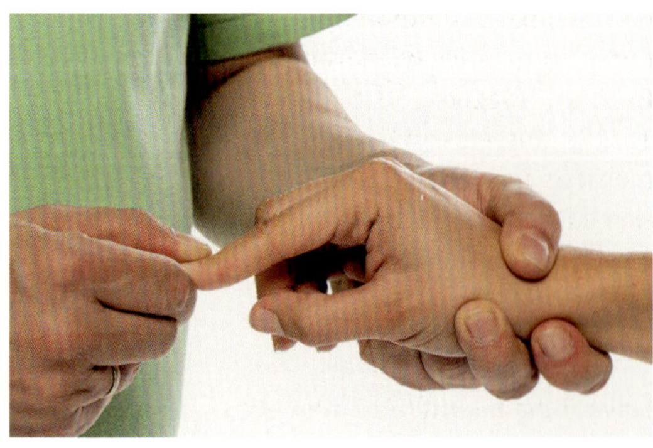

▶ **Abb. 15.54** Tektonische Fixation Pumpe Finger, … Traktion im Wechsel.

Der Therapeut greift den Finger am Endglied und führt unter ständiger Kompression eine Zirkumduktion des Fingers in alle Richtungen durch (▶ **Abb. 15.53**, ▶ **Abb. 15.54**). Dabei werden alle proximal liegenden Gelenke mobilisiert.

Impulsmobilisation

Das Gelenk wird in alle Richtungen mit kurzen Impulsen mobilisiert. Dabei werden die Gelenkflächen voneinander gelöst.

15.5.6 Medizinische Diagnosen

Fingerfrakturen und -verstauchungen

Alle Beschwerden bei Fingerverstauchungen oder -frakturen basieren auf Fasziendistorsionen. Meistens sieht man eine Kombination aus Triggerbändern, Kontinuumdistorsionen, Faltdistorsionen und Zylinderdistorsionen. Es ist wichtig, möglichst schnell die Bewegung wiederherzustellen und die Schmerzen zu reduzieren, damit der Patient die Hand wieder nutzen kann. Obwohl die Behandlung in dem Moment sehr schmerzhaft ist, spüren die Patienten sofort die Verbesserung der Funktion.

Sehnenscheidenentzündung

Schmerzen an den Sehnen des Daumens werden in der Schulmedizin oft als Sehnenscheidenentzündung bezeichnet. Aus Sicht des FDM zeigen die Betroffenen mehrere Triggerbänder, die zu ziehenden Schmerzen führen. Wenn die Beschwerden durch kumulative wiederholte Verletzungen (siehe Exkurs: Diagnose Überlastungssyndrom, Kap. 15.2.6) ausgelöst werden, muss der Therapeut mehrere intensive Behandlungen einplanen, damit sich das Fasziengewebe wieder reorganisieren und reparieren kann.

Rhizarthrose

Sowohl die Begriffe Arthrose am Daumen (Rhizarthrose) als auch andere Verschleißerscheinungen der Finger spielen im FDM keine Rolle. Wenn Patienten Beschwerden haben, dann handelt es sich um Fasziendistorsionen, die durch platzierte Handgriffe wieder gerichtet werden können. Der radiologische Befund spielt dabei keine primäre Rolle.

Bei Schmerzen empfiehlt Typaldos die Behandlung der Triggerbänder entlang der Finger, der Kontinuumdistorsionen und der Ein- sowie Entfaltdistorsionen. Dadurch wird die Funktion deutlich verbessert, die Schmerzen reduziert und die Lebensqualität der Menschen gesteigert.

Schnellender Finger

Ein schnellender Finger (auch Schnappfinger oder Triggerfinger genannt) kann an allen Fingern entstehen und bezeichnet eine aktive Streck- oder Beugehemmung. Erklärt wird dies in der klassischen Medizin oft durch eine Sehnenverdickung im Bereich der Flexoren, weshalb diese in der Sehnenscheide steckenbleibt und der Finger mit der anderen Hand passiv zurückbewegt werden muss.

Nach dem FDM sind es Triggerbänder und Faltdistorsionen, die zu dieser Veränderung führen. Eine forcierte Behandlung der betroffenen Fasziendistorsionen führt meist schon nach wenigen Sitzungen zu einer deutlich verbesserten Funktion.

Patientenbeispiel

Frau F (27), schnellende Finger an beiden Händen

Anamnese: Frau F arbeitet im Büro und hat schnellende Finger. Betroffen sind alle Finger mit Ausnahme des Daumens an beiden Händen. Es begann vor 10 Jahren mit den Zeigefingern und breitete sich nach und nach auf alle Finger aus. Die Beschwerden sind sehr unterschiedlich: Manchmal hat sie krampfartige Beschwerden, häufig bleiben die Finger in einer Beugeposition stecken und müssen von der anderen Hand passiv zurückbewegt werden. Bei fast jeder Beuge- und Streckbewegung sind typische Knackgeräusche zu hören. Häufig fehlt Kraft, z. B. beim Halten einer Kaffeebechers. Am Computer wird sie durch diese Situation deutlich eingeschränkt. Untersuchungen auf Rheuma und Karpaltunnelsyndrom waren negativ. Ein Chirurg empfahl die Operation aller Finger. Daher ließ sie zunächst den linken Ringfinger operieren, allerdings ohne wesentliche Verbesserung.

1. Behandlungstermin

Untersuchung: Beim Beugen und Strecken der Fingern sind deutlich Geräusche beim Springen der Sehnen zu hören; Ring- und Zeigefinger bleiben einige Male hängen. Reduzierte Kraftentwicklung beim Greifen, nur wenig Schmerzen zu provozieren.

Gestik: Frau F zeigt Linien dorsal an den Fingern. Bei der Frage nach den Krämpfen umfasst sie die Finger und knetet sie.

Ziele: Verminderung der Krämpfe, besserere Kraft beim Greifen, langfristig eine Verhinderung der Operation

▼

▼

Behandlung:

- Triggerbandbehandlung: forciert an allen Fingern dorsal und palmar an beiden Händen
- Zylinderbehandlung: Brennnesseltechnik an Unterarm und Handgelenk, Doppeldaumentechnik an der Palmaraponeurose, Squeegee-Technik an allen Fingern

Retest: Hand fühlt sich „bearbeitet" an, wenig Veränderung.

2. Behandlungstermin (10 Tage später)
Leichter Muskelkater nach der 1. Behandlung, sonst kaum Veränderungen
Behandlung:

- Behandlung wie beim 1. Termin
- zusätzlich Ein- und Entfaltung an allen Fingern

3. Behandlung (weiter 10 Tage später)
Frau F berichtet von deutlichen Veränderungen: Sie hatte zuletzt keine Krämpfe mehr, hat mehr Kraft beim Greifen und das Schnappen der Finger ist fast weg.
Die Behandlung erfolgt in Ausführung und Intensität wie bei der 2. Behandlung. Frau F soll sich bei Bedarf für weitere Termine melden. Sie soll die Hand und die Finger viel bewegen, damit die Faszie geschmeidig bleibt.
Hypothese: Da der Auslöser der Gewebsveränderung, die das Schnappen verursacht, nicht klar ist, kann es sein, dass eine Wiederholung der Behandlung in Abständen sinnvoll ist, um den Erfolg zu erhalten.

Weiterer Krankheitsverlauf: Frau F meldet sich nach über 1 Jahr, weil sie sich eine Hand geprellt hat und deshalb Schmerzen hat. Das Problem der schnellenden Finger ist bis dahin nicht wieder aufgetreten. Wieder 2 Jahre später kommt Frau F mit akuten Problemen in der rechten Hand, nachdem sie ungewohnt viel mit der Hand geschrieben hat. Die Probleme wegen der schnellenden Finger sind im Verlauf von über 3 Jahren nicht mehr aufgetaucht.

Morbus Dupuytren

Beim Morbus Dupuytren kommt es zu einer progredienten Verkürzung im Bereich der Palmaraponeurose. Die Ursache für diese Geschehen ist nicht geklärt. Es handelt sich um eine Gewebswucherung, die vereinzelt auch an anderen Stellen des Körpers auftreten kann (Morbus Ledderhose am Fuß, Kap. 18.5.6). Es gibt aktuell keine ursächliche Therapie.

Aus Sicht des FDM stehen Triggerbänder mit Adhäsionen im Mittelpunkt. Diese können mit forcierter Triggerbandbehandlung vermindert werden. Somit wird die Funktion vorübergehend verbessert. Durch regelmäßige Behandlungen kann die Progredienz verzögert, im besten Fall auch aufgehalten werden.

„Triggerband-Daumen"

Der Triggerband-Daumen ist eine spezielle Beschreibung von Typaldos („Triggerband Thumb", [114], S. 286). Es handelt sich um eine Einfaltdistorsion am Daumen des Therapeuten, die durch die tägliche Arbeit an den Triggerbändern entsteht. Nicht selten nimmt der Therapeut die Beschwerden erst in Ruhe oder Erholungsphasen wahr. Sobald er seine Praxistätigkeit aufnimmt, repariert sich die Einfaltung von selbst.

16 Rumpf

Der Rumpf umfasst mehrere Regionen des Körpers; die Patienten geben dementsprechend unterschiedliche Beschwerden an: Viele haben Schmerzen im Rücken, andere haben Bauchschmerzen; manchmal sind die Beschwerden durch einen Unfall ausgelöst, manchmal sind sie über Nacht aufgetreten. Für unsere Diagnose nutzen wir die Wahrnehmung des Patienten, dessen Gestik und Beschreibung, um die vielseitigen Probleme aus Sicht des FDM zu verstehen und einen therapeutischen Weg anzubieten.

16.1 Mittlerer Rücken und Brustkorb

Der von BWS, Rippen und Brustbein gebildete Thorax schützt lebenswichtige Organe wie Lungen und Herz vor Kräften von außen. Deshalb entstehen viele Beschwerden in dieser Region traumatisch (durch einen Verkehrs- oder Sportunfall) oder auch nur durch eine anstrengende Bewegung im Alltag.

Zur Untersuchung bietet es sich an, alle Bewegungen des Rumpfes zu überprüfen: Flexion und Extension, Rotation und Seitneigung. Bei Beschwerden an den oberen Rippen sollte auch die Pronation und Retraktion der Schultern überprüft werden. Ein guter Test sind zudem Kombinationspositionen, bei denen der Patient die Schmerzen auslösen kann. Je nach Angaben des Patienten sollte man ihn auch husten oder tief einatmen lassen.

Eine Übersicht zur Gestik, Anamnese, Untersuchung, Distorsion und Behandlung bei Beschwerden im mittleren Rücken und Brustkorb bietet die ▸ **Tab. 16.1**.

▸ **Tab. 16.1** Übersicht: mittlerer Rücken und Brustkorb.

Gestik	Anamnese	Untersuchung	Distorsion	Behandlung
Linie				
zeigt eine Linie paravertebral neben der BWS	ziehende Schmerzen entlang der Wirbelsäule	Flexion, Extension oder Rotation des Rumpfes schmerzhaft	paravertebrales Triggerband	Triggerbandtechnik
zeigt eine Linie entlang der Rippen	ziehende Schmerzen entlang der Rippen	Rumpfrotation und Lateralflexion schmerzhaft, Schmerzen beim Atmen oder Husten	kostales Triggerband	Triggerbandtechnik
zeigt eine Linie entlang des Brustbeins	ziehende Schmerzen im Bereich des Brustbeins	Schmerzen bei Protraktion oder Retraktion der Schultern	sternales Triggerband	Triggerbandtechnik
zeigt eine Linie quer zur Wirbelsäule	Gefühl von Instabilität	Bewegung kaum eingeschränkt, Rumpfflexion unangenehm, Kompression angenehm	Einfaltdistorsion BWS	Kompression (Huckepack-Technik), Kompressionsimpuls

► **Tab. 16.1** Fortsetzung.

Gestik	Anamnese	Untersuchung	Distorsion	Behandlung
Punkt				
drückt mit dem Daumen kräftig unterhalb der 12. Rippe	dumpfe Schmerzen im Areal	Schmerzverstärkung bei abdominellem Druck sowie Rotation und Lateralflexion des Rumpfes	Flanken-HTP (unterer Rücken, Kap. 16.2.2)	HTP-Technik (unterer Rücken, Kap. 16.2.2)
zeigt mit einem Finger an einen Wirbel	punktueller Schmerz am gezeigten Wirbel	bestimmte Rumpfposition (Lateralflexion und Rotation) ist schmerzauslösend	Kontinuumdistorsion	Kontinuumtechnik, Impulstechnik
zeigt mit einem Finger an eine Rippe	punktueller Schmerz an der gezeigten Rippe	bestimmte Position ist schmerzauslösend, Schmerzen beim Atmen oder Husten	Kontinuumdistorsion	Kontinuumtechnik
Fläche				
legt die flache Hand oder Faust auf die BWS	Beschwerden bei Belastung, Instabilitätsgefühl	Bewegung kaum eingeschränkt, Rumpfextension unangenehm, Traktion ist angenehm	Entfaltdistorsion BWS	Hallelujah-Technik, Wall-Technik, Chair-Technik, Inversionsbehandlung
legt die flache Hand oder Faust auf die BWS	Beschwerden bei Entlastung (nachts), Instabilitätsgefühl	Bewegung kaum eingeschränkt, Rumpfflexion unangenehm, Kompression ist angenehm	Einfaltdistorsion BWS	Kompression (Huckepack-Technik), Kompressionsimpuls
legt die Hand über Nacken, drückt dabei auf die obere Rippe	Beschwerden bei Lateralflexion des Nackens, Engegefühl am Rand der oberen Rippe	Beschwerden bei Lateralflexion des Kopfes zur Gegenseite	Einfaltdistorsion 1. Rippe	Einfaltung der 1. Rippe (Schwimmerposition)
legt die flache Hand auf die Rippen	Beschwerden im Brustkorb bei Belastung	Bewegung kaum eingeschränkt, Lateralflexion zur betroffenen Seite schmerzhaft	Entfaltdistorsion Rippen	Rippen-Lift, Star-Unfolding
legt die flache Hand auf die Rippen	Beschwerden im Brustkorb bei Belastung	Bewegung kaum eingeschränkt, Lateralflexion zur nicht betroffenen Seite schmerzhaft	Einfaltdistorsion Rippen	Rippenkompression, Star-Refolding
knetet oder wischt im Bereich des Brustkorbs	Parästhesien oder Krämpfe, zeitweise massive Schmerzen	Bewegung manchmal komplett frei, manchmal massiv eingeschränkt	Zylinderdistorsion	Squeege-, Pinch-Technik, Schröpfen, Kammtechnik
Weiteres				
versucht selbst, die BWS zu mobilisieren	spricht von Steifigkeit des Rückens, hat das Gefühl, dass es mal knacken müsste	schmerzfreie Bewegungseinschränkung	tektonische Fixation	transversale Impulstechnik, Doppel-Pisiforme-Technik, Dog-Technik

16.1.1 Triggerbänder

Patienten geben oft ziehende Schmerzen an, die mit Bewegungseinschränkungen einhergehen. Häufig kommen folgende Triggerbänder vor:

- Star-Triggerband (Kap. 14.1.1)
- posteriores Schulter-Arm-Triggerband (Kap. 14.2.1)
- paravertebrales Triggerband
- Triggerbänder im Verlauf der Rippen
- Triggerbänder am Brustbein

Das Star-Triggerband und das posteriore Schulter-Arm-Triggerband können Beschwerden bis in den mittleren Rücken auslösen. Alle Triggerbänder werden mit der Triggerbandtechnik behandelt.

Paravertebrales Triggerband

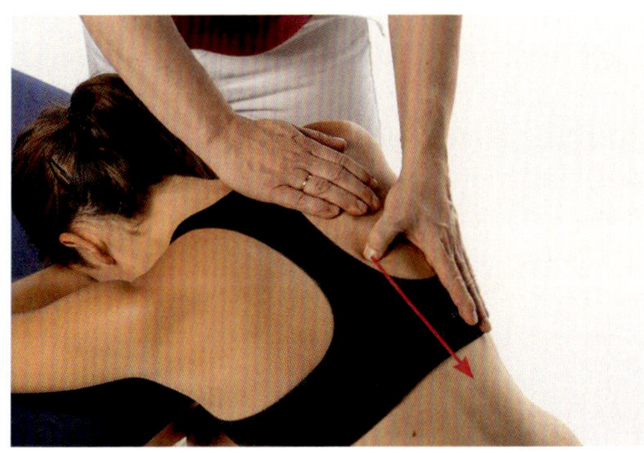

▸ **Abb. 16.1** Paravertebrales (thorakales) Triggerband.

Paravertebral gibt es kürzere Triggerbänder, die parallel zur BWS verlaufen. Sie beginnen im Bereich des zervikothorakalen Übergangs und enden an der unteren BWS.

Ausgangsstellung Patient: sitzt vor der Liege, Arme aufgestützt und Stirn auf die Unterarme gestützt

Der Therapeut steht neben dem Patienten und beginnt, neben der Wirbelsäule mit dem Daumen die Verdrehung nach kaudal zu schieben (▸ **Abb. 16.1**). Es sind mehrere parallele Verläufe möglich. Die Richtung kann auch variiert werden.

Triggerbänder im Verlauf der Rippen

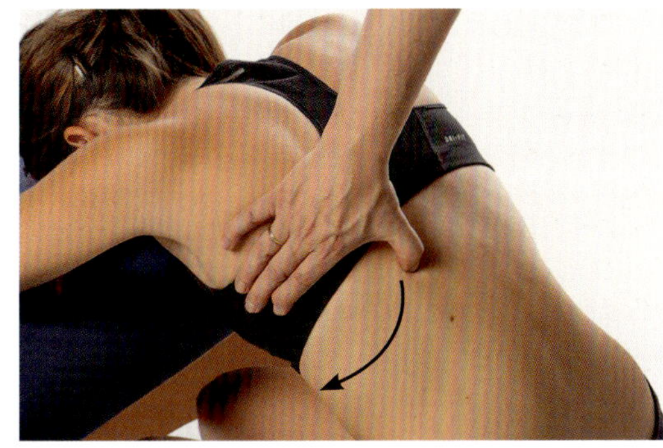

▸ **Abb. 16.2** Kostales Triggerband.

Auslöser für Triggerbänder an den Rippen sind meist Traumata, z. B. Prellungen. Sie verlaufen schräg über den Thorax und können sich bis zum Brustbein ziehen; manche enden auf dem Weg nach ventral. Man kann sich vorstellen, dass überall im Thorax Crossbands eine weitere Verdrehung der bandartigen Faszie verhindern. Die Triggerbänder verlaufen selten parallel zu den Rippen oder in den Interkostalräumen.

Ausgangsstellung Patient: sitzt vor der Liege, Arme aufgestützt und Stirn auf die Unterarme gestützt (alternativ: Sitz, Hand der betroffenen Seite auf der gegenüberliegenden Schulter)

Der Therapeut steht hinter dem Patienten und beginnt, neben der Wirbelsäule mit dem Daumen die Verdrehung nach kaudal-lateral zu schieben (▸ **Abb. 16.2**). Dabei gibt der Patient den Weg vor. Die Triggerbänder verlaufen dann seitlich am Thorax und enden manchmal erst am Brustbein. Meist ist die Behandlung von mehreren parallelen Verläufen erforderlich.

Triggerbänder am Brustbein

Die kürzeren Triggerbänder am Brustbein sind seltener und in der Schmerzintensität meist nicht so ausgeprägt.

Ausgangsstellung Patient: Sitz an einer Rückenlehne (ohne Abb.)

Der Therapeut beginnt kaudal am Sternum und schiebt die Verdrehung komplett nach kranial zu den SCG. Auch hier sind oft mehrere parallele Bahnen zu behandeln.

16.1.2 HTPs

Am Thorax erscheinen Gewebsvorwölbungen im Sinne eines HTP rein anatomisch nicht möglich. Allerdings gibt es 2 anliegende HTPs, die auch mit Beschwerden in dieser Region in Verbindung gebracht werden: der SCHTP (Kap. 14.1.2) und der Flanken-HTP (Kap. 16.2.2). Diese beiden HTPs sind manchmal mit Beschwerden im mittleren Rücken assoziiert und müssen, wenn vorhanden, auch behandelt werden.

16.1.3 Kontinuumdistorsionen

Kontinuumdistorsionen können überall auftreten, sowohl an den Wirbeln als auch den Rippen. Die punktuell stechenden Schmerzen werden in bestimmten Positionen für den Patienten spürbar. Manchmal ist das Anlehnen am Stuhl schmerzhaft. Laut Typaldos sind die meisten Kontinuumdistorsionen in diesem Bereich invertiert. Die Behandlung erfolgt meist mit der Kontinuumtechnik, in einigen Fällen auch durch einen Impuls.

Kontinuumtechnik an den Wirbeln

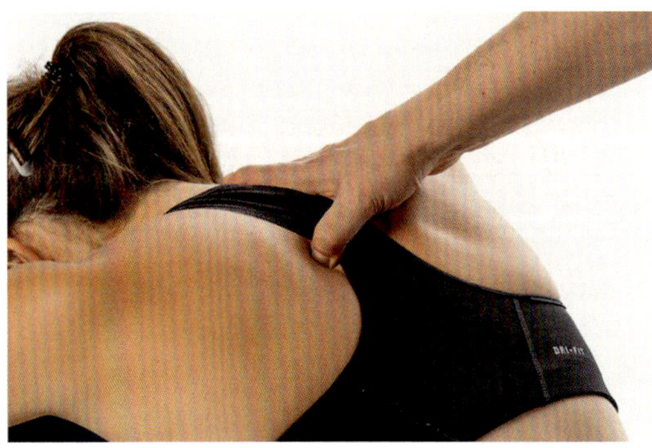

▸ **Abb. 16.3** Kontinuumdistorsion thorakal.

Ausgangsstellung Patient: Sitz

Zum Auffinden der Schmerzpunkte sollte sich der Patient leicht nach vorne beugen, da in dieser Position die Kontinuumdistorsionen besser zu palpieren sind (▸ **Abb. 16.3**). Für die Behandlung mit der Kontinuumtechnik richtet sich der Patient dann wieder auf; falls erforderlich, kann er sogar in die Extension gehen, damit die schmerzhafteste und damit effektivste Druckposition erreicht wird. Die Kontinuumdistorsion wird bis zum Release des Gewebes gedrückt.

Kontinuumtechnik an den Rippen

Ausgangsstellung Patient: Sitz (ohne Abb.)

Zur Palpation und Behandlung ist eine Rotation über den Schultergürtel von der betroffenen Seite weg hilfreich, da so die Schmerzpunkte besser lokalisiert und behandelt werden können. Eine zusätzliche Seitneigung kann bei der optimalen Einstellung des Kraftvektors helfen. Manchmal ist die Seitneigung vom Punkt weg, manchmal aber auch zum Punkt hin notwendig. Auch hier wird der Schmerzpunkt bis zum Release des Gewebes gehalten.

Impulstechnik zur Behandlung von Kontinuumdistorsionen an den Wirbeln

iCD können auch mit einer Impulstechnik in die neutrale Konfiguration korrigiert werden. Typaldos machte die Erfahrung, dass mit dieser Variante gerade auch am Rumpf die punktuell stechenden Schmerzen korrigiert werden ([114], S. 35).

Geeignet hierfür sind Techniken über Rotation oder Translation:

- Dog-Technik (Kap. 16.1.6)
- Chair-Technik über Rotation (Kap. 16.1.6)

Wichtigste Bedingung ist, dass die Vorspannung schmerzfrei ist. Nur dann darf auch der Impuls durchgeführt werden.

16.1.4 Faltdistorsionen

Da hier unterschiedliche Unfallmechanismen möglich sind, sind auch verschiedene Behandlungsansätze notwendig, z. B. im Rücken- (mittlerer Rücken) oder Brustbereich (Rippen).

Bei Entfaltdistorsionen im **mittleren Rücken** geben die Patienten Schmerzen im Rücken an, die bei Belastung und im Tagesverlauf zunehmen; für die Behandlung mit Traktion gibt es mehrere Varianten. Liegen hingegen Einfaltdistorsionen im mittleren Rücken vor, deren Beschwerden bei Belastung abnehmen, benötigen Patienten eine Kompression in den Rücken; zu diesem Zweck ist es hilfreich, wenn der Therapeut die Schwerkraft seines Körpers ausnutzt.

Patienten mit einer Entfaltdistorsion **an den Rippen** geben die Beschwerden im Brustkorb an. Die Kompression in diese Richtung ist unangenehm; Ziel der Behandlung ist eine Entfaltung im Bereich der interkostalen Membranen. Patienten mit einer Einfaltdistorsion an den Rippen geben die Beschwerden im Brustkorb an; eine Traktion ist hier unangenehm. Sie versuchen selbst, die Rippen unter Kompression zu bekommen. Ziel der Behandlung ist eine Einfaltung im Bereich der interkostalen Membranen.

Info

Typaldos benennt die Faltdistorsionen zwischen den Rippen im Bereich des Star-Triggerbandes „star folding distortion" ([114], S. 284).

Entfaltung des mittleren Rückens mit der Hallelujah-Technik

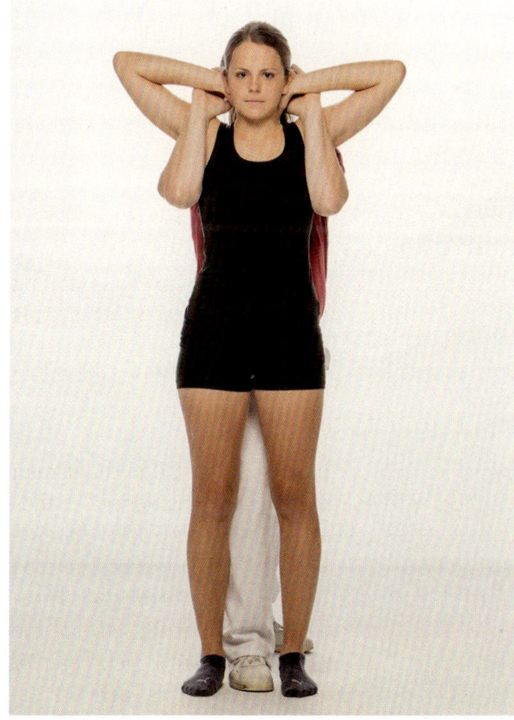

► **Abb. 16.4** uFD Hallelujah-Technik, Position der Arme.

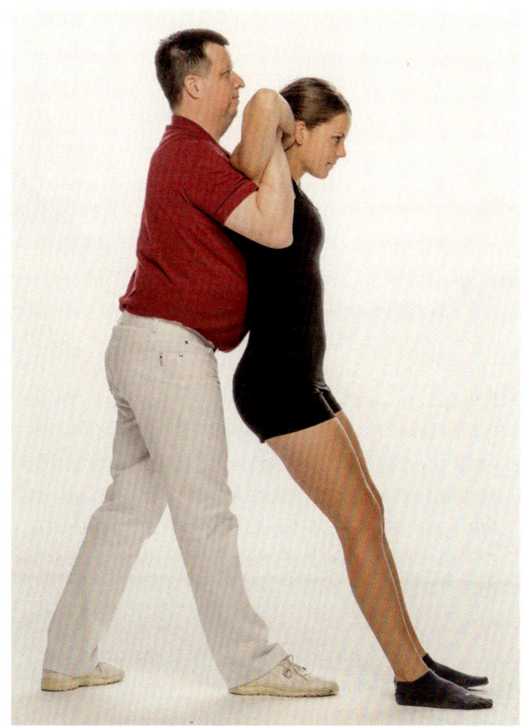

► **Abb. 16.5** uFD Hallelujah-Technik, Entfaltung durch die Körperschwerkraft des Patienten.

Diese Technik ist besonders geeignet für den oberen Teil des mittleren Rückens. Hierbei nutzt der Therapeut die Schwerkraft des Patientenkörpers, um eine Entfaltung zu erreichen.

Ausgangsstellung Patient: Stand, beide Hände hinter dem Nacken verschränkt

Der Therapeut steht hinter dem Patienten in Schrittposition, greift mit beiden Armen von ventral kommend durch dessen Arme und verschränkt seine Hände im Nacken des Patienten. Mit den Oberarmen fixiert der Therapeut seitlich den Rumpf des Patienten (► **Abb. 16.4**). Nun bittet er diesen, sich etwas nach hinten zu lehnen und fallen zu lassen. Dabei achtet er darauf, dass der Patient den Rücken auf keinen Fall in eine Extension führt. Während sich der Patient nach hinten führen und fallen lässt, verlagert der Therapeut sein Gewicht auf das hinten stehende Bein und fixiert über den Kontakt der Arme gleichzeitig den Patienten kranial (► **Abb. 16.5**). Durch die Schwerkraft des Körpergewichts des Patienten kommt es zu einem Traktionsimpuls. Dabei ist ein deutliches Ploppgeräusch zu hören.

Bei der Durchführung ist Folgendes zu beachten:

- Auf keinen Fall darf der Kopf des Patienten vor oder während des Impulses in eine Flexion geführt werden. Deshalb ist die Fixation über die Oberarme sehr wichtig.
- Alternativ kann der Therapeut seine Hände auf die Unterarme des Patienten auflegen, falls z. B. seine Arme zu kurz sind.
- Für die Behandlung ist es optimal, wenn der Patient etwas kleiner ist als der Therapeut. Die Größe kann ausgeglichen werden, indem der Patient in Grätschposition steht oder der Therapeut etwas in die Hocke geht.
- Dieselbe Technik wird gelegentlich auch am sitzenden Patienten ausgeführt. In diesem Fall fehlt die Schwerkraft, und der Therapeut muss mit viel Kraft den Patienten nach kranial entfalten.

Entfaltung des mittleren Rückens mit der Wall-Technik

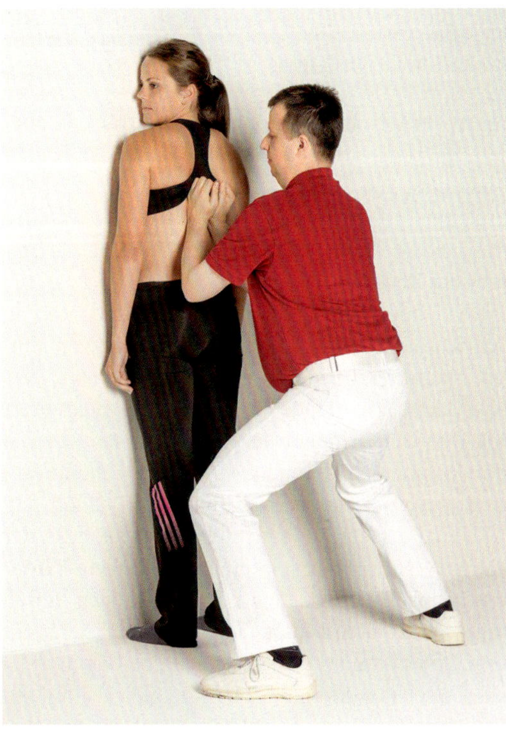

▶ **Abb. 16.6** uFD Wall-Technik, Positionierung der beiden Ossa pisiforme.

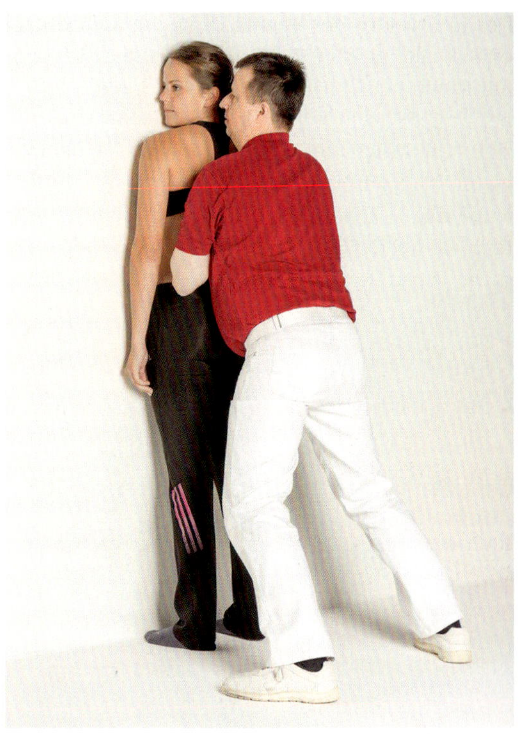

▶ **Abb. 16.7** uFD Wall-Technik, Vorspannung und Impuls nach kranial.

Diese Technik ist besonders geeignet für den unteren Teil des mittleren Rückens.

Ausgangsstellung Patient: Stand direkt an einer Wand

Der Therapeut steht gegrätscht und mit etwas Abstand hinter dem Patienten. Die Füße des Patienten sollten die Wand berühren. Ab diesem Moment muss der Therapeut durchgehend eine Hand am Rücken des Patienten haben, da dieser ansonsten nach hinten umzufallen droht. Der Patient legt beide Hände in U-Position flach an die Wand und dreht den Kopf zu der für ihn angenehmeren Seite. Alternativ können die Arme des Patienten in Neutralposition bleiben (▶ **Abb. 16.6**).

Der Therapeut nimmt mit beiden Ossa pisiforme und den locker zur Faust geballten Händen Kontakt neben der Wirbelsäule am unteren mittleren Rücken auf. Die Arme sind dabei komplett angebeugt, und die Hände werden über eine Rumpfaufrichtung und über den Kontakt am Sternum nach kranial geführt, sodass die paravertebrale Faszie in eine maximale Vorspannung kommt (▶ **Abb. 16.7**).

Der Kraftvektor der Vorspannung verläuft kranial und leicht nach ventral. Am Ende der Vorspannung führt der Therapeut über seinen Rumpf einen Impuls nach kranial aus. Dadurch kommt es zur Entfaltung, bei der ein deutliches Ploppgeräusch zu hören ist.

Bei der Durchführung ist Folgendes zu beachten:

- Die Wand kann mit einer festen Matte gepolstert sein, oder es wird ein Handtuch angelegt.
- Der Impuls muss nach kranial durchgeführt werden und darf nicht nach ventral gehen.
- Das gleiche Prozedere kann in verschiedenen Höhen wiederholt werden, um eine Entfaltung in verschiedenen Arealen zu erreichen.

Entfaltung des mittleren Rückens mit der Chair-Technik

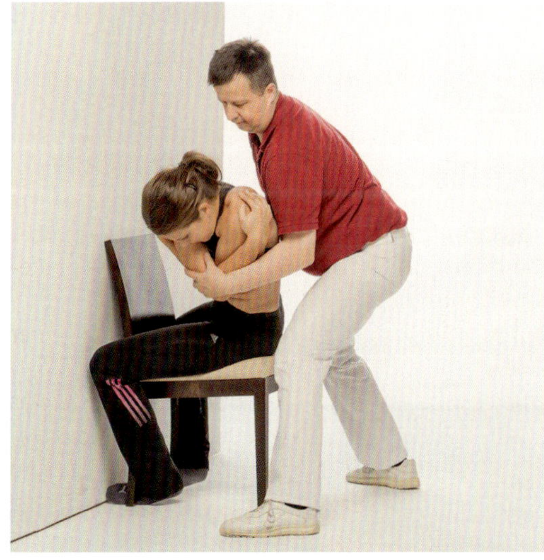

▸ **Abb. 16.8** uFD Chair-Technik, Entfaltung mittlerer Rücken rechts.

Die Chair-Technik ist eine klassische Typaldos-Technik, die immer auf der gleichen Ausgangsposition basiert. Sie wird auch als Stuhl- oder Sesseltechnik bezeichnet. Je nach Position und Kraftwirkung können unterschiedliche Fasziendistorsionen behandelt werden (Kap. 16.1.6).

Bei der Entfaltung des mittleren Rückens wird eine Rotation verbunden mit einer Traktion durchgeführt. Hierfür gut geeignet ist die Chair-Technik.

Beschrieben wird die **Entfaltung auf der rechten Seite**.

Ausgangsstellung Patient: sitzt verkehrt herum auf dem Stuhl mit Blick Richtung Wand

Der Therapeut achtet darauf, dass der Patient beide Füße an den hinteren Stuhlbeinen einhakt. Die Knie sind im Kontakt mit der Wand. Der Patient verschränkt die Arme und hält sich an seinen Schultern fest. Die Arme liegen dabei parallel, der rechte liegt oben.

Der Therapeut steht hinter dem Patienten und greift mit dem linken Arm über dessen Unterarme zur rechten Schulter. Dann führt er den Rumpf in eine Flexion sowie Seitneigung und Rotation nach links (▸ **Abb. 16.8**). Mit der rechten Hand hat er Kontakt auf dem Thorax rechts von der Wirbelsäule, Hand und Finger zeigen nach kranial. Mit dieser Hand erzeugt der Therapeut eine Vorspannung in Traktion nach kranial. Am Ende der Vorspannung führen beide Hände gemeinsam einen Traktionsimpuls aus. Dabei ist ein deutliches Ploppgeräusch zu hören.

Entscheidend für den Erfolg der Behandlung sind die Vorspannung und die Geschwindigkeit, mit der der Impuls ausgeführt wird.

Die Entfaltung kann – wenn nötig – auf beiden Seiten durchgeführt werden.

Entfaltung des mittleren Rückens in Inversion

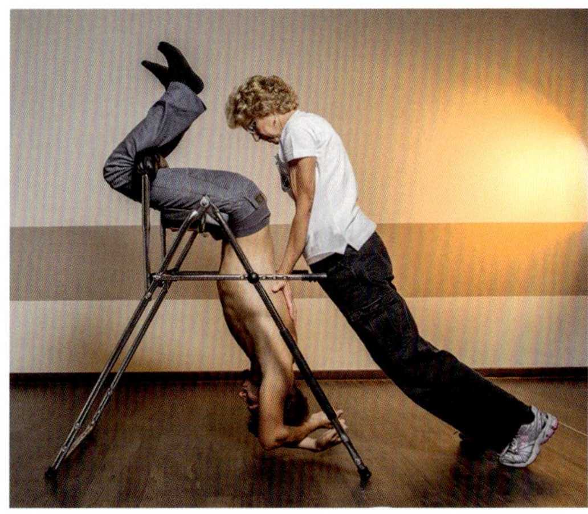

▸ **Abb. 16.9** uFD Inversion, zusätzlicher Schub nach kranial.

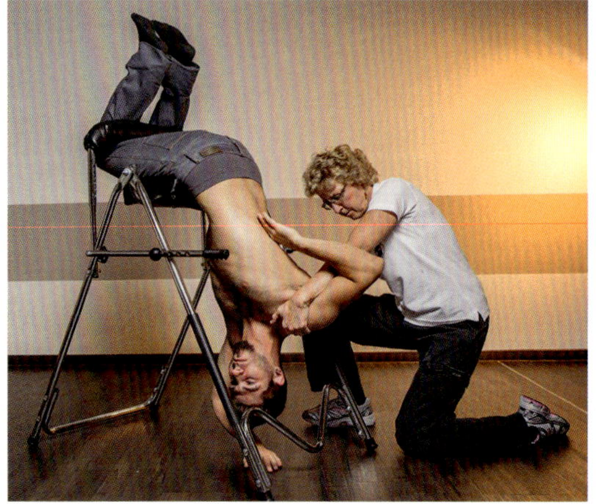

► **Abb. 16.10** uFD Inversion, zusätzliche Rotation.

Für die Entfaltung des mittleren Rückens ist auch die Behandlung in einer Inversionsposition möglich; dabei wird der Patient auf den Kopf gedreht. Für die Traktion wird somit die Schwerkraft des Rumpfes genutzt. Ein geeignetes Gerät ist der Invertrac. Der Vorteil ist, dass der Patient sich in dieser Position selbstständig mobilisieren kann. Zur Behandlung kann der Therapeut die Traktion durch einen Schub nach kranial verstärken (► **Abb. 16.9**) oder eine Rotation durchführen (► **Abb. 16.10**).

Einfaltung mit Kompression im mittleren Rücken

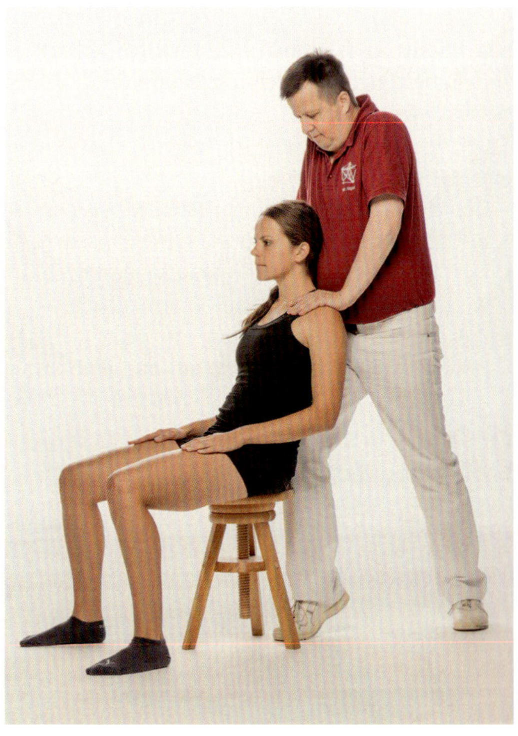

► **Abb. 16.11** rFD Kompression thorakal (Sitz), Kompression über die Arme.

Ausgangsstellung Patient: Sitz

Der Therapeut steht hinter dem Patienten und legt beide Hände flächig auf dessen Schultern. Der Patient lehnt sich in aufrechter Position etwas an den Therapeuten an. Nun drückt der Therapeut über seine gestreckten Arme den Rumpf des Patienten zusammen und bringt über sein Körpergewicht die Kompression auf den mittleren Rücken (► **Abb. 16.11**). In dieser Position ist ein zusätzlicher Kompressionsimpuls sinnvoll.

Die Kompression wird in unterschiedlichen Positionen wiederholt. Dabei lenkt der Therapeut den Rumpf des Patienten in verschiedene Rotations- und Seitneigungsrichtungen. Es sind mehrfach Klickgeräusche zu hören.

Huckepack-Technik im mittleren Rücken

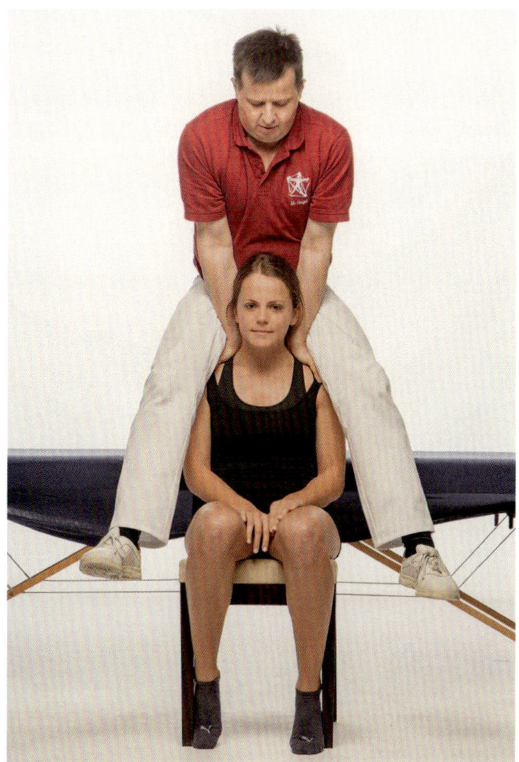

► **Abb. 16.12** rFD Huckepack, der Therapeut sitzt auf seinen Händen.

Die Behandlung kann durch die Huckepack-Technik verstärkt werden. In diesem Fall setzt sich der Therapeut mit seinem ganzen Gewicht auf die Schultern des Patienten (► **Abb. 16.12**). Durch die starke Erhöhung der Kompressionskraft sind keine Impulse nötig. Die Bewegung führt der Patient dann unter Anleitung des Therapeuten selbst durch. Für den Therapeuten ist es eine ungewohnte, aber höchst effektive Behandlungsposition, die natürlich nicht für jeden Patienten geeignet ist.

Auch diese Variante wurde von Marjorie Kasten mit in die FDM-Therapie eingebracht.

Star-Unfolding zur Entfaltung der Rippen in Bauchlage

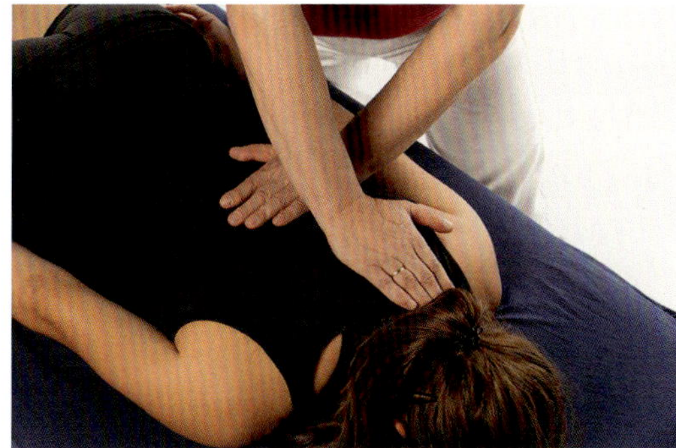

► **Abb. 16.13** uFD Star-Unfolding Rippen, Schub nach kranial.

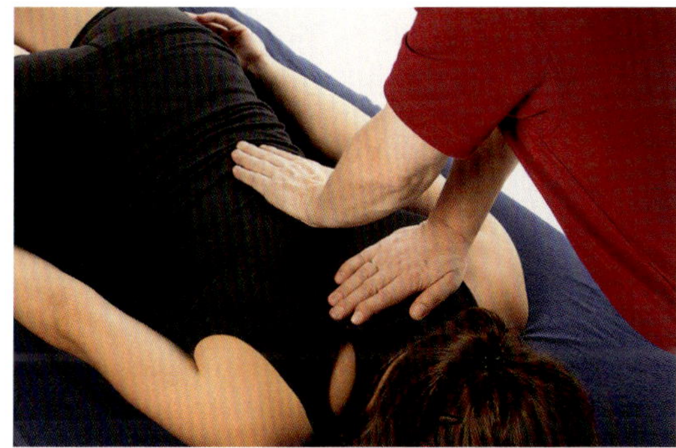

► **Abb. 16.14** uFD Star-Unfolding Rippen, Schub nach kaudal.

Die betroffenen Rippen liegen neben dem von Typaldos beschriebenen Star-Triggerband. Prinzip der Behandlung ist es, zunächst die kranialen Rippen nach kranial zu mobilisieren und danach die kaudal liegenden nach kaudal.

Ausgangsstellung Patient: Bauchlage, Arme beidseits neben dem Rumpf abgelegt, Kopf gerade

Der Therapeut steht neben dem Patienten auf der betroffenen Seite. Die gleichseitige Hand liegt kaudal an den Rippen, die Finger zeigen nach medial. Die gegenseitige Hand liegt kranial auf den Rippen, die Finger zeigen nach kranial. Die kraniale Hand schiebt die Rippe nach oben, während die kaudale Hand die tiefer liegende Rippe festhält (► **Abb. 16.13**). Am Ende der Vorspannung folgt ein kurzer Impuls nach kranial. Dieser Vorgang wird an mehreren Rippen und Positionen wiederholt.

Dann wechselt der Therapeut seine Position. Er löst den Kontakt der kaudalen Hand und stellt sich seitlich in etwa auf Kopfhöhe des Patienten. Die kraniale Hand dreht sich dabei, sodass die Finger jetzt nach medial zeigen. Nun nimmt die gleichseitige Hand wieder Kontakt kaudal an den Rippen auf; die Finger zeigen nun ebenfalls nach kaudal. Die kaudale Hand schiebt die Rippe nach unten, während die kraniale Hand die oben liegende Rippe festhält (▶ **Abb. 16.14**). Am Ende der Vorspannung folgt ein kurzer Impuls nach kaudal. Dieser Vorgang wird an mehreren Rippen und in verschiedenen Positionen wiederholt.

Star-Unfolding zur Entfaltung der Rippen im Sitz

Ausgangsstellung Patient: Sitz (ohne Abb.)

Der Therapeut steht neben der betroffenen Seite und greift mit beiden Händen am Handgelenk des Patienten und hebt den Arm komplett in die Höhe, sodass der Arm mit den darunterliegenden Rippen in einer Linie steht. Über den Schultergürtel entsteht eine Traktion auf die oberen Rippen. Am Ende führt der Therapeut einen Traktionsimpuls durch. Diese Variante ist einfach durchzuführen und bietet sich gerade bei Patienten an, die auch Schulter- und Nackenbeschwerden haben.

Rippenlift zur Entfaltung der Rippen

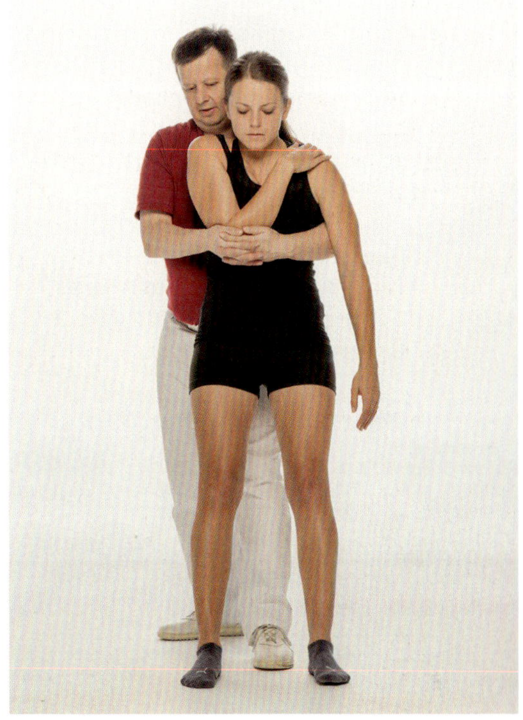

▶ **Abb. 16.15** uFD Rippen-Lift.

Beim Rippenlift wird wieder die Schwerkraft ausgenutzt, um eine Traktion auf die interkostalen Membranen auszuführen.

Ausgangsstellung Patient: Stand, Hand der betroffenen Seite auf der gegenüberliegenden Schulter

Der Therapeut steht hinter dem Patienten auf der betroffenen Seite in Schrittposition. Das gegenseitige Bein steht dabei vorne. Er greift mit beiden Händen um den Rumpf des Patienten zum Ellenbogen des gebeugten Arms des Patienten. Der gegenseitige Arm des Therapeuten liegt zwischen Arm und Rumpf des Patienten. Mit dem gegenseitigen Brustkorb nimmt der Therapeut Kontakt am Schulterblatt und den Rippen der betroffenen Seite auf (▶ **Abb. 16.15**).

Nun soll sich der Patient etwas nach hinten lehnen und fallen lassen. Während der Patient sich nach hinten führen und fallen lässt, verlagert der Therapeut sein Gewicht auf das hinten stehende Bein, fixiert aber über den Kontakt der Arme und des Brustkorbs den Schultergürtel kranial. Es kommt zu einem Traktionsimpuls der darunterliegenden Rippen.

Bei der Durchführung ist Folgendes zu beachten:

- Im optimalen Fall ist der Patient etwas kleiner als der Therapeut. Die Größe kann ausgeglichen werden, indem der Patient in Grätschposition steht oder der Therapeut etwas in die Hocke geht.
- Dieselbe Technik wird vereinzelt auch am sitzenden Patienten ausgeführt. In diesem Fall fehlt die Schwerkraft, und der Therapeut muss mit viel Kraft die Rippen nach kranial entfalten.

Star-Refolding zur Einfaltung der Rippen

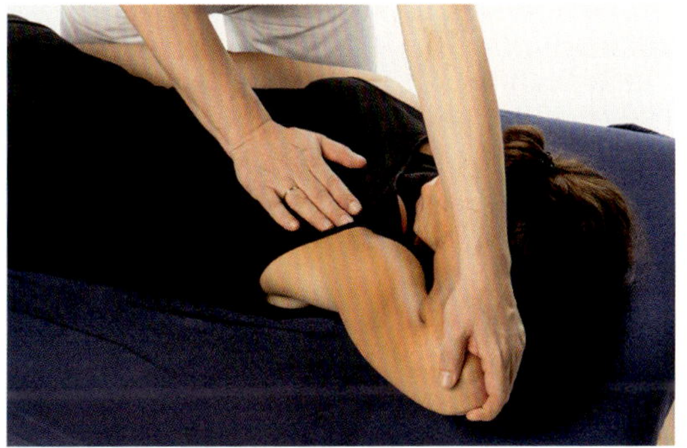

► **Abb. 16.16** rFD Star-Refolding Rippen.

Die betroffenen Rippen liegen neben dem von Typaldos beschriebenen Star-Triggerband. Prinzip der Behandlung ist es, über die Schulter eine Kompression auf die interkostalen Membranen der darunterliegenden Rippen durchzuführen.

Ausgangsstellung Patient: Bauchlage, Kopf gerade, Hand der betroffenen Seite im Nacken

Der Therapeut steht auf der gegenüberliegenden Seite mit Blick zu den betroffenen Rippen. Mit der kranialen Hand greift er an den Ellenbogen des gebeugten Arms, mit der kaudalen Hand nimmt er Kontakt an den Rippen der betroffenen Seite auf, die Finger zeigen nach lateral (► **Abb. 16.16**). Er nutzt nun den Arm des Patienten als Hebel und hebt diesen in Richtung Decke an. Gleichzeitig schiebt er mit der kaudalen Hand die Rippen nach kranial. Am Ende der Vorspannung erfolgt ein Impuls über den Arm.

Dieser Vorgang wird mehrmals in verschiedenen Positionen und mit unterschiedlichen Kraftvektoren wiederholt.

Einfaltung der 1. Rippe in Schwimmerposition

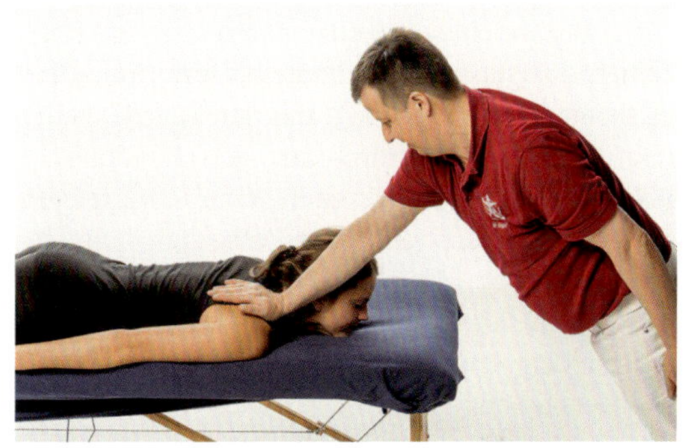

► **Abb. 16.17** rFD Schwimmerposition, Kompression der 1. Rippe nach kaudal.

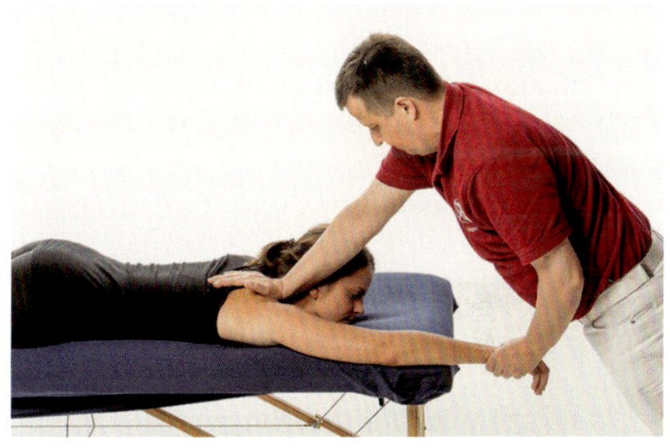

► **Abb. 16.18** rFD Schwimmerposition, Patientenarm in maximaler Anteversion.

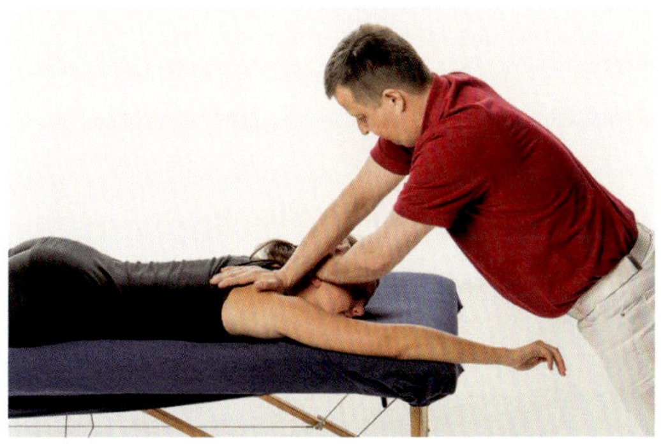

► **Abb. 16.19** rFD Schwimmerposition, Rotation des Kopfes zur Gegenseite.

Eine Einfaltung der 1. Rippe ist auch in der sog. Schwimmerposition möglich.

Ausgangsstellung Patient: Bauchlage, Kopf zunächst gerade gestreckt auf dem Kinn, beide Arme parallel neben dem Körper auf der Bank abgelegt

Der Therapeut steht mit etwa einer halben Körperlänge Abstand parallel zum Kopfende der Bank. Diese Distanz ist notwendig, damit er optimal mit seinem Körpergewicht arbeiten kann. Nun stützt er sich nach vorne gebeugt mit den Daumenballen der gleichseitigen Hand auf die 1. Rippe (▶ **Abb. 16.17**). Dadurch entsteht eine Kompression, die während des gesamten Vorgangs aufrechterhalten bleibt. Mit der gegenseitigen Hand greift der Therapeut nun den Arm des Patienten auf der betroffenen Seite und legt diesen in maximaler Anteversion ab (▶ **Abb. 16.18**). Diese Position sieht aus wie beim Kraulen (daher der Name Schwimmerposition). Nun nimmt der Therapeut mit der gegenseitigen Hand flächigen Kontakt lateral am Hinterhaupt auf und schiebt diesen von der betroffenen Seite weg (▶ **Abb. 16.19**). Dadurch verstärkt sich die Vorspannung deutlich. Am Ende der Vorspannung erfolgt der Impuls mit der Hand an der Rippe. Es ist ein deutliches Klickgeräusch zu vernehmen.

Bei der Durchführung ist Folgendes zu beachten:

- Der Kontakt an der 1. Rippe darf niemals verloren gehen, da ansonsten keine Vorspannung entsteht.
- Die Hand am Kopf sollte keinen schmerzhaften Druck am Ohr auslösen.
- Diese Technik ist mit einem leicht veränderten Kraftvektor auch zur Nackenentfaltung geeignet. In diesem Fall muss die Hand am Kopf die Kraft weniger nach lateral, sondern mehr nach kranial in Richtung Nackentraktion ausrichten. Der Impuls erfolgt dann durch die Hand am Kopf.

16.1.5 Zylinderdistorsionen

Zylinderdistorsionen erzeugen Parästhesien und Krämpfe am mittleren Rücken und Brustkorb. Manchmal geben Patienten auch massive Schmerzen und Bewegungseinschränkungen an.

Manuelle Behandlungen am mittleren Rücken und Brustkorb

Squeegee-Technik

Mit der Squeegee-Technik können sehr gut große Flächen intensiv behandelt werden. Die Durchführung erfolgt meist von kranial nach kaudal oder im Bereich der Rippen von dorsal nach ventral. Auch am Brustkorb kann die Squeegee-Technik gut eingesetzt werden.

Doppeldaumentechnik

Sind die Beschwerden extrem, kann es sinnvoll sein, nur mit der Doppeldaumentechnik zu arbeiten, da sonst der Therapiereiz zu stark wäre. Auch wenn dies für große Flächen zeitintensiv ist, sollte man im Sinne des Patienten diese Variante wählen. Der Patient spürt sofort eine Erleichterung.

Pinch-Technik

Die Pinch-Technik kann an allen Arealen angewandt werden. Man hält mit den Händen eine Gewebefalte fest und fordert den Patienten auf, sich zu bewegen.

Nichtmanuelle Behandlungen am mittleren Rücken und Brustkorb

Schröpfen mit Bewegung

Am betroffenen Areal werden mehrere Schröpfköpfe aufgebracht. Der Patient muss nun seinen Körper in verschiedene Richtungen bewegen, damit sich die Zylinderfaszie entheddert. Nach ca. 30 s werden die Schröpfköpfe umplatziert und der Patient bewegt sich wieder. Dies kann der Patient auch als Eigentherapie zu Hause durchführen (Kap. 10.3.3).

Kammtechnik

Die Kammtechnik wurde von Typaldos für die sog. adhäsiven Zylinder verwendet; dies sind Zylinderdistorsionen, die durch die Adhäsionen der Triggerbänder fixiert werden. Bei diesen Patienten sind sowohl Triggerbandtechniken zur Adhäsiolyse als auch eine Zylinderbehandlung notwendig. Mit dem Kamm wird die Zylinderfaszie entheddert und gleichzeitig darunterliegende Adhäsionen im Gewebe gelöst (Kap. 10.3.3).

Nadelreizmatte

Mit der Nadelreizmatte erhält der Patient eine weitere Möglichkeit zur Eigenbehandlung. Der Patient legt sich für eine gewisse Zeit auf die Matte; dadurch entsteht ein Gewebezug auf die Zylinderfaszie. So kann sich diese wieder besser organisieren (Kap. 10.3.3).

16.1.6 Tektonische Fixation

Bei einer tektonischen Fixation fühlt sich der Patient unbeweglich und steif. Manchmal können sie sich durch bestimmte Bewegungen selbst mobilisieren.

Viele manualtherapeutische oder chiropraktische Techniken für den mittleren Rücken erscheinen geeignet zur Lösung der tektonischen Fixation. Entscheidend dabei ist, dass die Kraftwirkung transversal entweder im Sinne einer Translation oder einer Rotation erfolgt. Zur nichtmanuellen Behandlung kann der Plunger eingesetzt werden.

Dog-Technik zur transversalen Impulsmobilisation

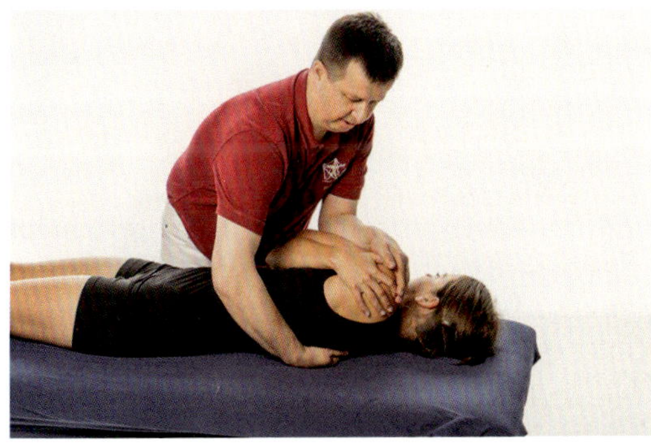

▸ **Abb. 16.20** Tektonische Fixation Dog-Technik, Kontakt mit der Hand unter der BWS.

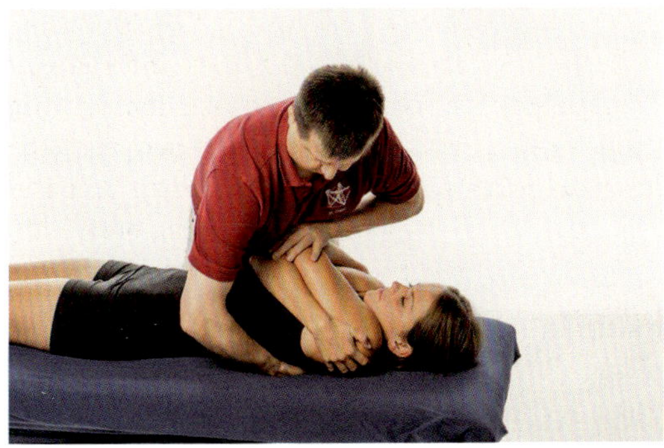

▸ **Abb. 16.21** Tektonische Fixation Dog-Technik, Impuls über die Arme nach dorsal.

In den USA wird diese Technik auch Kirksville-Crunch genannt ([114], S. 132), bezugnehmend auf die Stadt Kirksville im Bundesstaat Missouri, die Wirkungsstätte von A. T. Still. Es gibt eine große Zahl von Varianten, bei denen es immer zu einer transversalen Mobilisation zwischen 2 Segmenten der Wirbelsäule kommt.

Ausgangsstellung Patient: Rückenlage

Der Therapeut steht an einer Seite auf Höhe des Rumpfes mit Blick zum Patienten. Der Patient greift mit beiden Händen an die jeweils gegenüberliegende Schulter. Die Arme liegen dabei parallel, der therapeutennahe Arm liegt unten. Der Therapeut hebt mit der kranialen Hand die gegenüberliegende Schulter an. Die kaudale Hand greift um den Rumpf des Patienten und nimmt in einer Hohlhandstellung Kontakt mit der Wirbelsäule auf. Dabei liegen die Finger paravertebral auf der Therapeutenseite, die Handballen kontralateral (▸ **Abb. 16.20**). Diese Hand wirkt beim Impuls als Fixation. Nun dreht der Therapeut den Patienten wieder in die Rückenlage und drückt mit der kranialen Hand über die Ellenbogen des Patienten dessen Rumpf auf die Bank (▸ **Abb. 16.21**). Der resultierende Kraftvektor erzeugt eine transversale Translation kranial von der fixierenden Hand. Nach einer kurzen Vorspannung erfolgt der Impuls. Am einfachsten ist es für den Therapeuten, wenn er den Impuls über seinen eigenen Körper durchführt, d. h., er muss sich über den Körper des Patienten bewegen, damit die Schwerkraft die nötige Kraft erzeugt.

Dieser Vorgang kann an mehreren Abschnitten der BWS wiederholt werden. Mit jedem Impuls sind Klickgeräusche zu hören als Zeichen dafür, dass sich Gewebe löst.

Bei der Durchführung ist Folgendes zu beachten:

- Die Arme des Patienten sollten nicht überkreuzt liegen, da dann ein unangenehmer Druck an den Ellenbogen entsteht.
- Der Patient sollte sich an den Schultern festhalten.
- Die Stellung der Fixationshand ist variabel. Außer der Hohlhand wird manchmal auch eine offene oder geschlossene Faust benutzt.
- Meist reicht es aus, die Technik von einer Seite durchzuführen; manchmal ist es sinnvoll, beide Seiten zu behandeln.

Doppel-Pisiforme-Technik

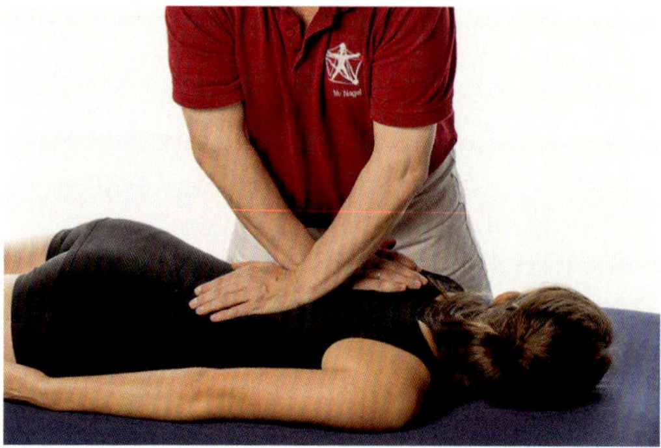

▶ **Abb. 16.22** Tektonische Fixation Doppel-Pisiforme-Technik.

Eine klassische Mobilisationstechnik in Bauchlage wird durch einen transversalen Impuls über die Ossa pisiforme durchgeführt.

Ausgangsstellung Patient: Bauchlage, Kopf gerade, Arme neben dem Körper abgelegt

Der Therapeut steht an einer Seite und nimmt mit dem Kleinfingerballen beider Hände Kontakt neben der BWS auf. Die Arme sind dabei überkreuzt und etwas höhenversetzt. Die kaudale Hand liegt paravertebral auf der Therapeutenseite, die Finger zeigen nach kranial. Die kraniale Hand liegt kontralateral neben der Wirbelsäule, die Finger zeigen nach kaudal (▶ **Abb. 16.22**).

Der Therapeut verlagert das Gewicht auf die Arme und gibt am Ende einen kurzen, schnellen Impuls Richtung Bank.

Diese Mobilisation kann an mehreren Abschnitten der BWS wiederholt werden. Mit jedem Impuls sind Klickgeräusche zu hören.

Chair-Technik zur Impulsmobilisation über Rotation

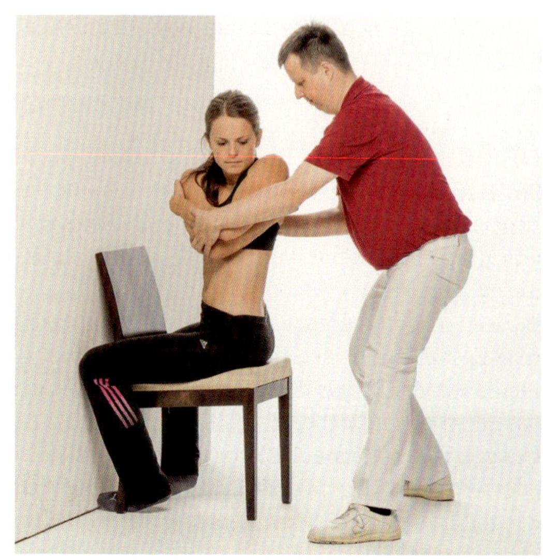

▶ **Abb. 16.23** Tektonische Fixation Chair-Technik thorakal (Rotation nach links).

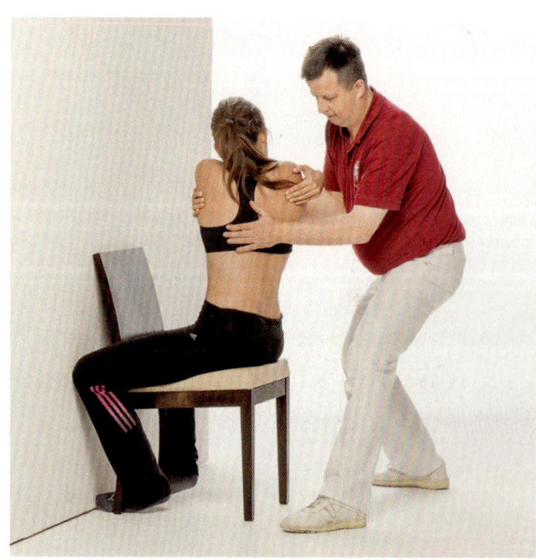

▶ **Abb. 16.24** Tektonische Fixation Chair-Technik thorakal (Rotation nach rechts).

Bei der Behandlung der tektonischen Fixation des mittleren Rückens wird eine Rotation zur Mobilisation durchgeführt. Hierfür gut geeignet ist die Chair-Technik. Beschrieben wird die **Mobilisation in Rotation nach links**.

Ausgangsstellung Patient: sitzt verkehrt herum auf dem Stuhl mit Blick Richtung Wand

Der Therapeut achtet darauf, dass der Patient beide Füße an den hinteren Stuhlbeinen einhakt. Der Patient bleibt während der ganzen Behandlung in einer neutralen aufrechten Position. Er verschränkt die Arme und hält sich an seinen Schultern fest.

Der Therapeut steht schräg links hinter ihm und greift mit dem linken Arm unter den Ellenbogen durch zur rechten Schulter. Dann führt er den Rumpf in eine Rotation (▸ **Abb. 16.23**). Mit der rechten Hand hat er Kontakt auf dem Thorax rechts von der Wirbelsäule, die Finger zeigen nach lateral. Am Ende der Rotation führen beide Hände gleichzeitig einen Impuls in Rotationsrichtung aus.

Entscheidend für den Effekt der Behandlung ist die Geschwindigkeit, mit der der Impuls ausgeführt wird.

Diese Mobilisation wird meist in beide Richtungen durchgeführt (▸ **Abb. 16.24**).

Nichtmanuelle Behandlung mit dem Plunger

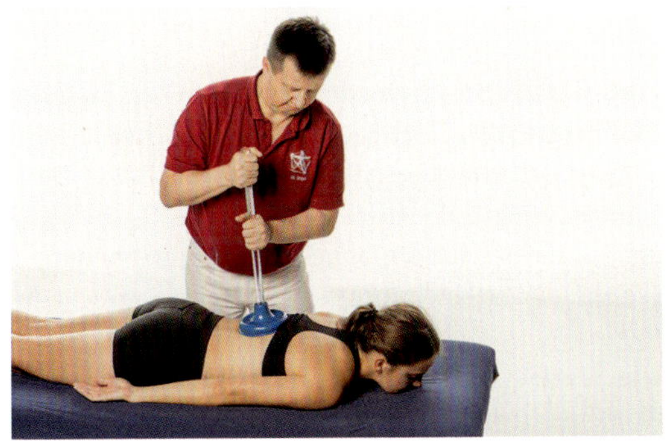

▸ **Abb. 16.25** Tektonische Fixation Plunger.

Mit dem Plunger wird Flüssigkeit im Gewebe mobilisiert. Zur Behandlung legt sich der Patient am besten in Bauchlage auf eine Matte. Der Therapeut legt den Plunger flächig auf den Rücken, erzeugt einen Unterdruck und zieht damit Gewebsflüssigkeit zwischen die glatten Faszien (▸ **Abb. 16.25**). Dieser Vorgang wird mehrfach an verschiedenen Stellen des Rückens wiederholt.

Exkurs

Benutzung von Therapie-Bällen aus Sicht des FDM

Marjorie Kasten, die langjährige Assistentin von Stephen Typaldos, hat auf Basis ihrer beruflichen Erfahrung als Physiotherapeutin schon früh Bälle in der Therapie von Patienten eingesetzt. Sie hat dabei eine eigene Systematik entwickelt und benutzt hauptsächlich die sog. Peanut-Bälle. Diese haben 2 Rundungen und liegen daher etwas stabiler.

Auf diesen Bällen liegend können in verschiedenen Positionen Fasziendistorsionen an Nacken, Rumpf oder Hüfte behandelt werden. 2 Beispiele seien hierfür genannt.

1. **Entfaltung des mittleren Rückens:** Der Patient liegt längs auf einem Peanut-Ball, der Therapeut steht gegrätscht über dem Patienten und nimmt paravertebral Kontakt mit beiden Ossa pisiforme auf. Mit einem weichen Impuls nach kranial wird eine Traktion ausgeübt. Dabei wird der Impuls durch das Eigengewicht des Therapeuten verstärkt (▸ **Abb. 16.26**).
2. **Unilaterale Entfaltung der Rippen:** Der Patient legt sich seitlich quer über dem Peanut-Ball. Dabei kommt es auf der oben liegenden Seite zu einer deutlichen Entfaltung im Bereich der Rippen. Diese kann durch den Therapeuten noch verstärkt werden, indem er mit den Händen die kranial und kaudal liegenden Rippen voneinander wegdrückt (▸ **Abb. 16.27**). Auch hier wirken die Kräfte relativ sanft.

Wenn man das Behandlungsprinzip der Fasziendistorsionen erkannt hat, kann man verschiedene Bälle therapeutisch vielseitig einsetzen. Bei Bedarf können die Patienten diese auch zu Hause benutzen.

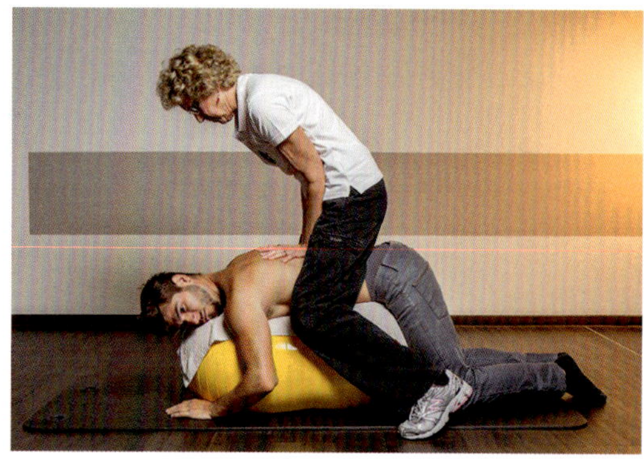

▸ **Abb. 16.26** Entfaltung des mittleren Rückens mit dem Peanut-Ball.

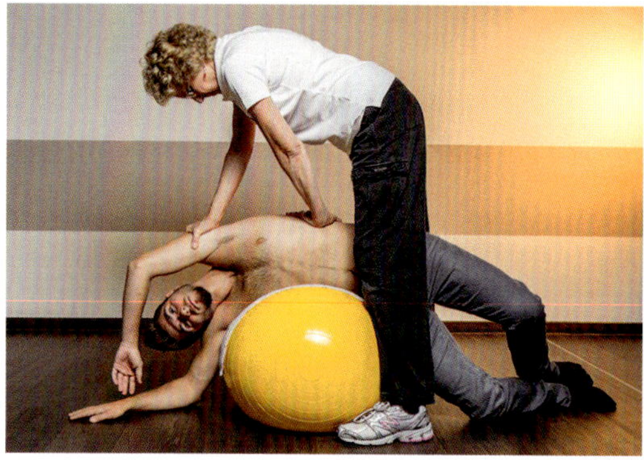

▸ **Abb. 16.27** Unilaterale Entfaltung der Rippen mit dem Peanut-Ball.

16.1.7 Medizinische Diagnosen

Rippenprellung und Rippenfraktur

Rippenprellungen sind extrem unangenehm. Die Patienten haben Probleme beim Einatmen, beim Lachen oder Husten; viele Bewegungen oder nachts das Liegen sind schmerzhaft. In gleicher Weise verhält es sich mit nicht dislozierten Rippenfrakturen, für die es außer Schmerzmitteln keine spezifische Therapie gibt.

Aus Sicht des FDM liegen meist verschiedene Fasziendistorsionen vor: Kontinuumdistorsionen und Triggerbänder, eventuell Faltdistorsionen und Zylinderdistorsionen. Durch die Behandlung der vorhandenen Distorsionen kann der Schmerz deutlich reduziert und die Funktion erheblich verbessert werden. Die Behandlung selbst ist extrem schmerzhaft, kann aber direkt nach dem Trauma durchgeführt werden. Die Patienten spüren umgehend eine Erleichterung und tolerieren die Behandlung daher im Allgemeinen gut.

Interkostalneuralgie

Bei einer Interkostalneuralgie gibt der Patient gürtelförmige Beschwerden im Bereich der Rippen an, die sich bei Druckerhöhung im Thorax (z. B. beim Einatmen) verstärken. Aus schulmedizinischer Sicht werden die Beschwerden den Nerven angelastet.

Die Patienten sprechen oft von ziehenden Schmerzen und zeigen Linien. Darüber hinaus löst die Seitneigung des Rumpfes Schmerzen aus, entweder durch Auseinanderbewegen oder Zusammendrücken der Rippen. Darüber hinaus gibt der Patient Parästhesien oder Krämpfe an.

Die vorhandenen Distorsionen – meist Triggerbänder, Falt- und Zylinderdistorsionen – können sehr gut behandelt werden, für die Zylinderdistorsionen sollte der Patient zur Eigentherapie angeleitet werden (z. B. Schröpfen). Meist kann mit wenigen Behandlungen der Schmerz komplett reduziert und die Funktion wiederhergestellt werden.

Patientenbeispiel

Frau G (82), Beschwerden im mittleren Rücken

Anamnese: Frau G (82 Jahre) kommt mit massiven Schmerzen im mittleren Rücken in meine Praxis. Die Schmerzen sind plötzlich vor 10 Tagen aufgetreten; am Tag davor hatte sie lange im Garten gearbeitet. Die Schmerzen sind morgens beim Aufstehen schlimmer.

Frau G war zunächst bei der Orthopädin. Diese hat ein Röntgenbild angefertigt, das aber keine genaue Auskunft gab, da es vielfältige Linien und Schattierungen aufwies. Eine Zuordnung auf ein akutes Geschehen war nicht möglich. Die Orthopädin sprach nur davon, dass die Wirbelsäule „katastrophal" aussehe. Zur Therapie bekam Frau G Schmerzmittel. Diese nimmt sie auch ein, aber sie beeinflussen die Schmerzen kaum.

Trotz ihres Alters ist Frau G sehr aktiv: Sie erledigt ihren Haushalt und hat einen Nutzgarten, sie geht viel spazieren und fährt Rad.

▼

▼

1. Behandlungstermin

Untersuchung: Frau B zeigt schmerzhafte Linien und beschreibt, dass bestimmte Positionen bei der Rumpfdrehung und -neigung stechende Schmerzen auslösen. Die Rumpfflexion ist schmerzhaft eingeschränkt, die Rumpfextension problemlos möglich. Sie hat eine leicht verstärkte Kyphose im Bereich der BWS.

Medikamente: ASS 100 („weil die Karotiden dicht sind"), Bisoprolol wegen Bluthochdruck, aktuell Ibuprofen wegen der Schmerzen. Sie gibt keine weiteren Vorerkrankungen an.

FDM-Diagnose: Kontinuumdistorsionen, Triggerbänder und Einfaltdistorsionen aufgrund einer Wirbelkörperfraktur

Therapie: Zunächst behandle ich die Schmerzpunkte mit der Kontinuumtechnik, danach die Triggerbänder mit der Triggerbandtechnik. Im Anschluss folgt eine Einfaltbehandlung des mittleren Rückens mit verschiedenen Kraftvektoren.

Test nach der Behandlung: Die Rumpfflexion ist deutlich besser, auch die Schmerzen bei anderen Bewegungen sind reduziert. Ich fordere Frau G auf, weiter aktiv zu bleiben und sich nicht zu schonen.

Weitere Behandlungstermine

Nach 5 Behandlungen im Wochenabstand ist Frau G beschwerdefrei.

Erklärung: Wirbelkörperfrakturen, die aufgrund einer Veränderung der Knochenmatrix im Alter entstehen, sind aus Sicht des FDM eine Einfaltdistorsion, meist verbunden mit Kontinuumdistorsionen. Die Behandlung besteht somit aus einer Kompression mit angepasster Kraft, damit sich die Faltfaszie wieder entfalten kann.

16.2 Unterer Rücken

Beschwerden im unteren Rücken (low back pain) werden häufig als Volkskrankheit bezeichnet, weil fast alle Menschen in ihrem Leben in dieser Region Schmerzen haben – manche häufig und verstärkt, andere wiederum nur sporadisch.

Die Ursachenforschung nimmt einen großen Stellenwert ein, auch die Therapieansätze sind breit aufgestellt. Wie erwähnt wird davon ausgegangen, dass es 80% aller Betroffenen nach 4 Wochen wieder besser geht, auch wenn sie keine Therapie durchführen, sondern einfach abwarten und normal ihren Alltag weiterleben (siehe Exkurs: Kausalität in der Medizin, Kap. 2.6.4). Andere widersprechen dem, da Patienten, die einmal Rückenschmerzen hatten, mit statistischer Relevanz immer wieder mit gleichen Beschwerden konfrontiert werden [35].

Aus Sicht des FDM sind beide Aussagen nachvollziehbar: Zum einen gehen wir davon aus, dass sich der Körper selbst repariert. Wenn ich aktiv bleibe, gebe ich dem Gewebe die richtigen Informationen, die es dazu benötigt. Deshalb ist ein therapeutisches Eingreifen nicht immer notwendig. Zum anderen gibt es aber lang anhaltende und permanente Beschwerden, z. B. bei HTPs oder Faltdistorsionen, die durch ein sinnvolles therapeutisches Vorgehen gelöst werden können.

Der große Wert der Betrachtung nach dem FDM liegt darin, dass sowohl der Therapeut als auch der Patient verstehen können, warum aktuell Beschwerden vorhanden und welche Schritte sinnvoll sind, um diese in den Griff zu bekommen.

Zur Untersuchung bietet es sich an, alle Bewegungen des Rumpfes durchzuführen: Flexion und Extension, Rotation und Seitneigung. Darüber hinaus sind Kombinationspositionen, bei denen der Patient die Schmerzen auslösen kann, ein guter Test. Je nach Auslöser der Beschwerden kann zur Provokation auch das Heben von Gewichten sinnvoll sein.

Eine Übersicht zur Gestik, Anamnese, Untersuchung, Distorsion und Behandlung bei Beschwerden im unteren Rücken bietet die ▶ **Tab. 16.2**.

▸ **Tab. 16.2** Übersicht: unterer Rücken.

Gestik	Anamnese	Untersuchung	Distorsion	Behandlung
Linie				
zeigt eine Linie paravertebral neben der LWS	ziehende Schmerzen entlang der Wirbelsäule	Rumpfflexion, -extension oder -rotation eingeschränkt	lumbales Triggerband	Triggerbandtechnik
zeigt eine Linie oberhalb des Beckenkamms nach lateral zum Bein	ziehende Schmerzen im unteren Rücken	Rumpfflexion, -extension oder -rotation eingeschränkt	laterales Oberschenkeltriggerband (Becken und Hüfte, Kap. 17.1.1)	Triggerbandtechnik
zeigt einen Verlauf vom Beckenkamm nach posterior zum Bein	ziehende Schmerzen im unteren Rücken	Rumpfflexion oder -extension schmerzhaft	posteriores Oberschenkeltriggerband (Becken und Hüfte, Kap. 17.1.1)	Triggerbandtechnik
zeigt von der Flanke nach ventral Richtung Leiste	ziehende Schmerzen in Rücken und Leiste	Rumpfrotation und Seitneigung schmerzhaft	Flankentriggerband	Triggerbandtechnik
zeigt eine Linie quer zur LWS	Gefühl von Instabilität, Durchbrechgefühl	Bewegung kaum eingeschränkt, Rumpfflexion unangenehm, Kompression ist angenehm	Einfaltdistorsion LWS	Kompression, Kompressionsimpuls, Chair-Technik
Punkt				
drückt mit dem Daumen kräftig in die Flanke	dumpfe Schmerzen im gezeigten Areal	Schmerzverstärkung bei abdominellem Druck und Rotation und Seitneigung des Rumpfes	Flanken-HTP	HTP-Technik
drückt mit dem Daumen oberhalb vom Beckenkamm	dumpfe Schmerzen im gezeigten Areal	Bewegungseinschränkung und Provokation bei Rumpfflexion oder-extension	Belt-HTP	HTP-Technik
drückt mit mehreren Fingern kräftig ins Gesäß	dumpfe Schmerzen im Gesäß	Bewegungseinschränkung und Provokation bei Rumpfflexion oder -extension sowie Hüftflexion oder -extension	Bullseye-HTP (Becken und Hüfte, Kap. 17.1.2)	HTP-Technik (Becken und Hüfte, Kap. 17.1.2)
drückt mit einem Finger an einem Wirbel	punktueller Schmerz am gezeigten Wirbel	bestimmte Rumpfposition (Seitneigung und Rotation) ist schmerzauslösend	Kontinuumdistorsion	Kontinuumtechnik, Impulstechnik

► **Tab. 16.2** Fortsetzung.

Gestik	Anamnese	Untersuchung	Distorsion	Behandlung
Fläche				
legt die Faust oder den Handrücken über den unteren Rücken	Beschwerden bei Belastung, Instabilitätsgefühl	Bewegung kaum eingeschränkt, Rumpfextension unangenehm, Traktion ist angenehm	Entfaltdistorsion LWS	Chair-Technik mit Traktion, Scherentechnik aus Seitlage, Inversionsbehandlung
legt die Faust oder den Handrücken über den unteren Rücken	Beschwerden bei Entlastung (nachts), Instabilitätsgefühl	Bewegung kaum eingeschränkt, Rumpfflexion unangenehm, Kompression ist angenehm	Einfaltdistorsion LWS	Chair-Technik mit Kompression, Kompressionsimpuls
knetet oder wischt im Bereich des Brustkorbs, zeigt mit Daumen und Zeigefinger auf das Areal (C-Sign)	Parästhesien oder Krämpfe, zeitweise massive Schmerzen	Bewegung manchmal komplett frei, manchmal massiv eingeschränkt	Zylinderdistorsion	Squeegee-Technik, Pinch-Technik, Schröpfen, Kammtechnik
Weiteres				
stützt die Hände beidseitig auf den Beckenkamm, versucht selbst, den unteren Rücken zu mobilisieren	spricht von Steifigkeit des Rückens, hat das Gefühl, dass es mal knacken müsste	schmerzfreie Bewegungseinschränkung	tektonische Fixation	Chair-Technik mit transversalem Impuls, Lumbar Roll, Scherentechnik aus Rückenlage

16.2.1 Triggerbänder

Patienten mit Triggerbändern haben schmerzhafte Bewegungseinschränkungen und geben ziehende Schmerzen an. Die häufigsten Triggerbänder sind:

- laterales Oberschenkeltriggerband (Kap. 17.1.1)
- posteriores Oberschenkeltriggerband (Kap. 17.1.1)
- paravertebrales lumbales Triggerband
- Flankentriggerband

Sehr häufig sind das laterale und das posteriore Oberschenkeltriggerband. Sie verursachen Beschwerden in verschiedenen Regionen, besonders auch im unteren Rücken. Verlauf und Behandlung werden im Kap. 17 zu Becken und Hüfte beschrieben.

Paravertebrales lumbales Triggerband

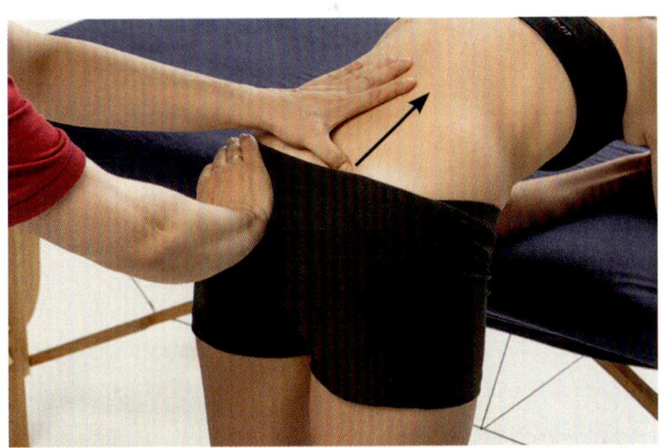

► **Abb. 16.28** Lumbales Triggerband, beginnt am Os coccygis.

Das paravertebrale lumbale Triggerband beginnt am Os coccygis, geht etwas lateral und dann wieder medial am Sakrum entlang. Dann verläuft es kranial neben der Wirbelsäule in etwa bis zum thorakolumbalen Übergang. Da es viele parallele Verläufe gibt, orientiert sich der Therapeut an den Angaben des Patienten.

Ausgangsstellung Patient: Stand, mit den Armen auf der Bank abgestützt

Der Therapeut beginnt direkt am Os coccygis (▸ **Abb. 16.28**) und folgt dem Verlauf nach lateral und dann medial um das Sakrum. Von dort geht es neben der Wirbelsäule bis ungefähr zum thorakolumbalen Übergang.

In seltenen Fällen scheint das Triggerband noch weiter nach kranial zu laufen. Theoretisch kann es auch ein durchgehendes Triggerband vom Os coccygis bis zum Processus mastoideus auf der gleichen Seite geben. Häufiger sieht man allerdings mehrere verschiedene paravertebrale Triggerbänder, die in Abschnitte unterteilt behandelt werden können.

Die Behandlung kann auch von kranial nach kaudal durchgeführt werden.

Flankentriggerband

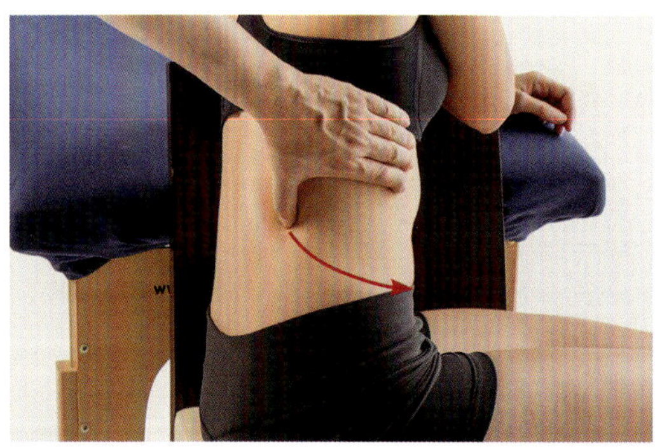

▸ **Abb. 16.29** Flankentriggerband.

Der Patient zeigt eine schmerzhafte Linie unterhalb der Rippen, die lateral und ventral verläuft und manchmal bis in die Leiste zieht. Typaldos hat dieses Triggerband häufig bei Beschwerden im Zusammenhang mit Nierenkoliken oder abdominellen Beschwerden gesehen (siehe Exkurs: Nierenkoliken, Kap. 16.2.2).

Ausgangsstellung Patient: Stand, Hände auf der Bank aufgestützt

Der Therapeut beginnt medial unterhalb der Rippen und verfolgt den Verlauf über die Seite nach lateral (▸ **Abb. 16.29**) bis zur Leiste. Für eine Verstärkung der Vorspannung kann der Patient den Rumpf gleichzeitig in eine kontralaterale Seitneigung und Rotation bewegen.

16.2.2 HTPs

Im unteren Rücken zeigen Patienten recht häufig HTPs. Das hat damit zu tun, dass bei gesteigertem abdominalem Druck das Gewebe dazu neigt, sich in Lücken vorzustülpen. Dies kann bei körperlicher Anstrengung passieren, z. B. beim Heben oder bei der aktiven Bauchpresse.

Der Patient gibt einen punktuell dumpfen Schmerz an und drückt mit dem Daumen oder mehreren Fingern stark auf das betroffene Areal. Manchmal kann er überhaupt nur in dieser Position stehen, da der Schmerz so stark ist. Patienten sprechen oft von Schmerzen wie bei einer Kolik.

Es gibt 2 typische Regionen:

- unterhalb der 12. Rippe: Flanken-HTP (oder Grynfelt-HTP)
- oberhalb des Beckenkamms: Belt-HTP (oder Petit-HTP)

Die Behandlung erfolgt jeweils mit der HTP-Technik. Die Durchführung ist im Vierfüßlerstand des Patienten besonders effektiv.

Ein weiterer sehr häufiger HTP, der mit Beschwerden im unteren Rücken assoziiert wird, ist der Bullseye-HTP (Kap. 17.1.2).

Flanken-HTP

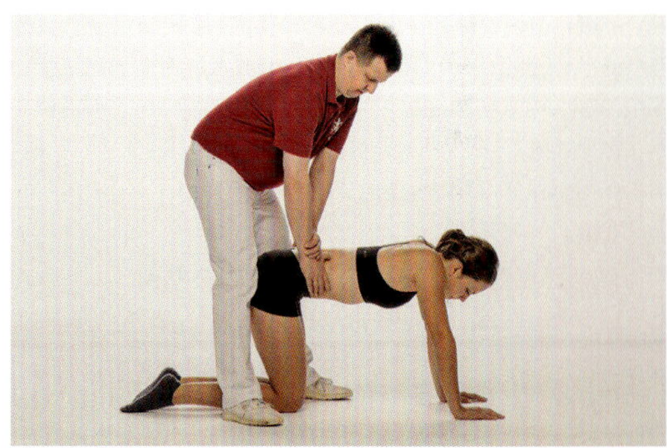

▸ **Abb. 16.30** Flanken-HTP.

Zur Lokalisation orientiert sich der Therapeut am lateralen Ende der 12. Rippe. Dort befindet sich eine anatomische Lücke, der Grynfelt-Raum, der besonders in der viszeralen Ostopathie von Bedeutung ist. Dort wird durch diesen Raum der Kontakt zur ventral liegenden Niere aufgesucht.

Ausgangsstellung Patient: Vierfüßlerstand auf der Matte (alternativ: Sitz an der Bank, Rumpf gebeugt, Arme aufgestützt)

Der Therapeut beugt sich über den Patienten und drückt auf den gezeigten schmerzhaften Punkt (► **Abb. 16.30**). Die Druckrichtung ist dabei ventral und etwas medial. Durch den Vierfüßlerstand wird mithilfe der Schwerkraft die Reposition erleichtert. Gleichzeitig kann der Patient durch die Seitneigung des Beckens bzw. eine Beckenkippung und -aufrichtung eine möglichst angenehme Position aufsuchen. Dabei wird die Lücke entspannt, und der Therapeut kann die Protrusion effektiver reponieren.

Exkurs

Nierenkoliken

Typaldos hat den Flanken-HTP immer wieder bei Patienten gesehen, die als Notfall wegen einer Nierenkolik im Krankenhaus erschienen sind. Unabhängig vom üblichen Prozedere, z. B. Infusion von Schmerzmitteln und Flüssigkeit zum Ausschwemmen der radiologisch nachgewiesenen Kristalle, kann der Zustand auch durch vorhandene Fasziendistorsionen erklärt werden.

Nach Typaldos werden von Patienten mit Nierenkolik 2 Typen von Distorsionen immer wieder gezeigt: HTPs und Triggerbänder, wobei die HTPs mit Abstand die häufigsten sind. Durch diese Distorsionen entsteht eine Einengung des Harnleiters, sodass kristalline Strukturen, die bei vielen Menschen über die Nieren ausgeschieden werden, zurückgehalten werden. Dadurch entsteht der so schmerzhafte Rückstau ([114], S. 115 f.). Durch die Behandlung der HTPs können sowohl die Schmerzen extrem reduziert als auch weitere notwendige Therapien leichter durchgeführt werden. Im besten Fall kann sich die Stauung sogar auflösen.

Anhand dieses Zusammenhangs wird anschaulich, dass gerade funktionelle Beschwerden durch Fasziendistorsionen hervorgerufen werden. Der Therapeut macht dabei nur das, was der Patient selbst auch macht: Er drückt auf den schmerzhaften Punkt.

Belt-HTP

Über dem Beckenkamm gibt es eine vom Knochen und von Muskeln begrenzte anatomische Lücke, das Trigonum lumbale inferius oder auch Petit-Dreieck. Sowohl hier als auch an weiteren Arealen oberhalb des Beckenkamms zeigen die Patienten die schmerzhaften Punkte.

Ausgangsstellung Patient: Vierfüßlerstand auf der Matte (alternativ: Sitz an der Bank, Rumpf gebeugt, Arme aufgestützt)

Der Therapeut steht über dem Patienten und drückt auf den gezeigten schmerzhaften Punkt; die Druckrichtung ist dabei ventral und etwas kaudal. Durch den Vierfüßlerstand wird mithilfe der Schwerkraft die Reposition erleichtert. Gleichzeitig kann der Patient durch Beckenbewegungen in verschiedene Richtungen eine möglichst angenehme Position aufsuchen. Dabei wird die Lücke entspannt, und der Therapeut kann die Protrusion effektiver reponieren.

16.2.3 Kontinuumdistorsionen

Kontinuumdistorsionen zeigen die Patienten an den Wirbelkörpern oder am Beckenkamm. Sie geben punktuelle Schmerzen in bestimmten Positionen an. Die Behandlung erfolgt mit der Kontinuum- oder Impulstechnik.

Die Erfahrung zeigt, dass am unteren Rücken und Beckenkamm gezielte Kraftimpulse oft erfolgreich eingesetzt werden können. Dies ist immer dann möglich, wenn eine iCD vorliegt. Besonders geeignet ist dafür die Scherentechnik, sowohl aus der Seitlage (Kap. 16.2.4) als auch aus Rückenlage (Kap. 16.2.6). Die kaudale Hand liegt dabei auf Höhe der SIPS (Spina iliaca posterior superior), der Impuls erfolgt in Verlängerung des Oberschenkels. Die Behandlung ist schmerzfrei.

16.2.4 Faltdistorsionen

Aufgrund verschiedenster Krafteinwirkungen kommt es im unteren Rücken oft zu Faltdistorsionen. Dabei ist es nicht selten, dass Patienten eine Kombination von Entfalt- und Einfaltdistorsionen angeben. Die Patienten legen den Handrücken oder die Faust auf die Wirbelsäule und sprechen von Beschwerden tief im Rücken:

- Wenn die Schmerzen mehr in Rumpfextension entstehen, liegt wahrscheinlich eine Entfaltung vor; hier ist die Traktion angenehmer.
- Lassen sich die Beschwerden in der Rumpfflexion provozieren, kann man von einer Einfaltung ausgehen; dann ist die Kompression angenehm.

Für die **Entfaltung** des unteren Rückens gibt es mehrere Möglichkeiten:
- Chair-Technik mit Traktion
- einfache Traktion mit Rotation
- Scherentechnik aus der Seitlage
- Inversionsbehandlung (gebeugt oder gestreckt)

Patienten, deren Beschwerden bei Belastung abnehmen, benötigen eine Kompression in den Rücken. **Einfaltdistorsionen** im unteren Rücken können bei Belastung durch die Schwerkraft des Rumpfes korrigiert werden. Patienten sollten auch angeleitet werden, die Kompressionsbelastung zu erhöhen, z. B. durch Tragen von Gewichten oder durch Trampolinspringen. Wenn die Schwerkraft nicht ausreicht, muss der Therapeut die Schwerkraft seines eigenen Körpers ausnutzen, um die Einfaltdistorsion wieder zu korrigieren.

Entfaltung des unteren Rückens mit der Chair-Technik

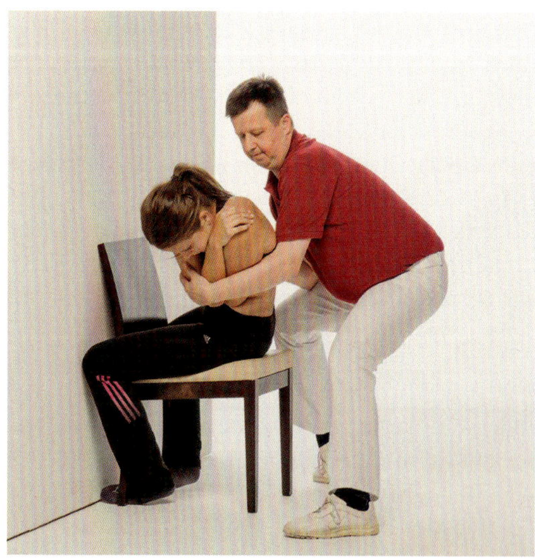

▸ **Abb. 16.31** uFD Chair-Technik lumbal, Entfaltung rechts.

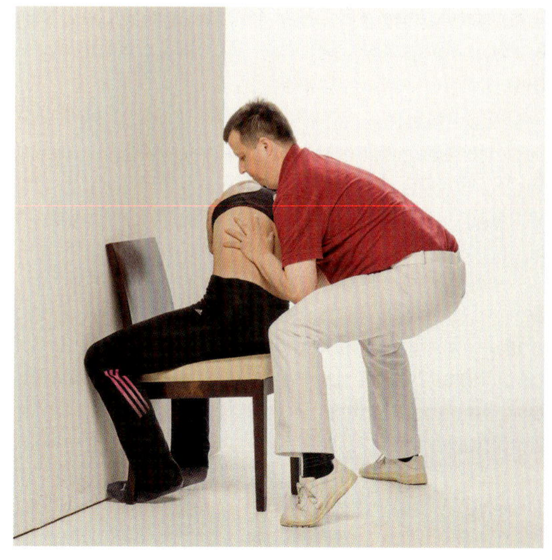

▸ **Abb. 16.32** uFD Chair-Technik lumbal, Entfaltung links.

Die Chair-Technik ist eine klassische Typaldos-Technik, die immer auf der gleichen Ausgangsposition basiert. Je nach Position und Kraftwirkung können unterschiedliche Fasziendistorsionen behandelt werden.

Bei der Entfaltung des unteren Rückens wird eine Rotation verbunden mit einer Traktion durchgeführt. Beschrieben wird die **Entfaltung auf der rechten Seite**.

Ausgangsstellung Patient: sitzt verkehrt herum auf dem Stuhl mit Blick Richtung Wand

Der Therapeut achtet darauf, dass der Patient beide Füße an den hinteren Stuhlbeinen einhakt. Die Knie sind im Kontakt mit der Wand. Der Patient verschränkt die Arme und greift mit der rechten Hand an die linke Schulter. Die linke Hand liegt unterhalb der rechten Schulter am Brustkorb. Er beugt sich nach vorne in Flexion.

Der Therapeut steht hinter dem Patienten und greift mit der linken Hand an dessen rechten Oberarm. Er zieht den Arm nach dorsal und positioniert so den Rumpf des Patienten in eine Seitneigung und Rotation nach links (▸ **Abb. 16.31**). Mit der rechten Hand hat er Kontakt lumbal rechts von der Wirbelsäule, Hand und Finger zeigen nach kranial. Mit dieser Hand erzeugt der Therapeut eine Vorspannung in Traktion nach kranial. Am Ende der Vorspannung folgt ein Traktionsimpuls. Ein deutliches Ploppgeräusch ist zu hören.

Entscheidend für den Effekt der Behandlung sind die Vorspannung und die Geschwindigkeit, mit der der Impuls ausgeführt wird.

Die Entfaltung kann – wenn nötig – auf beiden Seiten durchgeführt werden (▸ Abb. 16.32).

Alternative Durchführung ohne Rumpfbeugung

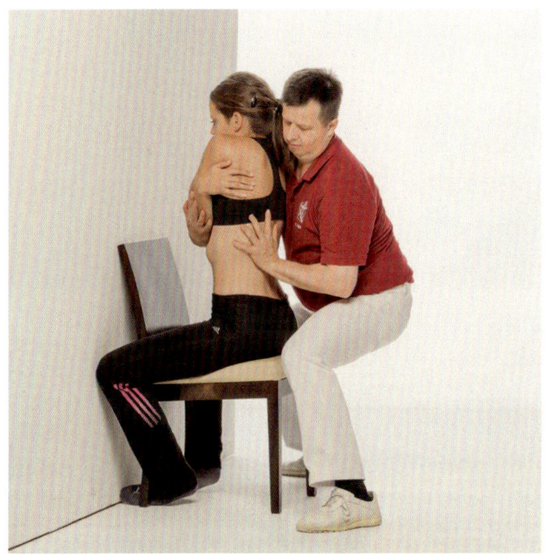

▸ **Abb. 16.33** uFD alternative Durchführung Traktion lumbal, Traktion in Neutralstellung.

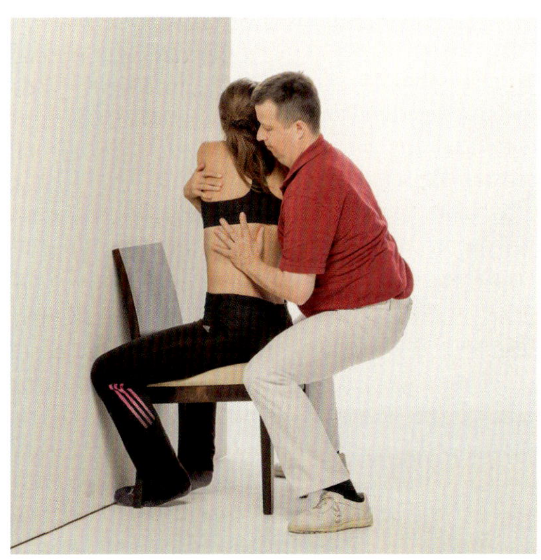

▸ **Abb. 16.34** uFD alternative Durchführung Traktion lumbal, Rotation nach rechts.

Manchmal kann sich ein Patient nicht beugen. In diesem Fall erfolgt die Behandlung nur durch Traktion und Rotation in der Neutralstellung. Beschrieben wird die **Entfaltung auf der linken Seite**.

Der Patient verschränkt die Arme und hält sich an seinen Schultern fest. Die Arme liegen dabei parallel, der linke liegt oben. Der Therapeut steht hinter dem Patienten und greift mit dem rechten Arm unter den Patientenarmen zur linken Schulter. Mit der linken Hand hat er Kontakt lumbal links von der Wirbelsäule, Hand und Finger zeigen nach kranial. Mit beiden Armen hebt er den Rumpf des Patienten in eine Traktion (▸ Abb. 16.33) und führt eine Rotation nach rechts durch (▸ Abb. 16.34). Es folgen mehrfach repetitive Traktionsimpulse. Die Entfaltung kann – wenn nötig – auf beiden Seiten durchgeführt werden.

Diese deutlich sanftere, aber für den Therapeuten anstrengende Technik ist auch geeignet bei Patienten mit einem symptomatischen Bandscheibenvorfall (Ischialgie, Kap. 16.2.7). Durch die Entfaltung wird die Spannung auf die paravertebrale Faszie vermindert.

Scherentechnik zur Entfaltung des unteren Rückens aus der Seitlage

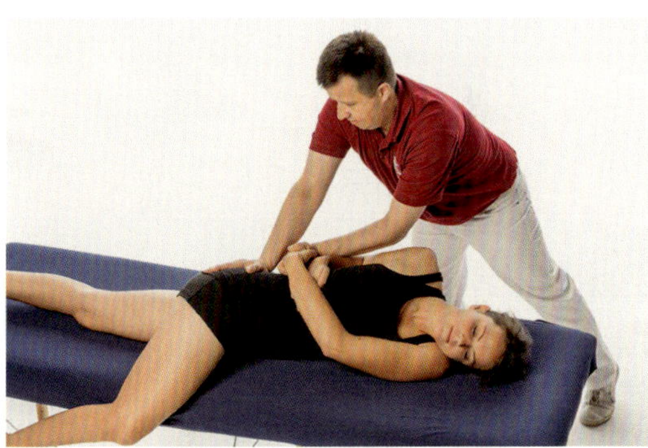

▸ **Abb. 16.35** uFD lumbal Scherentechnik, Impuls nach kaudal.

Die Scherentechnik ist eine klassische Technik im Sinne einer Gegenrotation von Becken und Thorax. Die Durchführung in Seitlage ist besonders gut geeignet zur Entfaltung im unteren Rücken sowie mit verändertem Kraftvektor zur Behandlung einer iCD am Beckenkamm (Kap. 16.2.3).

Ausgangsstellung Patient: Seitlage

Der oben liegende Arm des Patienten ruht entspannt auf dem Körper. Der Therapeut steht hinter dem Patienten und greift mit der gleichseitigen Hand die unten liegende Hand des Patienten. Er legt den Arm über den Rumpf und zieht die Hand nach posterior. Nun bringt der Therapeut das oben liegende Bein passiv in Flexion, sodass es über der Bankkante im Überhang liegt (▸ **Abb. 16.35**). Das Becken rotiert sich vom Therapeuten weg. Der Therapeut legt die kaudale Hand auf das Sakrum, wobei die Finger nach kaudal zeigen. Am Ende der Vorspannung erfolgt ein Traktionsimpuls von der kaudalen Hand.

Entfaltung des unteren Rückens in Inversion

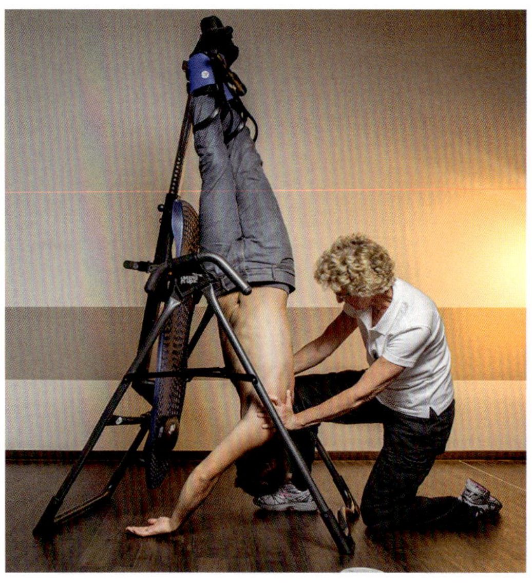

▸ **Abb. 16.36** Rücken in Inversion im Teeter, passive Rotation.

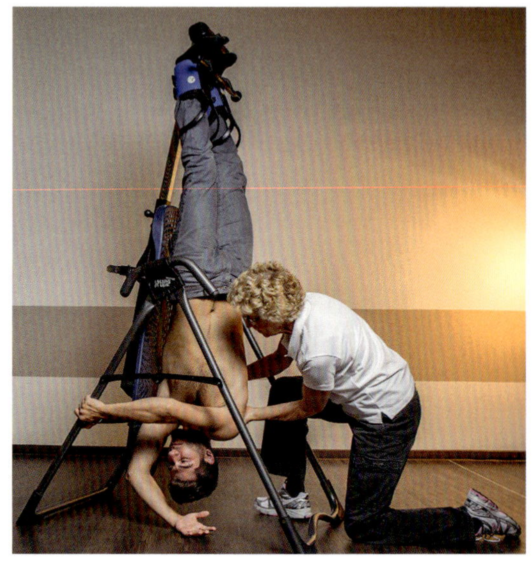

▸ **Abb. 16.37** Rücken in Inversion im Teeter, aktive Rotation.

Für die Entfaltung des unteren Rückens ist die Behandlung in Inversionsposition sehr gut geeignet. Der Patient wird in einem speziellen Inversionsgerät (hier ein Teeter) auf den Kopf gestellt. Die Traktion wird durch die Schwerkraft des Rumpfes erreicht. Es gibt eine Reihe von Geräten, bei denen der Patient in der gestreckten Position gedreht werden kann (▸ **Abb. 16.36**). Der Vorteil ist, dass sich der Patient in dieser Position selbständig mobilisieren kann; somit ist kein zusätzlicher Impuls nötig (▸ **Abb. 16.37**). Auch die Streckung in gebeugter Position kann hilfreich sein, da manchmal die Entfaltung gerade auch in einer Beugeposition entstanden sein kann (▸ **Abb. 16.9**, ▸ **Abb. 16.10**).

Typaldos empfiehlt diese Therapie besonders bei schon lange bestehenden Beschwerden aufgrund von Entfaltdistorsionen ([114], S. 45). Bei diesen Patienten reichen manchmal die Impulstechniken nicht aus.

Einfaltung des unteren Rückens mit der Chair-Technik

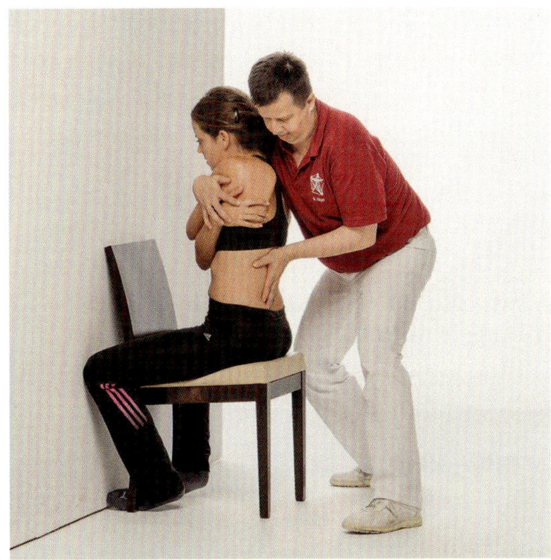

▶ **Abb. 16.38** rFD Chair-Technik lumbal, Kompression in Extension.

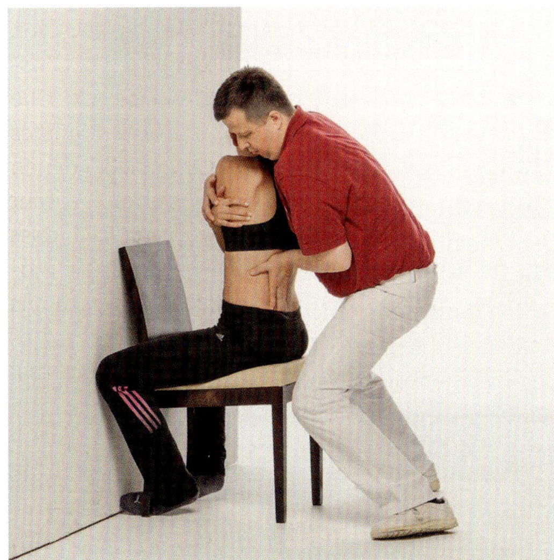

▶ **Abb. 16.39** rFD Chair-Technik lumbal, Rotation unter Kompression.

Bei der Einfaltung des unteren Rückens wird eine Rotation verbunden mit einer Kompression durchgeführt. Gut geeignet hierfür ist die Chair-Technik. Beschrieben wird die **Einfaltung auf der linken Seite**.

Ausgangsstellung Patient: sitzt verkehrt herum auf dem Stuhl mit Blick Richtung Wand

Der Therapeut achtet darauf, dass der Patient beide Füße an den hinteren Stuhlbeinen einhakt. Die Knie sind im Kontakt mit der Wand. Der Patient verschränkt die Arme und hält sich an seinen Schultern fest. Die Arme liegen dabei parallel, der linke liegt oben. Der Patient bleibt aufrecht sitzen.

Der Therapeut steht hinter dem Patienten und greift mit dem rechten Arm über die Unterarme des Patienten zu dessen linker Schulter. Dabei legt er sich mit seiner rechten Schulter auf die rechte Schulter des Patienten. Mit seinem rechten Arm und Rumpf führt er eine starke Kompression des Patientenrumpfes durch. Mit der linken Hand hat er Kontakt lumbal links von der Wirbelsäule; Hand und Finger zeigen nach kaudal. Mit dieser Hand verstärkt der Therapeut die Kompressionsvorspannung (▶ **Abb. 16.38**). Nun führt der Therapeut den Rumpf des Patienten unter Beibehaltung der Kompression in eine Rotation nach rechts (▶ **Abb. 16.39**). Die Bewegung ist schraubenartig. Am Ende der Vorspannung folgen mehrere repetitive Kompressionsimpulse. Dabei sind mehrere Klickgeräusche zu hören.

Entscheidend für den Effekt der Behandlung sind die Vorspannung und die Geschwindigkeit, mit der der Impuls ausgeführt wird.

Die Einfaltung kann – wenn nötig – auf beiden Seiten durchgeführt werden.

Alternative Durchführung mit verstärkter Kompression

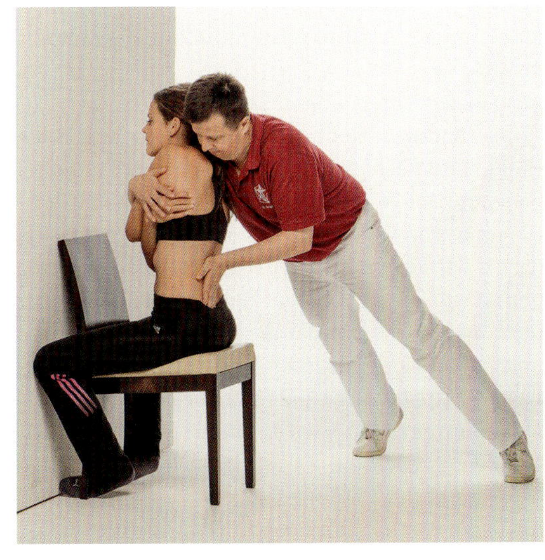

▶ **Abb. 16.40** rFD Kompression verstärkt, maximale Kompression durch das Körpergewicht.

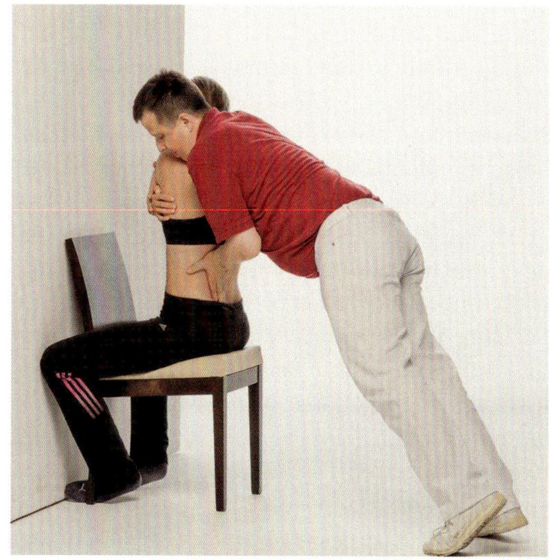

► **Abb. 16.41** rFD Kompression verstärkt, unter Kompression wird die Rotation durchgeführt.

Manchmal reicht die erzielte Kompressionswirkung noch nicht aus. Zur Verstärkung legt sich der Therapeut komplett auf die Schulter des Patienten und stellt beide Füße maximal vom Stuhl weg (► **Abb. 16.40**). Dann geht er kreisförmig um den Patienten herum und gibt am Ende mehrere kleine Impulse, indem er kurz die Füße springend vom Boden abhebt (► **Abb. 16.41**).

Einfaltung des unteren Rückens mit Kompressionsimpuls

Eine sanftere Variante ist der Kompressionsimpuls im Sitzen.

Ausgangsstellung Patient: Sitz

Der Therapeut steht hinter dem Patienten; beide Hände sind flächig auf den Schultern des Patienten platziert. Der Patient lehnt sich in aufrechter Position etwas an den Rumpf des Therapeuten an. Nun drückt der Therapeut über seine gestreckten Arme den Rumpf des Patienten zusammen und bringt über sein Körpergewicht die Kompression auf den unteren Rücken. In dieser Position ist ein zusätzlicher Kompressionsimpuls sinnvoll (► **Abb. 16.11**).

Die Kompression wird in unterschiedlichen Positionen wiederholt. Dabei lenkt der Therapeut den Rumpf des Patienten in verschiedene Rotations- und Seitneigungsrichtungen. Es sind mehrfach Klickgeräusche zu hören.

16.2.5 Zylinderdistorsionen

Zylinderdistorsionen erzeugen oft massive Schmerzen und Bewegungseinschränkungen im unteren Rücken. Patienten kneten das Gewebe oder wischen flächig darüber. Häufig markieren sie beidseits mit Daumen und Zeigefinger von medial nach lateral die betroffene Fläche. Diese Gestik wird C-Sign genannt, weil Daumen und Zeigefinger dabei die Form des Buchstaben C einnehmen.

Manuelle Behandlungen für Zylinderdistorsionen am unteren Rücken

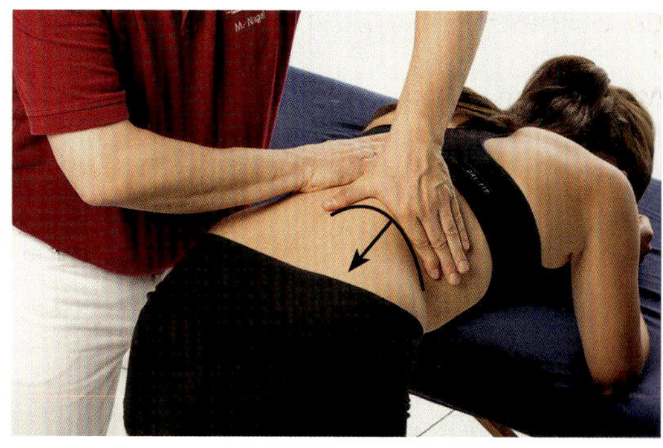

► **Abb. 16.42** Zylinderdistorsion Squeegee lumbal.

Mit der Squeegee-Technik können sehr gut große Flächen intensiv behandelt werden (► **Abb. 16.42**). Die Durchführung erfolgt meist von kranial nach kaudal.

Sind die Beschwerden extrem, ist es sinnvoll, am Anfang nur mit der Doppeldaumentechnik zu arbeiten, da ansonsten der Therapiereiz zu stark wäre. Auch wenn dies für große Flächen zeitintensiv ist, sollte man im Sinne des Patienten diese Variante wählen. Der Patient spürt sofort eine Erleichterung.

Die Pinch-Technik kann an allen Arealen angewandt werden. Dabei hält der Therapeut mit den Händen eine Gewebefalte fest und und fordert den Patienten auf, sich zu bewegen.

Nichtmanuelle Behandlungen für Zylinderdistorsionen am unteren Rücken

Schröpfen mit Bewegung

Am betroffenen Areal werden mehrere Schröpfköpfe aufgebracht. Der Patient muss nun seinen Körper in verschiedene Richtungen bewegen, damit sich die Zylinderfaszie entheddern kann. Nach ca. 30 s werden die Schröpfköpfe umplatziert und der Patient bewegt sich wieder. Dies kann der Patient auch als Eigentherapie zu Hause durchführen (Kap. 10.3.3).

Kammtechnik

Die Kammtechnik wurde von Typaldos für die adhäsiven Zylinder verwendet. Bei diesen Patienten sind sowohl Triggerbandtechniken zur Adhäsiolyse als auch eine Zylinderbehandlung notwendig. Mit dem Kamm wird die Zylinderfaszie entheddert und gleichzeitig darunterliegende Adhäsionen im Gewebe gelöst (Kap. 10.3.3).

Nadelreizmatte

Mit der Nadelreizmatte erhält der Patient eine weitere Möglichkeit zur Eigenbehandlung. Der Patient legt sich für eine gewisse Zeit auf die Matte, und es entsteht ein Gewebezug auf die Zylinderfaszie. Dadurch kann sich diese wieder besser organisieren und regenerieren (Kap. 10.3.3).

16.2.6 Tektonische Fixation

Häufig fühlen sich Patienten im unteren Rücken unbeweglich. Sie sprechen von einer Steifigkeit und haben das Gefühl, dass es „mal knacken" muss. Hier liegt eine tektonische Fixation vor.

Die meisten Behandlungen werden mit Impulsen durchgeführt. Hierfür sind viele osteopathische und chiropraktische Techniken geeignet. Im FDM sind dies folgende Techniken:

- Chair-Technik mit Rotationsimpuls
- Scherentechnik aus Rückenlage
- Lumbar Roll

Als nichtmanuelle Technik ist der Plunger gut geeignet.

Chair-Technik zur Impulsmobilisation über Rotation

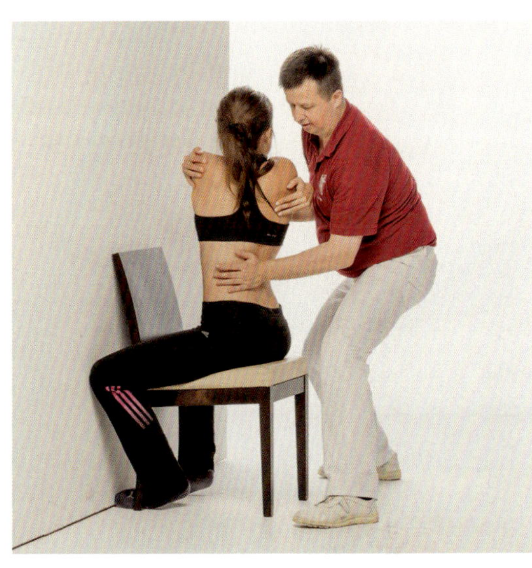

▶ **Abb. 16.43** Tektonische Fixation Chair-Technik lumbal, Rotation nach rechts.

Bei der Behandlung der tektonischen Fixation am unteren Rücken wird eine Rotation zur Mobilisation durchgeführt. Hierfür gut geeignet ist die Chair-Technik. Beschrieben wird die **Mobilisation in Rotation nach rechts**.

Ausgangsstellung Patient: sitzt verkehrt herum auf dem Stuhl mit Blick Richtung Wand

Der Therapeut achtet darauf, dass der Patient beide Füße an den hinteren Stuhlbeinen einhakt. Der Patient bleibt während der ganzen Behandlung in einer neutralen aufrechten Position. Er verschränkt die Arme und hält sich an seinen Schultern fest.

Der Therapeut steht schräg rechts hinter dem Patienten und greift mit dem rechten Arm unter den Ellenbogen durch zur linken Schulter. Dann führt er den Rumpf in eine Rotation (▶ **Abb. 16.43**). Mit der linken Hand hat er Kontakt lumbal links von der Wirbelsäule, die Finger zeigen nach lateral. Am Ende der Rotation führen beide Hände gleichzeitig einen Impuls in Rotationsrichtung aus.

Entscheidend für den Effekt der Behandlung ist die Geschwindigkeit, mit der der Impuls ausgeführt wird.

Diese Mobilisation wird meist in beide Richtungen durchgeführt.

Scherentechnik aus Rückenlage

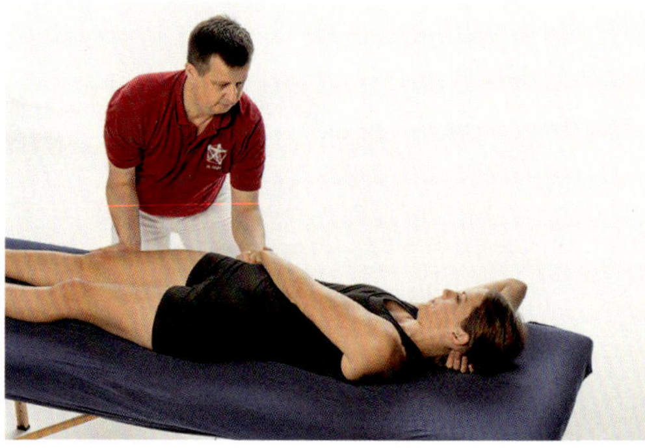

► **Abb. 16.44** Tektonische Fixation Scherentechnik (Rückenlage), Fixation Rumpf.

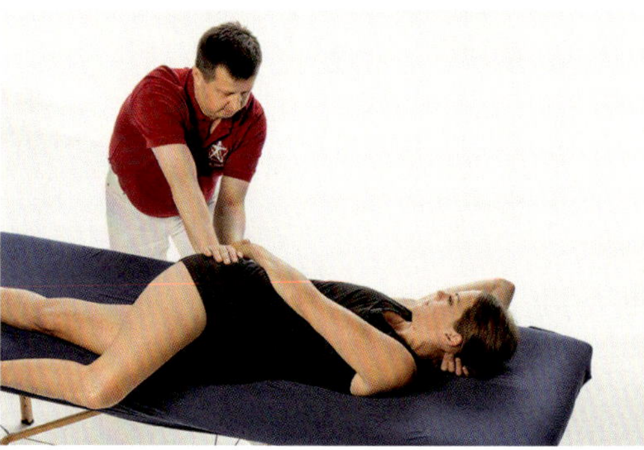

► **Abb. 16.45** Tektonische Fixation Scherentechnik (Rückenlage), Gegenrotation Becken.

Ähnlich wie bei der Scherentechnik in Seitlage werden bei dieser Behandlung Becken und Thorax im Sinne einer Gegenrotation gegeneinander mobilisiert. Die Durchführung in Rückenlage ist besonders gut geeignet zur Lösung einer Tektonik im unteren Rücken sowie mit verändertem Kraftvektor zur Behandlung einer iCD am Beckenkamm (Kap. 16.2.3).

Ausgangsstellung Patient: Rückenlage

Der Therapeut steht seitlich neben dem Patienten auf Höhe des Beckens. Der Patient legt seine therapeutennahe Hand unter den Kopf. Der Blick des Patienten bleibt immer deckenwärts gerichtet. Der Therapeut greift mit seiner proximalen Hand die gegenüberliegende Hand des Patienten und legt den Arm über dessen Rumpf. Die Hand kommt in der Leistenregion zu liegen; so wird der Rumpf fixiert (► **Abb. 16.44**).

Nun greift der Therapeut mit der distalen Hand das ihm nahe liegende Bein des Patienten und rotiert Bein und Becken von sich weg, bis das Bein im Überhang liegt. Dadurch entsteht die notwendige Vorspannung. Die distale Hand nimmt nun an der oben liegenden SIPS Kontakt auf, die Finger liegen parallel zum Becken. Der Impuls erfolgt von der distalen Hand in transversaler Rotation (► **Abb. 16.45**).

Bei der Durchführung ist Folgendes zu beachten:

- Der Kopf des Patienten darf nicht mitrotieren. Der Rumpf bleibt fixiert, kann aber je nach Bewegungsausmaß der Rotation des Beckens etwas folgen.
- Der Impuls folgt sofort nach Einstellung der Vorspannung. Dadurch wird die Drehung des Beckens ausgenutzt.

Lumbar Roll

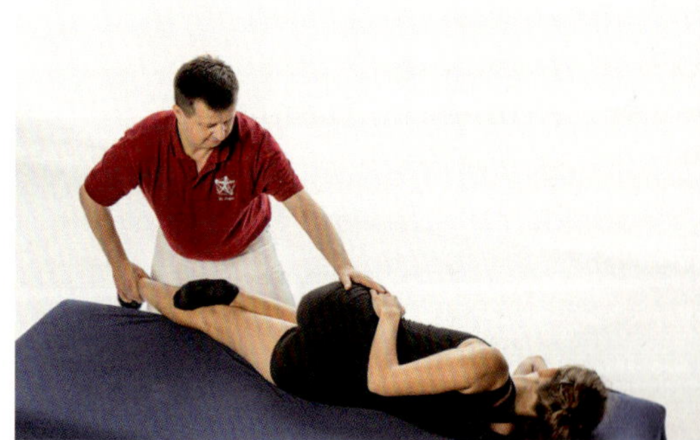

► **Abb. 16.46** Tektonische Fixation Lumbar Roll, unteres Bein in Streckung.

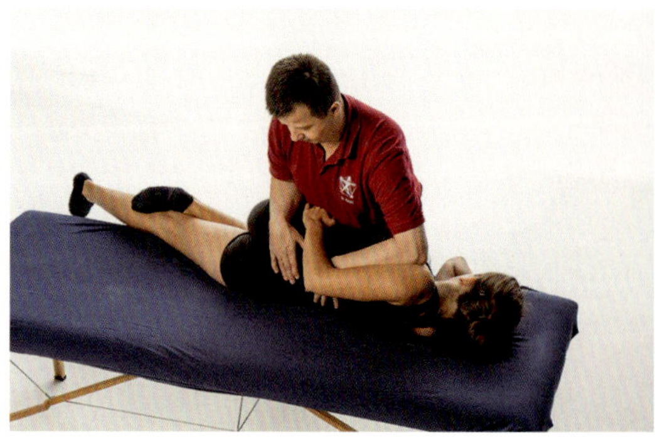

► **Abb. 16.47** Tektonische Fixation Lumbar Roll, Rumpf und Becken in Gegenrotation.

Die Lumbar Roll ist eine ostopathische oder chiropraktische Technik zur Mobilisation des unteren Rückens. Entgegen der üblicherweise recht komplexen Positionierung eines speziellen Segments, wie sie in der Osteopathie häufig vorgenommen wird, ist die Durchführung im Sinne einer tektonischen Mobilisation deutlich einfacher.

Ausgangsstellung Patient: Seitlage

Der Patient legt den Kopf auf die Hand des unten liegenden Arms. Der Therapeut steht in leichter Schrittstellung vor dem Patienten auf Höhe des Bauches, etwas zum Kopf des Patienten gewendet. Er bringt das unten liegende Bein des Patienten in Streckung und das oben liegende Bein in Beugung, sodass der Fuß in der Kniekehle des unten liegenden Beins zu liegen kommt (▶ **Abb. 16.46**).

Die oben liegende Schulter wird etwas in Extension gebracht, die Hand bleibt auf dem Thorax liegen. Mit dem proximalen Unterarm nimmt der Therapeut nun Kontakt an der Pektoralregion auf und rotiert den Rumpf etwas von sich weg. Der distale Unterarm liegt am Becken flächig auf dem Gesäßmuskel und führt eine Beckenrotation zum Therapeuten hin durch (▶ **Abb. 16.47**). Am Ende der Gegenrotation erfolgt ein Impuls.

Bei der Durchführung ist Folgendes zu beachten:

- Der Druck an der Pektoralregion sollte flächig und nicht schmerzhaft sein.
- Der Impuls folgt sofort nach Einstellung der Vorspannung. Dadurch wird die Drehung des Beckens ausgenutzt.
- Es ist sinnvoll, dass sich der Therapeut etwas über den Patienten beugt und für Vorspannung und Impuls sein Körpergewicht ausnutzt.

Nichtmanuelle Behandlung mit dem Plunger

Mit dem Plunger wird Flüssigkeit im Gewebe mobilisiert. Zu diesem Zweck legt sich der Patient am besten in Bauchlage auf die Bank oder eine Matte. Der Therapeut legt den Plunger flächig auf den unteren Rücken, erzeugt einen Unterdruck und zieht damit Gewebsflüssigkeit zwischen die glatten Faszien. Dieser Vorgang wird mehrfach an verschiedenen Stellen des Rückens wiederholt.

16.2.7 Medizinische Diagnosen

Ischialgie und Pseudo-Ischialgie

Schmerzen im Bereich des N. ischiadicus werden auch als Ischalgie bezeichnet. Im schulmedizinischen Kontext werden die Beschwerden im Allgemeinen auf eine Reizung des Nervs zurückgeführt. Typisch sind dabei ziehende Schmerzen im hinteren Oberschenkel.

Typaldos unterscheidet zwischen einer richtigen Ischialgie (true sciatica) und einer Pseudo-Ischialgie (pseudo-sciatica, [114], S. 90 ff.).

Ischialgie

Eine richtige Ischialgie ist selten und entsteht durch eine Nervenkompression. Es kommt dabei zu plötzlichen Schmerzen wie durch einen Stromschlag; die Symptome sind reproduzierbar (positiver Lasègue-Test).

Bei diesen Patienten entsteht durch Triggerbänder und Entfaltdistorsionen in der paravertebralen Faszie eine Zugkraft auf die Bandscheibe, die zu einem Prolaps führt, der wiederum auf den Nerv drückt. Je nach Zustand können durch die Zurückführung der Fasziendistorsionen die Beschwerden deutlich vermindert werden. Die Parästhesien werden dabei mit Zylindertechniken behandelt.

Bei stark ausgeprägtem Myotom und Dermatomspezifischen Ausfallerscheinungen sollte jedoch ein operatives Vorgehen immer in Betracht gezogen werden.

Pseudo-Ischialgie

In den meisten Fällen handelt es sich allerdings um eine Pseudo-Ischialgie. Auch diese Patienten haben Schmerzen im Versorgungsgebiet des N. ischiadicus, zeigen aber klar Fasziendistorsionen, die schnell und effektiv behandelt werden können.

Typisch sind Triggerbänder vom Rücken in den Oberschenkel; nicht selten sind sie schon chronisch, d. h., sie haben Adhäsionen. Zu behandeln sind auch Faltdistorsionen, Zylinderdistorsionen und tektonische Fixationen. Bei schon lange bestehenden Beschwerden empfiehlt Typaldos auch die Inversionstherapie. Oft ist die Behandlung des gesamten Beins notwendig. Dabei sollten die Beschwerden von Behandlung zu Behandlung abnehmen.

Exkurs
Bandscheibenvorfall

Die Diagnose Bandscheibenvorfall beruht primär auf bildgebenden Verfahren. Wie erwähnt (vgl. Einleitung und Exkurs: Kausalität in der Medizin, Kap. 2.6.4) kann jedoch die Bildgebung in der medizinischen Diagnostik zu falschen Schlussfolgerungen führen. Studien zufolge haben Menschen mit einem radiologisch nachgewiesenen Bandscheibenvorfall nicht automatisch Beschwerden (vgl. [11], [43]). Dies gilt auch umgekehrt: Menschen mit solchen Beschwerden haben oft keinen Bandscheibenvorfall; vielmehr gehen chronische nichtspezifische Rückenschmerzen mit hoher Wahrscheinlichkeit auf Mikroverletzungen in der thorakolumbalen Faszie zurück ([36], S. 73; Kap. 4.2.3). Eine Kausalität zwischen den Beschwerden und einem Bandscheibenvorfall besteht jedenfalls nicht.

Jedoch wird die Diagnose „Bandscheibenvorfall" offenbar immer noch (zu) schnell gestellt. Für die betroffenen Patienten hat eine solche Diagnose Folgen: Denn dieser Begriff hat sich durch die häufige Verwendung in der öffentlichen Kommunikation mit einem solchen Bedeutungsfeld angereichert, dass er heute weitaus mehr umfasst als „nur" Rückenschmerzen; er umfasst auch bestimmte Verhaltensregeln und gibt eine (in der Regel schlechte) Prognose. Selbst wenn viele Patienten froh sind, für ihre Schmerzen überhaupt eine Diagnose erhalten zu haben: Meist ändert sich daraufhin ihr Leben.

In meiner Praxis erlebe ich, dass die Patienten mit einer solchen Diagnose äußerst individuell umgehen. Für viele stellt diese vermeintliche Tatsache eine Wende in ihrem Leben dar, weil man ihnen nahelegt, bestimmte alltägliche Dinge nicht mehr zu tun, die angeblich gefährlich sein könnten. Sie beginnen dann, ihr Leben danach auszurichten: Sie betreiben nicht mehr den Sport, an dem sie Spaß haben, und müssen mit der Gewissheit leben, dass eine Körperstruktur scheinbar irreparabel geschädigt ist.

Es ist zu hoffen, dass in der Medizin, speziell der Orthopädie, ein Umdenken einsetzt. Da in den meisten Fällen eine neurologische Problematik durch einfache klinische Tests ausgeschlossen werden kann, sollten Bilder höchstens bei Unklarheiten, nicht aber routinemäßig angefertigt werden, so wie dies die aktuellen Clinical Guidelines des American College of Physicians und der American Pain Society für unspezifische Rückenschmerzen bereits empfehlen (siehe Exkurs: Kausalität in der Medizin, Kap. 2.6.4).

Spondylolisthesis

Auch die Diagnose Spondylolisthesis, umgangssprachlich auch Wirbelgleiten genannt, ist meist ein radiologischer Zufallsbefund und hat – ähnlich wie beim Bandscheibenvorfall – nur selten etwas mit den Beschwerden des Patienten zu tun. Es gibt keine klare Ursache; meist wird ein Verschleißprozess vermutet. Eine kausale Therapie existiert nicht. Bei gravierenden Problemen (die sehr selten sind) wird eine Operation durchgeführt mit der Idee, eine weitere Verschiebung der Wirbelkörper zu verhindern. Die Ergebnisse dieses Eingriffs sind problematisch, weil fast immer ein Bewegungsverbot ausgesprochen wird. Nicht selten werden auch Strukturen verletzt, sodass viele Patienten hinterher mehr Beschwerden haben als vorher.

Auch in diesem Fall ist eine Behandlung nach dem FDM sehr gut möglich. Sie setzt direkt an den Beschwerden des Patienten an: Dieser zeigt und beschreibt den Ort und die Stärke der Schmerzen. Der Therapeut nimmt dies als Anhaltspunkt für die Bestimmung der vorliegenden Fasziendistorsionen und setzt dort mit seiner Behandlung an. In der ständigen Kommunikation mit dem Patienten überprüft er, ob er mit seiner Annahme richtig lag und ob die Behandlung erfolgreich war.

Spinale Stenose

Patienten mit einer spinalen Stenose haben typische Beschwerden im unteren Rücken, besonders in der Extension. Die Patienten stehen deshalb oft leicht nach vorne gebeugt, um die Strukturen zu entlasten. Radiologisch wird meist ein degenerativer Prozess festgestellt, dessen Ursache in der Belastung durch den aufrechten Gang des Menschen gesehen wird.

Typaldos erkannte, dass die Patienten in der Flexionsposition entfaltet werden müssen ([114], S. 90). Diese Entfaltung muss mehrfach durchgeführt werden; dies kann sowohl mit der Chair-Technik als auch in der Inversion erreicht werden. Parallel sind fast immer auch Triggerbänder vorhanden. Die Behandlung sollte anfangs intensiv durchgeführt werden, eventuell sogar 2- bis 3-mal die Woche. Nach einigen Behandlungen verringern sich die Beschwerden in der Regel deutlich.

Aus Sicht des FDM werden die Beschwerden wie folgt erklärt: Die Faltfaszie hat die Möglichkeit verloren, in die Kompression zu gelangen. Dadurch ist die Extension so unangenehm. In dem Moment, wo die Patienten entfaltet werden, wird die Kompression wieder ermöglicht. Die Diagnose einer spinalen Stenose hat keine Relevanz, wenn die Funktion wieder komplett hergestellt wurde.

Hexenschuss

Der sog. Hexenschuss entsteht ganz plötzlich und fixiert den Patienten meist in einer Beugeposition des Rumpfes. In der Anamnese beschreiben die Patienten, dass diese Situation in Abständen immer wieder entsteht. Auslöser können kleine Bewegungen mit geringer Belastung sein (z. B. das Beugen über das Waschbecken beim Zähneputzen) oder auch größere Antrengungen (z. B. das Anheben eines schweren Gegenstandes).

Alle diese Patienten zeigen deutlich Fasziendistorsionen. 2 typische Verläufe werden immer wieder beschrieben:

- eher flächige Beschwerden wie bei einer Zylinderdistorsion
- eher punktuelle Beschwerden wie beim HTP

Beide Distorsionen können einander bedingen: Die Protrusion des Gewebes (HTP) kann die Zylinderfaszie fixieren und dadurch deren Funktion beeinträchtigen. Unter Belastung kommt es dann zur Verhedderung der Zylinderfaszie und zu den plötzlichen massiven Beschwerden.

Nicht selten haben die Patienten auch Triggerbänder und häufig damit verbundene Adhäsionen. Diese beeinflussen wiederum die Elastizität der Zylinderfaszie. Die massiven Beschwerden können durch die Behandlung der Fasziendistorsionen anhaltend verringert werden.

Patientenbeispiel

Herr H (54), massive Rückenschmerzen und diffuse Parästhesien

Anamnese: Herr H (Geschäftsführer eines mittelständischen Unternehmens) hat immer stärker werdende Rückenschmerzen, sodass er zuletzt weder stehen noch gehen oder sitzen kann. Die Schmerzen sind nur in Seitlage rechts mit leicht adduziertem und angewinkeltem linkem Bein zu ertragen.
Begonnen hatte das Ganze vor 3 Wochen nach einer sportlichen Aktivität mit einem leichten Hexenschuss. Hierfür bekam er von einem Orthopäden 2 Spritzen, die allerdings keine Wirkung zeigten. Im Gegenteil: Die Beschwerden nahmen immer weiter zu. Er ließ sich von einem Masseur kräftig massieren, wonach die Beschwerden eher schlimmer wurden. Die Ärzte ordneten eine MRT an, die komplett ohne Befund war. Als Diagnose sprachen die Ärzte von leichter Degeneration, einer Skoliose und einem Problem im Iliosakralgelenk (ISG).
Nach über 2 Wochen ließ sich Herr H aufgrund der massiven Beschwerden, die inzwischen auch ins linke Bein ausstrahlten, ins Krankenhaus einweisen. Dort behandelt man ihn im Rahmen einer PRT (periradikuläre Therapie) mit Spritzen und verabreichte ihm Schmerzmittel über Infusion. Nach der 1. Spritze traten für einige Stunden kurzfristig Verbesserungen ein; die 2. Spritze brachte keinen Erfolg. Die Schmerzmedikation liegt aktuell bei Ibuprofen 600 (NSAR) dreimal täglich, Targin (Opioid) morgens und abends und zusätzlich Tilidin (Opioid) abends. Auf eigene Verantwortung hat er das Krankenhaus verlassen, um meine Praxis aufzusuchen.

1. Behandlungstermin

Untersuchung: Herr H kann nur 20 m gehen und muss sich danach sofort hinlegen. Er spricht von ziehenden Schmerzen im hinteren Oberschenkel, von Schmerzen im ganzen Rücken und von Taubheit im linken Knie, die in den Rücken zieht.
Gestik: Herr H drückt mit den Fingern in sein linkes Gesäß und wischt flächig am Oberschenkel.
Ziel: beschwerdefrei gehen und stehen können, 1 h schmerzfrei sitzen
Behandlung: Die gesamte Behandlung fand in Seitlage rechts statt:

- HTP-Technik am Bullseye-HTP links
- Triggerbandtechnik am posterioren und lateralen Oberschenkel links
- Zylinderbehandlung mit der Squeegee-Technik am linken Oberschenkel in mehreren Bahnen

Am Ende der Behandlung kläre ich Herrn H über meine Diagnosen auf und erkläre ihm, dass ich nichts Gefährliches sehe. Allerdings möchte ich ihn direkt am nächsten Tag wiedersehen, um die Distorsionen weiter behandeln zu können. Ich fordere ihn auch auf, sich so weit wie möglich zu bewegen, damit die Faszien sinnvolle Informationen für ihre Reparatur bekommen.

▼

2. Behandlungstermin (am nächsten Tag)

Die Beweglichkeit ist etwas besser, aber Herr H gibt weiterhin starke Schmerzen an. Er konnte morgens früh beim Duschen länger stehen, er hatte am Abend zuvor das Krankenhaus verlassen. Er beginnt, die Schmerzmittel zu reduzieren.

Die Behandlung entspricht im Vorgehen der 1. Behandlung; zusätzlich werden noch Zylinderdistorsionen im unteren Rücken mit dem Kamm behandelt.

3. Behandlungstermin (3 Tage später)

Die Beschwerden lassen nach. Herr H hat die Schmerzmittel weiter reduziert. Er kann etwas länger stehen und gehen; das Sitzen ist bis zu 1 h wieder möglich.

Behandlung: Die Behandlung erfolgt im vorne aufgestützten Stand:

- HTP-Technik am Bullseye-HTP links
- Triggerbandtechnik am unteren Rücken beidseits sowie am posterioren und lateralen Oberschenkel links
- Zylinderbehandlung intensiv mit dem Kamm am unteren Rücken und der Squeegee-Technik am linken Oberschenkel

4. Behandlungstermin (weitere 4 Tage später)

Alles wird besser: Das Sitzen geht fast problemlos, auch das Stehen ist gut. Das Gehen über längere Strecken ist noch am meisten spürbar, aber inzwischen mehr im linken Unterschenkel. Dabei wischt Herr H flächig über seine Wade. Die Medikamente hat er komplett abgesetzt.

Die Behandlung erfolgt wie bei der 3. Behandlung, wobei zusätzlich die Zylinderdistorsion an der Wade mit der Squeegee-Technik behandelt wird.

Weiterer Verlauf: Herr H kommt zu 5 weiteren Terminen, wobei der Abstand zwischen den Behandlungen am Ende bei jeweils 14 Tagen liegt und die Ziele sich an den sportlichen Aktivitäten (Joggen, Mountainbikefahren) ausrichten. Die ersten Ziele (siehe oben) waren im Prinzip nach 1 Woche erreicht.

Hypothese: Ursächlich können der Bullseye-HTP und/oder Zylinderdistorsionen im unteren Rücken die Beschwerden verursacht haben. Diese beiden Fasziendistorsionen können sich auch gegenseitig verstärken.

▼

▼

Es ist denkbar, dass sowohl die Schmerzspritzen des Orthopäden als auch die kräftige Massage die Zylinderdistorsion so weit verstärkt haben, dass Herr H keine schmerzfreie Position mehr finden konnte. Das Wichtigste in der Therapie ist, den Teufelskreis zwischen Schonung und Verstärkung der Beschwerden zu durchbrechen und den Patienten wieder zu leichter adäquater Bewegung zu motivieren.

16.3 Bauch

Bauchschmerzen sind wahrscheinlich die allgemeinsten Beschwerden, die ein Mensch überhaupt angeben kann. Der Ausspruch: „Das bereitet mir Bauchschmerzen“, deutet darauf hin, dass sie oft unspezifisch sind und auf keine eindeutige Ursache zurückgeführt werden können. So gut wie jeder Mensch hat vereinzelt Bauchschmerzen; die meisten verschwinden von selbst wieder, weil sich der Körper repariert. Da der Verdauungstrakt als das größte immunologische Organ betrachtet werden kann, wird es bei Infektionen jeglicher Art aktiv und kann dabei vorübergehend in Mitleidenschaft gezogen werden.

Typaldos hatte in seiner Arbeit in der Notfallaufnahme auch Erfahrungen mit Patienten gesammelt, die mit massivsten, zum Teil lebensbedrohlichen abdominellen Beschwerden die Klinik aufgesucht haben. Unabhängig von der klinischen Diagnose und Therapie erkannte er, dass auch hier die Fasziendistorsionen einen entscheidenden Anteil an den Beschwerden der Patienten haben. Da alle Organe von Faszie umhüllt und durch Faszie gehalten werden, treten am Bauch die gleichen Distorsionen auf und können bei Bedarf und unter strenger Abwägung einer eventuell erforderlichen chirurgischen Versorgung auch behandelt werden.

Die letzte Auflage seines Buches aus dem Jahr 2002 enthält etliche dieser Beschreibungen: So beschreibt er die Behandlung bei Nieren- oder Gallenkoliken ([114], S. 115–118), bei Pankreatitis ([114], S. 119) und Appendizitis ([114], S. 279). Diese Ideen sind deshalb so hilfreich, weil jeder Therapeut für sich selbst und auch für die Patienten plausibel argumentieren kann, dass die primäre Ursache von Schmerzen Fasziendistorsionen sind.

Cave

Vor jeder FDM-Behandlung am Bauchraum müssen differenzialdiagnostische Überlegungen angestellt werden. Es muss sichergestellt sein, dass dem Patienten im Bedarfsfall eine lebensrettende medizinische Therapie nicht verwehrt bleibt. Dies ist besonders dann der Fall, wenn der Patient ohne vorherige Konsultation eines anderen Arztes mit einem akuten Abdomen die FDM-Praxis aufsucht. Typaldos wies mit Nachdruck darauf hin, dass z. B. bei einer Kolik die Behandlung der Fasziendistorsionen die Beschwerden deutlich vermindern kann, weitere medizinische Untersuchungen oder eine chirurgische Intervention jedoch nur ergänzen, nicht ersetzen kann. Damit der Therapeut hier eine sichere Entscheidung treffen kann, sind fundierte medizinische Kenntnisse erforderlich.

Im Prinzip beschreiben die Patienten ihre Beschwerden im Bauch genauso wie überall am Körper: Sie zeigen Linien und Punkte, sprechen von brennenden oder dumpfen Schmerzen; manchmal gibt es schmerzauslösende Positionen oder Bewegungen.

Auf Basis dieser Informationen werden die einzelnen Fasziendistorsionen diagnostiziert und behandelt.

Eine Übersicht zur Gestik, Anamnese, Untersuchung, Distorsion und Behandlung bei Beschwerden im Bauchbereich bietet die ▶ **Tab. 16.3**.

▶ **Tab. 16.3** Übersicht: Bauch.

Gestik	Anamnese	Untersuchung	Distorsion	Behandlung
Linie				
zeigt eine Linie unterhalb der Rippen	ziehende Schmerzen unterhalb der Rippen	Rumpfflexion, -extension oder -rotation eingeschränkt	subkostales Triggerband	Triggerbandtechnik
zeigt längs über den Bauch im Verlauf des M. rectus abdominis	ziehende Schmerzen längs über dem Bauch	Rumpfflexion oder -extension schmerzhaft	Triggerband	Triggerbandtechnik
zeigt eine Linie quer im Verlauf zum kleinen Becken	ziehende Schmerzen im Unterbauch	manchmal schmerzhaft bei Hüftflexion	Triggerband	Triggerbandtechnik
Punkt				
drückt mit mehreren Fingern im epigastrischen Winkel	dumpfe Schmerzen im Oberbauch	funktionelle Beschwerden beim Schlucken oder nach der Nahrungsaufnahme	HTP im Bereich des Hiatus oesophageus (Hiatushernie)	Mobilisation der Hiatushernie
drückt mit mehreren Fingern im Bereich des Bauchnabels	dumpfe Schmerzen im Nabelbereich	Provokation bei Erhöhung des Bauchdrucks	HTP im Bereich des Bauchnabels	HTP-Technik
drückt mit mehreren Fingern auf schmerzhafte Punkte im Bauch	dumpfe abdominelle Schmerzen	oft starke Bauchschmerzen mit Bewegungseinschränkung in verschiedene Richtungen	abdomineller HTP	HTP-Technik

► **Tab. 16.3** Fortsetzung.

Gestik	Anamnese	Untersuchung	Distorsion	Behandlung
Fläche				
wischt oder knetet im Bauchbereich	flächige Beschwerden, funktionelle Verdauungsbeschwerden, Krämpfe, Koliken	kaum Provokation möglich, hauptsächlich funktionelle Beschwerden	Zylinderdistorsion	Doppeldaumen-, Squeegee-Technik, Schröpfen
Weiteres				
–	funktionelle Beschwerden, Festigkeit von Gewebe	keine Provokation möglich	tektonische Fixation	viszerale Gewebsmobilisation

16.3.1 Triggerbänder

Patienten mit ziehenden Beschwerden im Bauchraum zeigen Linien entweder transversal (z. B. unterhalb der Rippen) oder längs (z. B. über dem M. rectus abdominis). Nicht selten werden Triggerbänder auch im Verlauf von Narben gezeigt, z. B. nach Sectio.

Triggerbandtechnik

Ausgangsstellung Patient: Rückenlage (ohne Abb.)

Die Behandlung erfolgt mit der Triggerbandtechnik. Der Therapeut palpiert den druckschmerzhaften Verlauf und schiebt mit dem Daumen die Verdrehung bis ans andere Ende des Triggerbandes. Je nach Gewebespannung muss dabei der Druck angepasst werden.

16.3.2 HTPs

Die Patienten drücken auf einen schmerzhaften Punkt und sprechen von dumpfen Beschwerden. Die Protrusion kann im gesamten Bauchbereich auftreten. Besonders häufig ist sie am Nabel, im Oberbauch und in der Inguinalregion. Manchmal sind die Beschwerden massiv.

Mobilisation eines HTP im Bereich des Hiatus oesophageus

Diese Gewebsprotrusion geht üblicherweise aus dem Bauchraum durch die Lücke im Zwerchfell nach kranial. Die Behandlung wird so durchgeführt, dass das Gewebe nach kaudal mobilisiert wird.

Ausgangsstellung Patient: Rückenlage, Beine angestellt (ohne Abb.)

Der Therapeut steht seitlich an der rechten Schulter des Patienten und blickt fußwärts. Er drückt langsam mit beiden Daumen unterhalb vom Proccessus xyphoideus nach dorsal in den Bauchraum. Die Hände liegen dabei flach auf dem Bauch des Patienten. In der Tiefe mobilisiert der Therapeut das Gewebe dann nach kaudal etwas links in Richtung Magen. Die optimale Richtung kann vom Patienten angegeben werden.

Behandlung HTP abdominell

Ausgangsstellung Patient: Rückenlage (ohne Abb.)

Die Behandlung erfolgt mit der HTP-Technik. Der Therapeut drückt an dem gezeigten Punkt die Vorwölbung zurück. Dabei muss die Kraftrichtung oft variiert werden.

> **Cave**
> **HTPs werden auch von Patienten gezeigt, die eine akute Appendizitis haben. Dies muss schulmedizinisch abgeklärt werden.**

16.3.3 Zylinderdistorsionen

Krampfartige und funktionelle Beschwerden können auch von Zylinderdistorsionen ausgelöst werden. Diese behandelt man am besten mit der Doppeldaumentechnik. Dabei sind alle Richtungen möglich, da im Bauchraum die Zylinderfaszie in unterschiedliche Richtungen ausgerichtet ist. Auch die Druckintensität muss hierbei oft variiert werden, da die betroffenen Zylinderfaszien in unterschiedlichen Tiefen liegen.

16.3.4 Tektonische Fixation

Häufig gibt es Patienten, die postoperativ über funktionelle Beschwerden klagen: Es fühlt sich alles fest und unbeweglich an. Dies kann nach dem FDM durch Adhäsionen und tektonische Fixationen begründet werden. Diese Fixationen müssen tief im Bauchgewebe gelöst werden.

Mobilisation im Bauchbereich

Ausgangsstellung Patient: Rückenlage (ohne Abb.)

Der Therapeut mobilisiert gezielt in der Tiefe die verschiedenen Schichten der Faszienblätter. Die Durchführung ähnelt in vielerlei Hinsicht einer tiefen Bauchmassage. Die Kraft muss dabei gerichtet sein, sodass das Gewebe beweglicher wird und dadurch die funktionellen Beschwerden vermindert werden.

16.3.5 Medizinische Diagnosen

Wie erwähnt hat Typaldos auch Patienten mit akuten Koliken, Pankreatitis und Appendizitis behandelt. Eine solche Behandlung ist jedoch Therapeuten vorbehalten, die im klinischen Alltag regelmäßig mit diesen Patienten zu tun haben und daher Erfahrungen sammeln können. Bei allen anderen Beschwerdeverläufen sind die Therapeuten aufgefordert, die Wahrnehmung und Beschreibung des Patienten ernst zu nehmen und die gezeigten Distorsionen zu behandeln.

Patientenbeispiel

Schülerin I (8) mit rezidivierenden Bauchschmerzen

Anamnese: Die kleine I (8 Jahre) kommt mit rezidivierenden Bauchschmerzen in meine Praxis. Nach Angaben der Mutter hat sie diese Beschwerden schon seit Kindergartenzeiten. Als Säugling habe sie „Dreimonatskoliken" gehabt.

Der Kinderarzt hat mehrfach den Bauch untersucht und konnte keine Auffälligkeiten feststellen, es liegen auch keine Allergien vor. Es gibt durchaus längere Phasen ohne Beschwerden, sowohl während der Schulzeit als auch während der Ferien. Das Mädchen isst normal, es gibt keine nennenswerten Verdauungsunregelmäßigkeiten. Den Eltern wurde angedeutet, dass es I an Durchsetzungskraft mangele und sie deshalb eventuell psychosomatisch mit Bauchschmerzen reagiere.

I beschreibt die Schmerzen als dumpf und flächig und deutet dabei auf die Region um den Bauchnabel. Häufig tauchen die Schmerzen morgens nach dem Aufstehen auf. Sie schläft nachts am liebsten auf dem Bauch.

1. Behandlungstermin

FDM-Diagnose:

1. HTP umbilikal
2. eventuell Zylinderdistorsionen in der Region

Behandlung:

- HTP-Technik am Umbilicus (eine Protrusion am Nabel war deutlich zu spüren)
- Doppeldaumentechnik in der Nabelregion

Weitere Behandlungstermine

Verlauf: Schon nach der 1. Behandlung traten die Bauchschmerzen nur noch selten und schwach auf. Zur 3. Behandlung kam I komplett beschwerdefrei. Dieser Zustand hielt über Jahre an.

Erklärung: Wie oben schon beschrieben ist der Bauchnabel ein Prädilektionsort für HTPs. Da das Mädchen keine sonografisch nachweisbare Hernie hatte, wurde dieser Bereich vom Kinderarzt als gesund interpretiert. Der HTP ist radiologisch nicht nachweisbar. Gestik und Beschreibung waren recht eindeutig. Da alles andere medizinisch abgeklärt war, konnte die Therapie entspannt durchgeführt werden. Unter Umständen hatte I diese Protrusion schon seit ihrer Säuglingszeit. Nicht selten haben Kinder mit den sog. Dreimonatskoliken HTPs im Bauchraum, wie ich in meiner Praxis oft feststelle.

Nachdem ich der Mutter die Ursache der Beschwerden erläutert hatte, gab diese an, damit zum ersten Mal eine vernünftige Erklärung für die Beschwerden ihrer Tochter erhalten zu haben. Diese Verständlichkeit und Nachvollziehbarkeit macht das FDM zusätzlich wertvoll, da Patienten dadurch wieder Vertrauen in ihren Körper fassen.

Exkurs

Viszerale Osteopathie

Da die Ausbildung im FDM stark auf Probleme des Bewegungsapparates ausgerichtet ist, bekommt man oft den Eindruck, dass dieses Modell nur dort funktioniert. Typaldos hat aber schon früh erkannt, dass Fasziendistorsionen überall im Körper auftreten und mit den entsprechenden Behandlungsmethoden auch zurückgeführt werden können – so auch im Bauchraum.

Der Bauch mit den zahlreichen Organen ist scheinbar eine Domäne der viszeralen Osteopathie. In dieser Sichtweise wird viel über die Bewegung der Organe spekuliert, über Aufhängungen und mögliche Fixationen derselben. Ist keine ausreichende Bewegung möglich, ist die Drainage verschlechtert und viele Funktionen werden beeinträchtigt. Für diese Beeinträchtigungen und die daraus resultierenden Dysfunktionen werden zahlreiche Handgriffe zur Therapie gelehrt.

Dass die Mobilität der Organe wichtig ist, steht außer Zweifel. Für schwierig halte ich jedoch die Idee der Dysfunktion, da in der Osteopathie keine Einigkeit darüber besteht, was sich wie stark in welche Richtung bewegen soll, geschweige denn darüber, wie über die Palpation ein Richtwert und eine Orientierung darüber gewonnen werden kann. Tatsache ist allerdings, dass viele viszerale Handgriffe bei den Patienten oft zu erstaunlichen Verbesserungen führen. Da das FDM methodenneutral ist, ist davon auszugehen, dass viele in der Osteopathie angewandten Handgriffe im Bauchraum auch bei Fasziendistorsionen helfen. Es gibt z. B. starke Druckpunkttechniken, die im Sinne einer HTP-Technik interpretiert werden können. Andere Techniken werden tief im Gewebe angewandt, um Festigkeiten zu lösen – aus Sicht des FDM sind dies eventuell Triggerbänder mit Adhäsionen. Wieder andere Handgriffe funktionieren eher wie eine flächige Mobilisation der Organe. Dies kann auf Zylinderdistorsionen wirken, und jede tiefe Bauchmassage kann die Gleitfähigkeit zwischen den Organen verbessern.

Die Sichtweise des FDM bietet somit den Vorteil, dass es Handgriffe gezielter einsetzen kann und die Wahrnehmung des Patienten mehr in den Mittelpunkt stellt. Der Therapeut ist somit quasi der Handwerker, der das Gewebe auf Anweisung des Patienten wieder zurechtrückt.

17 Becken und Hüfte

Beschwerden in der Becken- und Hüftregion können nur selten klar von Beschwerden im Rücken oder Bein abgegrenzt werden. Trotzdem gibt es Fasziendistorsionen, die dort spezifische Beschwerden verursachen. Beckenbeschwerden sind dabei nicht selten funktionell, d.h., nicht die Schmerzen stehen im Vordergrund, sondern Einschränkungen und Probleme der Organe des kleinen Beckens.

17.1 Becken

Zur Überprüfung der Beschwerden am Becken soll der Patient alle Bewegungen des unteren Rückens und des Beins durchführen: Rumpfflexion und -extension, Hüftflexion und -extension, Seitneigung und Rotation sowie Beckenkippung und -aufrichtung. Auch beim Springen können Beschwerden ausgelöst werden.

Eine Übersicht zur Gestik, Anamnese, Untersuchung, Distorsion und Behandlung bei Beschwerden im Beckenbereich bietet die ▶ Tab. 17.1.

▶ **Tab. 17.1** Übersicht: Becken.

Gestik	Anamnese	Untersuchung	Distorsion	Behandlung
Linie				
zeigt vom Kreuzbein über den Beckenkamm nach lateral zum Bein	ziehende Schmerzen im Rücken	Rumpfflexion, -extension oder -rotation eingeschränkt	laterales Oberschenkeltriggerband	Triggerbandtechnik
zeigt vom Kreuzbein über das Gesäß nach posterior zum Bein	ziehende Schmerzen in Rücken und Gesäß	Rumpfflexion oder -extension eingeschränkt	posteriores Oberschenkeltriggerband	Triggerbandtechnik
zeigt vom Kreuzbein über den Beckenkamm Richtung Leiste	ziehende Schmerzen in Rücken und Leiste	Rumpfrotation und Seitneigung schmerzhaft	Leistentriggerband	Triggerbandtechnik
Punkt				
drückt mehrere Finger mit kräftigem Druck ins Gesäß	punktuell dumpfe Schmerzen im Gesäß	Schmerzverstärkung bei Rumpfbeugung oder -streckung sowie bei Belastung	Bullseye-HTP	HTP-Technik
drückt mehrere Finger in den Beckenboden	Beckenbodenschmerzen, funktionelle Beschwerden des Beckenbodens	kaum Provokation möglich, Verstärkung der Beschwerden bei Druckerhöhung im Bauchraum (Valsalva-Manöver)	HTP im Beckenboden	HTP-Technik
zeigt mit einem Finger ans Kreuzbein oder an den Beckenkamm	punktueller Schmerz	bestimmte Beckenposition (Beckenkippung oder -aufrichtung) ist schmerzauslösend	Kontinuumdistorsion	Kontinuum-, Scherentechnik
zeigt mit einem Finger am Os pubis	punktueller Schmerz	bestimmte Becken- oder Hüftposition ist schmerzauslösend, Belastung (Springen oder Laufen) ist schmerzauslösend	Kontinuumdistorsion	Kontinuumtechnik

▶ **Tab. 17.1** Fortsetzung.

Gestik	Anamnese	Untersuchung	Distorsion	Behandlung
Fläche				
knetet oder wischt im Gesäßbereich	Parästhesien oder Krämpfe, zeitweise massive Schmerzen	Bewegung manchmal komplett frei, manchmal massiv eingeschränkt	Zylinder-distorsion	Squeegee-Technik, Schröpfen, Kammtechnik
Weiteres				
versucht selbst, das Becken zu mobilisieren	Steifigkeit im Beckenbereich	schmerzfreie Bewegungs-einschränkung	tektonische Fixation	Mobilisation des Beckens (ISG), Frogleg- und umgekehrte Frogleg-Technik

17.1.1 Triggerbänder

Patienten mit Triggerbändern haben schmerzhafte Bewegungseinschränkungen und geben ziehende Schmerzen an. Die häufigsten Triggerbänder sind:

- laterales Oberschenkeltriggerband
- posteriores Oberschenkeltriggerband
- Leistentriggerband
- Triggerband im Beckenboden

Die Behandlung erfolgt mit der Triggerbandtechnik.

Laterales Oberschenkeltriggerband

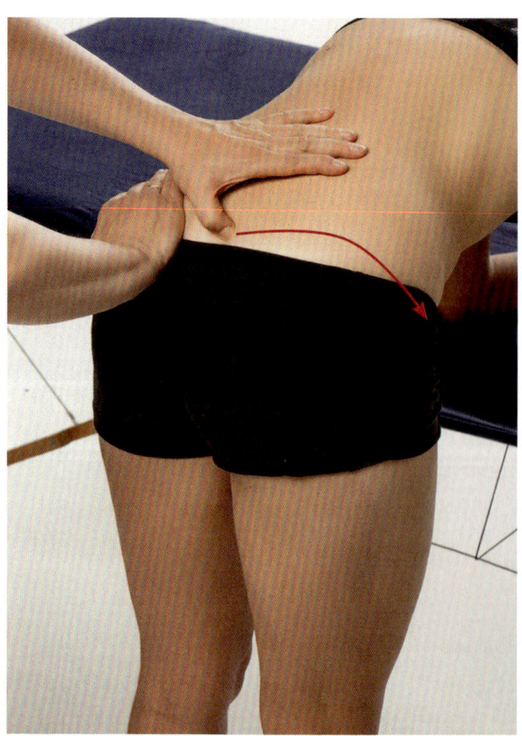

▶ **Abb. 17.1** Laterales Oberschenkeltriggerband, Verlauf im Bereich des Beckenkamms.

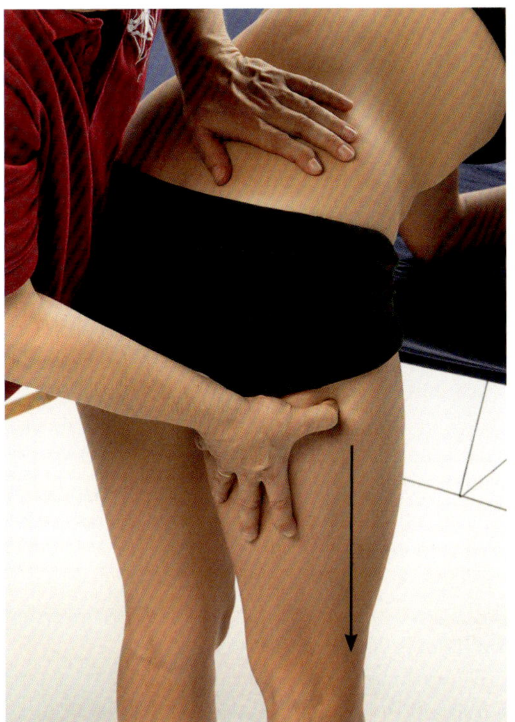

▶ **Abb. 17.2** Laterales Oberschenkeltriggerband, Verlauf lateral am Oberschenkel.

Das laterale Oberschenkeltriggerband ist das längste Triggerband, das Typaldos beschrieben hat. Es beginnt am Os coccygis, geht kranial über das Sakrum, verläuft entlang des Beckenkamms nach lateral Richtung Hüfte und dann lateral am Oberschenkel abwärts bis zum Knie. Es endet manchmal distal an der Vorder- oder Rückseite des Knies, manchmal auch proximal vom Knie.

Aufgrund des langen Verlaufs kann es Beschwerden in verschiedenen Regionen verursachen: Rücken, Becken, Hüfte oder Knie. Die Patienten haben eine schmerzhafte Bewegungseinschränkung bei Hüft- oder Rumpfflexion oder zeigen eine Unsicherheit beim Einbeinstand. Dieses Triggerband führt zu einem Verlust der Balance und des Feingefühls, da aufgrund der gestörten Propriozeption die Muskeln nicht optimal aktiviert werden.

Ausgangsstellung Patient: stützt sich mit den Armen auf der Bank ab

Der Therapeut beginnt direkt am Os coccygis und folgt dem Verlauf nach kranial und dann nach lateral im Bereich des Beckenkamms (▶ **Abb. 17.1**). Der Patient lenkt den Weg weiter an die laterale Seite des Oberschenkels (▶ **Abb. 17.2**). Der Therapeut schiebt die Verdrehung bis ans Ende am Knie.

Die Durchführung kann je nach Angaben des Patienten auch von distal nach proximal erfolgen. Wenn sich das Gewebe in Abschnitten fester anfühlt, sollte das Tempo der Behandlung reduziert werden, da dort wahrscheinlich Adhäsionen vorliegen, die gelöst werden müssen.

Posteriores Oberschenkeltriggerband

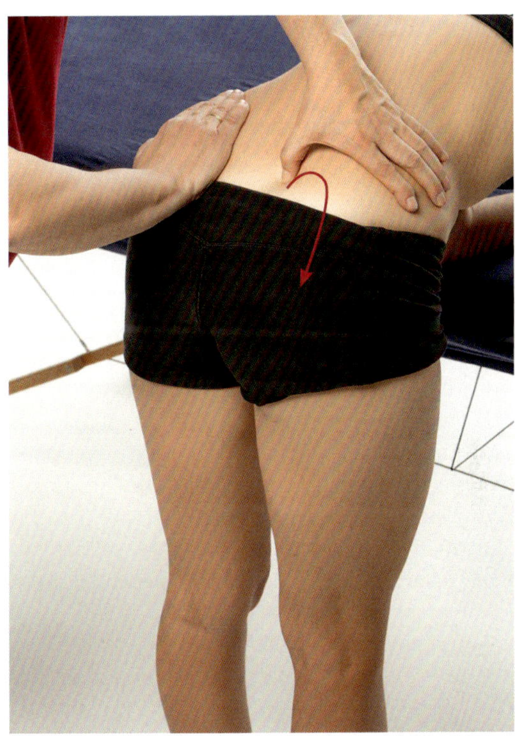

▶ **Abb. 17.3** Posteriores Oberschenkeltriggerband, Verlauf über das Gesäß.

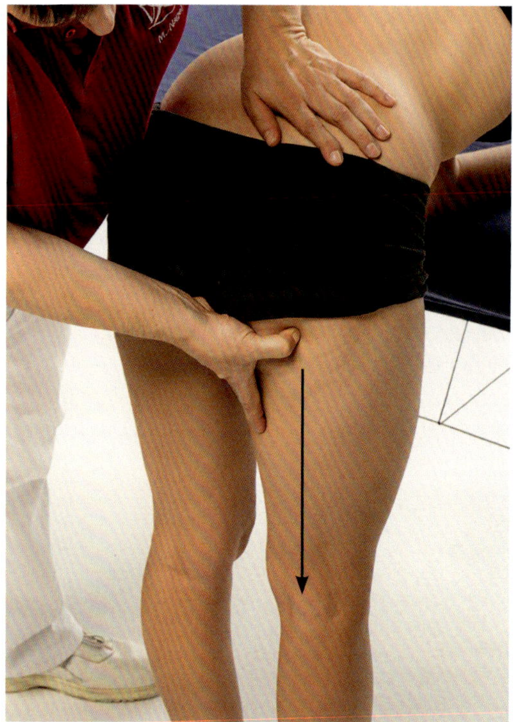

▸ **Abb. 17.4** Posteriores Oberschenkeltriggerband, Verlauf posterior am Oberschenkel.

Auch das posteriore Oberschenkeltriggerband beginnt am Os coccygis, geht kranial-lateral über das Sakrum, macht am Beckenkamm eine Wendung wie ein Spazierstock und verläuft über das Gesäß und den posterioren Oberschenkel abwärts bis zum Knie. Es endet manchmal distal an der Außen- oder Innenseite des Knies, manchmal auch schon proximal vom Knie.

Aufgrund des langen Verlaufs kann es Beschwerden in verschiedenen Regionen verursachen: Rücken, Becken, Hüfte oder Knie. Die Patienten haben eine schmerzhafte Bewegungseinschränkung bei Hüft- oder Rumpfflexion. Da sich an diesem Verlauf der N. ischiadicus befindet, werden die Beschwerden umgangssprachlich gerne „Ischiasbeschwerden" genannt.

Ausgangsstellung Patient: stützt sich mit den Armen auf der Bank ab

Der Therapeut beginnt direkt am Os coccygis (▸ **Abb. 17.3**) und folgt dem Verlauf nach kranial und dann nach lateral. Im Bereich des Gesäßes verläuft das Triggerband dann posterior bis in den Oberschenkel (▸ **Abb. 17.4**). Der Patient gibt dabei die Richtung der Behandlung vor. Der Therapeut schiebt die Verdrehung bis ans Ende am Knie.

Die Durchführung kann je nach Angaben des Patienten auch von distal nach proximal erfolgen.

Leistentriggerband

Das Leistentriggerband wird sehr unterschiedlich gezeigt: Einmal beginnt es am Kreuzbein und verläuft dann über dem Beckenkamm nach anterior Richtung Leiste; manchmal erst an der SIAS (Spina iliaca anterior superior) und verläuft bis zum Os pubis. Der Patient gibt den Weg vor. Die teilweise sehr unterschiedlichen Verläufe entsprechen der vielfältigen Ausrichtung der bandartigen Faszie am Becken. Es gibt immer wieder kürzere Verläufe, da am Becken viele Crossbands eine Weiterverdrehung der Triggerbänder verhindern. Das Leistentriggerband verursacht ziehende Beschwerden bei Rumpf- und Beckenbewegungen.

Die Ausgangsstellung variiert je nach Verlauf des Bandes. Beginnt es am Kreuzbein, ist die Behandlung am besten wie beim lateralen Oberschenkeltriggerband durchzuführen (siehe oben). Für den Verlauf direkt im Leistenbereich ist die Rückenlage besser geeignet.

Ausgangsstellung Patient: Rückenlage (ohne Abb.)

Der Therapeut beginnt lateral an der SIAS und folgt der Verdrehung langsam und mit gleichbleibendem Druck bis zum Os pubis.

Triggerband im Beckenboden

Auch entlang des Beckenbodens können Triggerbänder verlaufen. Diese verursachen zum Teil Schmerzen bei Belastung (z. B. bei Sportlern), zum Teil führen sie auch zu funktionellen Beschwerden (siehe unten Exkurs: Beckenboden, Kap. 17.1.2). Sie sind meist kurz und verlaufen vom Kreuzbein oder Steißbein bis zum Schambein.

Die Behandlung kann am besten im Stand durchgeführt werden, da dann das Gewebe unter einer physiologischen Spannung steht.

17.1.2 HTPs

Am Becken kommt es häufig zu einer Gewebsvorwölbung zwischen den Gesäßmuskeln. Anatomisch werden dort manchmal gluteale Hernien beschrieben. Die Patienten drücken meist mit mehreren Fingern kräftig ins Gesäß und sprechen von dumpfen Schmerzen. Meist zeigen sich Bewegungseinschränkungen bei der Hüftflexion oder -extension.

Darüber hinaus führen HTPs im Beckenboden zu Schmerzen im Beckenboden und möglicherweise zu funktionellen Beschwerden der Beckenorgane (siehe Exkurs: Beckenboden). Ein weiterer HTP kann sich in der Leistengegend befinden (Femoral-HTP, Kap. 17.2.2).

Bullseye-HTP

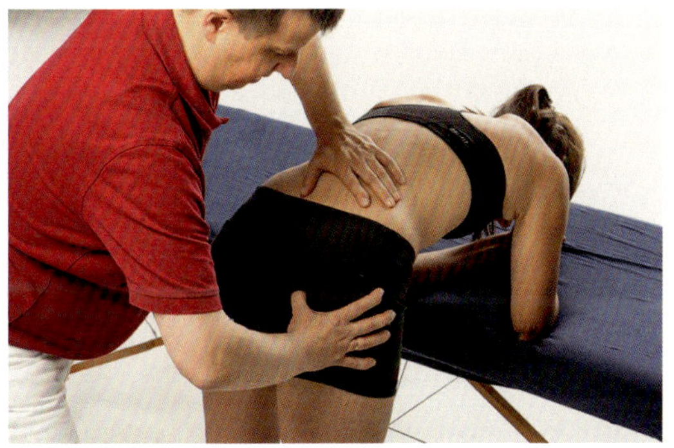

► **Abb. 17.5** Bullseye-HTP.

Ein Patient von Typaldos rief: „Bullseye!“, als Typaldos auf den schmerzhaften Punkt am Gesäß drückte. Das Bullseye ist das rote Ziel in der Mitte der Dartscheibe und beschreibt einen Volltreffer mit höchster Punktzahl.

Ausgangsstellung Patient: stützt sich mit den Armen auf der Bank ab

Der Therapeut drückt mit dem Daumen auf den gezeigten Schmerzpunkt und stellt den Kraftvektor so ein, dass das Gewebe in der Tiefe zurückweicht (► **Abb. 17.5**). Meist muss der Vektor während der Behandlung variiert werden. Das ist immer dann sinnvoll, wenn der Therapeut einen stärkeren Widerstand spürt.

Um die notwendige Kraft zu erreichen, ist es sinnvoll, mit dem Gewicht des Körpers zu arbeiten. Der Daumen kann dabei von der anderen Hand gedoppelt werden. Um die Bruchpforte zu beeinflussen, kann der Patient während der Behandlung die Hüftrotation variieren, indem er den Fuß nach innen oder außen dreht. Die angenehmere Position ist die richtige.

Nach der Reposition spürt der Patient sofort eine Verbesserung: weniger Schmerzen und eine bessere Beweglichkeit. Die Erfahrung zeigt allerdings, dass die komplette Reposition häufig mehr als eine Behandlung benötigt.

Interessanterweise berichtet Typaldos, dass unter dem HTP eine Kontinuumdistorsion am Beckenknochen auftauchen kann ([114], S. 271). Diese muss mithilfe der Kontinuumtechnik und noch stärkerem Druck in der Tiefe behandelt werden.

HTP im Beckenboden

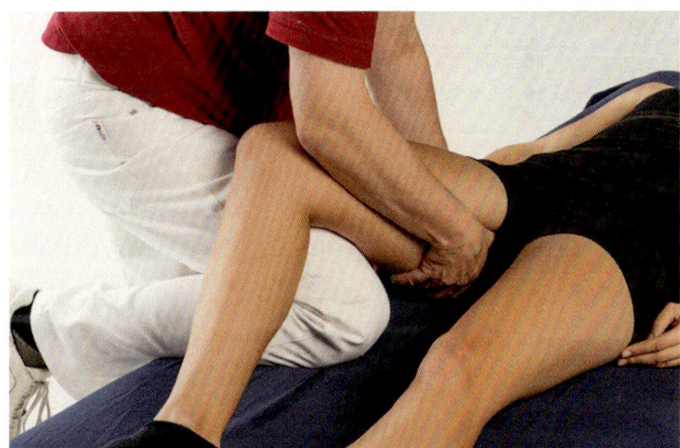

► **Abb. 17.6** HTP im Beckenboden.

HTPs im Beckenboden werden meist im Zusammenhang mit funktionellen Beschwerden in dieser Region behandelt (siehe Exkurs: Beckenboden). Sie sind leicht lateral von der Mittellinie lokalisiert. Bei Frauen gibt es 3 Prädilektionsbereiche:

1. direkt hinter dem Schambein
2. in der Mitte des Beckenbodens zwischen Vagina und Rektum
3. ventral vom Os coccygis

Männer haben 2 Prädilektionsbereiche:

1. anterior vom Rektum
2. ventral vom Os coccygis

Die Anatomie sollte dabei nur zur Orientierung dienen. Die Patienten können den Ort am besten zeigen und die Richtung des Kraftvektors angeben.

Ausgangsstellung Patient: Rückenlage

Der Therapeut steht auf der betroffenen Seite. Er kniet mit einem Bein auf der Bank, sodass er das Bein des Patienten auf der betroffenen Seite auf seinem eigenen Bein in leichter Flexion, Abduktion und Außenrotation ablegen kann (▶ **Abb. 17.6**). Der Therapeut nimmt mit seinem Daumen Kontakt an der gezeigten Stelle auf und drückt die Vorwölbung nach kranial. Es kann helfen, wenn der Patient die Hand des Therapeuten dabei führt.

Cave

Da diese Behandlung im Intimbereich des Patienten stattfindet, muss dieser vorab über die Vorgehensweise aufgeklärt werden und seine Zustimmung dazu erteilen. Ich empfehle, dass während dieser Behandlung immer eine 2. Person, am besten ein Mitarbeiter oder eine Mitarbeiterin der Praxis, im Behandlungsraum anwesend ist, um etwaige Missverständnisse zu vermeiden.

Eigentherapie

Je nach Lokalisation sollte man die Patienten anleiten, die Behandlung selbst durchzuführen. Dies kann sowohl manuell geschehen oder mit kleinen Hilfsmitteln, z. B. einem Golfball, auf den sich der Patient setzen kann.

Exkurs

Beckenboden

Der Beckenboden stützt die Beckenorgane nach unten und verhindert deren Abrutschen nach kaudal. Er besteht aus unterschiedlich ausgerichteten Muskelschichten, die im Zusammenspiel Stabilität erzeugen, aber auch die willkürliche Kontrolle der Ausscheidung ermöglichen. Der Prozess der Muskelkontrolle über das Anspannen, Entspannen und das reflektorische Gegenhalten setzt eine gute Propriozeption voraus.

Eine Beckenbodenschwäche betrifft eine große. Zahl von Menschen, wobei Frauen deutlich häufiger betroffen sind. Sie geht oft mit Inkontinenz und vermehrtem Harndrang einher und bedeutet eine deutliche Einschränkung der Lebensqualität. Oft wird eine Senkung der Beckenorgane beobachtet.

Aus Sicht des FDMs stellen die physiologischen Lücken im Beckenboden strukturelle Schwachpunkte dar, weil sich dort die Faszie hinausstülpen kann. Auch die bandförmigen Faszien entlang der Muskeln können sich verdrehen. Daher findet man im Beckenboden häufig HTPs und Triggerbänder.

Als Folge dieser Distorsionen kann es zu funktionellen Einschränkungen kommen: auf der einen Seite zu einer unwillkürlichen Schwäche, die z. B. zur Blasenschwäche und ungewollten Urinausscheidung führt; auf der anderen Seite zu einer verstärkten Kontraktion, wodurch die für die Ausscheidung erforderliche Entspannung der Muskulatur ausbleibt, sodass sich z. B. die Blase nicht vollständig entleeren kann. Resultierend daraus kommt es zum Harnverhalt und nicht selten zu rezidivierenden Harnwegsinfekten.

Aufgrund der geschlechtsspezifischen Architektur des Beckenbodens neigen Frauen häufiger zu HTPs, Männer eher zu Triggerbändern im Beckenboden. Für die Diagnose und Therapie ist Erfahrung von Vorteil, weil Distorsionen am Beckenboden eventuell aus Scham nicht immer deutlich gezeigt werden. Bei einer guten Compliance wird der Patient die Behandlung aber optimal führen.

17.1.3 Kontinuumdistorsionen

Patienten, die mit einem Finger auf einen Schmerzpunkt am Knochen zeigen, haben eine Kontinuumdistorsion. Diese liegt häufig am Beckenkamm, im Bereich des ISG, am Tuber ischiadicum sowie an Symphyse und Os pubis.

Alle Kontinuumdistorsionen können erfolgreich mit der Kontinuumtechnik behandelt werden. Für den Beckenkamm und das ISG sind häufig auch Impulstechniken erfolgreich, z. B. die Scherentechnik aus Seitlage oder Rückenlage (Kap. 16.2.4 und Kap. 16.2.6).

Für die Behandlung der Kontinuumdistorsion am Schambein ist es hilfreich, wenn der Patient eine Provokationsposition einnimmt. Dies kann z. B. eine Dehnposition der Adduktoren sein.

17.1.4 Faltdistorsionen

Faltdistorsionen am Becken können das ISG betreffen. Zur Entfaltung ist die Scherentechnik in Seitlage geeignet, eine Technik, die auch bei Faltdistorsionen des unteren Rückens sowie bei Kontinuumdistorsionen zum Einsatz kommt. Einfaltdistorsionen am Becken werden mit Kompression in gleicher Weise wie am unteren Rücken behandelt (Kap. 16.2.4).

Scherentechnik aus der Seitlage

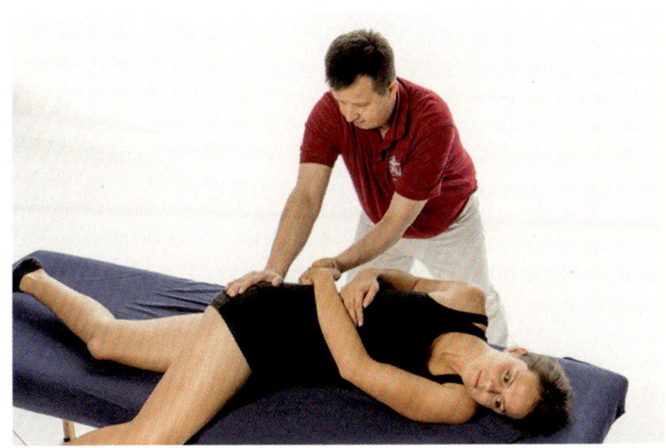

▶ **Abb. 17.7** uFD Becken Scherentechnik aus Seitlage.

Die Scherentechnik ist eine klassische Technik im Sinne einer Gegenrotation von Becken und Thorax.

Ausgangsstellung Patient: Seitlage

Der oben liegende Arm des Patienten ruht entspannt auf dem Körper. Der Therapeut steht hinter dem Patienten und greift mit der gleichseitigen Hand die unten liegende Hand des Patienten. Er legt den Arm über den Rumpf und zieht die Hand nach posterior. Nun bringt der Therapeut das oben liegende Bein passiv in Flexion, sodass es über der Bankkante im Überhang liegt. Das Becken rotiert sich vom Therapeuten weg. Der Therapeut legt die kaudale Hand auf das Os ilium, wobei die Finger in Verlängerung des Beins zeigen (▶ **Abb. 17.7**). Am Ende der Vorspannung erfolgt ein Traktionsimpuls durch die kaudale Hand.

17.1.5 Zylinderdistorsionen

Zylinderdistorsionen am Becken erzeugen flächige und krampfartige Beschwerden und gehen meist mit gleichartigen Beschwerden am Rücken oder Bein einher.

Die Behandlung erfolgt manuell mit der Squeegee-Technik. Zur Behandlung sollte sich der Patient in Beugeposition auf der Bank aufstützen, damit das Gewebe in Vorspannung kommt.

Sinnvoll sind auch nichtmanuelle Behandlungen wie das Schröpfen oder die Benutzung eines Metallkamms (Kap. 16.2.5).

17.1.6 Tektonische Fixation

Patienten mit einer tektonischen Fixation neigen dazu, sich selbst zu mobilisieren, indem sie z. B. ihr Becken mit Schwung in verschiedene Richtungen bewegen. Diese Art Selbstmobilisation entspringt dem Bedürfnis, dass es „mal knacken" muss. Die Patienten umgreifen den Beckenkamm und sprechen davon, dass sie sich steif fühlen.

Zur Behandlung ist sowohl die Mobilisation des Beckens in Gegenrotation als auch die Frogleg- und umgekehrte Frogleg-Technik geeignet (Kap. 17.2.6).

Mobilisation des Beckens in Gegenrotation

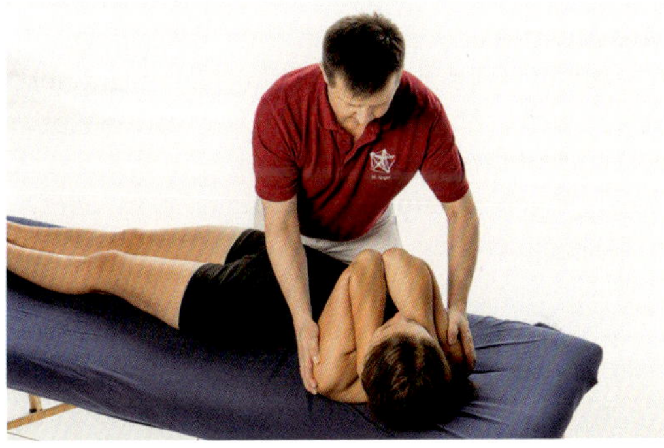

▶ **Abb. 17.8** Tektonische Fixation Mobilisation Becken Gegenrotation, Lagerung in Seitneigung.

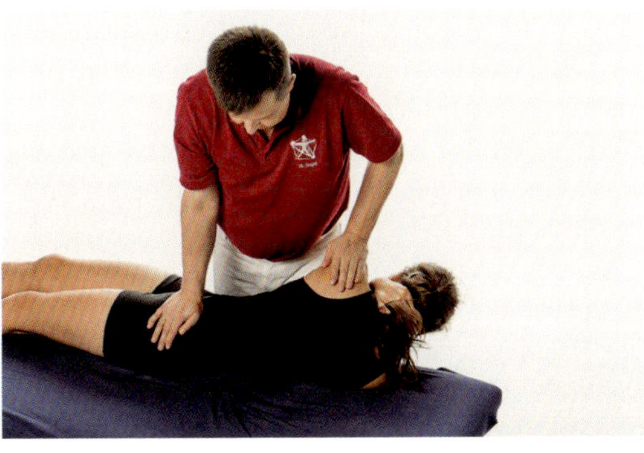

▶ **Abb. 17.9** Tektonische Fixation Mobilisation Becken Gegenrotation, Rumpfrotation und Impuls am Becken.

Ausgangsstellung Patient: Rückenlage

Der Patient umgreift mit beiden Händen seinen Nacken und bringt die Ellenbogen vor dem Hals zusammen. Der Therapeut steht seitlich neben dem Patienten. Er fasst die Schultern des Patienten und bewegt diese in einer Rumpfseitneigung von ihm weg (▶ **Abb. 17.8**). Mit der kranialen Hand greift der Therapeut nun die gegenüberliegende Schulter und dreht den Rumpf zu sich heran, ohne dabei dessen Seitneigung zu verlieren. Gleichzeitig hält die kaudale Hand an der gegenüberliegenden SIAS das Becken fest (▶ **Abb. 17.9**). Auf diese Weise entsteht wieder eine Vorspannung in Rotation. Am Ende der Vorspannung gibt der Therapeut einen Impuls über das Becken, sodass es zu einer hörbaren Mobilisation kommt.

17.1.7 Medizinische Diagnosen

ISG-Syndrom

Das ISG wird im orthopädischen Kontext bei vielen Menschen für Schmerzen und Bewegungseinschränkungen im Becken und Rücken verantwortlich gemacht. Aber auch in der Osteopathie gibt es eine Vielzahl von Beschreibungen, dass z. B. das Os ilium zu weit anterior oder posterior steht, oder es wird allgemein von einer „ISG-Blockade" gesprochen.

Dabei ist es nicht nachvollziehbar, wie dieses Gelenk bzw. dessen Fehlstellung oder Blockade Ursache für verschiedenste Schmerzen sein kann. Genau betrachtet ist diese Struktur ein Wackelgelenk, das im Alter ankylosiert. Welche Bewegungseinschränkung soll hier mobilisiert werden? Biomechanisch unterstützt das ISG die Kraftverteilung im Beckenring. Tatsache ist aber auch, dass die Gelenkflächen intraindividuell rechts und links ungleich geformt sind und auch nicht immer im gleichen Winkel im Raum stehen; somit sind Abweichungen in der Stellung des Beckens im Grunde die Norm.

Trotzdem ist diese Diagnose sehr häufig. Damit stellt sich das Problem, dass sich die Patienten mit der Diagnose „ISG-Syndrom" arrangieren müssen. Dadurch erhält das Ganze einen Krankheitswert, und der Patient wird mit vielen, oft langwierigen und sinnlosen Therapien belastet. Das ist nicht förderlich für die Gesundheit!

Im FDM spielen diese Begriffe und Erklärungen keine Rolle. Beschwerden im Bereich des ISG können eindeutig auf Fasziendistorsionen zurückgeführt werden, so wie dies aus der Gestik erkennbar wird. Dadurch gibt es für Therapeut und Patient eine klare Perspektive und Prognose. Alles andere halte ich für Ausreden oder Verlegenheitslösungen, um den Misserfolg anderer Therapien oder fehlende Behandlungsansätze zu verschleiern.

Während der Schwangerschaft bietet diese Verbindung zwischen Kreuz- und Darmbein zusammen mit weiteren Strukturen die Möglichkeit einer Anpassung des Beckens, was für die bevorstehende Geburt sehr wichtig ist. Durch die Veränderungen entstehen gerade im letzten Trimenon oft schmerzhafte Fasziendistorsionen, die schnell und effektiv behandelt werden können.

Pubalgie/Symphysitis

Schmerzen am Os pubis bzw. der Symphyse betreffen häufig Sportler oder Frauen während oder nach der Schwangerschaft. Sportler beschreiben bei Belastung stechende, punktuelle Schmerzen, die auch ins Bein oder die Leiste ausstrahlen. Frauen sprechen auch von einer Symphysenlockerung.

Die Beschwerden sind oft massiv; die Betroffenen sind oft in einfachen, alltäglichen Aktivitäten eingeschränkt. Meist zeigen sie auf schmerzhafte Punkte im Bereich des Schambeins; manchmal strahlen die Beschwerden Richtung Bein, manchmal Richtung Bauch aus.

Die gezeigten Fasziendistorsionen sind Kontinuumdistorsionen und Triggerbänder. Nach der Wiederherstellung sind die Beschwerden sofort deutlich reduziert; die komplette Wiederherstellung benötigt manchmal einige Behandlungen.

Kokzygodynie

Beschwerden am Steißbein, dem Os coccygis, sind extrem schmerzhaft und gelten als besonders hartnäckig. Als Ursache berichten die Patienten häufig von Unfällen, manchmal auch von einer Fraktur. Bei Patientinnen können die Beschwerden auch durch die Geburt eines Kindes herbeigeführt worden sein. Oft ist das Sitzen schmerzhaft.

Die Patienten zeigen schmerzende Punkte und Linien im Bereich des Steißbeins. Die Behandlung erfolgt mit der Triggerband- und der Kontinuumtechnik.

Am Steißbein laufen viele bandartige Faszien zusammen. Dies erklärt auch, warum Verletzungen in diesem kleinen Areal extrem schmerzhaft sind. Dabei macht es keinen Unterschied, ob eine Prellung oder eine Fraktur vorliegt. Wichtig ist nur, dass bei der Behandlung der betroffene Verlauf oder der Punkt vom Therapeuten auch erreicht wird. Bei der Palpation muss man an der äußersten Spitze des Steißbeins mit dem Ausdrehen des Triggerbandes beginnen. Die Behandlung erfolgt meist sehr langsam und ist äußerst schmerzhaft.

Patientenbeispiel

Herr J (40), Kokzygodynie

Anamnese: Herr J kommt mit sehr starken lokalen Schmerzen am Os coccygis. Der Schmerz tritt immer beim Sitzen auf. Da er einen Schreibtischjob hat, versucht er, mit verschiedenen Sitzkissen das Sitzen erträglich zu machen. Beschwerdefrei ist er dabei nie. Als Auslöser vermutet er einen Hexenschuss, den er vor über 2 Jahren bei der Gartenarbeit erlitten hat. Seitdem bestehen die Beschwerden.

Aufgrund der Beschwerden wurde schon einmal eine MRT gemacht. Die Ärzte gaben an, dass ein entzündlicher Prozess die Beschwerden verursache. Das Blutbild war komplett unauffällig. Eine lokale Kortisonspritze hat kurzfristig etwas Erleichterung gebracht, der Schmerz trat aber nach einiger Zeit mit gleicher Intensität wieder auf.

Zur Therapie erhält Herr J Schmerzmittel, wobei Diclofenac gar nicht geholfen hat. Aktuell nimmt er morgens und abends Tetrazepan, was etwas Erleichterung bringt, allerdings keine Beschwerdefreiheit. Das Medikament ist allerdings nicht ganz ohne Nebenwirkung, weshalb Herr J es lieber absetzen möchte.

1. Behandlungstermin

Untersuchung: Beim Sitzen gibt Herr J deutlich einen punktuellen Schmerz am Os coccygis an.

Gestik: Herr J zeigt mit einem Finger auf einen Punkt am Knochen an der Steißbeinspitze und fährt mit dem Finger etwas nach kaudal. Bei der Rumpfflexion zeigt er schmerzhafte Linien über dem Sakrum bis zum unteren Rücken.

▼

▼

Ziel: Herr J möchte schmerzfrei sitzen können und ohne Medikamente auskommen.

Behandlung:

- Kontinuumtechnik an mehreren gezeigten Schmerzpunkten des Os coccygis
- Triggerbandtechnik an kurzen Triggerbändern beginnend an der Spitze des Os coccygis bis zum Sakrum

Ich fordere Herrn J auf, Hilfsmittel und Medikamente zu reduzieren. Denn die Behandlung ist erst dann erfolgreich, wenn er ohne diese beschwerdefrei sitzen kann.

2. Behandlungstermin (1 Woche später)

Die Beschwerden sind deutlich reduziert. Das gemütliche Sitzen zu Hause ist schon fast schmerzfrei, das Sitzen auf der Arbeit noch spürbar, aber besser. Er hat alle Hilfsmittel weggelassen und die Medikamente abgesetzt.

Die Behandlung entspricht im Ablauf der 1., wobei zusätzlich paravertebrale lumbale Triggerbänder behandelt werden.

Der Schmerz kann in der Praxis beim Sitzen nicht mehr ausgelöst werden. Ich verabrede mit Herrn J, dass er sich meldet, wenn er Bedarf für eine weitere Behandlung sieht.

Weiterer Verlauf: Nach fast 3 Jahren meldet sich Herr J für einen Termin in meiner Praxis wegen akuter Nackenbeschwerden. Die Schmerzen am Os coccygis sind nach der 2. Behandlung nicht mehr aufgetreten.

Hypothese: Aus der Anamnese kann man nicht klar entnehmen, warum es zu den Kontinuumdistorsionen gekommen ist, da Herr J kein Trauma beschrieben hat. Theoretisch kann der Schmerz der Kontinuumdistorsion verbunden mit den Triggerbändern zu Beschwerden geführt haben, die einem Hexenschuss ähneln. Entscheidend ist aber, dass zum Zeitpunkt der Anamnese klar die Kontinuumdistorsionen die Schmerzen im Sitzen verursachten. Dafür spricht auch die Verbesserung nach der Kortisonspritze und das Wirken von Tetrazepan (als Muskelrelaxans wird die Spannung auf die Distorsion etwas vermindert). Nach der (sehr schmerzhaften) Eliminierung dieser Punkte und dem Ausdrehen der betroffenen Triggerbänder konnte sich das Gewebe wieder organisieren.

Patientenbeispiel
Schüler K (12), plötzliche Nykturie

K, ein 12-jähriger Junge, leidet seit 4 Monaten plötzlich an Nykturie, obwohl er schon seit dem 3. Lebensjahr nachts trocken war. An jedem Morgen sind Schlafanzug und Bett nass. Diese Situation ist für K und seine Eltern sehr belastend.
Angefangen hatte es während der Sommerferien. Die Eltern gingen erst zum Kinderarzt, dann zum Facharzt. Organisch wurde alles abgeklärt, ohne dass es einen Befund gab. Es wurde sowohl die schulische als auch die familiäre Situation hinterfragt. Man ging davon aus, dass der Junge unter Stress litt oder der schulischen Belastung nicht gewachsen war. Es wurde empfohlen, den Jungen immer nachts auf die Toilette zu schicken. Auch diese Maßnahme blieb ohne Erfolg.

1. Behandlungstermin

Anamnese und Untersuchung: Im Rahmen der Anamnese erzählt mir der aufgeweckte Junge von einem Fahrradunfall zu Beginn der Ferien, bei dem er gestürzt war. Anschließend hatte er kurzzeitig leichte Bauch- und Knieschmerzen. Er konnte sich allerdings nicht genau an den Hergang erinnern. Bei der Untersuchung ist die Außenrotation beider Hüften etwas eingeschränkt, der Junge gibt Beschwerden in den Leisten an und drückt dort mit mehreren Fingern. Darüber hinaus zeigt er Linien quer über dem Schambein, wo er Schmerzen nach dem Fahrradunfall hatte.

Hypothese: HTPs in der Leiste und im Beckenboden sowie Triggerbänder führen zu einer Störung der Propriozeption. Daher kommt es zu einer funktionellen Einschränkung und zum nächtlichen Wasserlassen.
Behandlung:

- Triggerband: Triggerbandtechnik vom Os pubis zur SIAS beidseits
- HTP: femoral und am Beckenboden beidseits
- Zylinderdistorsion: Doppeldaumentechnik im Bereich der Beckenorgane suprapubikal

Ergebnis: Schon nach der 1. Behandlung war der Junge fast 1 Woche lang trocken.

Weitere Behandlungstermine

Im Verlauf von weiteren 4 Behandlungen stabilisierte sich der Zustand, es gab nur noch wenige Zwischenfälle. Nach insgesamt 5 Behandlungen waren die Beschwerden komplett und anhaltend weg.

▼

▼

Erklärung aus Sicht des FDM: Der Verlauf der Behandlung ist auf jeden Fall als Erfolg zu werten. Die Einordnung fällt jedoch nicht leicht. Letztendlich muss man die Physiologie des Körpers und verschiedene Mechanismen auf neuromuskulärer Basis bemühen, um eine nachvollziehbare und logische Erklärung für die funktionellen Probleme zu erhalten und deren Lösung nach der Behandlung der Fasziendistorsionen zu verstehen.
Oft ist aber die einfache Erklärung die beste. Die Wahrnehmung des Körpers ist der Schlüssel für die Funktion. Wenn diese Wahrnehmung gestört ist, kann der Körper nicht richtig funktionieren. Dies gilt auch für die Blasenfunktion, die auf einer feinen Abstimmung von willkürlicher und unwillkürlicher Muskelan- und -entspannung beruht. Die gezeigten Distorsionen – HTPs und Triggerbänder – können diesen Mechanismus durcheinanderbringen. Das größte Problem bei der Behandlung von Patienten mit Blasenfunktionsstörungen ist, dass oft die klare Gestik ausbleibt. Auch bei K konnte ich die Gestik nur gezielt provozieren. Trotzdem waren die wenigen Hinweise ausreichend für die Diagnosestellung und die daraus resultierende Therapie

17.2 Hüfte

Zur Überprüfung der Beschwerden an der Hüfte werden aktiv Rumpfflexion und -extension, Hüftflexion und -extension sowie die Rotation der Hüfte getestet. Ein klassischer Bewegungstest ist das Viererzeichen in Rückenlage, eine Kombination aus Flexion, Abduktion und Außenrotation. Darüber hinaus können die Hocke und der Schneidersitz eine Provokation für die Hüfte sein. Weitere Tests orientieren sich an der Zielsetzung des Patienten.

Eine Übersicht zur Gestik, Anamnese, Untersuchung, Distorsion und Behandlung bei Beschwerden in der Hüfte bietet die ► **Tab. 17.2**.

▶ **Tab. 17.2** Übersicht: Hüfte.

Gestik	Anamnese	Untersuchung	Distorsion	Behandlung
Linie				
zeigt vom Becken lateral über das Hüftgelenk zum Bein	ziehende Schmerzen am Hüftgelenk	Hüftflexion, -extension oder -rotation eingeschränkt	laterales Oberschenkeltriggerband	Triggerbandtechnik
zeigt im Verlauf des Gesäßmuskels nach distal zum Bein	ziehende Schmerzen im Gesäß	Hüftflexion oder -extension eingeschränkt	posteriores Oberschenkeltriggerband	Triggerbandtechnik
Punkt				
drückt mehrere Finger kräftig ins Gesäß	punktuell dumpfe Schmerzen im Gesäß	Flexion oder Extension der Hüfte eingeschränkt	Bullseye-HTP (Kap. 17.1.2)	HTP-Technik (Kap. 17.1.2)
drückt mit mehreren Fingern in die Leistengegend	dumpfe Schmerzen in der Leiste	Hüftflexion und Rotation schmerzhaft	Leisten-HTP	HTP-Technik
zeigt mit einem Finger am Knochen im Bereich des Trochanter major	punktueller Schmerz am Knochen	bestimmte Hüftposition ist schmerzauslösend	Kontinuumdistorsion	Kontinuumtechnik
Fläche				
umgreift von lateral die Hüfte, zeigt mit beiden Händen nach innen Richtung Gelenk	Beschwerden im Gelenk, bei Belastung verstärkt	Bewegung kaum eingeschränkt, endgradig unangenehm, Traktion ist angenehm	Entfaltdistorsion Hüftgelenk	Traktion, Traktionsimpuls, Schleudertechnik, Entfaltung nach lateral, Inversionsbehandlung
umgreift von lateral die Hüfte, Linie quer zum Gelenk	Beschwerden im Gelenk, verstärkt bei Entlastung (nachts)	Bewegung kaum eingeschränkt, endgradig unangenehm, Kompression ist angenehm	Einfaltdistorsion Hüftgelenk	Kompression, Kompressionsimpuls, Trampolinspringen
knetet oder wischt im Hüftbereich	Parästhesien oder Krämpfe, zeitweise massive Schmerzen	Bewegung manchmal komplett frei, manchmal massiv eingeschränkt	Zylinderdistorsion	Squeegee-Technik, Schröpfen, Kammtechnik
Weiteres				
versucht selbst, die Hüfte zu mobilisieren	Steifigkeit in der Hüfte	schmerzfreie Bewegungseinschränkung	tektonische Fixation	tektonische Pumpe, Frogleg- und umgekehrte Frogleg-Technik

17.2.1 Triggerbänder

Patienten mit Triggerbändern geben typischerweise lateral oder posterior ziehende Schmerzen an. Die gezeigten Triggerbänder sind:

- laterales Oberschenkeltriggerband (Kap. 17.1.1)
- posteriores Oberschenkeltriggerband (Kap. 17.1.1)

Postoperativ werden am Trochanter major im Narbenbereich oft Triggerbänder gezeigt, die mit starken Adhäsionen einhergehen. Diese müssen oft mit fester Triggerbandtechnik gelöst werden. Dazu werden auch kurze (gezeigte) Abschnitte des lateralen Oberschenkeltriggerbandes behandelt.

17.2.2 HTPs

Folgende HTPs verursachen Beschwerden an der Hüfte:

- Bullseye-HTP (Kap. 17.1.2)
- Femoral-HTP

Femoral-HTP

Unterhalb des Leistenbandes gibt es physiologische Lücken, die auch bei klassischen Leistenhernien eine Schwachstelle sind. Im Gegensatz zu einer Hernie, bei der meist Darmanteile unter dem Leistenband hindurchtreten, ist der Femoral-HTP eine rein fasziale Vorwölbung. Deshalb kann diese Gewebsprotrusion durch bildgebende Verfahren, z. B. Ultraschall, kaum nachgewiesen werden. Das Gewebe, das die Beschwerden verursacht, hat die gleiche Struktur wie das Gewebe, durch das es hindurchtritt.

Die Patienten sprechen trotzdem davon, dass dort etwas eingeklemmt wird, und drücken mit mehreren Fingern unter der Leiste nach oben. Der Femoral-HTP verursacht meist Beschwerden in Flexion und Außenrotation der Hüfte.

Der Femoral-HTP kann an verschiedenen Stellen vorkommen: Einige befinden sich medial direkt neben dem Schambein, andere in der Mitte der Leiste, einige mehr lateral. Ein Patient kann auch mehrere Femoral-HTPs haben.

Femoral-HTP mit HTP-Technik in Rückenlage

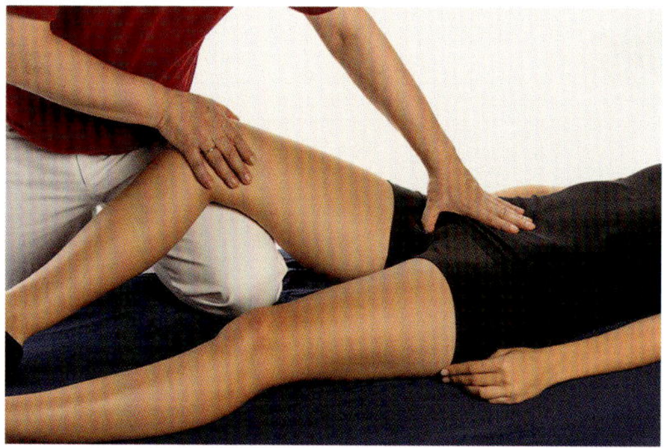

▶ **Abb. 17.10** Femoral-HTP (Rückenlage), Druck nach dorsal-kranial.

Ausgangsstellung Patient: Rückenlage

Der Therapeut steht auf der betroffenen Seite. Er kniet mit einem Bein auf der Bank, sodass er das betroffene Bein des Patienten auf seinem Bein in leichter Flexion, Abduktion und Außenrotation ablegen kann. Der Therapeut nimmt mit seinem Daumen Kontakt an der gezeigten Stelle kaudal vom Leistenband auf und drückt die Vorwölbung nach dorsal kranial und etwas nach medial (▶ **Abb. 17.10**). Wichtig ist, dass der Kraftvektor unter dem Leistenband verläuft. Obwohl die Behandlung für den Patienten stark spürbar ist, kann er die Druckrichtung meistens sehr präzise angeben. Manchmal hilft es, wenn der Patient die Hand des Therapeuten dabei sogar führt.

Es gibt einige Varianten, durch die die Effektivität der Behandlung erhöht werden kann:

- Der Femoral-HTP ist der einzige HTP, bei dem es möglich erscheint, das Gewebe von innen hineinzuziehen. Zu diesem Zweck ist es sinnvoll, kranial im Bereich der Regio inguinales tief in den Bauchraum zu palpieren und das Gewebe nach oben zu ziehen. Diese Hebetechnik kann sowohl vom Patienten selbst als auch vom Therapeuten durchgeführt werden. Auf demselben Prinzip beruht das aktive Herausziehen, das im Folgenden beschrieben ist.
- In einer leichten Kopf-tief-Position kann das Gewebe unter Ausnutzung der Schwerkraft reponiert werden. Dies ist am einfachsten, wenn die Behandlungsliege schräg gestellt wird oder die Behandlung in einem Inversionsgerät durchgeführt wird.

Cave

An der Lacuna vasorum liegen Gefäße und Nerven, die nicht gedrückt werden sollten. Die starke Pulsation der A. femoralis dient dabei zur Orientierung. Der Druck muss seitlich davon nach dorsokranial erfolgen. Wenn während der Behandlung der Patient ein Kribbeln oder leichte Taubheit medial am Oberschenkel angibt, muss der Vektor verändert werde, da eventuell der Ramus femoralis irritiert wird.

Aktives Herausziehen des Femoral-HTP

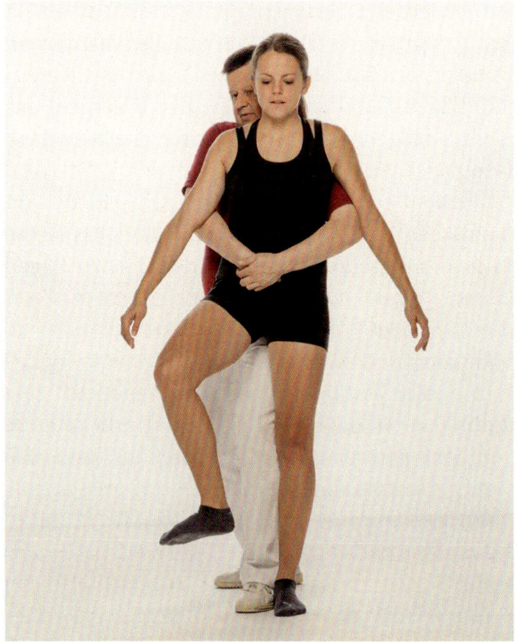

▸ **Abb. 17.11** Aktives Herausziehen des Femoral-HTP.

Ausgangsstellung Patient: Stand

Der Therapeut steht hinter dem Patienten, legt die gleichseitige Hand mit leichtem Faustschluss in die Regio inguinales der betroffenen Seite und schiebt diese schaufelartig in die Tiefe des Bauchraums. Mit der gegenüberliegenden Hand doppelt der Therapeut die Faust und zieht gewissermaßen das hernierte Gewebe nach kranial. Nun kann der Patient das betroffene Bein kräftig und ruckartig ausschütteln oder in Flexion und Außenrotation mobilisieren (▸ **Abb. 17.11**). Dadurch wird die Bruchpforte verändert und die Reposition verstärkt.

In dieser Art kann der Therapeut den Patienten anleiten, sich auch selbst zu behandeln. Die Technik kann der Patient sowohl im Stand als auch in der Rückenlage durchführen.

17.2.3 Kontinuumdistorsionen

Kontinuumdistorsionen am Trochanter major können ebenfalls Hüftbeschwerden verursachen. Der Patient zeigt mit einem Finger auf die schmerzhaften Stellen am Knochen. Meist sind mehrere Schmerzpunkte lokalisierbar, die fast immer mit Triggerbändern am lateralen Oberschenkel einhergehen.

Es empfiehlt sich, zunächst die Triggerbänder zu behandeln und dann die Kontinuumdistorsionen mit der Kontinuumtechnik.

17.2.4 Faltdistorsionen

Die Hüfte kann sowohl Entfalt- als auch Einfaltdistorsionen erleiden. Die Patienten geben die Beschwerden tief im Gelenk an und haben entweder bei Belastung oder bei Entlastung Beschwerden.

Die Einfaltdistorsion korrigiert sich unter Belastung normalerweise von selbst. Nur selten muss therapeutisch eine Einfaltung an der Hüfte durchgeführt werden. In diesem Fall empfiehlt Typaldos das Springen auf dem Trampolin, weil dadurch die Kompression aktiv verstärkt wird ([114], S. 180).

Für die Behandlung der Entfaltdistorsion gibt es folgende Möglichkeiten:

- Entfaltung nach kaudal mit Traktionsimpuls
- Entfaltung nach kaudal mit der Schleudertechnik (Kap. 18.2.3)
- Entfaltung nach lateral
- Entfaltung in Inversionsposition

Entfaltung nach kaudal mit Traktionsimpuls

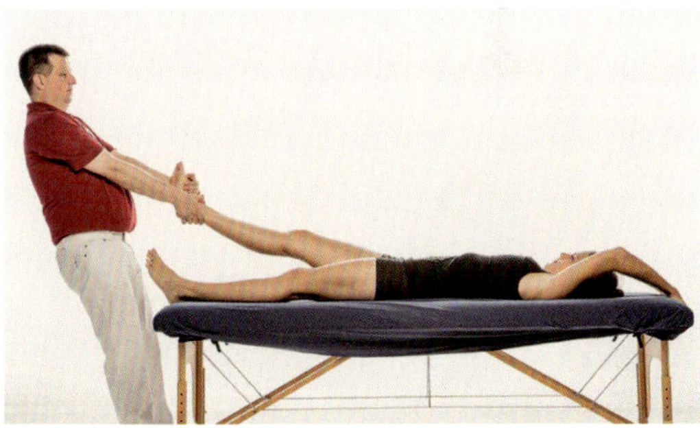

▸ **Abb. 17.12** uFD Hüfte Traktion nach kaudal.

Ausgangsstellung Patient: Rückenlage

Der Patient hält sich mit beiden Armen am Kopfende der Behandlungsliege fest. Der Therapeut steht am Fußende, umgreift den Fuß des betroffenen Beins mit beiden Händen flächig im Bereich der Knöchel und hängt sich mit seinem ganzen Gewicht an das Bein (▸ **Abb. 17.12**). Dadurch entsteht eine starke Vorspannung. Am Ende der Vorspannung erfolgt ein Impuls, indem der Therapeut ruckartig seine Schultern nach hinten zieht. Bei einem Erfolg ist ein deutliches Ploppgeräusch zu hören.

Die Traktionsrichtung kann auch leicht nach lateral variiert werden. Mit derselben Technik kann auch das gestreckte Knie entfaltet werden (Kap. 18.2.3).

Entfaltung nach lateral

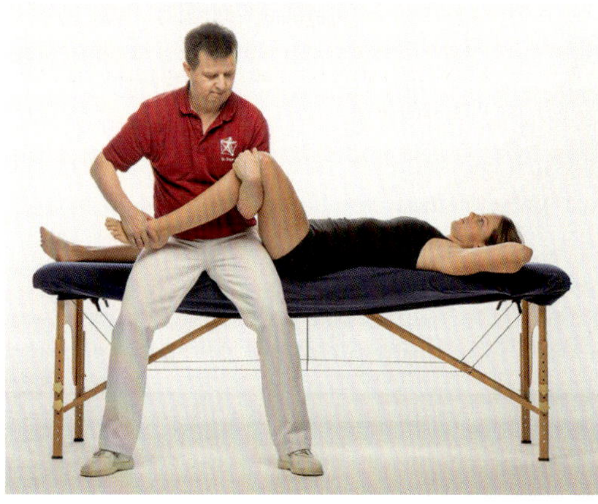

▶ **Abb. 17.13** uFD Hüfte lateral, Arm umgreift das Bein auf Kniehöhe.

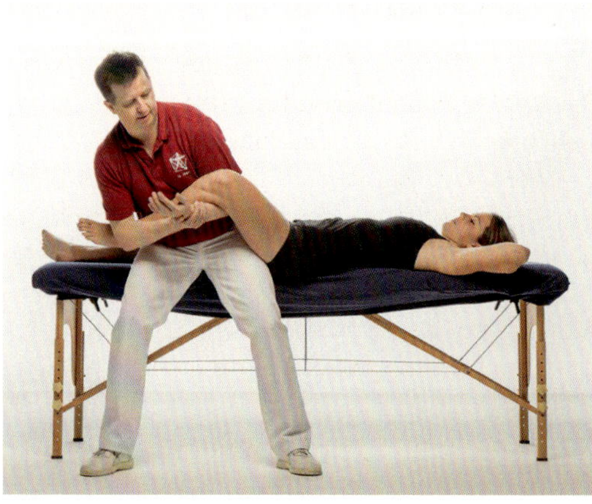

▶ **Abb. 17.14** uFD Hüfte lateral, Vorspannung über Seitneigung und Rotation.

Ausgangsstellung Patient: Rückenlage nahe an der Bankkante

Der Therapeut steht auf der betroffenen Seite auf Höhe des Oberschenkels. Er nimmt das Bein des Patienten, setzt sich auf die Bankkante und platziert sich so zwischen den Beinen des Patienten. Mit seinem Becken fixiert der Therapeut das nicht betroffene Bein auf der Bank; das betroffene Bein hat er vor dem Bauch.

Mit dem proximalen Arm umgreift er nun von dorsal das Bein des Patienten, sodass die volare Seite des Unterarms in der Kniekehle zu liegen kommt (▶ **Abb. 17.13**). Der distale Arm umgreift das Handgelenk des proximalen Arms von dorsal und fixiert den Unterschenkel an seinem Rumpf.

In dieser Position führt der Therapeut eine Rumpfflexion sowie eine Seitneigung und Rotation vom Patienten weg durch. Dadurch entsteht eine Traktionsvorspannung. Am Ende erfolgt ein Impuls über den Rumpf des Therapeuten (▶ **Abb. 17.14**).

Bei der Durchführung ist Folgendes zu beachten:

- Der Patient muss sich nicht festhalten, da er durch das Becken des Therapeuten auf der Bank fixiert ist.
- Der Therapeut muss immer festen Kontakt mit beiden Füßen am Boden haben.
- Durch eine Veränderung der Rumpfflexion des Therapeuten kann der Traktionsvektor nach lateral variiert werden.

Entfaltung in Inversionsposition

Oft reicht die Kraft des Therapeuten nicht aus, um eine effektive Entfaltung durchzuführen. Daher ist die Entfaltung mithilfe der Inversion eine wichtige Alternative. Hierfür wird ein Gerät benötigt, an dem der Patient in Inversionslage mit nur einem Bein befestigt ist. In dieser Position ist eine maximale Entfaltung ohne zusätzliche Impulse möglich.

17.2.5 Zylinderdistorsionen

Diffuse, springende Schmerzen an der Hüfte entstehen aufgrund von Zylinderdistorsionen. Hierfür bieten sich manuelle und nichtmanuelle Techniken an. Die Behandlung erfolgt wie zum Oberschenkel beschrieben (Kap. 18.1.4).

17.2.6 Tektonische Fixation

Die Steifigkeit der Hüfte ist ein relativ häufiges Phänomen. Sie entsteht über einen langen Zeitraum und ist ursächlich anderen Fasziendistorsionen zuzuschreiben, durch die die Bewegung immer mehr eingeschränkt wird. Die Patienten haben Bewegungseinschränkungen in alle Richtungen, aber keine Schmerzen.

Die Behandlung ist langwierig und erfordert Kraft und Ausdauer des Therapeuten. Folgende Techniken kommen zum Einsatz:

- langsame tektonische Pumpe an der Hüfte
- Frogleg- und umgekehrte Frogleg-Technik an der Hüfte

Langsame tektonische Pumpe an der Hüfte

Die Technik beruht auf dem Prinzip, dass die Hüfte unter starker Kompression und Traktion in einer Zirkumduktion passiv mobilisiert wird. So soll die fehlende oder zähflüssige Synovia mobilisiert werden.

Ausgangsstellung Patient: Rückenlage (ohne Abb.)

Der Therapeut steht auf der betroffenen Seite des Patienten und umgreift fest dessen angewinkeltes Bein. Mithilfe seines Eigengewichts führt der Therapeut nun eine Zirkumduktion unter starker Kompression durch. Diese Bewegung muss oft und lange durchgeführt werden, damit unter der Kompression die fehlende oder zähflüssige Synovia mobilisiert wird.

Eigenbehandlung

Zur Unterstützung kann der Patient diese Behandlung auch selbst durchführen. Dafür begibt er sich in den Vierfüßlerstand. Über den Rumpf wird nun die Hüfte in alle Richtungen endgradig mobilisiert. Dabei soll der Patient so viel seines Körpergewichts wie möglich auf die betroffene Hüfte legen. Zur Verstärkung der Kompression kann er noch Gewichte auf dem Becken auflegen. Auch hier ist viel Ausdauer nötig, um dass steife Gelenk zu mobilisieren.

Frogleg- und umgekehrte Frogleg-Technik

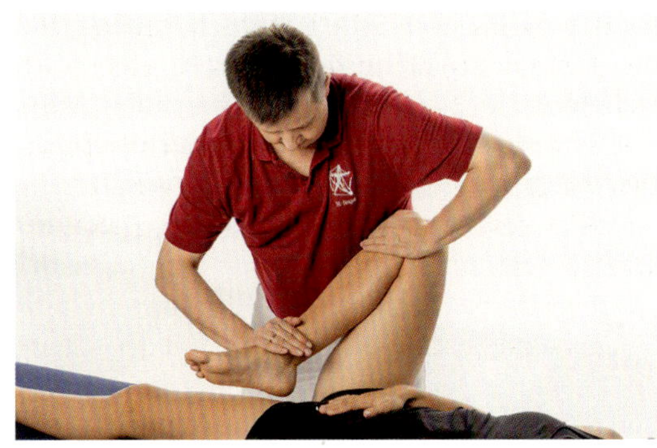

► **Abb. 17.15** Tektonische Fixation Frogleg-Technik Hüfte, Impuls in Außenrotation.

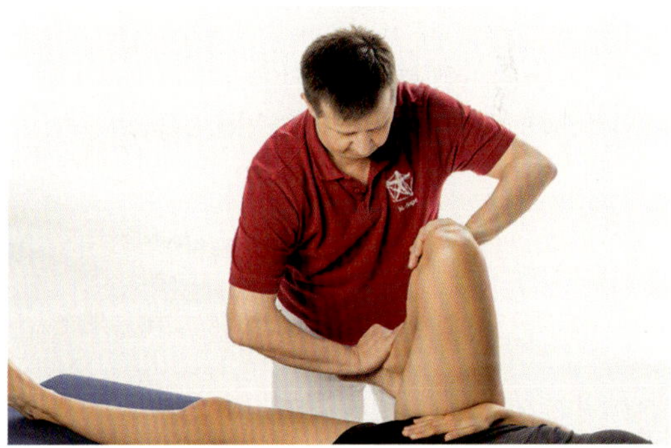

► **Abb. 17.16** Tektonische Fixation umgekehrte Frogleg-Technik Hüfte, Impuls in Innenrotation.

Die Frogleg-Technik wird für verschiedene Distorsionen an der oberen und unteren Extremität angewandt. Bei der Behandlung der tektonischen Hüfte geht es um die Mobilisation in beide Rotationsrichtungen. Der Name leitet sich aus der typischen Position des Beins in der Außenrotation ab.

Ausgangsstellung Patient: Rückenlage

Der Therapeut steht seitlich auf Höhe der Hüfte des Patienten. Er nimmt das betroffene Bein und bringt es in Hüft- und Knieflexion. Der Unterschenkel sollte am Rumpf des Therapeuten abgestützt werden, sodass die Hände des Therapeuten frei sind. Dies entspricht der neutralen Startposition.

Nun greift er mit der gleichseitigen Hand flächig an den Knöchel; der Daumen liegt am Zeigefinger und alle Finger zeigen nach kranial-medial. Die gegenseitige Hand liegt am Knie; auch hier liegt der Daumen am Zeigefinger und die Finger zeigen nach kaudal-lateral. Nun schiebt der Therapeut beide Arme in Richtung der Finger, sodass das Hüftgelenk in eine Außenrotation geführt wird. Am Ende der Rotation erfolgt ein kleiner Impuls. Dies entspricht der **Frogleg-Position** (▸ **Abb. 17.15**).

Zurück in der Startposition dreht der Therapeut seine Hände um 90°, sodass nun die Finger der distalen Hand nach lateral und die Finger der proximalen Hand nach medial zeigen. Wieder schiebt der Therapeut seine Arme in Richtung der Finger und erzeugt damit eine Innenrotation in der Hüfte. Am Ende der Rotation erfolgt wieder ein kurzer Impuls. Dies entspricht der **umgekehrten Frogleg-Position** (▸ Abb. 17.16).

Diese Technik wird nun im ständigen Wechsel 5–10 min intensiv und kraftvoll durchgeführt. Ideal ist es, wenn die Behandlung nicht von einem Therapeuten alleine vorgenommen wird, da die Durchführung recht anstrengend ist. Ziel ist es, die eingeschränkte Rotation der Hüfte zu verbessern.

Bei der Durchführung ist Folgendes zu beachten:

- Da bei der Frogleg-Position die Ferse des Patienten während der Rotation in Richtung Schritt geführt wird, ist es sinnvoll, den Patienten zu bitten, seine Weichteile mit einer Hand zu schützen.
- In der umgekehrten Frogleg-Position darf das Bein nicht in die Adduktion und damit nicht über die Rumpfmittellinie geführt werden.
- Damit der Patient diese passive Bewegung entspannt toleriert, muss der Therapeut das Bein immer stabil führen.

Exkurs

Totalendoprothese an der Hüfte (Hüft-TEP)

Die häufigste Operation an der Hüfte ist die TEP, der komplette Ersatz der Gelenkkörper am Os coxae und am Femur. Die Zahlen der Operationen steigen fast jährlich. In der letzten Zeit mehren sich kritische Stimmen, ob die Operation wirklich immer vernünftig bzw. die Indikation gut gestellt ist. Eine solche Operation erscheint als Ultima Ratio für Patienten mit Hüftbeschwerden. Die häufigste Indikation ist dabei die sog. Arthrose (Koxarthrose, Kap. 17.2.7). Die allgemeine Statistik spricht für die Operation. Allerdings gibt es etliche Patienten, die durch die Operation keine Verbesserung erreichen; manchmal werden die Beschwerden sogar stärker.

Aus Sicht des FDM kann nur die tektonische Fixation als Indikation für eine Hüft-TEP gelten. Der Verlust der Gleitfähigkeit kann durch den Ersatz des Gelenks positiv beeinflusst werden, wenn parallel die anderen vorhandenen Fasziendistorsionen prä- und postoperativ behandelt werden.

Da aber viele Patienten mit teilweise schmerzhaften Fasziendistorsionen erfolgreich operiert werden, muss man sich die Frage stellen, welche Distorsionen durch den Eingriff kurativ beeinflusst werden können. Hierzu gibt es bisher nur erste Beobachtungen von Ärzten und Therapeuten, noch keine Studien. Die Erfahrung zeigt, dass am ehesten Patienten mit HTPs und Kontinuumdistorsionen von einer TEP-Operation profitieren, wohingegen Patienten mit Triggerbändern hinterher oft die gleichen oder stärkere Beschwerden angeben. Dies kann wie folgt erklärt werden: Aufgrund des operativen Vorgehens ist es durchaus möglich, dass Gewebsprotrusionen komplett zurückgezogen oder zumindest zum Teil reponiert werden, sodass die Beschwerden postoperativ nicht mehr auftreten. Die Kontinuumdistorsionen werden eventuell durch veränderte Kraftvektoren auf die bandartige Faszie nicht mehr provoziert. Die Triggerbänder werden durch die Vernarbung und Adhäsionen wahrscheinlich eher schlechter.

Da das FDM methodenneutral ist, sind solche Betrachtungen und Erfahrungen sehr hilfreich, besonders für die Abwägung, ob man einem Patienten eine Operation empfehlen sollte oder nicht. Aus Sicht des FDM ist die Operation nur in den seltensten Fällen notwendig. Durch eine effektive Behandlung der vorhandenen Fasziendistorsionen könnten wahrscheinlich viele Operationen vermieden werden.

17.2.7 Medizinische Diagnosen

Koxarthrose

In der Medizin gilt es als offenes Geheimnis: Arthrose bekommt jeder Mensch – es sei denn, er stirbt vorher. Patienten kommen meistens mit Beschwerden an Hüfte, Becken oder Rücken zum

Arzt und nicht wenige erhalten die Diagnose, dass die Beschwerden wegen der Hüftarthrose bestehen.

Obwohl die radiologischen Befunde deutlich eine strukturelle Veränderung am Gelenk veranschaulichen, liegen bei diesen Patienten Fasziendistorsionen vor, die man zum Teil mit einigen Behandlungen deutlich vermindern kann. Am häufigsten werden Triggerbänder gezeigt, aber auch alle anderen Fasziendistorsionen kommen vor. Durch diese Distorsionen werden die Beweglichkeit und Belastbarkeit des Gelenks über einen längeren Zeitraum immer mehr vermindert. Dadurch kommt es zu einer schlechteren synovialen Versorgung und zu einer Destruktion des Knorpels.

Ein wichtiger Punkt ist somit die Wiederherstellung der normalen Beweglichkeit, damit der Mensch seinen täglichen Aktivitäten nachgehen kann. Die Arthrose bzw. die strukturelle Deformierung des Gelenks selbst ist deshalb eine ungeeignete Erklärung für die Beschwerden, denn sie beschreibt nur einen Zustand der Gelenkstruktur. Und dieser hat sich wahrscheinlich nach einer erfolgreichen Behandlung der Distorsionen nicht geändert. Auch würde nach erfolgreicher Behandlung der Distorsionen und Beschwerdefreiheit ein MRT- oder Röntgenbild noch immer dieselbe Pathologie zeigen (zur vermeintlichen Kausalität zwischen Schmerzen und radiologischem Befund siehe Exkurs: Kausalität in der Medizin, Kap. 2.6.4, und Exkurs: Bandscheibenvorfall, Kap. 16.2.7).

Nicht zu vernachlässigen ist die negative Nebenbedeutung dieser Diagnose, da den Patienten mitgeteilt wird, dass man aus medizinischer Sicht nicht viel machen könne. Schmerzmedikation und Operation erscheinen oft als einzige Alternative. Viele Patienten sind auch bereit, für alternative Therapieangebote viel Geld zu bezahlen, meist jedoch ohne nachhaltige Verbesserung. Wenn es jedoch gelingt, den eigenen Körper als ein Reparatur- und Regenerationssystem zu betrachten, lebt es sich entscheidend besser. Somit bietet das FDM auch in der Sicht auf die Potenziale des eigenen Körpers deutliche Vorteile.

Hüftdysplasie

Bei der Hüftdysplasie muss zunächst der Zeitpunkt der Diagnosestellung betrachtet und darüber das therapeutische Vorgehen differenziert werden.

Die **angeborene Hüftdysplasie** bei Neugeborenen wird normalerweise bei Säuglingen in der 6. Woche per Sonografie diagnostiziert. Es erfolgt eine Klassifikation und danach bei Bedarf eine therapeutische Empfehlung. Der entscheidende Schritt ist dabei, dass die Hüfte in einer Abduktions- und Außenrotationsposition mobilisiert wird. Zu diesem Zweck gibt es die Möglichkeit, die Kinder breiter zu wickeln, oder der Arzt verordnet eine sog. Spreizhose. Ziel ist es, die ossäre Ausbildung des Gelenks zu verbessern.

Ursächliche Fasziendistorsionen können hier Triggerbänder und HTPs sein, die die Beweglichkeit der Hüfte limitieren. Somit ist es möglich, die Neugeborenen mit sehr sanften Griffen zu behandeln. Auch die Eltern können durch geschicktes Handling therapeutisch wirken. Dieses Vorgehen sollte allerdings nur von pädiatrisch erfahrenen Ärzten und Therapeuten durchgeführt werden, da bei Neugeborenen die Diagnostik komplizierter ist, da sie noch nicht über Gestik und Beschreibung kommunizieren können, und außerdem umfangreiche Kenntnisse über Geburt und Entwicklung der Kinder vorhanden sein sollten.

Die **Hüftdysplasie**, die **bei Erwachsenen** diagnostiziert wird, ist meistens ein Zufallsbefund aufgrund der Tatsache, dass die Betroffenen Beschwerden in Rücken, Becken oder Hüfte angeben. Auslöser ist wieder der radiologische Befund. Der Denkfehler liegt auch hier in dem kausalen Zusammenführen der Beschwerden mit den Bildern (siehe Exkurs: Kausalität in der Medizin, Kap. 2.6.4, und Exkurs: Bandscheibenvorfall, Kap. 16.2.7). Die Diagnose führt oft zu einer massiven operativen Intervention, der sog. Umstellungs- oder Korrekturosteotomie. Das häufigste Argument ist der zu erwartende vorzeitige Verschleiß des Gelenks.

Die Beschwerden der Patienten können immer auf vorhandene Fasziendistorsionen zurückgeführt werden. Nach der Rückführung der Distorsionen sind die Beschwerden entweder komplett zurückgegangen oder zumindest deutlich reduziert. Eine Operation hat jedoch fast immer großen

Einfluss auf das weitere Leben der Patienten, sodass sie auf jeden Fall vermieden werden sollte.

Weiche Leiste/Leistenzerrung

Eine typische Sportlerbeschwerde im Bereich der Hüfte ist die sog. weiche Leiste. Die Patienten haben belastungsabhängige Schmerzen an oder in der Leiste. Manchmal werden Muskelzerrungen an den Ansätzen der Adduktoren diagnostiziert. Fast immer müssen die Sportler das Training oder den Wettkampf unterbrechen; fast immer wird eine oft längere Phase der Schonung verordnet.

Da die Ursache dadurch nicht behoben wird, setzen die Schmerzen mit Aufnahme der Aktivität erneut ein. Das ist für ambitionierte Sportler sehr frustrierend. Nicht wenige hören dann mit dem Sport auf, was wiederum für das gesamte Fasziensystem des Körpers von Nachteil ist und damit letztendlich großen Einfluss auf die Lebensqualität hat (siehe Exkurs: Regeneration nach sportlicher Aktivität, Kap. 18.1.5).

Aus Sicht des FDM zeigen die Patienten Kontinuumdistorsionen und Triggerbänder an Schambein und Leiste sowie Femoral-HTPs. Nach Rückführung der Fasziendistorsionen sollten sie ihr Training wieder aufnehmen und über einen gewissen Zeitraum steigern. Eine längere Trainingspause ist nicht notwendig.

Patientenbeispiel

Frau L (55), Rücken- und Hüftbeschwerden

Frau L (55 Jahre) kommt mit starken Rücken- und Hüftbeschwerden in meine Praxis. In der Anamnese gibt sie einen langen Leidensweg an: Rachitis als Kind, beidseitige Hüftkopfnekrose, Osteochondrose. In beide Hüften wurde eine TEP eingesetzt, eine Seite vor über 20 Jahren, die andere vor 11 Jahren. Frau L hat starke Schmerzen beim Gehen und nimmt deshalb seit über 5 Jahren Morphine. Sie läuft seit 7 Jahren nur noch mit Stützen und war zeitweise sogar auf einen Rollstuhl angewiesen. Seit 15 Jahren erhält sie eine Erwerbsunfähigkeitsrente.

Beim Gehen knickt der Rumpf zur Seite ab. Früher konsultierte Ärzte diagnostizierten eine deutliche Beinlängendifferenz und einen Beckenschiefstand. Zuletzt wurde aufgrund der Rückenbeschwerden durch MRT ein Bandscheibenvorfall entdeckt, der mit Kortison behandelt wurde, allerdings ohne die Beschwerden lindern zu können.

Ziel: Als Therapieziel teilt mir Frau L mit, dass sie gerne schmerzfrei stehen und gehen möchte.

Diagnose: In der Gestik zeigt sie seitliche Linien an beiden Oberschenkeln, die bis in den Rücken ziehen. Es sind starke Bewegungseinschränkungen bei der Rumpfbeugung und -streckung sowie bei den Hüftbewegungen zu erkennen. Die Schmerzen seien auch nachts beim Liegen spürbar.

Therapie: An den ersten 3 Terminen führe ich eine forcierte Behandlung der seitlichen Oberschenkeltriggerbänder durch. Außerdem weise ich Frau L auf die Bedeutung von Bewegung und Aktivität hin.

Verlauf: Das Gehen wird besser und Frau L beschreibt weitere Beschwerden: Beim Gehen nimmt sie einen Schmerz tief im Gesäß wahr und zeitweise empfindet sie starke Schmerzen und Missempfindungen, die allerdings nicht immer gleich auftreten. Die Gestik deutet auf gluteale HTPs und Zylinderdistorsionen hin.

Frau L setzt die Schmerzmittel langsam ab, und entgegen ihren Befürchtungen nehmen die Schmerzen nicht zu, sondern – im Gegenteil – die Funktionen im Alltag werden immer besser. Nach 3 Monaten nimmt sie keine Schmerzmittel mehr, kann fast beschwerdefrei gehen, hat sportliche Aktivitäten aufgenommen und plant, wieder auf Reisen zu gehen.

Bei einer Wiedervorstellung der Patientin **nach 2 Jahren** gibt sie an, dass sie seit über 1 Jahr komplett schmerzfrei ist. Sie kann alle Bewegungen ausführen und ist sportlich aktiv.

Diskussion: Gerade komplexe und langwierige Vorerkrankungen in einer Anamnese lassen den Therapeuten schnell verzweifeln. Aus Sicht des FDMs ist das strukturierte Vorgehen durch die Behandlung der vorhandenen Fasziendistorsionen ein großer Vorteil. Frau L hatte ausgeprägte Triggerbänder mit Adhäsionen, die aufgrund der Operationen und Ruhigstellungen entstanden waren. Die HTPs im Gesäß waren zu Beginn der Behandlung noch nicht wahrnehmbar, da Frau L aufgrund der Bewegungseinschränkung keine Möglichkeit hatte, diese zu spüren. Die Schmerzen und Missempfindungen wurden durch Zylinderdistorsionen erklärbar und konnten somit gut therapiert werden.

18 Untere Extremität

Beschwerden an der unteren Extremität entstehen oft durch eine Verletzung bei körperlicher oder sportlicher Beanspruchung. Der Entstehungsmechanismus ist eine für die Diagnose wichtige Information, da darüber oft schnell und präzise die jeweils vorliegende Distorsion erkannt wird. Da alle Menschen ihre Beine zur Fortbewegung benutzen, können sie meist auch klar angeben, wann Beschwerden entstehen oder bei welcher Beanspruchung im Alltag Schmerzen auftreten.

18.1 Oberschenkel

Die wichtigsten Strukturen im Oberschenkel sind die bandartigen Faszien, bei denen es zu Triggerbändern kommen kann, sowie die Septen der Muskulatur, die zu Faltdistorsionen neigen.

Zur Überprüfung der Beweglichkeit soll sich der Patient nach vorne und hinten beugen, die maximale Flexion der Hüfte und der Knie durchführen (Knie zur Brust, Ferse zum Gesäß) sowie besondere Dehnpositionen einnehmen (z. B. für die Adduktoren oder die ischiokrurale Muskelgruppe). Zusätzlich kann eine Belastung durch Laufen und Springen provoziert werden.

Eine Übersicht zur Gestik, Anamnese, Untersuchung, Distorsion und Behandlung bei Beschwerden im Oberschenkel bietet die ▶ **Tab. 18.1**.

▶ **Tab. 18.1** Übersicht: Oberschenkel.

Gestik	Anamnese	Untersuchung	Distorsion	Behandlung
Linie				
zeigt eine Linie lateral am Oberschenkel	ziehender oder brennender Schmerz lateral am Oberschenkel	Hüftflexion oder -extension eingeschränkt	laterales Oberschenkeltriggerband	Triggerbandtechnik
streicht mit den Fingern posterior am Oberschenkel	ziehender oder brennender Schmerz posterior am Oberschenkel	Hüftflexion oder -extension eingeschränkt	posteriores Oberschenkeltriggerband	Triggerbandtechnik
streicht mit den Fingern ventral oder medial über den Oberschenkel	ziehender oder brennender Schmerz ventral oder medial am Oberschenkel	Knieflexion eingeschränkt, Dehnposition als Provokation	Triggerband ventral oder medial am Oberschenkel	Triggerbandtechnik
Punkt				
drückt mit mehreren Fingern an einen schmerzhaften Punkt im Gewebe	Einklemmungsgefühl am gezeigten Punkt	manchmal Bewegungseinschränkung, Verstärkung bei Belastung (Laufen, Springen)	HTP	HTP-Technik
Fläche				
drückt mit mehreren Fingern lateral oder posterior in das Gewebe des Oberschenkels und versucht, daran zu ziehen	Schmerzen tief im Oberschenkel	kaum Provokation, Verstärkung bei Belastung (Laufen, Springen)	Faltdistorsion des IMS	Faltbehandlung mit Gegenrotation, longitudinale Entfaltdistorsion
knetet oder streift Teile des Oberschenkels ab	diffuse Beschwerden am Oberschenkel (Parästhesien, Schmerzen), auch verbunden mit Schwäche	kaum Provokation möglich, manchmal starke Bewegungsschmerzen	Zylinderdistorsion	Squeegee-, Brennnessel-, Pinch-Technik, Schröpfen, Klammer

18.1.1 Triggerbänder

Folgende Triggerbänder finden sich häufig bei Patienten :

- laterales Oberschenkeltriggerband (Kap. 17.1.1)
- posteriores Oberschenkeltriggerband (Kap. 17.1.1)
- ventrales Oberschenkeltriggerband
- mediales Oberschenkeltriggerband

Die häufigsten Triggerbänder am Oberschenkel sind das laterale und das posteriore Oberschenkeltriggerband. Sie verlaufen vom Steißbein über das Becken zum Oberschenkel. Typaldos sah in anatomischen Beschreibungen von Gerlach und Lierse [29] eine Bestätigung der von ihm empirisch beschriebenen häufigen Verläufe bei den Patienten (vgl. Kap. 4.2.2).

Ventrales Oberschenkeltriggerband

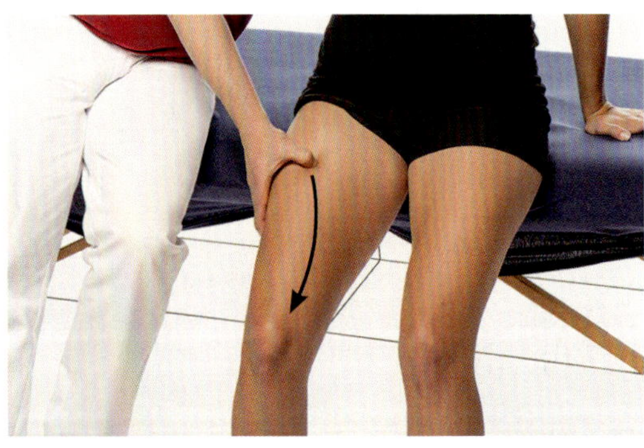

► **Abb. 18.1** Ventrales Oberschenkeltriggerband.

Der Verlauf ist manchmal mehr längs orientiert vom Beckenkamm Richtung Patella (in etwa wie der Verlauf des M. rectus femoris), manchmal auch leicht schräg von proximal-lateral im Bereich der SIAS nach distal-medial am Knie (in etwa wie der Verlauf des M. sartorius). Ursache sind häufig sportliche Beanspruchungen; deshalb werden die Schmerzen im orthopädischen Konzept häufig den Muskeln zugeordnet.

Ausgangsstellung Patient: angelehnter Stand

Die Behandlung erfolgt meist von proximal nach distal. Der Therapeut beginnt am Becken und schiebt die Verdrehung entlang des gezeigten Verlaufs (► **Abb. 18.1**). Die Behandlung ist auf dem gesamten Weg druckschmerzhaft. Meist benötigt der Therapeut einen starken Druck. Aus ergonomischer Sicht bringt der Therapeut möglichst viel Eigengewicht auf die Hand und den Daumen, damit er den Druck bis zum Ende der Behandlung aufrechterhalten kann.

Häufig sind mehrere parallele Bahnen zu behandeln. Der Patient spürt nach jeder Bahn eine Verbesserung.

Mediales Oberschenkeltriggerband

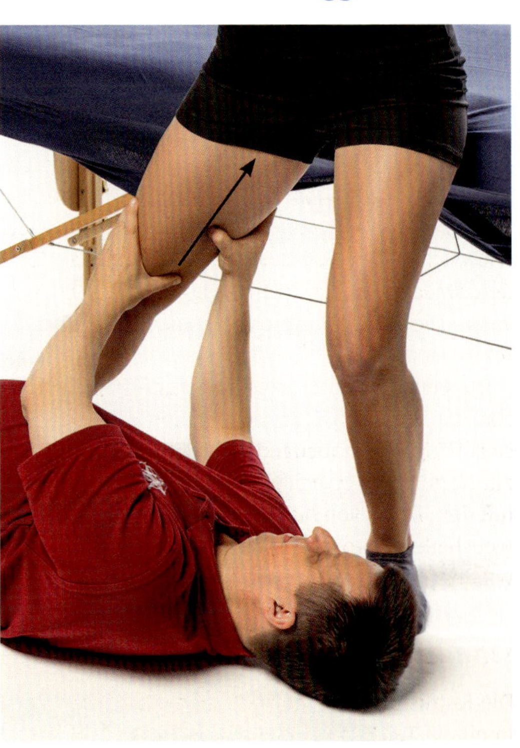

► **Abb. 18.2** Mediales Oberschenkeltriggerband.

Der Verlauf des Triggerbandes beginnt meist im Bereich des Schambeins und endet proximal des Knies. Aufgrund der in der Region liegenden Adduktoren werden im orthopädischen Kontext häufig diese Muskeln mit den Beschwerden in Verbindung gebracht.

Ausgangsstellung Patient: angelehnter Stand

Die Behandlung erfolgt meist von distal nach proximal. Der Therapeut beginnt proximal vom Knie und schiebt die Verdrehung entlang des gezeigten Verlaufs bis zum Schambein. Hierbei ist oft maximale Kraft erforderlich. Das Behandlungsergebnis kann verbessert werden, wenn das Triggerband in einer deutlichen Vorspannung behandelt wird. Somit müssen Patient und Therapeut oft besondere Positionen finden, um die Verdrehungen und möglicherweise Verklebungen tief im Gewebe zu lösen. Als besonders effektiv hat sich die Behandlung herausgestellt, wenn der Patient versucht, so weit wie möglich in den Grätschschritt zu gehen. In diesem Fall liegt der Therapeut auf dem Boden (▸ **Abb. 18.2**).

18.1.2 HTP

So wie am Oberarm sieht man in seltenen Fällen auch am Oberschenkel HTPs, die meist lateral liegen. Auch hier scheint eine Gewebsverletzung ursächlich zu sein, wodurch eine Lücke entstanden ist, durch die sich eine Gewebsvorwölbung entwickelt hat. Die Gestik des Patienten besteht aus dem Drücken mit mehreren Fingern ins Weichgewebe. Die Behandlung erfolgt mit der HTP-Technik.

Die Behandlung ist häufig erfolgreich, es kommt aber zu Rezidiven. In einigen Fällen hilft eine forcierte Triggerbandbehandlung, um in diesem Areal ein Rezidiv zu vermeiden. Aus Sicht des FDM geht mit dem Lösen von Adhäsionen ein verstärkter Gewebsheilungsprozess einher, wodurch der Bereich wieder physiologisch verschlossen wird.

18.1.3 Faltdistorsionen

Die Faltdistorsionen der IMS führen zu Schmerzen in einem Teil des Oberschenkels. Besonders sportliche Aktivitäten sind damit nur eingeschränkt möglich.

Für die Behandlung gibt es 2 verschiedene Vorgehensweisen:

- Gegenrotation von Knochen gegen Muskel (Kap. 15.1.4)
- longitudinale Entfaltung parallel zum Knochen

Faltbehandlung mit Gegenrotation

Zur Behandlung im Sinne einer Gegenrotation gibt es verschiedene mögliche Ausgangsstellungen für den Patienten.

Faltbehandlung mit Gegenrotation in Bauchlage

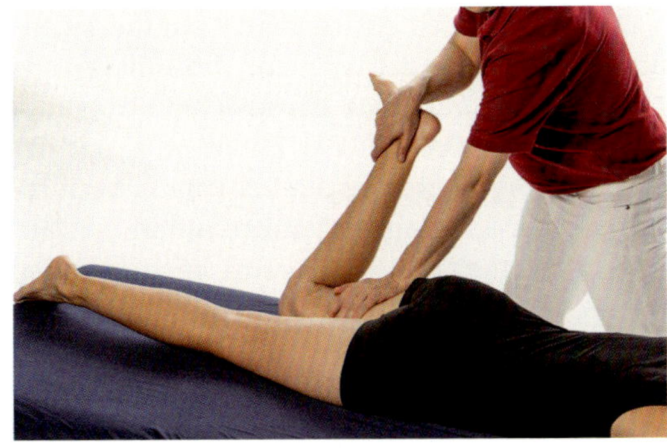

▸ **Abb. 18.3** Faltdistorsion IMS, Gegenrotation in Bauchlage nach lateral.

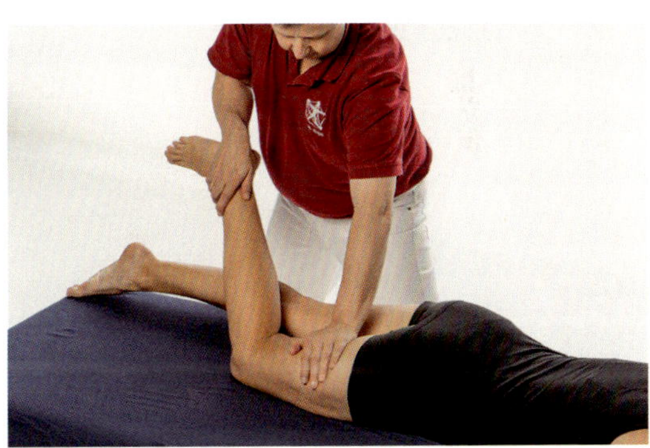

▸ **Abb. 18.4** Faltdistorsion IMS, Gegenrotation in Bauchlage nach medial.

Ausgangsstellung Patient: Bauchlage

Zunächst steht der Therapeut auf der betroffenen Seite des Patienten auf Höhe des Oberschenkels. Mit der gleichseitigen Hand greift er flächig an den lateralen und posterioren Oberschenkel und schiebt die Muskulatur nach medial. Es entsteht eine Außenrotation der Muskulatur. Nun greift der Therapeut mit der kontralateralen Hand den Knöchel des Patienten, beugt dessen Knie an und bringt das gesamte Bein in eine Innenrotation (▸ **Abb. 18.3**). Am Ende der Bewegung entsteht eine Vorspannung, auf die ein kurzer, kräftiger Impuls folgt. Ein Erfolg wird von einem hörbaren Plopp- oder Klickgeräusch begleitet. Es werden viele Impulse benötigt. Dazu wandert die gleichseitige Hand entlang des Oberschenkels auf und ab, und durch unterschiedliche Flexionswinkel des

Knies werden immer wieder unterschiedliche Anteile des Septums unter Spannung gebracht.

Danach stellt sich der Therapeut auf die gegenüberliegende Seite der Bank und führt die gleiche Technik durch. Aufgrund der anderen Positionierung und des Wechsels der Hände wird mit der gleichen Vorgehensweise die Muskulatur nach innen und der Knochen nach außen rotiert. Auch in dieser Richtung sind mehrere Impulse nötig (▸ Abb. 18.4).

Faltbehandlung mit Gegenrotation im Stand

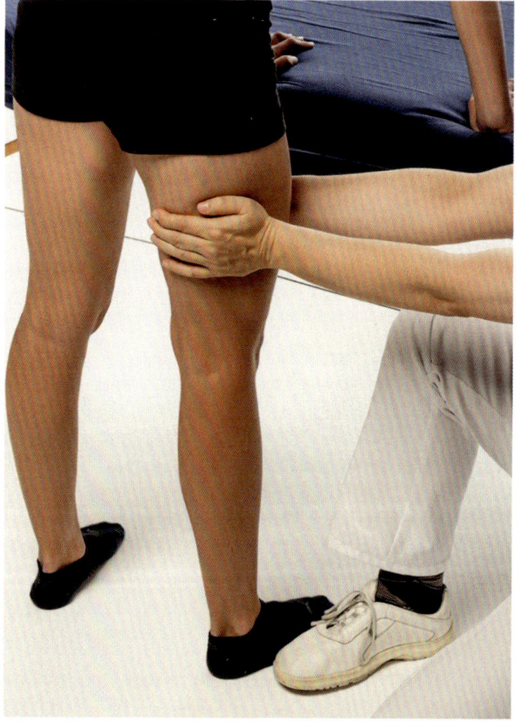

▸ **Abb. 18.5** Faltdistorsion IMS, Gegenrotation im Stand nach außen.

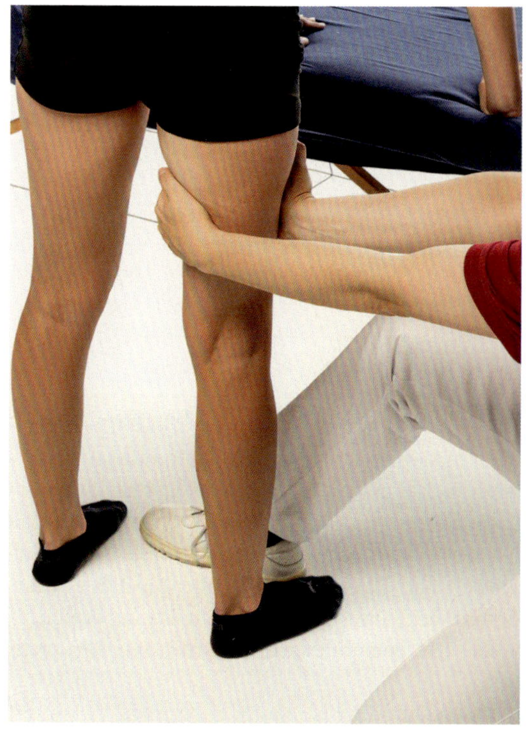

▸ **Abb. 18.6** Faltdistorsion IMS, Gegenrotation im Stand nach innen.

Ausgangsstellung Patient: Stand

Der Therapeut hockt neben dem Patienten auf der Seite des betroffenen Oberschenkels auf dem Boden. Er umgreift mit der gleichseitigen Hand von ventral kommend und mit der gegenseitigen Hand von dorsal kommend den Oberschenkel. Nun kann er einmal die gesamte Muskulatur nach außen drehen (▸ Abb. 18.5) und danach dann nach innen (▸ Abb. 18.6). Für die Vorspannung muss jeweils viel Kraft aufgewendet werden. Am Ende der Vorspannung folgen wieder viele kurze Impulse. Die Hände wandern am Oberschenkel nach oben und unten.

Damit das Bein der Rotation nicht folgt, kann der Therapeut den Fuß des Patienten mit seinem eigenen Fuß oder dem Knie fixieren.

Rotationsimpuls nach Dr. Breineßl

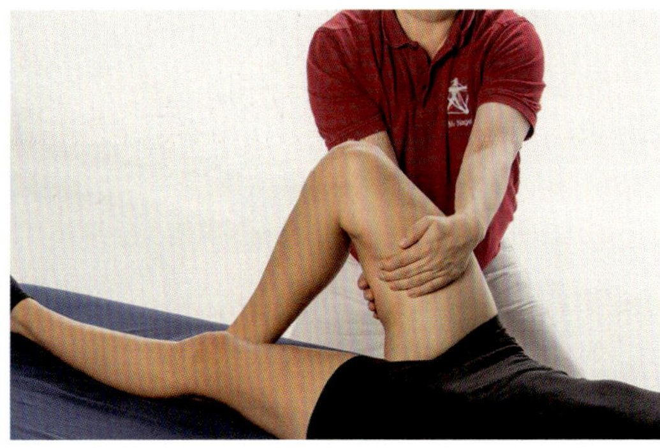

▸ **Abb. 18.7** Faltdistorsion IMS, Gegenrotation im Stand nach außen, Variante Breineßl.

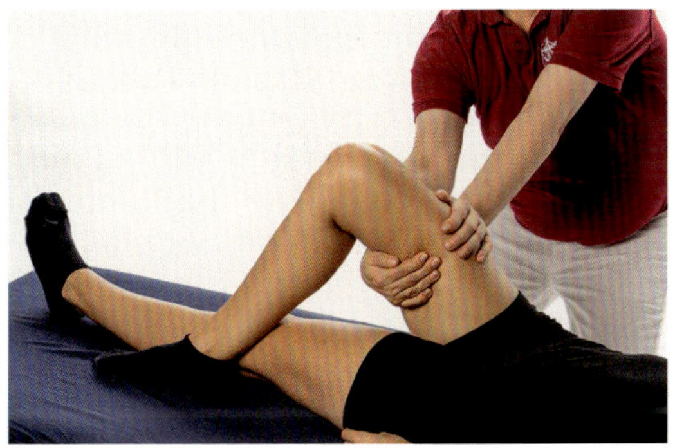

▸ **Abb. 18.8** Faltdistorsion IMS, Gegenrotation im Stand nach innen, Variante Breineßl.

Ausgangsstellung Patient: Rückenlage

Der Therapeut steht auf der betroffenen Seite auf Höhe des Oberschenkels. Der Patient beugt das betroffene Bein an und stellt den Fuß erst medial neben das Knie des nicht betroffenen Beins. Der Therapeut greift nun wieder von ventral und dorsal um den Oberschenkel und bringt die Muskulatur in eine Außenrotation (▸ **Abb. 18.7**). Am Ende der Vorspannung erfolgt ein Impuls. Dies wiederholt er an einigen Stellen auf- und abwärts am Oberschenkel. Die Position des Fußes verhindert, dass das Bein in einer weiterlaufenden Bewegung gleichzeitig in eine Außenrotation kommt.

Dann stellt der Patient den Fuß auf die laterale Seite vom Knie; der Therapeut bringt die Muskulatur mit dem gleichen Griff in eine Innenrotation (▸ **Abb. 18.8**). Die Position des Fußes verhindert, dass das Bein in einer weiterlaufenden Bewegung gleichzeitig in eine Innenrotation kommt.

Longitudinale Faltbehandlung

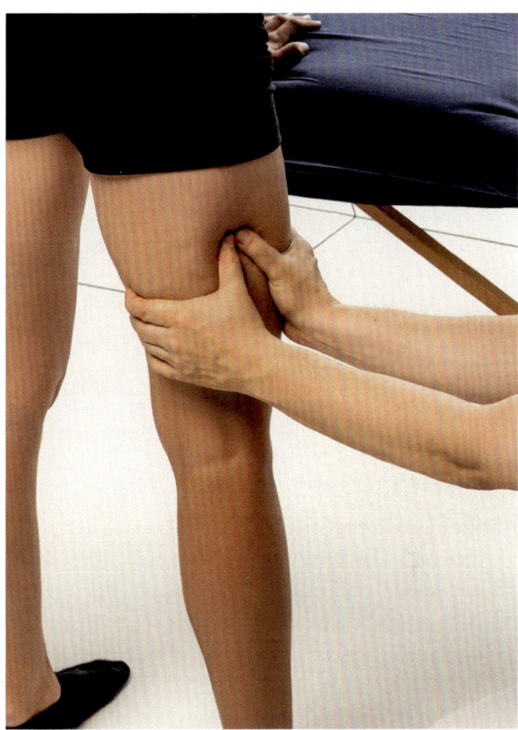

▸ **Abb. 18.9** Longitudinale Faltdistorsion Oberschenkel.

Ausgangsstellung Patient: Stand

Der Therapeut hockt neben dem Patienten auf der Seite des betroffenen Oberschenkels auf dem Boden. Er umgreift flächig die Muskulatur des Oberschenkels. Beide Daumen liegen dabei lateral am Oberschenkel (▸ **Abb. 18.9**). Mit einer Schleuderbewegung wird die Muskulatur nach kaudal mobilisiert. Bei diesem Impuls kippt der Therapeut die Hände leicht nach vorne, sodass die Daumen etwas tiefer ins Gewebe eindringen. Diese Impulse werden mehrfach wiederholt. Dabei wandern die Hände entlang des Oberschenkels nach oben und unten.

18.1.4 Zylinderdistorsionen

Diffuse springende Schmerzen am Oberschenkel entstehen aufgrund von Zylinderdistorsionen. Zur Behandlung bieten sich eine Vielzahl manueller und nichtmanueller Techniken an.

Manuelle Zylinderbehandlung

Squeegee-Technik

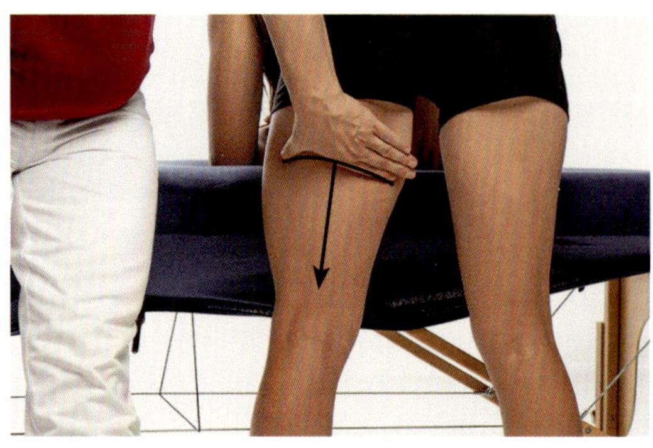

▶ **Abb. 18.10** Zylinderdistorsion Oberschenkel Squeegee-Technik.

Ausgangsstellung Patient: Stand

Patienten, die ihren Oberschenkel flächig abwischen, werden optimal mit der Squeegee-Technik behandelt. Dabei muss der Therapeut einen gleichmäßig kräftigen Druck aufbringen. Am einfachsten ist es, die Technik von proximal nach distal in mehreren Bahnen durchzuführen (▶ **Abb. 18.10**).

Indian-burn-Technik

Ausgangsstellung Patient: Stand (ohne Abb.)

Der Therapeut greift flächig um den Oberschenkel und bringt die Zylinderfaszie in Traktion. Am Ende führt er eine Gegenrotation durch. Alternativ ist diese Technik auch in der CCV möglich.

Pinch-Technik

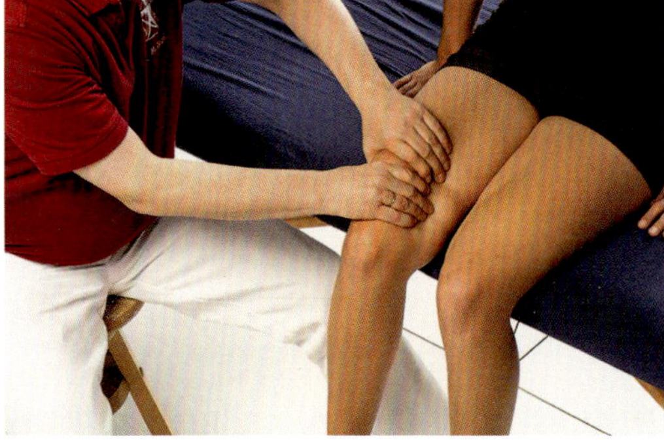

▶ **Abb. 18.11** Zylinderdistorsion Oberschenkel ventral Pinch-Technik, Griff proximal vom Knie.

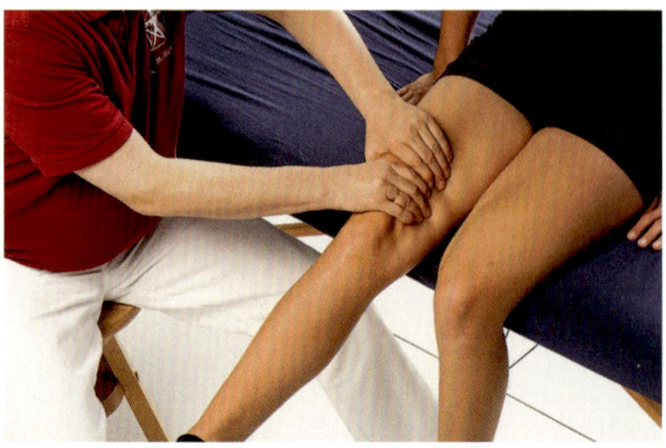

▶ **Abb. 18.12** Zylinderdistorsion Oberschenkel ventral Pinch-Technik, aktive Streckung des Knies.

Diese Technik ist sehr gut geeignet, wenn der Patient eine Schwäche in der Kniestreckung hat und dabei selbst den ventralen Oberschenkel knetet.

Ausgangsstellung Patient: Sitz an der Bankkante

Der Therapeut greift kräftig flächig den Muskelbauch ventral am Oberschenkel (▶ **Abb. 18.11**) und lässt den Patienten das Bein strecken (▶ **Abb. 18.12**). Die Handposition wird mehrfach gewechselt.

Nichtmanuelle Zylinderbehandlung

Sehr gut funktioniert am Oberschenkel das Schröpfen mit Bewegung (Kap. 10.3.3). Die Schröpfköpfe werden oberhalb und unterhalb des Distorsion angebracht. Der Patient sollte währenddessen das Bein kräftig bewegen, z. B. das Knie beugen und strecken.

Eine weitere Möglichkeit bietet die Behandlung mit der Klammer. Nach dem Anlegen muss der Patient das Bein intensiv bewegen. Das Prinzip ist das gleiche wie bei der Pinch-Technik.

18.1.5 Medizinische Diagnosen

Muskelverletzungen: Zerrungen, Faserrisse

Wie schon erwähnt werden im orthopädischen Konzept die meisten Beschwerden im Oberschenkel den Muskeln zugeordnet. Diese häufig während oder nach einer Belastung auftretenden Beschwerden können jedoch meist eindeutig Fasziendistorsionen zugeordnet werden. Dabei spielt es keine entscheidende Rolle, ob es sich nur um eine „Zerrung" oder um eine Gewebsverletzung im Sinnes eines Faserrisses handelt. Für die Behandlung der Triggerbänder ist bei vielen Patienten, besonders bei muskulösen, extrem viel Kraftaufwand nötig. Hier ist es hilfreich, wenn die Behandlung von mehr als einem Therapeuten durchgeführt werden kann. Dadurch kann der Erfolg deutlich schneller erzielt werden.

Sehr vorsichtig sollte man mit der Nutzung von Geräten aus Holz oder Metall sein, so wie sie für manualtherapeutische Techniken im Handel erhältlich sind. Denn hier fehlt die Wahrnehmung des Therapeuten, die er bei der Verwendung seines Daumens hat, und es kann zu iatrogenen Verletzungen kommen. Der Behandlungseffekt kann immer verbessert werden, wenn die Triggerbänder unter verstärkte Vorspannung gebracht werden.

Adduktorenzerrung

Diese spezielle Verletzung im Adduktorenbereich wird häufig bei Sportlern beschrieben. Die zugrunde liegenden Fasziendistorsionen sind meist Triggerbänder medial am Oberschenkel und Kontinuumdistorsionen am Schambein. Die Kontinuumdistorsion wird nicht immer gezeigt, muss aber unbedingt mitbehandelt werden, da ansonsten durch die Kontinuumdistorsionen die Triggerbänder immer wieder entstehen.

Exkurs

Regeneration nach sportlicher Aktivität

Fast alle Sportler – ob Ballsportler, Leichtathleten, Radfahrer oder Kampfsportler – beanspruchen ihren Körper auf besondere Weise. Durch das regelmäßige Training passt sich das Fasziensystem des Körpers daran an und ermöglicht es, Leistungen zu erbringen, die Untrainierte nicht erreichen. Die Trainingswissenschaftler beschreiben diesen Anpassungsprozess sehr präzise. Zugleich werden exakte Pläne zur Steigerung der körperlichen Leistung und Belastbarkeit ausgearbeitet. Als FDM-Therapeuten gehen wir davon aus, dass alle diese Menschen nach der Belastung Fasziendistorsionen haben. So sprechen Sportler davon, dass sie den Wettkampf in den Knochen spüren. Jeder Mensch weiß aus Erfahrung, dass er bei besonderer Beanspruchung spätestens am nächsten Tag die Reaktionen im Körper zu spüren bekommt, z. B. in Form von Muskelkater. Das sind alles keine Pathologien. Das Reparatur- und Regenerationssystem des Körpers sorgt dafür, dass sich nach jeder Beanspruchung, jedem Training, jedem Wettkampf der Körper erholt und eventuelle Distorsionen sich wieder reparieren. Damit sich der Körper möglichst schnell regenerieren kann, ist es aus Sicht des FDM sinnvoll, die vorhandenen Fasziendistorsionen sofort zu behandeln. Dadurch kann der Körper seine Leistung viel schneller wieder abrufen. In den letzten Jahren hat sich diese Möglichkeit offenbar bei vielen Sportlern, Sportärzten oder Therapeuten herumgesprochen. Einige Erfolge können eventuell auf diesen Behandlungsansatz zurückgeführt werden. So haben beispielsweise viele Sportler nach einem Wettkampf Triggerbänder im Oberschenkel. Wenn diese Verdrehungen sofort nach einem Wettkampf behandelt werden, sind Sportler außerdem weniger verletzungsanfällig.
Die Reparatur- und Regenerationsfähigkeit des Körpers können wir mit der Behandlung der Fasziendistorsionen deutlich unterstützen. Ein Hochleistungssportler ist auf einen möglichst komplett funktionstüchtigen Körper angewiesen – alle anderen Menschen hingegen können gut mit einigen Baustellen in ihrem Körper leben und werden oft keine Einschränkungen bemerken.

18.2 Knie

Beschwerden am Knie sind sehr häufig. Fast alle Menschen haben in ihrem Leben irgendwann einmal Knieschmerzen. Aufgrund der vielfältigen diagnostischen und therapeutischen Möglichkeiten der Schulmedizin, besonders der chirurgischen Verfahren, werden diese Beschwerden aus meiner Sicht schnell dramatisiert. Im Prinzip kann man davon ausgehen, dass die meisten Kniebeschwerden auch ohne jegliches medizinisch-therapeutisches Handeln wieder nachlassen.

Zur Untersuchung sollte der Patient alle Bewegungen des Knies durchführen: Knie zur Brust, Ferse zum Gesäß, darüber hinaus die Hockposition einnehmen, gehen und springen, bei Bedarf auch Treppe steigen (besonders dann, wenn dies Schmerzen verursacht). Informationen können auch passive Bewegungstests liefern.

Da bei Kniebeschwerden häufig ein Trauma als erster Auslöser angegeben wird, ist es sehr wichtig, dies in der Anamnese zu beachten. Diese Information liefert wertvolle Hinweise auf mögliche Fasziendistorsionen.

Eine Übersicht zur Gestik, Anamnese, Untersuchung, Distorsion und Behandlung bei Beschwerden im Knie bietet die ▸ **Tab. 18.2**.

▸ **Tab. 18.2** Übersicht: Knie.

Gestik	Anamnese	Untersuchung	Distorsion	Behandlung
Linie				
streicht mit einem oder mehreren Fingern medial oder lateral am Knie entlang	ziehende und brennende Schmerzen, Schwäche	schmerzhafte Bewegungseinschränkung in Knieflexion oder -extension	parapatellares Triggerband medial oder lateral	Triggerbandtechnik
zeigt kurze Linien im Bereich der Patellarsehne	ziehende und brennende Schmerzen, Schwäche	schmerzhafte Bewegungseinschränkung in Knieflexion oder -extension	Triggerband an der Patellarsehne	Triggerbandtechnik
streicht mit den Fingern längs durch die Kniekehle	ziehende und brennende Schmerzen, Schwäche	schmerzhafte Bewegungseinschränkung in Knieflexion oder -extension	Triggerband im Bereich der Kniekehle medial oder lateral	Triggerbandtechnik
Punkt				
zeigt mit einem Finger in der Kniekehle auf einen schmerzhaften Punkt an der Tibiakante	punktuell stechender Schmerz bei Belastung	Bewegungseinschränkung in die endgradige Knieextension	Kontinuumdistorsion	Kontinuumtechnik
zeigt mit einem Finger auf einen oder mehrere Schmerzpunkte an der Tibia oder der Patella	punktuell stechender Schmerz bei Belastung	Bewegungseinschränkung in Knieflexion	Kontinuumdistorsion	Kontinuumtechnik
Fläche				
umgreift das Gelenk, versucht, das Knie unter Traktion zu bekommen, schüttelt das Bein aus	Schmerzen tief im Kniegelenk, besonders bei Belastung, Instabilitätsgefühl	kaum Bewegungseinschränkung, endgradig schmerzhaft, Verstärkung der Beschwerden bei Belastung, Traktion ist angenehm	Entfaltdistorsion	Traktion, Traktionsimpuls, Schleudertechnik, Traktion in Knieflexion, Sailor-Technik, Nikolaus-Technik, Frogleg- und umgekehrte Frogleg-Technik
umgreift das Gelenk, zeigt mit den Fingern eine Linie quer zum Gelenk	Schmerzen tief im Kniegelenk, besonders bei Entlastung (nachts), Instabilitätsgefühl	kaum Bewegungseinschränkung, endgradig schmerzhaft, Traktion ist unangenehm, Kompression angenehm	Einfaltdistorsion	Kompression, Kompressionsimpuls, Trampolinspringen
reibt flächig um das Gelenk oder knetet das Knie	diffuse Beschwerden in der Region am Knie, Schwäche	kaum Provokation möglich	Zylinderdistorsion	Doppeldaumen-, Squeegee-, Pinch-Technik oder Klammern
Weiteres				
Humpeln durch Streckdefizit im Knie	Steifigkeit im Knie	schmerzfreie Bewegungseinschränkung	tektonische Fixation	tektonische Pumpe, Frogleg- und umgekehrte Frogleg-Technik

18.2.1 Triggerbänder

Die häufigsten Triggerbänder am Knie sind
- parapatellare Triggerbänder
- Triggerband an der Patellarsehne
- Triggerband in der Kniekehle

Auch die Triggerbänder am Oberschenkel, besonders die lateralen und posterioren Oberschenkeltriggerbänder, können Beschwerden im Knie verursachen (Kap. 17.1.1). Alle Triggerbänder verursachen ziehende Schmerzen und Bewegungseinschränkungen.

Parapatellare Triggerbänder

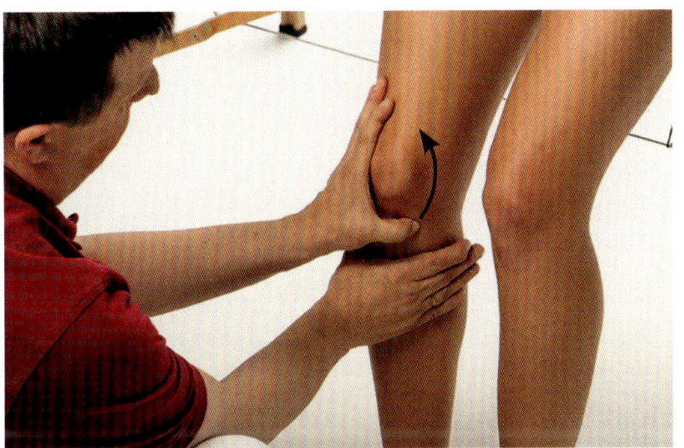

▶ **Abb. 18.13** Parapatellares Triggerband medial.

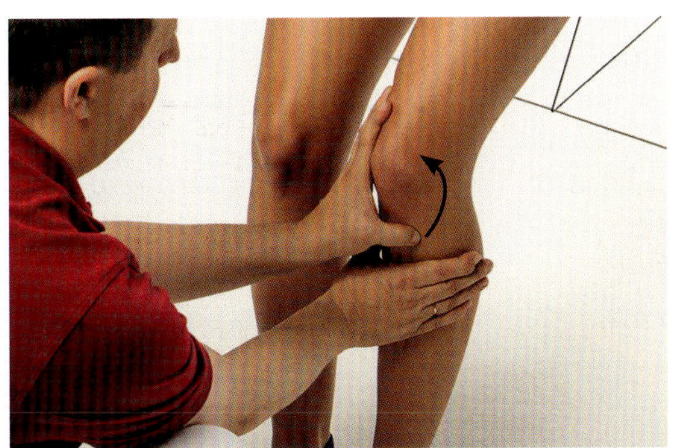

▶ **Abb. 18.14** Parapatellares Triggerband lateral.

Diese Triggerbänder verlaufen sowohl medial (▶ **Abb. 18.13**) als auch lateral (▶ **Abb. 18.14**) leicht C-förmig um die Kniescheibe, manche sehr nahe an dieser, manche weiter davon entfernt. Sie beginnen distal im Bereich der Tibia und enden einige Zentimeter proximal von der Patella. Die Behandlung kann von distal nach proximal oder von proximal nach distal erfolgen.

Ausgangsstellung Patient: angelehnter Sitz

Der Therapeut drückt mit dem Daumen am Startpunkt im Bereich der Tibia und schiebt dem Verlauf folgend die Verdrehung nach proximal. Der Patient gibt den Weg vor. Die Behandlung sollte nicht zu schnell durchgeführt werden. Der Druck ist kräftig, aber patientenangepasst. Falls mehr Vorspannung erforderlich sein sollte, kann der Patient das Bein auch maximal anbeugen.

Triggerband an der Patellarsehne

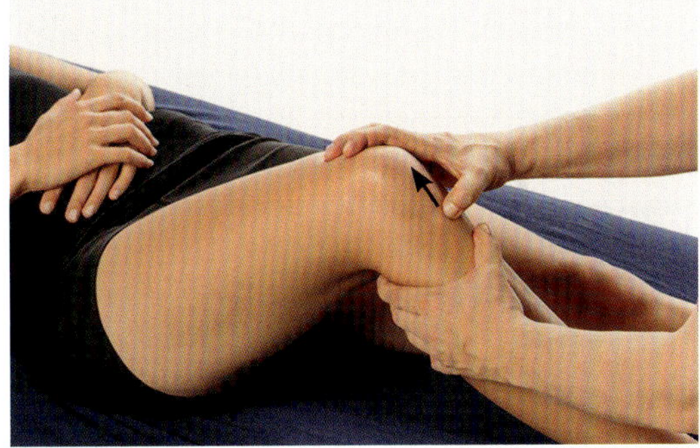

▶ **Abb. 18.15** Triggerband Patellarsehne.

Diese kurzen Triggerbänder verlaufen exakt von der Tuberositas tibiae bis zur Patellaspitze.

Ausgangsstellung Patient: angelehnter Sitz oder Rückenlage

Der Therapeut drückt mit dem Daumen am Startpunkt im Bereich der Tibia und schiebt dem Verlauf folgend die Verdrehung nach proximal. Die Behandlung wird langsam und mit starkem Druck durchgeführt. Für mehr Vorspannung kann der Patient das Bein auch anbeugen (▶ **Abb. 18.15**).

Triggerband in der Kniekehle

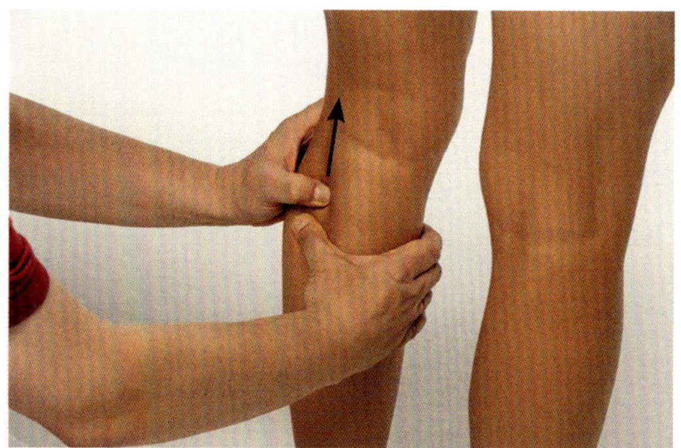

▸ **Abb. 18.16** Triggerband Kniekehle.

Die Triggerbänder in der Kniekehle beginnen einige Zentimeter distal davon und enden einige Zentimeter proximal davon. Sie verlaufen manchmal medial, manchmal lateral.

Ausgangsstellung Patient: Stand an der Bankkante oder Bauchlage, Knie leicht flektiert

Der Therapeut beginnt distal und folgt mit dem Daumen dem Verlauf nach proximal (▸ **Abb. 18.16**).

> **Cave**
> **Die Gefäße und Nerven im Bereich der Fossa poplitea sollten nicht unnötig gereizt werden. Der Verlauf der Triggerbänder liegt immer etwas seitlich von diesen Strukturen.**

18.2.2 Kontinuumdistorsionen

Es gibt am Knie viele Bereiche, die je nach Auslöser zu Kontinuumdistorsionen neigen. Häufig werden Kontinuumdistorsionen gezeigt

- an der Tuberositas tibiae (▸ **Abb. 18.17**),
- an der Patellaspitze,
- medial und lateral am Kniegelenksspalt,
- in der Fossa poplitea.

Kontinuumtechnik Tuberositas tibiae

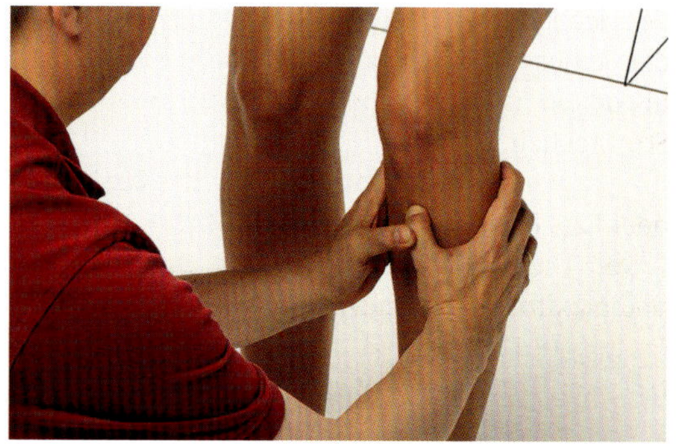

▸ **Abb. 18.17** Kontinuumdistorsion Tuberositas tibiae.

Ausgangsstellung Patient: Stand

Die Behandlung erfolgt immer mit der Kontinuumtechnik, wenn möglich in einer Position, in der der Schmerz ausgelöst wird. Die für den Patienten maximal schmerzhafte Richtung ist die korrekte.

Sehr häufig befinden sich in einem kleinen Areal mehrere Kontinuumdistorsionen. So kann es vorkommen, dass eine Kontinuumdistorsion erfolgreich behandelt wurde, der Patient aber beim Überprüfen der Bewegungen anscheinend am gleichen Punkt eine weitere Kontinuumdistorsion anzeigt. Weil die 1. Kontinuumdistorsion erfolgreich behandelt wurde, kann nicht von einem Teilerfolg gesprochen werden. Vielmehr müssen noch weitere Kontinuumdistorsionen im gleichen Areal behandelt werden. Von Mal zu Mal wird es für den Patienten spürbar besser. Diese Einordnung ist für die Behandlungsstrategie wichtig, da man ansonsten den Blick auf das Ziel bzw. das Vertrauen in die eigenen Fähigkeiten verlieren könnte.

Popliteale Kontinuumdistorsion

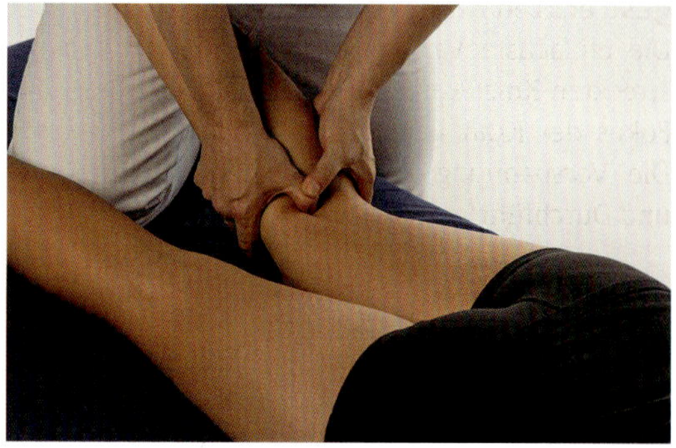

▸ **Abb. 18.18** Kontinuumdistorsion Kniekehle, Behandlung in Bauchlage.

Die Kontinuumdistorsion in der Kniekehle befindet sich lateral oder medial am posterioren Anteil der Femur- oder Tibiakondylen. Diese Kontinuumdistorsion ist die Hauptursache für ein akutes Streckdefizit im Knie.

Ausgangsstellung Patient: Stand an der Bankkante oder Bauchlage, Knie leicht flektiert

Der Therapeut drückt mit der Daumenspitze und maximaler Kraft auf den schmerzhaften Punkt (► **Abb. 18.18**), bis die Übergangszone in die neutrale Konfiguration wechselt.

> **Cave**
> **Die Gefäße und Nerven im Bereich der Fossa poplitea sollten nicht unnötig gereizt werden. Die Kontinuumdistorsion befindet sich immer am Knochen.**

18.2.3 Faltdistorsionen

Das Knie kann bei einem Trauma sowohl unter Traktion als auch Kompression verdreht werden. Dies kann in verschiedenen Flexionspositionen sowie Rotations-, Varus- und Valgusstellungen entstehen.

Der Patient umgreift das Gelenk und gibt Beschwerden im Gelenk an. Je nach Auslöser sind die Kompression oder Traktion unangenehmer. Aufgrund der unterschiedlichen Unfallmechanismen benötigt man individuell eine für den Patienten spezifische Behandlungstechnik zum Lösen der Faltdistorsion. Eine Anzahl von Varianten wird hier vorgestellt.

Entfaltung des Knies

Entfaltung mit Traktionsimpuls beim gestreckten Knie

Die einfachste Variante ist die Traktion des gestreckten Knies verbunden mit einem Impuls. Der Fokus der Kraft liegt dabei auf dem Kniegelenk. Die Vorspannung ist schmerzfrei. Beschreibung und Durchführung siehe Hüfte (Kap. 17.2.4).

Entfaltung mit der Schleudertechnik

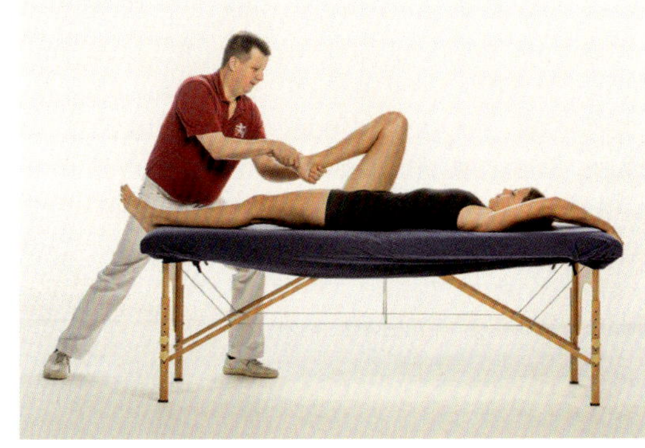

► **Abb. 18.19** uFD Knie Schleudertechnik, Beginn der Bewegung in maximaler Flexion.

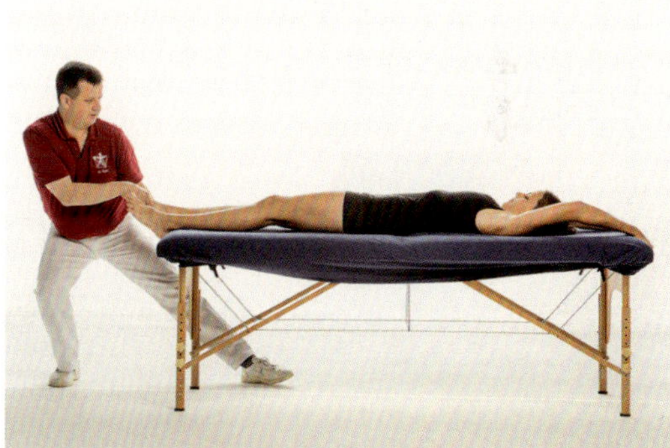

► **Abb. 18.20** uFD Knie Schleudertechnik, am Ende maximale Traktion in Extension.

Der Traktionsimpuls kann mit der Schleudertechnik verstärkt werden. Durch die Beschleunigung wird die Kraft der Traktion um ein Vielfaches erhöht. Vor der Durchführung dieser Technik ist es essenziell, dass über die normale Traktion getestet wurde, ob eine Entfaltung sinnvoll und schmerzfrei ist.

Ausgangsstellung Patient: Rückenlage

Der Patient hält sich mit beiden Armen am Kopfende der Behandlungsliege fest. Der Therapeut steht neben der Bank auf der betroffenen Seite auf Höhe des Patientenfußes in Schrittposition. Er umgreift den Fuß des betroffenen Beins mit beiden Händen flächig am Knöchel und bringt zunächst Knie und Hüfte des Patienten in eine maximale Flexion (► **Abb. 18.19**). Dabei verlagert er das Körpergewicht auf den proximal stehenden Fuß.

Dann zieht er das Bein katapultartig in die Streckung. Die Bewegung erfolgt über die Gewichtsverlagerung auf das distal stehende Bein. Die maximale Traktion wird erreicht, wenn das Bein gestreckt auf der Liege landet (► Abb. 18.20). Bei einem Erfolg ist ein deutliches Ploppgeräusch zu hören. Es ist wichtig, dass das Bein nicht schon vorher die Streckung erreicht, weil dann das Knie in eine Hyperextension schwingt, was für den Patienten unangenehm sein kann.

Diese Technik ist sehr kraftvoll. Um wirklich effektiv zu sein, darf man sie nicht mit halber Kraft ausführen, sondern muss den ganzen Schwung des Körpers einsetzen.

Die Traktion wirkt auch auf alle proximal liegenden Regionen, z. B. Hüfte und Becken. Somit ist es auch möglich, z. B. die Hüfte zu entfalten.

Entfaltung beim gebeugten Knie in Rückenlage

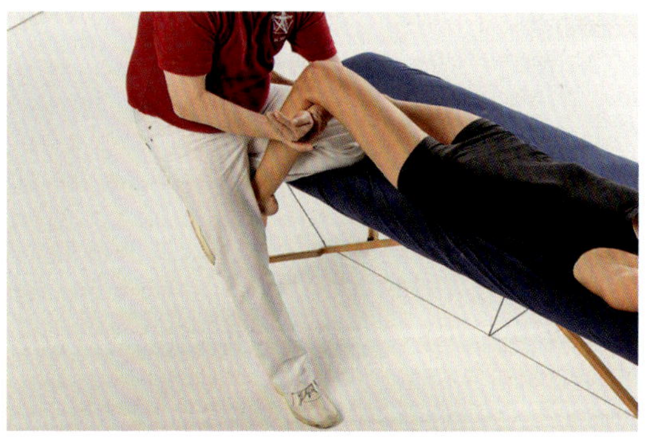

► **Abb. 18.21** uFD Traktion gebeugtes Knie, Rückenlage.

Ausgangsstellung Patient: Rückenlage, nahe an der Bankkante

Der Patient hält sich mit beiden Armen am Kopfende der Behandlungsliege fest. Der Therapeut steht auf Höhe des betroffenen Knies mit Blick zum Kopf des Patienten neben der Bank. Er legt das Knie des banknahen Beins auf der Bank ab; den Knöchel des gleichen Beins platziert er in der Kniekehle seines Standbeins. Der Therapeut nimmt das betroffene Bein des Patienten und bringt den Unterschenkel in Kontakt mit dem knienden Bein des Therapeuten. In dieser Position greift der Therapeut mit dem banknahen Arm von medial kommend unter dem gebeugten Knie durch und platziert den Unterarm in Supinationsposition an der Kniekehle des Patienten. Die andere Hand des Therapeuten greift wiederum in Supinationsposition ans Handgelenk (► Abb. 18.21).

Die Traktion wird dadurch erreicht, dass sich der Therapeut mit seinem Körpergewicht zurücklegt. Am Ende der Vorspannung führt er einen kurzen Impuls in die Traktionsrichtung durch; dieser entspricht einer Translation der Tibia nach anterior. Ein kurzes Ploppgeräusch bestätigt den Erfolg der Entfaltung.

Wie bei allen Entfalttechniken ist eine gute Vorspannung der halbe Erfolg. Diese wird nur durch den Körpereinsatz optimal erreicht.

Entfaltung beim gebeugten Knie im Bauchlagenstand

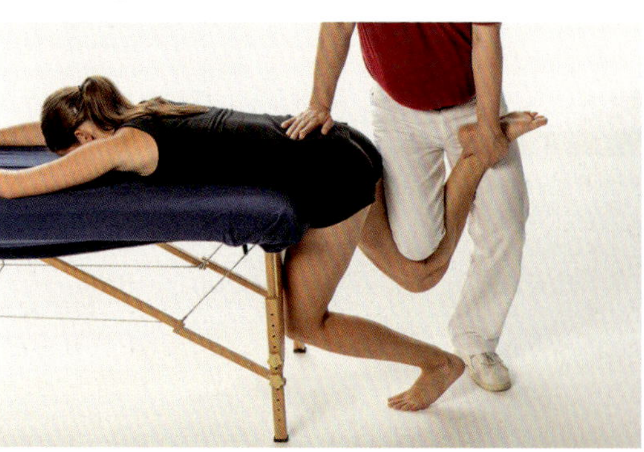

► **Abb. 18.22** uFD Traktion gebeugtes Knie, Bauchlagenstand.

Ausgangsstellung Patient: Bauchlagenstand

Der Therapeut steht seitlich am betroffenen Bein. Der Patient beugt das Knie aktiv, sodass der Therapeut mit der gegenseitigen Hand den Knöchel greifen kann. Mit der anderen Hand stützt sich der Therapeut am Sakrum des Patienten ab. Nun legt der Therapeut sein gleichseitiges Knie in die Kniekehle des Patientenbeins (► Abb. 18.22). Durch eine Verstärkung der Knieflexion entsteht eine Vorspannung. Mit einem kurzen Impuls bewegt der Therapeut sein Knie noch weiter in die Kniekehle des Patienten, hält aber gleichzeitig den Unterschenkel fest dagegen. Durch die resultierende Hebelkraft wird das Knie entfaltet. Es kommt zu einem Ploppgeräusch.

Entfaltung beim gebeugten Knie durch Sailor-Technik

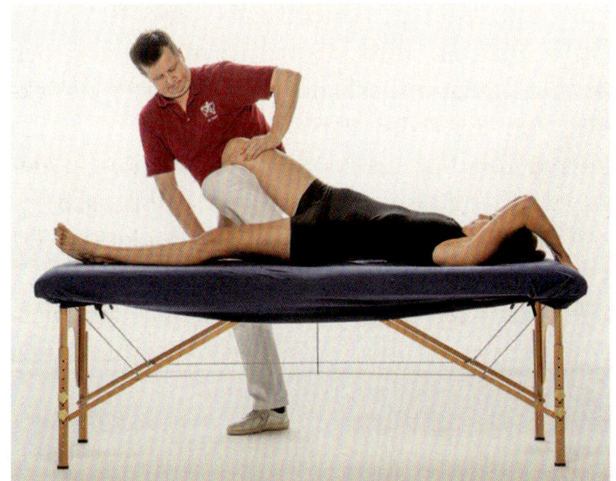

► **Abb. 18.23** uFD gebeugtes Knie, Sailor-Technik.

Ausgangsstellung Patient: Rückenlage

Der Patient hält sich mit beiden Armen am Kopfende der Behandlungsliege fest. Der Therapeut steht seitlich auf Höhe des betroffenen Knies und bringt das betroffene Bein in eine Hüft- und Knieflexion. Der Therapeut steigt nun mit dem gegenseitigen Fuß auf die Bank und platziert diesen ganz nahe am Gesäß des Patienten. Dann legt er das Knie des Patienten in die Leiste seines angebeugten Beins. Die proximale Hand hat Kontakt am Oberschenkel proximal vom Knie, die distale Hand umgreift den Knöchel. Nun kippt der Therapeut über sein Standbein vom Patienten weg (Sailor-Position), wodurch eine starke Traktionsvorspannung entsteht (► **Abb. 18.23**). Am Ende der Vorspannung führt der Therapeut mit der distalen Hand einen Impuls in eine verstärkte Knieflexion durch. Es kommt zu einem Ploppgeräusch. Auch hier entsteht die Entfaltung über die Hebelwirkung am Knie.

Entfaltung beim gebeugten Knie durch Nikolaus-Technik

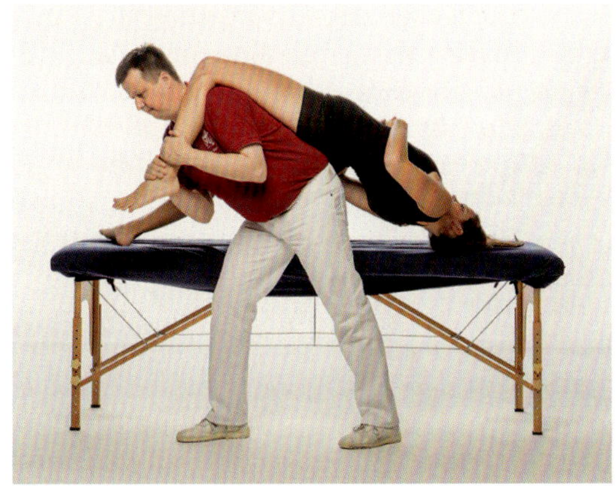

► **Abb. 18.24** uFD gebeugtes Knie, Nikolaus-Technik.

Diese Variante ist besonders für leichtere Patienten (z. B. Kinder) geeignet, da bei den anderen Entfalttechniken durch das geringe Körpergewicht keine ausreichende Vorspannung erreicht wird.

Ausgangsstellung Patient: Rückenlage

Der Patient darf sich **nicht** festhalten. Der Therapeut setzt sich auf Höhe des Knies seitlich auf die Bank mit dem Rücken zum Patienten. Er greift das betroffene Bein und legt das Knie auf die bankferne Schulter (linkes Knie auf die linke Schulter, rechtes Knie auf die rechte Schulter). Beide Hände greifen an den Knöchel des Patienten. Der Therapeut hebt das Bein des Patienten wie einen schweren Sack an und richtet sich dann auf (► **Abb. 18.24**). Durch das Körpergewicht, das nun komplett am Knie hängt, entsteht eine starke Traktion. Diese reicht oft schon zur erfolgreichen Entfaltung aus. Bei Bedarf kann der Therapeut über eine verstärkte Knieflexion einen Impuls setzen. Es kommt zu einem Ploppgeräusch. Dann legt der Therapeut den Patienten wieder sanft auf der Bank ab.

Mit dieser Technik wird zugleich eine starke Traktion an der Hüfte erreicht. Somit kann sie auch für die Entfaltung der Hüfte eingesetzt werden.

Einfaltung des Knies

Einfaltdistorsionen am Knie werden durch die Schwerkraft bei Belastung meist von selbst wieder gelöst. Somit sieht man sie seltener in der Praxis.

Wenn doch eine vorliegt, muss das Knie meist in Flexion unter Kompression gebracht werden. Für eine Einfaltbehandlung beim gestreckten Knie kann man die Patienten zur Eigenbehandlung z. B. Trampolin springen lassen.

Einfaltung mit Kompressionsimpuls in verschiedenen Beugepositionen

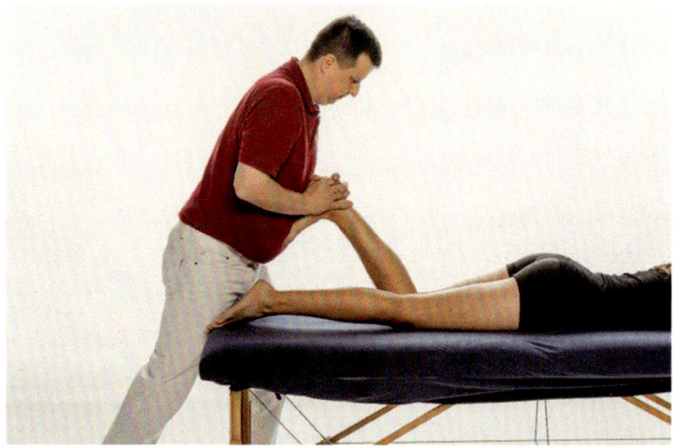

► **Abb. 18.25** rFD Knie in Flexion.

Ausgangsstellung Patient: Bauchlage

Der Therapeut greift um den Fuß des Patienten, bringt das Bein in verschiedene Flexionspositionen und erzeugt über seinen Rumpf eine starke Kompression in Richtung Knie (► **Abb. 18.25**). Dabei kann er auch die Rotation der Tibia und die Einstellung in Varus- und Valgusrichtung variieren. Der Patient gibt an, welche die angenehmste Richtung ist. Es folgt ein Kompressionsimpuls, der mit einem Klickgeräusch endet.

Varianten

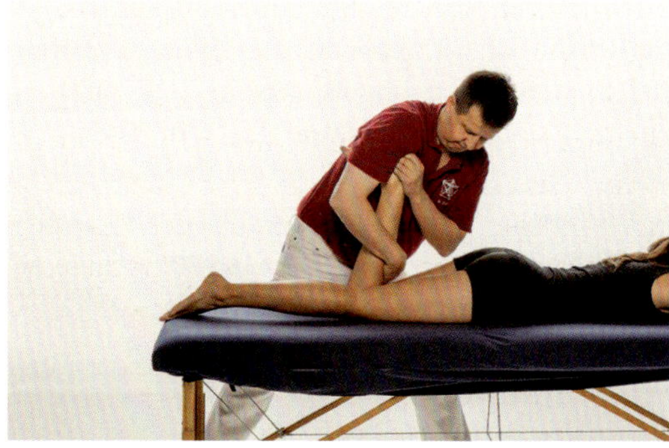

► **Abb. 18.26** rFD Knie Variante 1.

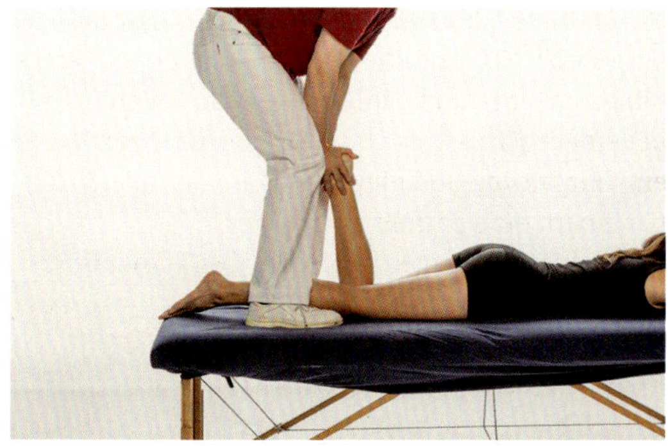

► **Abb. 18.27** rFD Knie Variante 2.

Alternativ kann der Therapeut den Fuß des Patienten auch in seine Achsel legen und somit über den Rumpf die Kompression erzeugen (► **Abb. 18.26**). Eine noch stärkere Kompression entsteht, wenn der Therapeut mit seinem gesamten Körpergewicht arbeitet, z. B. indem er auf die Bank steigt und das um 90° flektierte Knie des Patienten komprimiert (► **Abb. 18.27**).

Kombinierte Ent- und Einfaltung des Knies

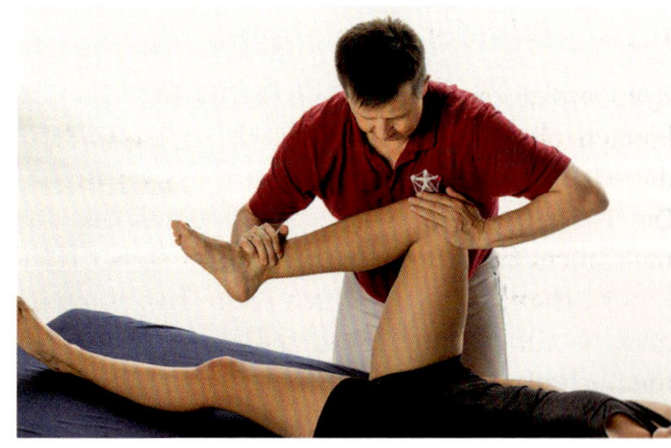

► **Abb. 18.28** Kombinierte uFD und rFD, Frogleg-Technik.

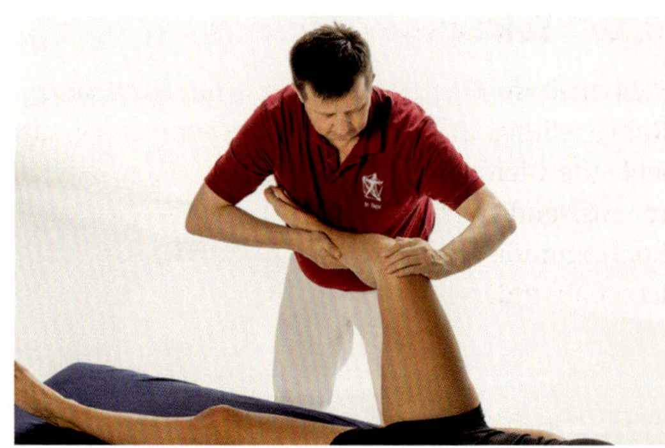

► **Abb. 18.29** Kombinierte uFD und rFD, umgekehrte Frogleg-Technik.

Da das Kniegelenk auch Varus- und Valguskräften ausgesetzt ist, kommt es nicht selten zu kombinierten Ent- und Einfaltungen. So entsteht z. B. bei einem Varusstress im medialen Kompartiment eine Einfaltung und gleichzeitig im lateralen Kompartiment eine Entfaltung.

Typaldos empfiehlt allgemein, bei kombinierten Faltdistorsionen zunächst die Einfaltung und dann die Entfaltung durchzuführen ([114], S. 41). Am Knie ist es allerdings möglich, beides gleichzeitig zu erreichen, indem man es in die Position des Unfallmechanismus führt. Zur Behandlung nutzen wir die Frogleg- (▶ **Abb. 18.28**) und umgekehrte Frogleg-Technik (▶ **Abb. 18.29**), so wie sie bei der tektonischen Fixation der Hüfte beschrieben wird (Kap. 17.2.6). Der entscheidende Unterschied ist, dass der Impuls nicht in Rotation der Hüfte durchgeführt wird, sondern in eine Varisierung des Unterschenkels (Frogleg-Technik) oder Valgisierung des Unterschenkels (umgekehrte Frogleg-Technik). Der Patient gibt exakt an, welche der beiden Richtungen die angenehme ist. Dabei kann die Flexion im Knie auch angepasst werden.

18.2.4 Zylinderdistorsionen

Zylinderdistorsionen am Knie sind nicht so häufig, können allerdings infolge des Tragens von Bandagen, Schienen oder Gips sehr massiv werden. Die Patienten geben diffuse Schmerzen an, die meist nicht zu provozieren sind.

Zur Behandlung bieten sich die Squeegee-Technik oder für kleinere Areale auch die Doppeldaumentechnik an. Mithilfe von Schröpfköpfen bei gleichzeitiger Bewegung kann sich der Patient bei Bedarf auch selbst behandeln.

18.2.5 Tektonische Fixation

Steifigkeit im Knie entsteht meist nur nach langer Ruhigstellung. In diesem Fall ist es notwendig, die fehlende Gleitfähigkeit wiederherzustellen. Andere Fasziendistorsionen wie Triggerbänder und Kontinuumdistorsionen müssen immer mit behandelt werden.

Tektonische Pumpe am Knie

Ausgangsstellung Patient: Bauchlage (ohne Abb.)

Der Therapeut umgreift den Unterschenkel des Patienten und legt dessen Fuß in seine Achsel. In dieser Haltung wird das Knie nun unter Kompression und Traktion in alle Richtungen mobilisiert. Die Technik muss mit großer Kraft und vollem Körpereinsatz des Therapeuten durchgeführt werden.

Frogleg- und umgekehrte Frogleg-Technik

Die tektonische Fixation im Knie kann auch mit einer modifizierten Frogleg-Behandlung erfolgen (Kap. 17.2.6). Das Knie ist dabei nicht komplett flektiert; der Fokus liegt auf der Rotation der Tibia und der Mobilisation nach lateral bzw. medial.

18.2.6 Medizinische Diagnosen

Knieverstauchungen

Fast alle Menschen verstauchen sich im Laufe des Lebens einmal ein Knie. Das kann im normalen Alltag passieren, im Beruf oder bei sportlicher Aktivität. Man spürt sofort eine schmerzhafte Bewegungseinschränkung, die manchmal auch länger anhält. Durch aktive Bewegung und Belastung verschwinden die Beschwerden nach einiger Zeit meist wieder von allein. Alle Beschwerden lassen sich auf verschiedene Fasziendistorsionen zurückführen. Somit stellt es kein großes Problem dar, die Funktionen wieder vollständig herzustellen.

Probleme entstehen meistens erst dann, wenn der Patient durch verschiedenartige Untersuchungen eine Diagnose erhält, wobei oft der Eindruck erweckt wird, dass etwas defekt sei, was sich nicht reparieren kann. Erst durch diese Diagnose bekommt das Geschehen eine gewisse Dramatik. Zudem wird der Handlungsspielraum des Patienten enorm eingegrenzt, denn Ärzte oder Therapeuten geben den weiteren Weg vor.

Meniskus- oder Bandverletzung

Patienten, die mit einer diagnostizierten Verletzung des Meniskus oder (Kreuz-)Bandes die Praxis eines FDM-Therapeuten aufsuchen, zeigen und beschreiben vielfältige Fasziendistorsionen. Durch die Behandlung der Distorsionen können die Patienten schnell wieder ihr Knie bewegen und belasten.

Was passiert aber mit der Verletzung? Werden nicht nur die Symptome (Schmerzen und Beschwerden) behoben, die Verletzung aber bleibt bestehen? Diese Frage stellen mir viele Patienten. Darin schwingt immer eine gewisse Skepsis mit, ob denn eine konservative Methode bei manchmal so schweren Verletzungen wie Kreuzbandrissen überhaupt so gut und nachhaltig sein kann wie ein chirurgisches Vorgehen. Ohne dass ich hier auf das Für und Wider einer Operation bei orthopädischen Problemen eingehen möchte, möchte ich nur einige Aspekte schlaglichtartig nennen:

Diagnose

Manchmal teilen mir die Patienten mit, dass ihr Orthopäde bei ihnen z. B. einen Bänderriss diagnostiziert hat. Aus welchen Gründen auch immer bevorzugen sie aber (zunächst) eine manuelle Behandlung.

Ob jedoch wirklich eine solche diagnostizierte Verletzung vorliegt, ist weniger eindeutig, als es zunächst scheint. Gewonnen wird eine solche Diagnose in der orthopädischen Praxis meist anhand von radiologischen Befunden, üblicherweise mit einer MRT. Eine solche liefert jedoch nur eingeschränkt valide Ergebnisse. Stefan Wild untersuchte in seiner Dissertation (2009) die Zuverlässigkeit einer MRT im Vergleich mit einer Arthroskopie bei Knieläsionen [121]. In 14 Studien aus den Jahren 1989 bis 1998 lag die Sensitivität einer MRT (d. h. die Häufigkeit, mit der eine vorliegende Läsion richtig erkannt wurde) beim vorderen Kreuzband zwischen 44 und 100 % und in seiner eigenen Studie bei 71,8 % (vgl. [121], S. 66). Bei anderen Gelenkstrukturen (Menisken, Patella, Knorpel usw.) war das Spektrum ähnlich breit. Dabei hängt die Treffsicherheit im Wesentlichen von der Erfahrung des Arztes ab ([121], S. 76). Als Ergebnis formuliert Wild ([121], S. 77):

> *„Bei eindeutigen klinischen Befunden durch Anamnese und Untersuchung kann auf eine MRT verzichtet werden, da die klinische Untersuchung im Vergleich zur MRT eine ausreichende Sensitivität und Spezifität aufweist.“*

Eine MRT sollte nur bei unklarem Befund eingesetzt werden, nicht aber als routinemäßiges Verfahren. Daher ist die Diagnose z. B. eines Kreuzbandrisses stets nur eine Wahrscheinlichkeitsaussage. Die klinische Untersuchung sollte bei der Diagnostik von Kniebinnenschäden stets im Vordergrund stehen.

Doch auch ein tatsächlich vorliegender Bänderriss ist kein Ausschlussgrund für eine Behandlung nach dem FDM. So wird auch die Indikation einer Operation in den letzten Jahren immer zurückhaltender gestellt.

Behandlung

Während früher beispielsweise noch routinemäßig ein Kreuzbandriss operativ versorgt wurde (da sich sonst, wie immer noch oft vorgebracht wird, die Stabilität des Knies nicht wiederherstellen lässt), wird heute eher zum Abwarten geraten.

In der Studie von Frobell et al. [28] wurden 120 sportlich aktive Personen (18–35 Jahre alt) mit Ruptur des vorderen Kreuzbandes randomisiert in 2 Gruppen eingeteilt: Die eine Gruppe wurde bis 10 Wochen nach der Verletzung operiert, die andere nicht. Ungefähr die Hälfte der Letzteren ließ sich wegen eines Gefühls von Instabilität im Knie noch operieren. Alle Personen – die nicht operierten und die operierten Personen – hatten nach 5 Jahren gleich gute funktionelle Ergebnisse und keine Unterschiede bei Hinweisen auf eine beginnende Arthrose. Auf Basis dieser Ergebnisse raten Frobell et al. [28] daher bei einer Kreuzbandruptur zunächst zum Abwarten.

Nicht jede gängige Methode ist auch wirklich wirksam. Sehr weitverbreitet sind bei Kniebeschwerden und -verletzungen arthroskopische Eingriffe. Bei einer Arthroskopie – einer der häufigsten in Deutschland durchgeführten Operationen – wird das Kniegelenk gespiegelt, mit Kochsalzlösung gespült (Lavage), und es werden ggf. krankhaft veränderte Meniskus- oder Knorpelanteile abgetragen oder geglättet (Debridement). Für diesen Eingriff ist jedoch kein Nutzen belegt, wie das unabhängige Institut für Qualität und Wirtschaftlichkeit im Gesundheitswesen (IQWiG) kürzlich festgestellt hat ([40], ohne Seitenangabe; vgl. auch [92] zum Vergleich Meniskusoperation gegen Placebo-Eingriff):

„Für keinen patientenrelevanten Endpunkt zeigte sich gegenüber nicht aktiven Vergleichsinterventionen, beispielsweise Scheinoperationen, ein Anhaltspunkt, Hinweis oder Beleg für einen Nutzen der therapeutischen Arthroskopie."

Regeneration

Der Körper verfügt über ein enormes Potenzial der Regeneration und Selbstheilung. Nicht immer geht ein postoperativer Effekt wirklich auf die Intervention zurück. Somit können auch Operationen, die offensichtlich keinen therapeutischen Nutzen haben (wie wohl Arthroskopien), den Patienten helfen im Sinne einer Verringerung seiner Beschwerden oder einer verbesserten Funktion. Dies ist auf den Placebo-Effekt zurückzuführen, der auch bei Operationen eine Rolle spielt: Eine Placebo-Operation ist ein chirurgischer Eingriff, bei dem nur zum Schein eine zielgerichtete Intervention im Körper durchgeführt wird, jedoch die Begleitumstände einer Operation beibehalten werden wie Narkose, Hautschnitt oder Gebrauch einer endoskopischen Technik sowie Anlegen einer Naht. Wartolowska et al. [118] untersuchten in ihrer Übersichtsarbeit 53 klinische Studien, die chirurgische Interventionen mit Placebo verglichen. Dabei ergab sich in 74 % der Studien postoperativ eine Verbesserung der Beschwerden bei den Patienten der Placebogruppe. In gut der Hälfte der Studien (51 %) war kein Unterschied bei den Resultaten zwischen Intervention und Placebo feststellbar, und bei 45 % der Studien konnte kein statistisch signifikanter Nutzen der Intervention gezeigt werden. Auch wenn grundsätzlich nur bestimmte Operationen überhaupt auch als Placebo möglich sind und niemand den Nutzen lebenserhaltener Operationen in Notfällen anzweifeln wird, sind dies doch interessante Ergebnisse, die belegen, dass nicht alle positiven Effekte auf die Operation als solche zurückgehen.

Selbstheilung

Der Körper heilt sich selbst – und zwar in einem Maß, das heute erst allmählich bekannt wird. Neuere Studien zeigen eine vollständige Regeneration des vorderen Kreuzbandes nach manueller Behandlung: Der in Kairo geborene und in Österreich lebende Mohamed Khalifa hat sich auf die manuelle Behandlung von Kreuzbandrissen spezialisiert. Studien unter Leitung des Sportmediziners Dr. Michael Ofner an 5 Universitäten versuchen derzeit den Wirkmechanismen der Regenerationstherapie nach Khalifa, kurz: RegentK, auf den Grund zu gehen. Erste Ergebnisse zeigen, dass bei 90 % der Patienten im Anschluss an eine Behandlung durch Khalifa ihr Knie wieder ohne Einschränkungen bewegen und Sport treiben konnten. Bei 50 % von ihnen war nach 3 Monaten in der MRT ein intaktes Kreuzband zu erkennen; es war vollständig nachgewachsen ([8]; vgl. auch [68]). Über den Wirkmechanismus ist erst wenig bekannt: Nachgewiesen ist eine erhöhte Sauerstoffsättigung im Blut während der Behandlung sowie eine Erhöhung der Zahl der Stammzellen. Vielleicht könnte hier der Schlüssel für die im Körper ablaufenden Regenerationsprozesse liegen. Im Zentrum der interdisziplinär angelegten Studie steht daher nicht, neue Ansätze zur Behandlung von Kreuzbandrissen zu entwickeln, sondern das menschliche Regenerationssystem zu erforschen.

Bislang wissen die Forscher nicht, wie die Bänder wieder regenerieren. Eine wichtige Erkenntnis ist für sie jedoch: „Es scheint eine gute Alternative, auf den Körper zu vertrauen" ([8], ohne Seitenangabe). Dies gilt ohne Einschränkung auch für die Behandlung nach dem FDM. Nicht nur wir Therapeuten müssen neu denken, sondern auch die Patienten müssen lernen, ihrem Körper zu vertrauen.

Patientenbeispiel

Herr M (39), Kreuzbandruptur

Anamnese: Herr M (39 Jahre) kommt mit Beschwerden im linken Knie 3 Wochen nach einer Sportverletzung. Beim Volleyballspielen ist er nach dem Absprung schief gelandet und hat sich sein Knie verdreht. Beim Arzt wurde ein Röntgenbild und eine MRT gemacht.

Diagnose: vorderes Kreuzband und Innenband gerissen, Operation in 3 Wochen geplant; bis dahin Versorgung mit einer Knieorthese bis zur Flexion von maximal 70°

1. Behandlungstermin

Untersuchung: Herr M humpelt deutlich und gibt Schmerzen bei der Belastung an. Die Kniestreckung

▼

▼

ist eingeschränkt, Kniebeugung ist ab ca. 70° sehr schmerzhaft, Hocke nicht möglich, Springen auf dem linken Bein sehr schmerzhaft. Dazu gibt er ein Instabilitätsgefühl an. Der Einbeinstand ist unsicher.
Gestik: Herr M zeigt schmerzhafte Linien medial am Knie.
Ziele: Radfahren, Tanzen, Volleyball, Bergwandern
Behandlung:

1. popliteale Kontinuumtechnik
2. Triggerbandtechnik mediales Knie und laterales Oberschenkeltriggerband
3. Entfaltung mit Traktionsimpuls und Schleudertechnik (Retest: Die Bewegung ist deutlich besser.)

Herr M wird zum Radfahren aufgefordert. Er soll das Knie normal belasten und die Orthese weglassen.

2. Behandlungstermin (4 Tage später)
Herr M ist Rad gefahren.
Untersuchung: Bewegung ist bis 90° frei, über 90° noch schmerzhaft. Der Einbeinstand ist sicherer, das Springen auf einem Bein stabiler und höher.
Gestik: schmerzhafte Linien medial am Knie, leichtes Wischen und Kneten ventral am Oberschenkel
Behandlung:

- Triggerbandtechnik mediales Knie forciert in beide Richtungen
- Entfaltung mit Traktionsimpuls gestreckt und gebeugt
- Squeegee-Technik ventral am Oberschenkel

3. Behandlungstermin (7 Tage später)
Das Radfahren geht immer besser, ebenso die Belastung beim normalen Gehen. Die Stabilität ist deutlich besser.
Untersuchung: endgradige Beugung in der Hocke noch spürbar, etwas dumpfes Gefühl im Knie drinnen
Gestik: noch leicht schmerzhafte Linien medial am Knie
Behandlung:

- Triggerbandtechnik mediales Knie forciert in beide Richtungen
- Entfaltung mit Traktionsimpuls und in Inversion (an einem Bein)

▼

▼

4. Behandlungstermin (10 Tage später)
Herr M hat den Operationstermin abgesagt. Es geht ihm insgesamt sehr gut; er war schon mal wandern, das Knie fühlt sich stabil an.
Untersuchung: noch leichte Beschwerden medial am Knie in der Hocke
Behandlung: Triggerbandtechnik mediales Knie forciert in beide Richtungen
Abschlusstest: Sprung mit dem linken Bein von der Behandlungsliege (aus ca. 50 cm Höhe): Das Knie ist stabil und fast beschwerdefrei.

Weiterer Verlauf: Herr M kommt in den nächsten Jahren wegen anderer Beschwerden vereinzelt in die Praxis. Das Knie ist weiterhin ohne jede Einschränkung beschwerdefrei; jeder Sport inklusive Bergwandern sind problemlos möglich.

Betrachtung aus der Sicht des FDM: Die Knieverstauchung hat zu Triggerbändern und Faltdistorsionen geführt. Dadurch entstehen schmerzhafte Bewegungseinschränkungen und ein Instabilitätsgefühl. Letzteres ist auch auf die Verletzung der Faszien und die daraus resultierende Einschränkung der Propriozeption und muskulären Koordination zurückzuführen. Die Durchführung der Therapie war für den Patienten sehr deutlich spürbar, führte aber zu einer schnellen Wiederherstellung der Funktion des Knies. Bis zuletzt bestand für Herrn M die Option der Operation. Nur wenn ein Patient selbst seinem Knie vertraut, wird er motiviert sein, die Operation abzusagen. Darin liegt auch die besondere Motivation für mich als Therapeut, in relativ kurzer Zeit so viel Verbesserung zu erreichen, dass der Patient selbst die Operation als unnötig empfindet. Die Entscheidung darüber liegt aber immer beim Patienten.

Baker-Zyste

Der Begriff Baker-Zyste wird allgemein für eine Ansammlung von Gewebsflüssigkeit im Bereich der Kniekehle benutzt. Patienten mit dieser Diagnose zeigen häufig Triggerbänder und Kontinuumdistorsionen an der Fossa poplitea. Die Verdrehung des Triggerbandes kann wie eine Staumauer wirken und somit den Abtransport von Flüssigkeit verhindern.

Morbus Osgood-Schlatter und Patellaspitzensyndrom

Patienten mit diesen Diagnosen haben ebenfalls Fasziendistorsionen. Auch hier werden hauptsächlich Triggerbänder und Kontinuumdistorsionen gezeigt. Typaldos beschreibt, dass durch Belastung Mikrotraumen in den Fasern der Patellarsehne entstehen (Triggerbänder). Durch den behinderten Transport von Kalzium kommt es im Bereich der Sehne zur Kalzifizierung, die oft radiologisch nachgewiesen werden kann (vgl. [114], S. 192). Durch die Behandlung der vorhandenen Distorsionen wird nach wenigen Behandlungen die volle Belastbarkeit wiederhergestellt. Jede Art von Schonung oder Ruhigstellung ist kontraindiziert.

Patientenbeispiel

Schüler N (15), Kniebeschwerden, Diagnose: Morbus Osgood-Schlatter

Anamnese: Der Schüler N (15 Jahre) hat seit 1½ Jahren Beschwerden an beiden Knien. Angefangen hatten diese in Zusammenhang mit sportlicher Aktivität. Er spielte Fußball und trainierte Leichtathletik und war viel im Sport unterwegs. Auf Empfehlung eines Arztes pausierte N für einige Wochen mit dem Sport. Nachdem er die sportliche Aktivität wieder aufgenommen hatte, kehrten die Schmerzen in gleicher Weise zurück. Der Arzt diagnostizierte Morbus Osgood-Schlatter an beiden Knien und empfahl dringend konsequente Schonung. Er verordnete leichte Krankengymnastik, wobei keine Belastungen erlaubt waren. Nach über einem ½ Jahr waren die Beschwerden bei nur leichter Belastung immer noch deutlich spürbar.
Der Arzt ließ eine MRT anfertigen, auf der eine typische Veränderung im Bereich der Tuberositas tibiae und der Patellarsehne zu sehen sind. Es sieht seine Diagnose bestätigt und vermutet, dass das Ganze noch länger dauern werde. In der Zwischenzeit sollte der Junge auf keinen Fall Sport treiben; er bekam vom Arzt eine Befreiung vom Schulsport.
Da N aber extrem sportlich motiviert ist und auch in der Schule als Schwerpunkt Sport wählen möchte, sucht er auf Empfehlung mich in der Praxis auf.

1. Behandlungstermin

Untersuchung: Bei der Überprüfung in der Praxis zeigt N auf schmerzhafte Punkte am Knie, sowohl an der Tibia als auch in der Kniekehle. Bei einer Kniebeugung um 90° zeigt er deutlich schmerzhafte Linien beidseits neben den Kniescheiben. Die endgradige Streckung ist an beiden Knien eingeschränkt. Springen ist in beiden Knien schmerzhaft, genauso das Treppensteigen.

Ziel: N möchte wieder schmerzfrei Sport betreiben können

Behandlung:

- popliteale Kontinuumtechnik (Retest: Extension des Knies endgradig möglich)
- parapatellares Triggerband mehrfach medial und lateral (Retest: Flexion des Knies fast endgradig möglich, zum Ende noch schmerzhaft)
- Kontinuumtechik an der Tuberositas tibiae und Triggerbandtechnik an der Patellarsehne (Retest: Springen und Treppensteigen deutlich weniger schmerzhaft)

Die Behandlung wurde an beiden Knien forciert durchgeführt. Ich schickte N mit der Aufforderung nach Hause, seinen Sport wieder aufzunehmen.

Weiterer Verlauf: Schon nach der 1. Behandlung waren die Schmerzen so weit reduziert, dass N das Training motiviert komplett wiederaufnahm. Nach 4 Wochen erhielt ich eine E-Mail, in der er mir von einer Note 1 im Schulsport berichtete. Aufgrund der großen Entfernung seines Wohnortes zu meiner Praxis folgten noch 2 weitere Behandlungen in etwas größerem zeitlichem Abstand. Bei beiden Terminen wurden Kontinuumdistorsionen, Triggerbänder und auch Faltdistorsionen behandelt. N war zuletzt komplett beschwerdefrei und konnte wie gewünscht in der Schule Sport als Schwerpunkt wählen. Die Beschwerden traten nicht mehr auf.

Erklärung: Der Junge hatte verschiedene Fasziendistorsionen, neben Triggerbändern und Kontinuumdistorsionen auch Faltdistorsionen, die er sich eventuell beim Sport geholt hat. Durch die Wiederaufnahme der Aktivität nach der 1. Behandlung konnte der Körper sich wieder richtig reparieren. Hätte der Junge keine Sportpause eingelegt, wäre das Ganze unter Umständen nicht so langwierig geworden.

Arthrose

So wie schon ausführlich bei der Hüfte beschrieben (Kap. 17.2.7), haben Patienten mit einer nachgewiesenen Arthrose im Kniegelenk verschiedene Fasziendistorsionen, die zu schmerzhaften Bewegungseinschränkungen führen. Durch die Behandlung der Distorsionen kann die Lebensqualität der Patienten deutlich verbessert werden.

18.3 Unterschenkel

Eine anatomische Besonderheit des Unterschenkels ist die IOM zwischen Tibia und Fibula. Auch wenn der Unterschenkel nicht im gleichen Maße beweglich ist wie der Unterarm, muss sich auch hier die Faszienstruktur bei Belastung anpassen und Kräfte absorbieren können. Auch die Abgrenzungen der Muskellogen, die IMS, sind spezifischen Beanspruchungen ausgesetzt.

Zur Untersuchung sollte der Patient alle Knie- und Fußbewegungen durchführen, einschließlich Hocke, Zehenspitzengang und Springen auf einem Bein.

Häufige Fasziendistorsionen am Unterschenkel sind Triggerbänder und Zylinderdistorsionen. Eine Besonderheit am Unterschenkel ist, dass Zylinderdistorsionen häufig mit Faltdistorsionen der IOM und der IMS einhergehen. Die Gestik ist oft nicht klar abzugrenzen. Somit müssen in der Behandlungsstrategie strukturiert beide Distorsionen behandelt werden.

Eine Übersicht zur Gestik, Anamnese, Untersuchung, Distorsion und Behandlung bei Beschwerden im Unterschenkel bietet die ▶ Tab. 18.3.

▶ **Tab. 18.3** Übersicht: Unterschenkel.

Gestik	Anamnese	Untersuchung	Distorsion	Behandlung
Linie				
streicht mit den Fingern lateral entlang des Schienbeins	ziehende und brennende Schmerzen	Schmerzen beim Gehen und Stehen, Provokation im Fersengang	Triggerband am Schienbein	Triggerbandtechnik
streicht mit dem Finger entlang der Wade oder der Achillessehne bis zur Ferse	ziehende und brennende Schmerzen an der Wade, häufig bis zur Achillessehne	Schmerzen beim Gehen und Stehen, Provokation im Zehenspitzengang und beim Springen	Triggerband im Bereich der Wade und Achillessehne	Triggerbandtechnik
Punkt				
zeigt auf Punkte am Schienbein	punktuelle Schmerzen am Knochen	punktuell stechender Schmerz bei bestimmten Belastungen	Kontinuumdistorsion	Kontinuumtechnik
Fläche				
greift medial oder lateral am Wadenmuskel und drückt die Finger zwischen die Muskelbäuche	dumpfe Schmerzen zwischen den Muskeln, tief drinnen	kaum Bewegungseinschränkung, Schmerzen bei Belastung	Faltdistorsion der IMS	Faltbehandlung der IMS
drückt mit mehreren Fingern lateral in die Wade und schiebt diese hin und her	dumpfer Schmerz im Unterschenkel, tief drinnen	kaum Bewegungseinschränkung, Schmerzen bei Belastung	Faltdistorsion der IOM	Faltbehandlung der IOM
wischt wiederholt mit der Hand über die Wade	diffuser, springender Schmerz im Unterschenkel, Parästhesien, Krämpfe	kaum Provokation möglich, Schmerzen auch nachts	Zylinderdistorsion	Squeegee-, Schröpftechnik
knetet wiederholt mehrere Teile der Wade	diffuser, springender Schmerz im Unterschenkel, Parästhesien, Krämpfe	kaum Provokation möglich, Schmerzen auch nachts	Zylinderdistorsion	Brennnessel-, Pinch-, Klammertechnik

18.3.1 Triggerbänder

Häufig verlaufen die Triggerbänder ventral entlang des Schienbeins und dorsal entlang der Wadenmuskulatur.

Triggerband am Schienbein

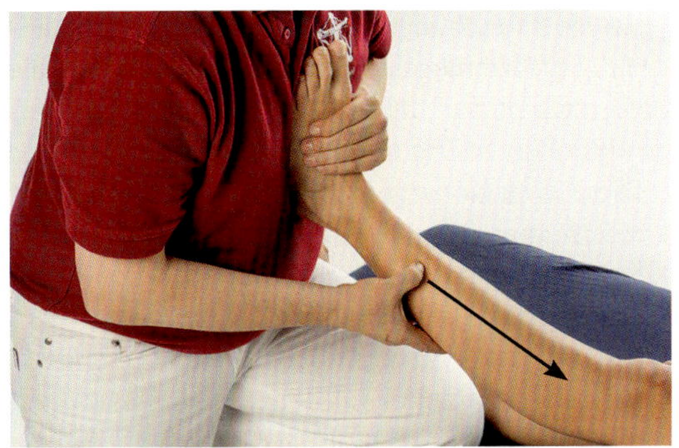

▸ **Abb. 18.30** Triggerband Schienbein.

Die Triggerbänder verlaufen medial oder lateral ziemlich parallel zum Schienbein und verursachen ziehende Schmerzen. Die Behandlung erfolgt mit der Triggerbandtechnik (▸ **Abb. 18.30**). Sie kann von proximal nach distal sowie umgekehrt durchgeführt werden. Häufig zeigt oder beschreibt der Patient eine Richtung, in die der Schmerz zieht. In dieser Richtung sollte die Behandlung durchgeführt werden.

Triggerbänder im Wadenverlauf und an der Achillessehne

Alle Triggerbänder dorsal im Unterschenkel verlaufen längs bis zur Achillessehne, sowohl medial als auch lateral. Manche beginnen schon distal vom Knie; häufig findet man Triggerbänder, die deutlich kürzer sind, eventuell nur wenige Zentimeter im Bereich der Achillessehne. Viele Triggerbänder beginnen oder enden in den Querbändern der IMS. Dadurch gibt es eine Vielzahl von möglichen Verläufen. Der Verlauf orientiert sich immer an der Gestik und den Angaben des Patienten.

Die Behandlung erfolgt am besten in Vorspannung. Für die Behandlung nach distal ist der Stand eine gute Ausgangsposition, die andere Richtung ist gut in Bauchlage zu behandeln.

Triggerbänder im Wadenverlauf und an der Achillessehne im Stand

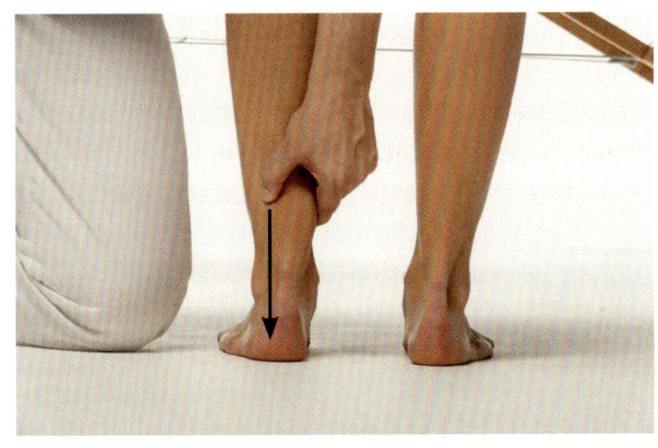

▸ **Abb. 18.31** Triggerband Achillessehne, lateral.

Ausgangsstellung Patient: Stand

Der Patient stellt das betroffene Bein etwas zurück und hält die Ferse auf dem Boden, damit die Wade leicht unter Spannung kommt. Die Behandlung beginnt am gezeigten druckschmerzhaften Startpunkt (▸ **Abb. 18.31**). Der Therapeut schiebt die Verdrehung bis zur Ferse.

Triggerbänder im Wadenverlauf und an der Achillessehne in Bauchlage

Ausgangsstellung Patient: Bauchlage (ohne Abb.)

Der Therapeut hebt das betroffene Bein etwas in Knieflexion und drückt mit seinem Rumpf den Fuß passiv in eine Dorsalextension, um das Gewebe in eine Vorspannung zu bringen. Die Behandlung beginnt an der Ferse. Der Therapeut schiebt die Verdrehung von der Achillessehne nach proximal, bis das Triggerband endet.

18.3.2 Kontinuumdistorsionen

Bei einer Kontinuumdistorsionen geben die Patienten punktuell stechende Schmerzen am Schienbein an. Behandelt werden diese Schmerzpunkte mit der Kontinuumtechnik.

18.3.3 Faltdistorsionen

Am Unterschenkel können sowohl die IOM als auch die IMS von einer Faltdistorsion betroffen sein.

Faltdistorsionen der IOM

Ursache für Faltdistorsionen der IOM sind meistens Traumata, bei denen Tibia und Fibula unter Kompression oder Traktion sowie Torsion gekommen sind. Anhand der Beschreibung und Gestik ist die ursächliche Richtung normalerweise nicht zu erkennen. Vielmehr ist davon auszugehen, dass die dreidimensionale Störung die Funktion der IOM in verschiedene Richtungen behindert. Deshalb wird üblicherweise sowohl eine Entfaltung (Entfernung der Fibula von der Tibia) als auch eine Einfaltung (Fibula und Tibia werden zusammengeschoben) durchgeführt.

Entfaltung der IOM

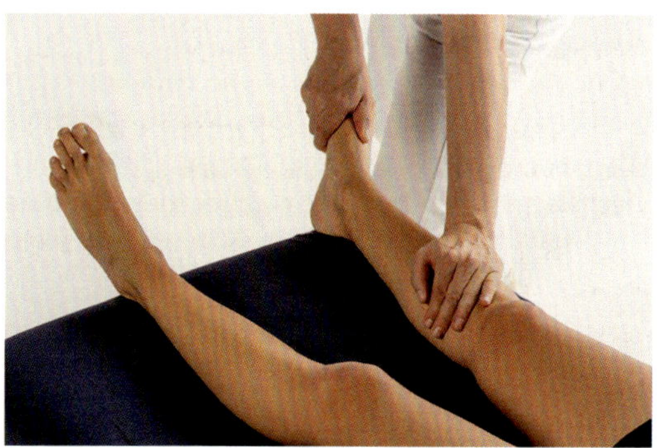

► **Abb. 18.32** Entfaltung der IOM Unterschenkel.

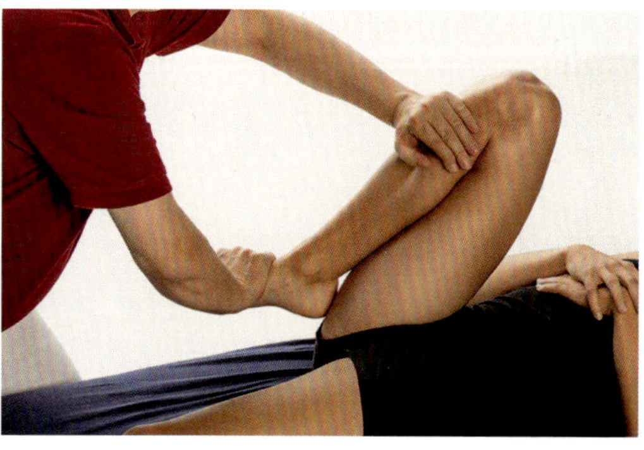

► **Abb. 18.33** Entfaltung der IOM Unterschenkel, in Flexion.

Grundprinzip ist es, die Tibia in verschiedenen Vektoren von der Fibula wegzuschieben. Zu diesem Zweck sind verschiedene Positionen sinnvoll. Die Basistechnik wird beim gestreckten Bein in Rückenlage durchgeführt.

Ausgangsstellung Patient: Rückenlage, Ferse im Überhang

Der Therapeut steht am Bankende mit Blick nach medial. Mit der distalen Hand greift er um die mediale Fußkante, die proximale Hand hat Kontakt mit der Tibiakante (► **Abb. 18.32**). Durch eine schnelle Bewegung des Fußes in eine Eversion wird die Fibula nach lateral und kaudal mobilisiert; gleichzeitig schiebt die proximale Hand die Tibia nach medial und kranial. Dadurch kommt es zu einer kurzen Traktion in der IOM.

Diese Impulse werden kräftig und stakkatoartig wiederholt, wobei die Hand an der Tibia nach proximal und distal wandert. Dabei sind viele kleine Ploppgeräusche zu hören. Der Kraftvektor wird über den gestreckten Arm eingestellt und muss immer wieder variiert werden.

Varianten: Die distale Hand kann auch um die Ferse des Fußes greifen und mit dem Unterarm den Fuß in einer Eversion halten. In diesem Fall wird der Impuls primär an der Tibia ausgeführt (ohne Abb.).

Die Entfaltung kann auch in gebeugter Position erfolgen. Auch hier wird der Fuß in eine Eversion bewegt, um die Fibula nach lateral und kaudal zu mobilisieren (► **Abb. 18.33**).

Einfaltung der IOM

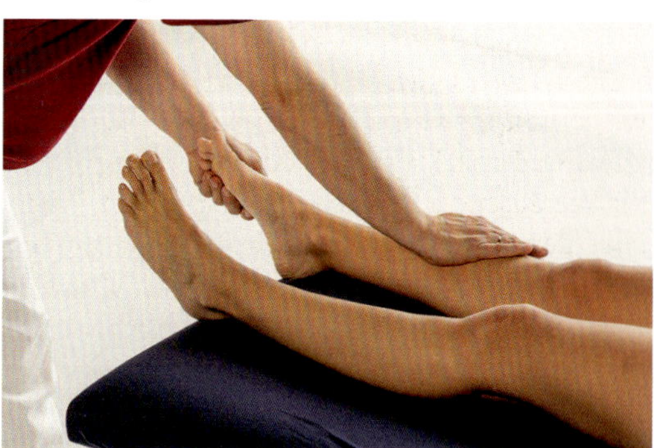

► **Abb. 18.34** Einfaltung der IOM Unterschenkel.

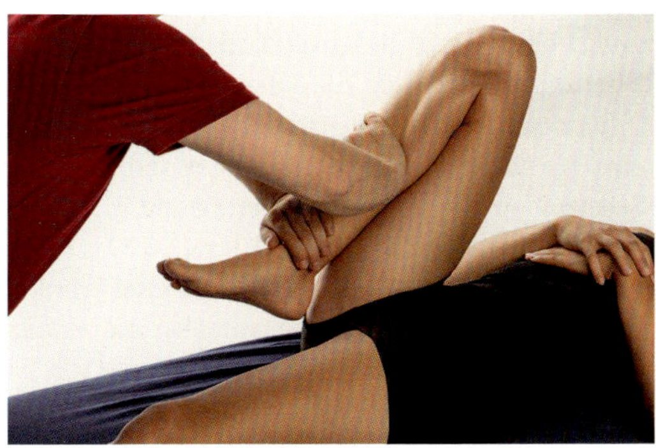

▸ **Abb. 18.35** Einfaltung der IOM Unterschenkel, in Flexion.

Das Grundprinzip ist, die Tibia in unterschiedlichen Vektoren in Richtung Fibula zu schieben. Zu diesem Zweck sind verschiedene Positionen sinnvoll. Die Basistechnik wird beim gestreckten Bein in Rückenlage durchgeführt.

Ausgangsstellung Patient: Rückenlage, Ferse im Überhang

Der Therapeut steht am Bankende mit Blick nach lateral. Mit der distalen Hand greift er um die laterale Fußkante, die proximale Hand hat Kontakt mit der Tibiakante (▸ **Abb. 18.34**). Durch eine ruckartige Bewegung des Fußes in eine Inversion wird die Fibula nach medial und kaudal mobilisiert; gleichzeitig schiebt die proximale Hand die Tibia nach lateral und kranial. Dadurch kommt es zu einer kurzen Kompression in den IOM.

Diese Impulse werden kräftig und stakkatoartig wiederholt, wobei die Hand an der Tibia nach proximal und distal wandert. Dabei sind viele kleine Klickgeräusche zu hören. Der Kraftvektor wird über den gestreckten Arm eingestellt und muss immer wieder variiert werden.

Variante: Die distale Hand kann auch um die Ferse des Fußes greifen und mit dem Unterarm den Fuß in einer Inversion halten. In diesem Fall wird der Impuls primär an der Tibia ausgeführt (ohne Abb.).

In der gebeugten Position werden Tibia und Fibula direkt aufeinander zu geschoben, sodass eine Kompression entsteht (▸ **Abb. 18.35**).

Faltdistorsion der IMS

Die Kraftimpulse zur Behandlung der IMS werden sowohl tangential als auch longitudinal gesetzt.

Faltbehandlung IMS von tangential nach medial

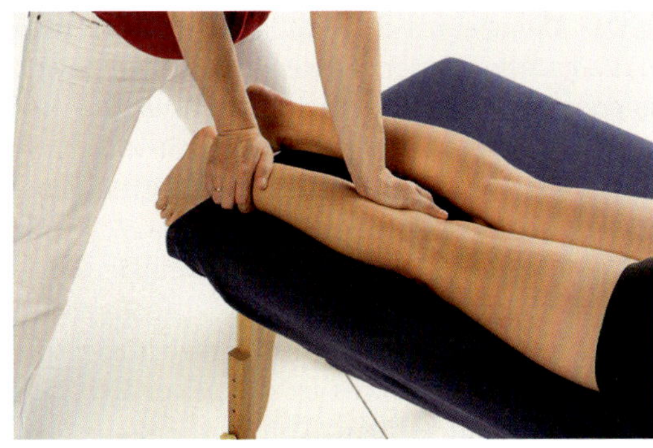

▸ **Abb. 18.36** Faltdistorsion der IMS medial.

Ausgangsstellung Patient: Bauchlage, Fuß im Überhang

Der Therapeut steht am Bankende mit Blick nach kranial. Mit der distalen Hand greift er von medial um den Knöchel und dreht dabei die Ferse nach lateral. Die proximale Hand umfasst die mediale Wade und schiebt diese nach medial in einer kleinen Rotation um die Tibia (▸ **Abb. 18.36**). Beide Arme führen eine Gegenbewegung durch, wobei immer am Ende der Vorspannung viele kurze Impulse auf das Septum gebracht werden. Dabei sind Knackgeräusche zu hören. Die Hand an der Wade wandert nach proximal und distal. Der Kraftvektor wird dabei über den gestreckten Arm eingestellt und muss auch variiert werden.

Faltbehandlung IMS von tangential nach lateral

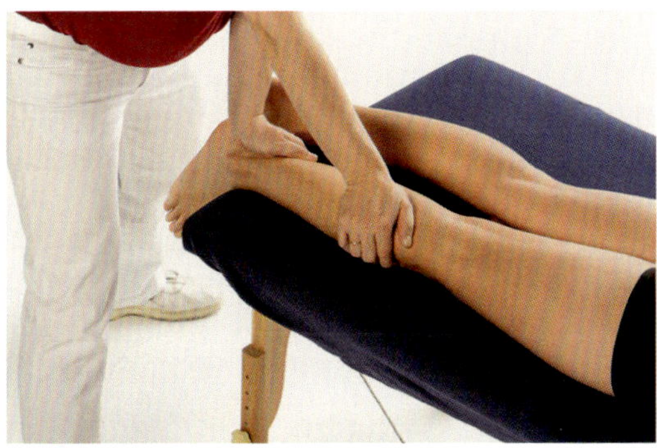

▸ **Abb. 18.37** Faltdistorsion der IMS lateral.

Ausgangsstellung Patient: Bauchlage, Fuß im Überhang

Der Therapeut steht am Bankende mit Blick nach kranial. Mit der distalen Hand greift er von lateral um den Knöchel und dreht dabei die Ferse nach medial. Die proximale Hand umfasst die laterale Wade und schiebt diese nach lateral in einer kleinen Rotation um die Tibia (▸ **Abb. 18.37**). Beide Arme führen eine Gegenbewegung durch, wobei immer am Ende der Vorspannung viele kurze Impulse auf das Septum gebracht werden. Dabei sind Knackgeräusche zu hören. Die Hand an der Wade wandert nach proximal und distal. Der Kraftvektor wird dabei über den gestreckten Arm eingestellt und muss auch variiert werden.

Longitudinale Faltbehandlung IMS nach kaudal

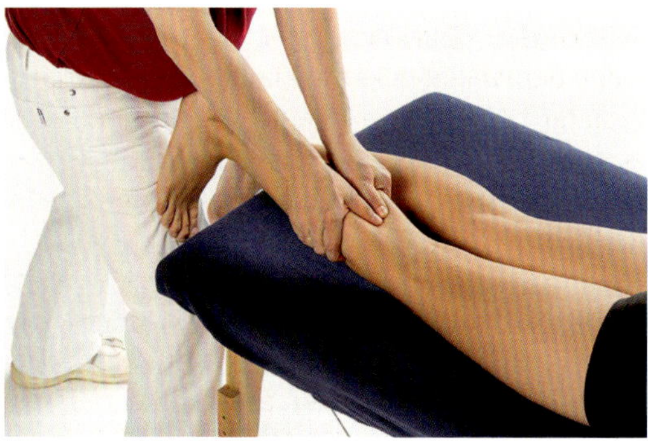

▸ **Abb. 18.38** Faltdistorsion der IMS longitudinal.

Ausgangsstellung Patient: Bauchlage, Fuß im Überhang

Der Therapeut steht am Bankende mit Blick nach kranial. Er umgreift mit beiden Händen flächig von medial und lateral die Muskulatur. Beide Daumen liegen dabei posterior zwischen den Anteilen des M. gastrocnemius (▸ **Abb. 18.38**). Mit einer Schleuderbewegung wird die Muskulatur nach kaudal mobilisiert. Diese Impulse werden mehrfach wiederholt. Dabei wandern die Hände nach proximal und distal entlang der Wade.

Variante im Stand

Ausgangsstellung Patient: Stand (ohne Abb.)

Der Therapeut hockt hinter dem Patienten auf der Seite des betroffenen Unterschenkels auf dem Boden. Er umgreift mit beiden Händen flächig von medial und lateral die Muskulatur. Beide Daumen liegen dabei posterior zwischen den Anteilen des M. gastrocnemius. Mit einer Schleuderbewegung wird die Muskulatur nach kaudal mobilisiert. Bei diesem Impuls kippt der Therapeut die Hände leicht nach vorne, sodass die Daumen etwas tiefer ins Gewebe eindringen. Diese Impulse werden mehrfach wiederholt. Dabei wandern die Hände nach proximal und distal entlang der Wade.

18.3.4 Zylinderdistorsionen

Patienten mit Zylinderdistorsion beschreiben ihre Beschwerden oft als krampfartig. Häufig treten auch Schmerzen und verschiedenste Missempfindungen auf. Je nach Gestik und Beschreibung können verschiedene Behandlungstechniken angewandt werden.

Manuelle Zylinderbehandlung

Squeegee-Technik

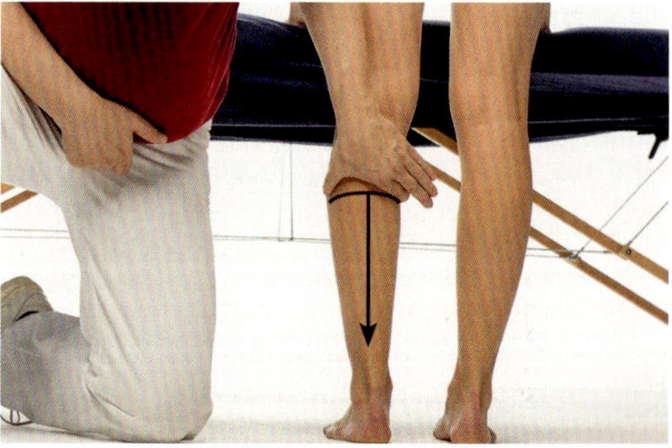

▸ **Abb. 18.39** Zylinderdistorsion Wade Squeegee-Technik.

Ausgangsstellung Patient: Stand

Patienten, die die Wade flächig abwischen, werden optimal mit der Squeegee-Technik behandelt (▸ **Abb. 18.39**). Dabei muss der Therapeut einen gleichmäßig kräftigen Druck aufbringen. Am einfachsten ist es, die Technik von proximal nach distal in mehreren Bahnen durchzuführen.

Indian-burn-Technik

Ausgangsstellung Patient: Bauchlage (ohne Abb.)

Der Therapeut greift flächig um den Unterschenkel und bringt die Zylinderfaszie in Traktion. Am Ende führt er eine Gegenrotation durch. Alternativ ist diese Technik auch in der CCV möglich.

Pinch-Technik

Ausgangsstellung Patient: Bauchlage, Fuß im Überhang (ohne Abb.)

Der Therapeut kneift flächig die Wadenmuskulatur und lässt den Patienten den Fuß kräftig beugen und strecken. Die Position der Hand sollte mehrfach gewechselt werden.

Nichtmanuelle Zylinderbehandlung

Sehr gut funktioniert am Unterschenkel die Behandlung mit den Schröpfköpfen und der Klammer. Dabei wird immer ein Teil der Zylinderfaszie fixiert, während durch aktive Bewegung benachbarte Teile mobilisiert werden (Kap. 10.3.3).

Der Patient soll dabei gehen, Kniebeugen durchführen oder im Wechsel auf die Zehenspitzen gehen.

18.3.5 Medizinische Diagnosen

Muskelzerrung

Muskelzerrungen in der Wade entstehen häufig bei verstärkter Belastung, z. B. im Sport. Sehr typisch ist die Gestik: Die Betroffenen zeigen den ziehenden Schmerz mit mehreren Fingern entlang einer Linie. Somit ist die Diagnose der Triggerbänder eindeutig. Typaldos hat diese Art von Verletzung und den therapeutischen Weg präzise beschrieben ([114], S. 193 f.).

Die Verdrehung in der bandartigen Faszie wird optimal mit der Triggerbandtechnik behandelt. Dafür muss oft viel Kraft aufgewendet werden. Typaldos empfiehlt die Behandlung von proximal nach distal.

Typaldos erklärt aber auch, warum bei Schonung vorübergehend eine Besserung eintreten kann: Es kommt im Muskel zu einer Atrophie; dadurch wird die Verdrehung nicht mehr komprimiert und der Patient hat den Eindruck, dass wieder alles in Ordnung sei. Mit der Wiederaufnahme der Aktivität kehren die Beschwerden aber zurück, da die Ursache – nämlich das Triggerband – nicht behoben wurde ([114], S. 76).

Schienbeinkantensyndrom

Patienten mit einem Schienbeinkantensyndrom zeigen meist eine Kombination von Kontinuumdistorsionen und Triggerbändern. Wichtig ist, beide Distorsionen zu behandeln, da sonst die Kontinuumdistorsionen die Triggerbänder immer wieder auslösen können.

Achillodynie

Achillodynie bedeutet zunächst nur Schmerzen an der Achillessehne. Meistens zeigen die Patienten Triggerbänder. Bei der Behandlung muss darauf geachtet werden, ob es weitere Fasziendistorsionen am Knöchel und Unterschenkel gibt. So kann eine schlechte Abrollbewegung auf eine persistierende Anterior Ankle Continuum Distortion (AACD, Kap. 18.4.2) verweisen oder es kann eine Faltdistorsion der IOM vorliegen. Beide Distorsionen können die Beschwerden an der Achillessehne immer wieder neu entfachen.

Achillessehnenriss

Sehnenrisse entstehen nicht in dem Moment, wenn der Patient es knallen hört, sondern sind ein Resultat vieler kleiner Veränderungen in der Faszie, die sich über einen längeren Zeitraum hinziehen. Typaldos beschreibt, dass es aufgrund wiederholter Traumata, bei denen die längsausgerichteten Fasern voneinander getrennt werden, zu einer Verdickung und Flüssigkeitseinlagerung kommt. Die einzelnen Fasern sind nun anfälliger gegenüber Kräften. So kann es am Ende zum Riss dieser Fasern kommen ([114], S. 71). Es gibt aber weiterhin eine Verbindung über Faszienstrukturen, sodass sich auch hier der Körper selbst reparieren kann.

Unabhängig davon, ob eine chirurgische Versorgung durchgeführt wird, kann durch Behandlung der Triggerbänder und eventuell weiterer Fasziendistorsionen die Regeneration beschleunigt und die Funktion wiedergeherstellt werden.

Restless-Legs-Syndrom

Das Restless-Legs-Syndrom (RLS, Syndrom der ruhe-/rastlosen Beine) wird allgemein als neurologische Erkrankung betrachtet, wobei die Ätiologie nicht klar definiert ist. Es werden verschiedene Formen mit jeweils unterschiedlichen Symptome und Verläufen beschrieben. Die meisten Patienten haben Schmerzen, Parästhesien und unwillkürliche Muskelaktivitäten in den Beinen, besonders ausgeprägt nachts oder in Ruhe.

Aus Sicht des FDM zeigen die Patienten Zylinderdistorsionen, Triggerbänder sowie Faltdistorsionen der IOM und IMS.

2006 zeigten Woloshin und Schwartz [122], dass das Restless-Legs-Syndrom durch eine entsprechende Berichterstattung in den Medien eine erhöhte Aufmerksamkeit erhält – ein anschauliches Beispiel für Disease Mongering (Krankheitserfindung). Diese geht meist auf das Bestreben von Pharmaunternehmen zurück, den Markt für ihre Medikamente zu vergrößern, indem Personen davon überzeugt werden sollen, dass sie behandlungsbedürftig sind (vgl. [122]). Somit sollte man die Diagnose, die uns die Patienten mitteilen können, nicht zu wichtig nehmen, sondern sich mit den Beschwerden des Patienten auseinandersetzen und diese nach den Vorgaben des FDM behandeln.

Periphere arterielle Verschlusskrankheit

Typaldos beschreibt in seinem Buch am Beispiel der Koronararterie, welche Fasziendistorsionen dort vorliegen und zu einer Gefäßstenose führen können ([114], S. 109 f.). Da alle Gefäße von Faszien umhüllt sind, können auch die peripheren Arterien von Fasziendistorsionen betroffen sein. Die periphere arterielle Verschlusskrankheit (pAVK) ist immer eine Folge vieler einzelner Ursachen im Stoffwechsel, aber auch fehlender Bewegung. Trotzdem besteht die Möglichkeit, die Symptome zu lindern, indem die Reaktionsfähigkeit des Gewebes erhöht wird. Durch Behandlung der vorhandenen Fasziendistorsionen – meist Zylinderdistorsionen und Triggerbänder – kann so die Lebensqualität deutlich verbessert werden. Hierfür sind mehrere Behandlungen notwendig.

Patientenbeispiel

Herr O (24), Taubheitsgefühl am Unterschenkel beidseits

Anamnese: Herr O ist Student und verbringt deshalb viel Zeit sitzend. Seit über 2 Jahren hat er Taubheitsgefühle in beiden Unterschenkeln, besonders nach längerem Sitzen, verstärkt auch nach längeren Autofahrten (nach ca. 2 h). Er spürt nach längerem Sitzen auch den mittleren Rücken. Diese Beschwerden nehmen bei Bewegung zwar ab, aber insgesamt wird alles eher schlechter. Einen Auslöser, als die Beschwerden anfingen, kann er nicht angeben.

▼

▼

Die Ärzte erklärten ihm, dass die Parästhesien in den Unterschenkeln vom Rücken kämen. Deshalb wurde er mehrfach manualtherapeutisch vor allem am Rücken behandelt. Dadurch wurden zwar die Rückenbeschwerden kurzzeitig besser, aber die Beinbeschwerden blieben unverändert. Er hatte auch eine Osteopathin aufgesucht, die ebenfalls am Rücken gearbeitet hat.

1. Behandlungstermin

Untersuchung: Bei der Rumpfbeugung, der Rumpfrotation nach rechts und der Flexion der rechten Hüfte gibt Herr O ziehende Schmerzen im mittleren Rücken rechts an. Die Beschwerden in beiden Unterschenkeln sind nicht zu provozieren.

Gestik: Herr O zeigt eine schmerzhafte Linie rechts neben der mittleren Wirbelsäule, umfasst beide Unterschenkel flächig und schiebt die Hände wie eine Muffe an den Unterschenkeln auf und ab. Am Ende knetet er kurz die Wade.

Ziel: längeres Autofahren, ohne dass die Beine einschlafen; länger beschwerdefrei sitzen können

Behandlung:

- paravertebrale Triggerbandbehandlung am mittleren Rücken beidseits, rechts verstärkt aufwärts und abwärts
- Entfaltung des mittleren Rückens zunächst mit der Wall-Technik, danach in Inversionsposition im Invertrac (Retest: Rumpf- und Hüftbewegungen schmerzfrei)
- Zylinderbehandlung an beiden Unterschenkeln mit intensiver Squeegee-Technik und Anwendung der Klammer kombiniert mit Bewegung

Ich teile Herrn O mit, dass ich keinen direkten Zusammenhang der Beschwerden in Unterschenkeln und Rücken sehe, da eine neurologische Zuweisung im Sinne eines betroffenen Dermatoms auszuschließen ist.

2. Behandlungstermin (2 Wochen später)

Alle Beschwerden sind reduziert, aber noch spürbar. Bei den aktiven Tests sind allerdings keine Schmerzen auslösbar. Die Behandlung erfolgt wie bei der 1. Behandlung; etwas intensiver ist die Behandlung in der Inversionsposition.

Weiterer Verlauf: Herr O sagt den 3. Termin frühzeitig telefonisch ab, da er seit über 2 Wochen keine Beschwerden mehr hat. Er sei sehr zufrieden, wolle aber die Kosten für die weitere Behandlung sparen.

▼

▼
Erläuterung: Das Interessante an diesem Patienten ist, dass die Beschwerden in den Beinen von den vorbehandelnden Medizinern nicht wahrgenommen wurden bzw. im Sinne einer Ausstrahlung vom Rücken erklärt wurden. Dass diese Erklärung rein anatomisch gar nicht möglich ist, wurde geflissentlich übersehen oder übergangen. Die problematische Idee des sog. ausstrahlenden Schmerzes (referred pain) hat auch Typaldos kritisiert, da dieser in den seltensten Fällen neurologisch begründbar ist. Somit stehen auch hier die Fasziendistorsionen als Auslöser der Beschwerden im Vordergrund ([114], S. 94).

18.4 Knöchel

Die meisten Beschwerden am Knöchel entstehen traumatisch. Vermutlich hat sich jeder Mensch in seinem Leben schon einmal den Knöchel verstaucht und konnte für eine gewisse Zeit nur noch humpeln. Weitere Beschwerden sind Probleme beim Abrollen des Fußes, Schmerzen und häufig Schwellungen ein- oder beidseitig. Zur Überprüfung sollte der Patient – soweit möglich – stehen, gehen, auf den Zehenspitzen und den Fersen gehen und springen.

Die Behandlung der Fasziendistorsionen folgt üblicherweise einer festen Vorgehensweise. Da bei fast allen Patienten die **Anterior Ankle Continuum Distortion (AACD)** vorliegt, die eine normale Dorsalextension des Fußes und damit das Abrollen beeinträchtigt, wird zunächst grundsätzlich die AACD behandelt (Kap. 18.4.2). Im Anschluss daran folgen die weiteren gezeigten Fasziendistorsionen.

Eine Übersicht zur Gestik, Anamnese, Untersuchung, Distorsion und Behandlung bei Beschwerden im Knöchel bietet die ▶ **Tab. 18.4**.

▶ **Tab. 18.4** Übersicht: Knöchel.

Gestik	Anamnese	Untersuchung	Distorsion	Behandlung
Linie				
streicht mit den Fingern um den Knöchel lateral oder medial hinauf auf den Unterschenkel	ziehende Schmerzen um die Knöchel bis in den Unterschenkel	Schmerzen beim Zehenspitzengang und -stand, Provokation in Inversion oder Eversion, ggf. einseitige Schwellung	Triggerband lateral oder medial am Knöchel	Triggerband-technik
Punkt				
zeigt auf einen Punkt vorne am Knöchel, Humpeln, unterschiedliche Schrittlänge	kann mit dem betroffenen Fuß nicht abrollen	fehlende Dorsalextension	AACD	Kontinuum-technik
zeigt auf einen oder mehrere Punkte am Knöchel	punktueller Schmerz am Knöchel	Schmerzen bei Belastung (Laufen, Springen)	Kontinuumdistorsion am lateralen oder medialen Knöchel	Kontinuum-technik
Fläche				
umgreift mit einer Hand oder mit beiden Händen den Knöchel	Schmerz tief im Gelenk und Gefühl der Instabilität	Schmerzen bei Belastung (Stehen, Laufen, Springen), Instabilitätsgefühl, ggf. beidseitige Schwellung	Entfaltdistorsion	Traktion, Traktionsimpuls
umgreift mit der Hand den Knöchel und streicht mit einem Finger quer zum Gelenk darüber	Schmerz tief im Gelenk und Gefühl der Instabilität	Schmerzen bei Entlastung oder Traktion, Kompression ist angenehm	Einfaltdistorsion	Kompression, Kompressions-impuls
wischt mit mehreren Fingern über ein Areal am Knöchel	diffuser Schmerz am Fußrücken oder Knöchel	kaum Provokation möglich	Zylinderdistorsion	Doppeldaumen-technik, Squeegee-Technik

18.4.1 Triggerbänder

Triggerbänder erzeugen ziehende und brennende Schmerzen sowie eine Schwellung am Knöchel meist nur an einer Seite. Die Triggerbänder am Knöchel beginnen medial oder lateral an der Fußkante (▸ Abb. 18.40) oder sogar an den Zehen, verlaufen anterior oder posterior der Malleolen und enden meist am distalen Unterschenkel auf Höhe der Sockenlinie. Es gibt oft mehrere parallele Bahnen.

Triggerbandtechnik am lateralen Knöchel

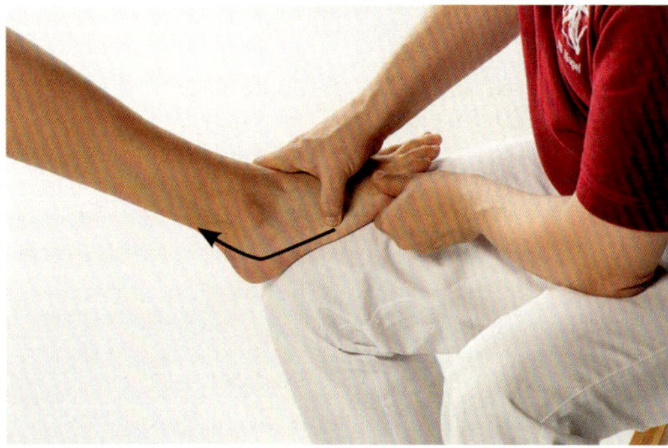

▸ **Abb. 18.40** Triggerband Knöchel lateral, Verlauf häufig bis zur Sockenlinie.

Ausgangsstellung Patient: Sitz an der Bankkante (alternativ in Rückenlage)

Die Behandlung erfolgt mit der Triggerbandtechnik. Die Behandlungsrichtung ist variabel und orientiert sich an der Gestik und Beschreibung des Patienten. Auch bei einer vorliegenden Schwellung wird die Behandlung in gleicher Weise durchgeführt und nach jedem Behandlungsschritt kontrolliert.

18.4.2 Kontinuumdistorsionen

Der Schlüssel für die erfolgreiche Behandlung des Knöchels ist die AACD. Diese Kontinuumdistorsion verhindert die Dorsalextension und das Abrollen des Fußes. Weitere Kontinuumdistorsionen befinden sich häufig im Bereich der Malleolen lateral oder medial.

Behandlung der AACD

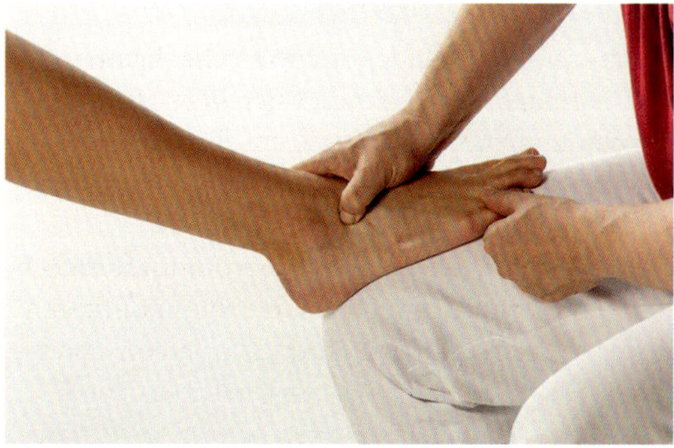

▸ **Abb. 18.41** Kontinuumdistorsion AACD.

Ausschlaggebend für die Behandlung der AACD ist die Bewegungseinschränkung des Fußes in die Dorsalextension. Die AACD wird nur selten gezeigt, da bei akuten Knöchelverletzungen andere Fasziendistorsionen deutlich schmerzhafter sind. Damit der Fuß wieder normal beweglich und belastbar wird, kommt dieser Behandlungsschritt trotzdem immer als Erstes.

Die Behandlung erfolgt mit der Kontinuumtechnik. Die Lokalisation beschreibt Typaldos im Bereich zwischen der Tibia, Fibula und Talus. Dort gibt es einige Bandstrukturen, die beim Trauma die Übergangszone herausziehen. Laut Typaldos sind alle AACDs evertiert ([114], S. 210).

Ausgangsstellung Patient: Sitz an der Bankkante (alternativ in Rückenlage)

Der Therapeut findet mit den Angaben des Patienten den schmerzhaftesten Punkt und drückt mit der Daumenspitze unter starkem Kraftaufwand die Übergangszone in die neutrale Konfiguration (▸ Abb. 18.41). Der Kraftvektor orientiert sich an den Angaben des Patienten: Die unangenehmste Richtung ist die richtige. Nach kurzer Zeit spüren Patient und Therapeut den Release und beim Überprüfen ist die Abrollbewegung für den Patienten leichter. Meist ist der Erfolg so beeindruckend, dass der Patient bereit ist, die weitere Behandlung zu ertragen.

Wenn nach der 1. Behandlung die Dorsalextension immer noch eingeschränkt ist, muss vom Vorliegen einer weiteren AACD ausgegangen werden. Diese wird in gleicher Weise behandelt.

Behandlung von Kontinuumdistorsionen am medialen oder lateralen Malleolus

Da es an den Malleolen zahlreiche ligamentäre Verbindungen gibt, befinden sich dort oft mehrere Kontinuumdistorsionen gleichzeitig. Davon ist auszugehen, wenn die Patienten mehr als einen schmerzhaften Punkt angeben.

Die Behandlung erfolgt mit der Kontinuumtechnik. Mit jeder erfolgreich behandelten Kontinuumdistorsion kann der Patient besser laufen und hat weniger Beschwerden.

> **Cave**
>
> **Typaldos empfiehlt, nach der erfolgreichen Behandlung der eCD am Knöchel mindestens 24 h keinen Impuls im gleichen Bereich zu setzen ([114], S. 109). Aus seiner Erfahrung besteht die Gefahr, dass man den ossären Stift wieder aus der Matrix des Knochens herauszieht. Falls gleichzeitig Faltdistorsionen vorliegen, sollten diese daher frühestens am nächsten Tag behandelt werden.**

18.4.3 Faltdistorsionen

Patienten, die Schmerzen im Gelenk angeben und von einem Gefühl der Instabilität sprechen, haben eine Faltdistorsion. Sie umgreifen das Gelenk. Typischerweise findet man bei akuten Faltdistorsionen Schwellungen medial und lateral am Knöchel. Je nach Unfallmechanismus handelt es sich um Einfalt- oder Entfaltdistorsionen, manchmal auch kombiniert. Diese Beschwerden können noch lange Zeit nach einem Trauma bestehen.

Entfaltung am Knöchel

Zur Entfaltung bieten sich 3 Möglichkeiten an:

- Entfaltung nach kaudal
- Entfaltung in Supinatonsposition
- Entfaltung in Pronationsposition

Entfaltung nach kaudal

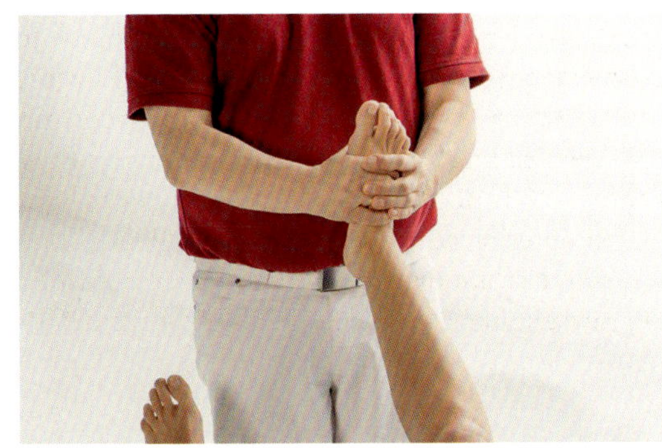

► **Abb. 18.42** uFD Knöchel kaudal, Griff mit beiden Händen um den Fuß.

Ausgangsstellung Patient: Rückenlage

Der Patient hält sich mit beiden Armen am Kopfende der Behandlungsliege fest. Der Therapeut steht am Fußende, umgreift mit beiden Händen den betroffenen Fuß (die Finger liegen dorsal, der Daumen plantar) und hängt sich mit seinem ganzen Gewicht an das Bein (► **Abb. 18.42**). Dadurch entsteht eine starke Vorspannung. In dieser Position kann der Therapeut die optimale Position zwischen Dorsalextension und Plantarflexion einstellen. Am Ende der Vorspannung erfolgt ein Impuls, indem der Therapeut ruckartig seine Schultern nach hinten zieht. Bei einem Erfolg ist ein deutliches Ploppgeräusch zu hören.

Entfaltung in Supinationsposition

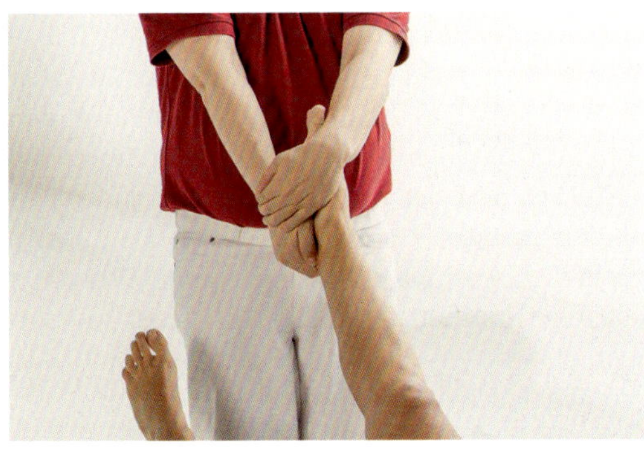

► **Abb. 18.43** uFD Knöchel Supinationsposition, Griff von medial an der Ferse, andere Hand greift über den Fußrücken.

Ausgangsstellung Patient: Rückenlage

Der Patient hält sich mit beiden Armen am Kopfende der Behandlungsliege fest. Der Therapeut steht am Fußende, umgreift mit der medialen Hand die Ferse des betroffenen Fußes und legt den Unterarm des lateralen Arms schräg über den Fußrücken. Mit der lateralen Hand greift er nun an den distalen Unterarm des medialen Arms. Durch diese Position wird der Fuß in der Supination gehalten. Nun hängt sich der Therapeut mit seinem ganzen Gewicht an das Bein (▸ **Abb. 18.43**). Dadurch entsteht eine starke Vorspannung. Am Ende der Vorspannung erfolgt ein Impuls, indem der Therapeut ruckartig seine Schultern nach hinten zieht. Bei einem Erfolg ist ein deutliches Ploppgeräusch zu hören.

Entfaltung in Pronationsposition

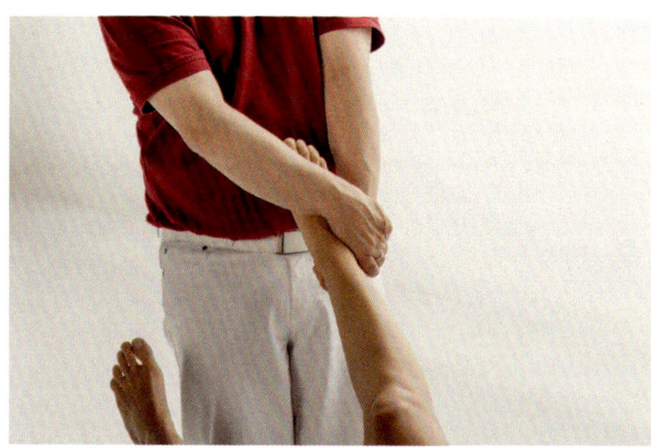

▸ **Abb. 18.44** uFD Knöchel Pronationsposition, Griff von lateral an der Ferse, andere Hand greift über den Fußrücken.

Ausgangsstellung Patient: Rückenlage

Der Patient hält sich mit beiden Armen am Kopfende der Behandlungsliege fest. Der Therapeut steht am Fußende, umgreift mit der lateralen Hand die Ferse des betroffenen Fußes und legt den Unterarm des medialen Arms schräg über den Fußrücken. Mit der medialen Hand greift er nun an den distalen Unterarm des lateralen Arms. Durch diese Position wird der Fuß in der Pronation gehalten. Nun hängt sich der Therapeut mit seinem ganzen Gewicht an das Bein (▸ **Abb. 18.44**). Dadurch entsteht eine starke Vorspannung. Am Ende der Vorspannung erfolgt ein Impuls, indem der Therapeut ruckartig seine Schultern nach hinten zieht. Bei einem Erfolg ist ein deutliches Ploppgeräusch zu hören.

Einfaltung am Knöchel

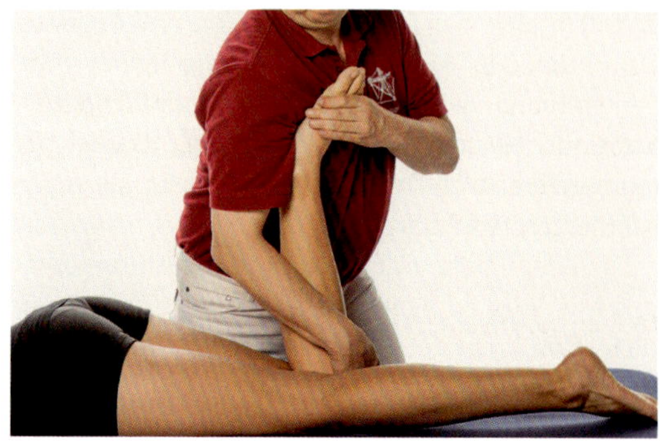

▸ **Abb. 18.45** rFD Knöchel, Griff mit der distalen Hand um den Fuß.

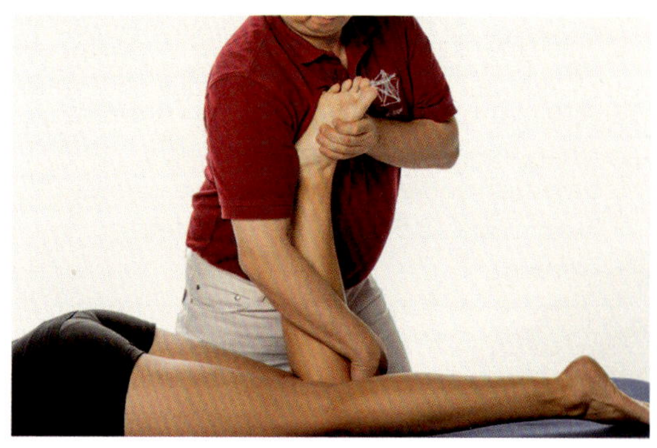

▸ **Abb. 18.46** rFD Knöchel, Positionierung des Fußes.

Einfaltdistorsionen können sich von selbst wieder lösen, da mit jedem Schritt der Knöchel unter Kompression gebracht wird. Die Schwerkraft wird die meisten Probleme beheben.

Wenn eine Einfaltung nicht durch Belastung besser wird, so kann das daran liegen, dass der Kraftvektor nicht longitudinal, sondern in einer sehr spezifischen Position erfolgen muss. Dies muss bei der Behandlung berücksichtigt werden.

Ausgangsstellung Patient: in Bauchlage, Knie um 90° flektiert

Der Therapeut steht seitlich neben dem angewinkelten Bein des Patienten mit dem Rücken zum Kopf des Patienten. Er legt den Patientenfuß in die Achsel des gleichseitigen Arms und bringt den Fuß Richtung Unterschenkellängsachse unter Kompression. Mit der anderen Hand umgreift er von dorsal kommend den Fuß an der medialen Kante (▸ **Abb. 18.45**) und bewegt ihn in die unterschiedlichsten Positionen wie Dorsalextension und Plantarflexion sowie Supination und Pronation (► **Abb. 18.46**). Anhand der Angaben des Patienten kann der Therapeut die optimale Kompressionsrichtung herausfinden. Am Ende der Vorspannung erfolgt der Kompressionsimpuls, dem ein Klickgeräusch folgt.

18.4.4 Zylinderdistorsionen

Zylinderdistorsionen sind am Knöchel nicht so häufig, können aber besonders durch das Tragen von Schienen oder Bandage verursacht werden. Die Ursache ist also nicht das Trauma selbst, sondern eine Nebenwirkung der – nicht erforderlichen – Ruhigstellung.

Die Behandlung an kleineren Arealen erfolgt am besten mit der Doppeldaumentechnik, eventuell auch mit der Kompressionsvariante. Für größere Flächen ist auch die Squeegee-Technik gut geeignet.

Cave

Typaldos weist darauf hin, dass die Brennnesseltechnik für den Knöchel und den Fuß ungeeignet ist, da es zu einer Zunahme der Beschwerden kommen kann, da die Zylinderdistorsionen eventuell verstärkt werden ([114], S. 218).

18.4.5 Medizinische Diagnosen

Knöchelverstauchung

Als Typaldos in den 1990er-Jahren in der Klinik seine Patienten behandelt hat, war die klassische Vorgehensweise bei Knöchelverstauchungen Ruhigstellung mit Schienen und Bandagen, eventuell auch eine Operation an den Bändern.

Dabei ist die Studienlage zu der Frage, ob eine schnelle Mobilisation förderlich oder hinderlich ist, nicht eindeutig. Eiff et al. [20] finden in ihrer Untersuchung an 84 Patienten einen klaren Vorteil für eine frühe Rehabilitation nach 2 Tagen (bei elastischem Verband) gegenüber einem Beginn nach 10 Tagen (mit Gips oder Schiene): Nach 3 Wochen hatten 57 % der Probanden der 1. Gruppe noch Schmerzen, aber 87 % aus der 2. Gruppe; nach 10 Tagen waren 54 % aus der 1. Gruppe wieder in den Beruf zurückgekehrt, aber nur 13 % aus der 2. Gruppe. Andere Studien hingegen finden Vorteile für eine Ruhigstellung mit Gips (statt elastischem Verband oder Orthese) oder empfehlen zwar die zunächst übliche Vorgehensweise nach der PECH- (Pause, Eis, Kompression, Hochlagern) bzw. RICE-Regel (rest, ice, compression, elevation), aber eine möglichst schnell einsetzende funktionelle Rehabilitation.

Im FDM ist das Vorgehen komplett anders: Entscheidend für eine schnelle Gesundung sind Bewegung und Belastung. Jede Art von Ruhigstellung oder Schonung ist kontraindiziert, da diese den Heilungsverlauf behindert.

Typaldos' Ausführungen zur Behandlungsstrategie bei Knöchelverstauchungen nehmen einen großen Raum in seinen Schriften ein. Er erkennt bestimmte wiederkehrende Muster anhand der Unfallmechanismen, die zu immer gleichen Beschwerden führen, und gibt auf Basis seiner großen Erfahrung eine strukturierte Anleitung zur Behandlung aller Knöchelverletzungen, indem er die sinnvolle Reihenfolge der vorhandenen Fasziendistorsionen beschreibt. Immer wieder wird deutlich, dass die sofortige funktionelle Wiederherstellung kein Problem darstellt. Typaldos' Ideen sind in diesem Sinne revolutionär, weil sie einen Paradigmenwechsel bedeuten.

Seit einigen Jahren nehme ich wahr, dass erfreulicherweise manche Ideen von Typaldos Eingang in die medizinische Praxis finden. So höre ich von Patienten und Kollegen, dass eine Ruhigstellung am Knöchel seltener durchgeführt wird und dass die Patienten zu aktiver Bewegung motiviert werden. Hier scheint sich etwas zu bewegen. Das macht Mut, das FDM weiter zu propagieren und zu verbreiten. Wir sollten nie aus den Augen verlieren, dass der Erfolg jeder medizinischen Therapie immer damit verglichen werden muss, wie die Verletzung oder Erkrankung ohne jegliche Intervention von außen verlaufen würde.

Patientenbeispiel

Herr P (49), Knöchelverstauchung

Herr P (49 Jahre) rutscht über eine Treppenstufe und verstaucht sich dabei seinen Knöchel. Er kann nur unter starken Schmerzen auf dem verletzten Fuß auftreten. Daher lässt er sich mit dem Auto nach Hause bringen und ruft mich an, um nach Rat zu fragen.

▼

▼
Da ich ihn nicht aufsuchen kann, befrage ich ihn nach dem Unfallhergang und den momentanen Beschwerden. Ich lasse ihn den Fuß belasten, normal abrollen, auf Zehenspitzen und Ferse gehen und zuletzt springen.
Alle diese Belastungen kann Herr P durchführen, allerdings ist es sehr unangenehm. Besonders das Springen auf dem verletzten Bein ist sehr schmerzhaft, aber er kann es. Weiter erkläre ich ihm die Möglichkeiten: Er kann zum Arzt gehen oder ins Krankenhaus; dort werden bestimmte Untersuchungen gemacht, und er wird mit hoher Wahrscheinlichkeit eine Bandage oder Schiene erhalten, die er für einige Wochen tragen soll. Alternativ könne er 1 h spazieren gehen und in den nächsten Tagen den Fuß normal bewegen und belasten. Herr P entscheidet sich für die 2. Variante.
In den nächsten Tagen berichtet Herr P von Schwellungen und Hämatomen auf beiden Seiten des Knöchels. Die Bewegung ist zwar immer noch spürbar schmerzhaft, es wird aber von Tag zu Tag besser.
Nach einigen Wochen hat sich der Zustand – ohne jeden therapeutischen Eingriff – wieder normalisiert. Im Alltag gibt es nur noch kleine Restbeschwerden. Herr P spricht jedoch davon, dass der verletzte Fuß immer noch „anders" ist als der gesunde.
Einige Monate später berichtet mir Herr P am Telefon von einem besonderen Ereignis: Er hat sich noch einmal den Knöchel verstaucht – ähnlich wie damals, aber nicht so stark. Und seit diesem Vorfall ist alles bestens; der verletzte Knöchel fühlt sich wieder an wie vor dem 1. Sturz.

Erklärung aus Sicht des FDM: Durch den Sturz kam es zu Fasziendistorsionen, die sich durch die aktive Bewegung und Belastung von allein wieder repariert haben. Durch das Springen auf einem Bein konnte mit 99%iger Wahrscheinlichkeit eine Fraktur ausgeschlossen werden (siehe unten). Deshalb war in dem Moment keine weitere Untersuchung notwendig. Die zunächst vorliegenden Restbeschwerden lassen sich durch die noch vorhandene Faltdistorsion erklären, die durch den glücklichen Umstand des erneuten Traumas gelöst wurde.
Aus therapeutischer Sicht hätte man direkt nach dem Trauma den AACD und mögliche weitere Kontinuumdistorsionen und Triggerbänder, später auch die Faltdistorsionen behandeln können. Damit wäre der Heilungsverlauf wahrscheinlich etwas beschleunigt worden. Aber auch ohne diese Eingriffe hat sich der Körper selbst repariert. Das wichtigste Kriterium ist dabei die Motivation des Verletzten, trotz der anfänglichen Beschwerden den Knöchel zu belasten. Auch das ist oft ein wichtiger therapeutischer Erfolg, einem Patienten das nötige Vertrauen in seinen Körper zu vermitteln!

Knöchelfraktur

Knöchelfrakturen sind aus Sicht des FDM zunächst Fasziendistorsionen, die in die bandartige Matrix des Knochens vorgedrungen sind (Kap. 4.3). Knochen heilt am besten unter Belastung. Die Fraktur am Knöchel bildet hier keine Ausnahme. Bei einer Dislokation der Fragmente ist eine operative Osteosynthese ein geeignetes Verfahren, um die Fragmentteile wieder gut zueinander zu bringen. Ansonsten werden auch bei Knöchelfrakturen die beteiligten Fasziendistorsionen behandelt.

Mit Sicherheit werden Triggerbänder und Kontinuumdistorsionen vorliegen, meist auch Falt- und Zylinderdistorsionen. Wichtigstes Ziel ist es, so schnell wie möglich eine angepasste Belastung und Bewegung zu ermöglichen.

Ein wichtiger, aber auch einfacher Test zur Überprüfung, ob möglicherweise eine Fraktur vorliegt, ist das einbeinige Springen auf dem verletzten Fuß: Wenn das für den Patienten unter Schmerzen möglich ist, dann ist eine Fraktur fast sicher auszuschließen. Kann er nicht abspringen, ist eine Fraktur sehr wahrscheinlich. In diesem Fall ist ein Röntgenbild sinnvoll, damit das weitere Vorgehen mit dem Patienten abgeklärt werden kann.

18.5 Fuß und Zehen

Beschwerden an Fuß und Zehen sind fast immer belastungsabhängig. Am häufigsten zeigen sich Beschwerden am Fuß an der Fußsohle. Die normale Belastung beim Stehen und Gehen ist dann oft schmerzhaft. Zur Überprüfung soll der Patient alle aktiven Bewegungen des Fußes und der Zehen durchführen, auf Zehenspitzen und auf der Ferse stehen und gehen sowie auf einem Bein springen.

Eine Übersicht zur Gestik, Anamnese, Untersuchung, Distorsion und Behandlung bei Beschwerden in Fuß und Zehen bietet die ▶ **Tab. 18.5**.

▶ **Tab. 18.5** Übersicht: Fuß und Zehen.

Gestik	Anamnese	Untersuchung	Distorsion	Behandlung
Linie				
zeigt Linien entlang des Fußgewölbes bis zu den Zehen	brennende Schmerzen entlang der Fußsohle	Belastungsschmerz beim Stehen und Gehen	Triggerband entlang der Plantarfaszie	Triggerbandtechnik
zeigt Linien am Fußrücken bis zu den Zehen	ziehender und brennender Schmerz entlang des Fußrückens	Schmerzen beim Abrollen oder Zehenspitzengang	Triggerband am Fußrücken und an den Zehen	Triggerbandtechnik
zeigt kurze Linien entlang der Zehen	ziehender Schmerz entlang der Zehen	Belastungsschmerz beim Stehen und Gehen	Triggerbänder entlang der Zehen	Triggerbandtechnik, repetitive Technik
Punkt				
zeigt auf schmerzhafte Punkte an Ferse oder Ballen	stechender Schmerz am gezeigten Punkt am Knochen	Belastungsschmerz beim Stehen und Gehen in einer bestimmten Position	Kontinuumdistorsion	Kontinuumtechnik
zeigt auf einen Punkt an den Zehen in Gelenknähe	stechender Schmerz am gezeigten Punkt am Knochen	Schmerzprovokation beim Zehenspitzenstand	Kontinuumdistorsion	Kontinuumtechnik
Fläche				
umgreift den vorderen Fuß mit einer oder beiden Händen	Schmerzen tief zwischen den Knochen	Belastungsschmerz beim Stehen und Gehen, ggf. Schwellung im Vorfuß	Faltdistorsion der Metatarsalen	Einfaltung oder Entfaltung der Metatarsalen
umgreift ein Zehengelenk	Schmerz „innen drin“	Zehentraktion ist angenehm, Kompression schmerzhaft	Entfaltdistorsion	Traktion, Traktionsimpuls
streicht quer zum Gelenk	Schmerz „innen drin“	Zehenkompression ist angenehm, Traktion schmerzhaft	Einfaltdistorsion	Kompression, Kompressionsimpuls
knetet den Fuß und streicht ihn flächig aus	Parästhesien, Kribbeln, Taubheit, Wärme- oder Kältegefühl im Fuß	kaum Provokation, Parästhesien nur selten dermatomabhängig	Zylinderdistorsion	Doppeldaumen-, Squeegee-Technik
Weiteres				
versucht, die Zehen zu mobilisieren	Gefühl von Steifigkeit der Zehen	schmerzfreie Bewegungseinschränkung	tektonische Fixation	tektonische Pumpe, Impulsmobilisation

18.5.1 Triggerbänder

Die Triggerbänder verlaufen sowohl plantar als auch dorsal. Viele parallele Bahnen sind möglich. Der Patient zeigt schmerzhafte Linien, die meist bis zu den Zehen verlaufen. Er gibt belastungsabhängig ziehende und brennende Schmerzen an. Die Behandlung erfolgt mit der Triggerbandtechnik, meist von proximal nach distal.

Triggerbandbehandlung an der Fußsohle

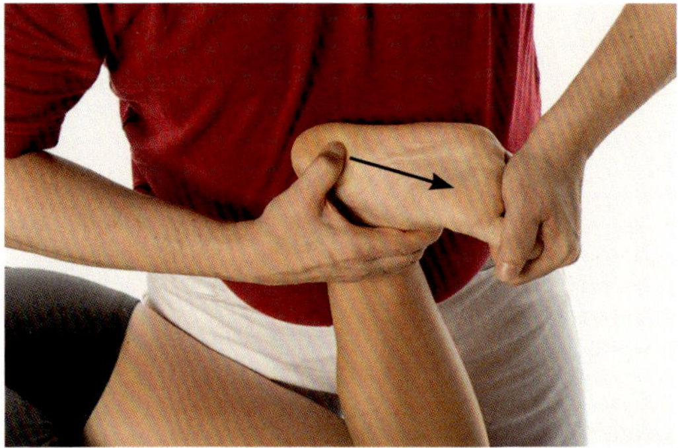

▸ **Abb. 18.47** Triggerband Fußsohle.

Ausgangsstellung Patient: Bauchlage, Knie um 90° flektiert

Der Therapeut steht neben dem zu behandelnden Fuß und bringt mit der distalen Hand über die Zehen die Plantarfaszie in Vorspannung. Dann beginnt er mit dem Daumen der proximalen Hand an der Ferse (▸ **Abb. 18.47**). Er schiebt die Verdrehung nach distal, meist bis zu einer Zehe. Für die Behandlung ist ein maximaler Kraftaufwand notwendig, da die plantare Faszie sehr fest ist.

Triggerbandbehandlung an den Zehen mit der repetitiven Technik

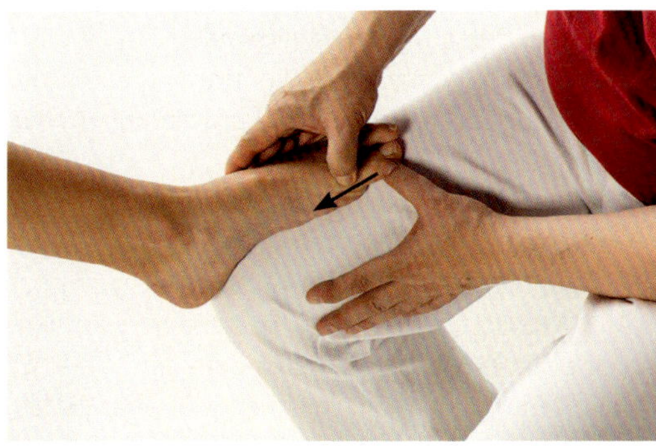

▸ **Abb. 18.48** Triggerband Zehen repetetive Technik, Startpunkt distal am Großzeh.

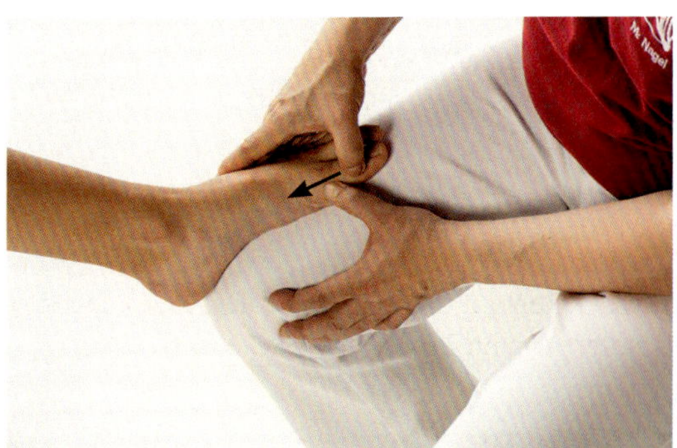

▸ **Abb. 18.49** Triggerband Zehen repetetive Technik, mit dem anderen Daumen gleichen oder parallelen Verlauf behandeln.

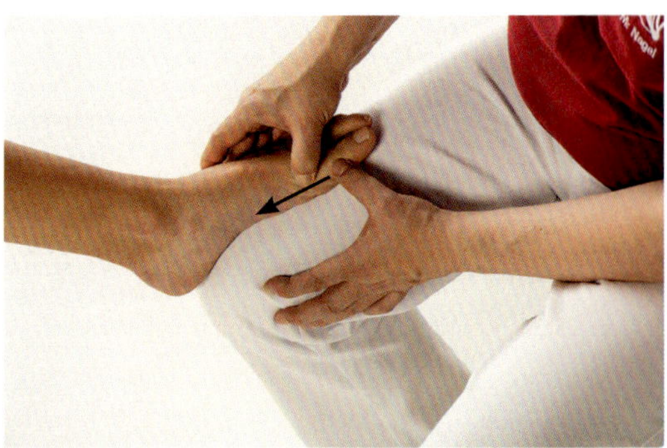

▸ **Abb. 18.50** Triggerband Zehen repetetive Technik, wiederholter Wechsel der Daumen, langsam und intensiv nach proximal arbeiten.

Bei der repetitiven Technik handelt es sich um eine Variante der Triggerbandbehandlung, die besonders bei den kurzen Triggerbändern an Fingern und Zehen zur Anwendung kommt (Kap. 15.5.1). Typaldos beschreibt dort die Verdrehung in der Größe und Form von Salzkörnern.

Zur Behandlung beginnt der Therapeut distal, z. B. am Großzeh, und schiebt mit dem einen Daumen das Triggerband ca. 1–2 cm nach proximal (► **Abb. 18.48**). Dann beginnt der andere Daumen, dieselbe Linie erneut zu behandeln und verfolgt die Verdrehung ein Stückchen weiter (► **Abb. 18.49**). Dann wechselt wieder der Daumen und beginnt erneut distal an der Zehenspitze (► **Abb. 18.50**). Der Startpunkt wandert von Linie zu Linie immer etwas weiter nach proximal. Dieser Wechsel findet mehrfach statt, und Stück für Stück wird das komplette Triggerband, auch in parallelen Bahnen, bis zum Ende des Fußes ausgedreht.

18.5.2 Kontinuumdistorsionen

Punktuell stechende Schmerzen sind häufig plantar zu sehen, oft an der Ferse sowie zwischen den Metatarsal- und Zehengelenken.

Kontinuumtechnik Fuß und Zehen

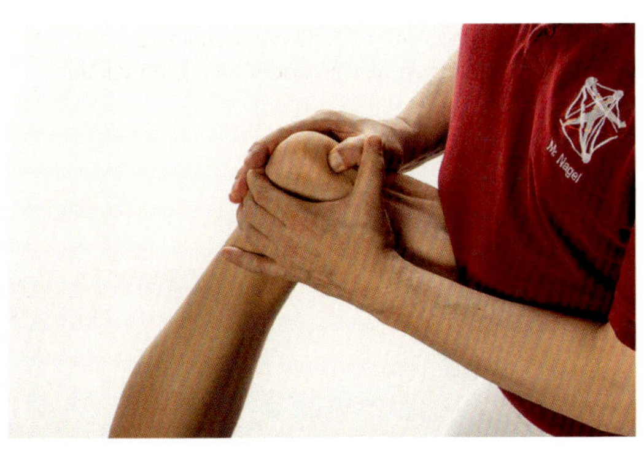

► **Abb. 18.51** Plantare Kontinuumdistorsion.

Ausgangsstellung Patient: Bauchlage

Die Behandlung wird mit der Kontinuumtechnik durchgeführt (► **Abb. 18.51**). Aufgrund der Festigkeit der plantaren Faszie ist hier oft sehr starke Kraft erforderlich.

18.5.3 Faltdistorsionen

Bei Faltdistorsionen werden die Beschwerden im Fuß oder in den Zehengelenken wahrgenommen. Bei akuten Faltdistorsionen liegt häufig eine Schwellung vor. Je nach Auslöser der Beschwerden muss die Behandlung durch Traktion oder Kompression erfolgen.

Faltbehandlung der Metatarsalknochen

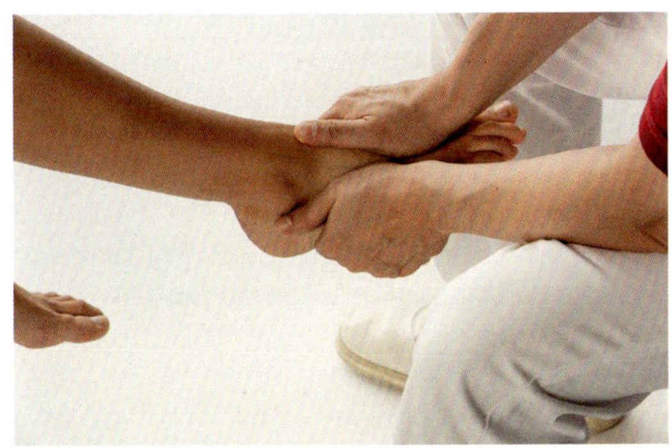

► **Abb. 18.52** Faltdistorsion Metatarsalknochen, Kippbewegung nach lateral.

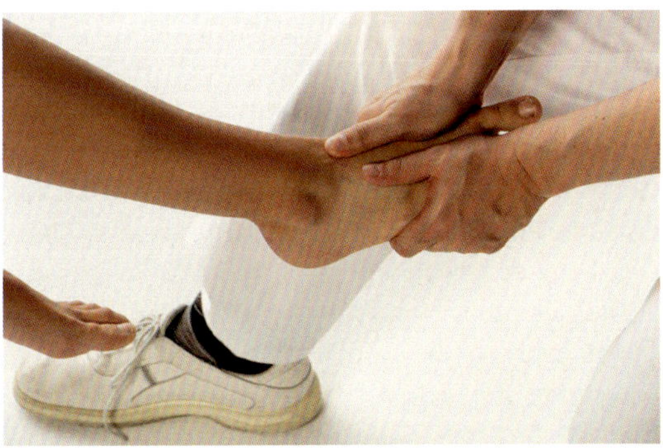

► **Abb. 18.53** Faltdistorsion Metatarsalknochen, Scherbewegung nach distal und proximal.

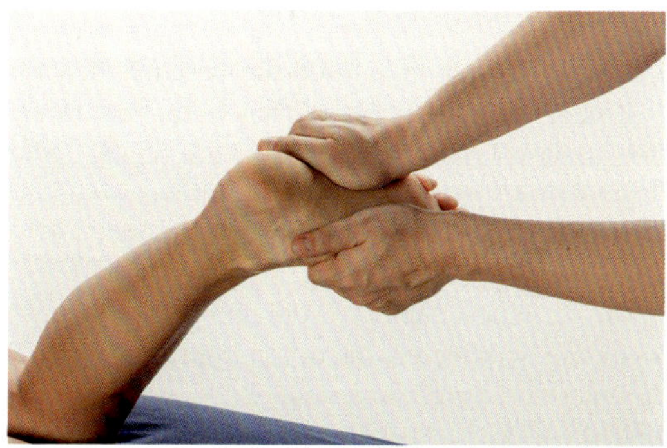

▶ **Abb. 18.54** Faltdistorsion Metatarsalknochen, Variante in Bauchlage.

Wenn der Patient Beschwerden im Fuß angibt und diesen flächig umgreift, liegt eine Faltdistorsion der Mittelfußknochen vor. Anhand der Gestik und Beschreibung ist keine exakte Unterscheidung von Ent- oder Einfaltung möglich. Somit werden Kräfte in verschiedenen Vektoren auf die intermetatarsalen Faszien gebracht.

Ausgangsstellung Patient: Sitz an der Bankkante (alternativ in Rückenlage)

Der Therapeut umgreift den Fuß von lateral und medial, die Finger liegen plantar, Daumen und Daumenballen dorsal (▶ **Abb. 18.52**). Über eine Kippbewegung nach lateral werden nun die Mittelfußknochen voneinander weggezogen. Es entsteht eine Traktion. Danach werden die Knochen im Sinne einer Kompression zusammengeschoben. Dies kann zwischen jedem Mittelfußknochen wiederholt werden.

Nun werden die Knochen in einer Art Scherbewegung gegeneinander bewegt. Die eine Hand zieht nach distal, während der benachbarte Knochen von der anderen Hand nach proximal geschoben wird (▶ **Abb. 18.53**). Diese Bewegung wird im Wechsel zwischen allen Mittelfußknochen wiederholt. Durch unterschiedliche Platzierung der Hände wirken immer unterschiedliche Kraftvektoren. Während der Behandlung sind mehrfach Klickgeräusche zu hören oder zu spüren.

Variante: In der Bauchlage wird der Fuß entsprechend umgekehrt gegriffen: die Finger liegen dorsal, Daumen und Daumenballen plantar. Die Mittelfußknochen werden gegeneinander bewegt, sodass verschiedene Einfalt- und Entfaltkräfte zur Wirkung kommen (▶ **Abb. 18.54**).

Faltbehandlung der Zehen

Bei der Behandlung von Faltdistorsionen an den Zehen finden sich häufig kombinierte Ent- und Einfaltungen. Somit wird in der Behandlung ein Wechsel von Traktion und Kompression die besten Ergebnisse erzielen.

Entfaltbehandlung der Zehen

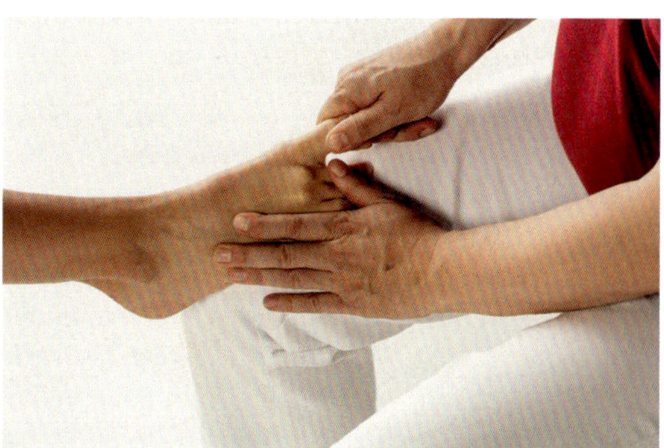

▶ **Abb. 18.55** uFD Zehen, Traktionsimpulse in verschiedene Richtungen.

Ausgangsstellung Patient: Sitz an der Bankkante (alternativ in Rückenlage)

Der Therapeut greift den betroffenen Zeh proximal des zu entfaltenden Gelenks und zieht diesen mit einer kräftigen Schleuderbewegung in Traktion (▶ **Abb. 18.55**). Diesen Vorgang wiederholt er in verschiedene Richtungen, z. B. auch in laterale oder mediale Richtung. Es sind mehrfach Ploppgeräusche zu vernehmen.

Einfaltbehandlung der Zehen

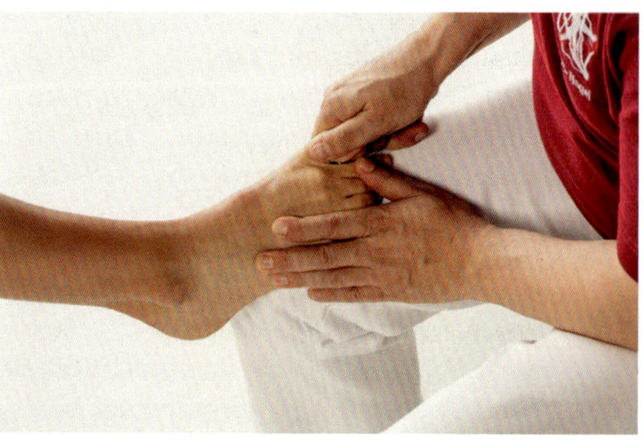

▶ **Abb. 18.56** rFD Zehen, Kompressionsimpulse in verschiedene Richtungen.

Die Einfaltung der Zehen erfolgt unter Kompression (► **Abb. 18.56**). Dabei wird das Gelenk auch in verschiedene Rotations- sowie laterale und mediale Positionen geführt. Meist sind viele kleine Klickgeräusche zu hören.

18.5.4 Zylinderdistorsionen

Ursache von Parästhesien und belastungsunabhängigen Schmerzen im Fuß oder in einzelnen Zehen sind Zylinderdistorsionen. Die Behandlung kann mit der Squeegee- oder Doppeldaumentechnik erfolgen.

18.5.5 Tektonische Fixation

Steifigkeit in den Zehen sieht man häufig nach Ruhigstellungen. Häufig bereitet sie kaum funktionelle Probleme, sodass eine Therapie nicht unbedingt erforderlich ist. Wenn die Tektonik allerdings beim Gehen oder Laufen stört, kann die Beweglichkeit durch eine forcierte Behandlung im Sinne der tektonischen Pumpe Stück für Stück verbessert werden. Auch eine Impulsmobilisation in verschiedene Richtungen ist effektiv. Nicht selten werden bei verbesserter Beweglichkeit weitere Fasziendistorsionen erkennbar, z. B. Triggerbänder, die ebenfalls behandelt werden müssen.

18.5.6 Medizinische Diagnosen

Fuß- und Zehenverstauchungen

Fast jeder Mensch hat sich schon einmal die Zehen oder den Fuß verstaucht und dabei gespürt, wie schmerzhaft dies ist. Aufgrund des Unfallmechanismus entstehen häufiger Einfaltdistorsionen. Die Schmerzen werden hauptsächlich von Triggerbändern und Kontinuumdistorsionen verursacht. Falls die Patienten Bandagen oder Verbände tragen, können auch Zylinderdistorsionen auftreten.

Im Normallfall kann man davon ausgehen, dass bei einer akuten Verstauchung der Patient nach einer FDM-Behandlung ohne Humpeln gehen kann.

Marschfraktur (Stressfraktur)

Eine Fraktur an den Mittelfußknochen entsteht häufig aufgrund von starker Belastung. So sind z. B. Läufer davon manchmal betroffen. Meist wird die Diagnose im Rahmen der Anamnese gestellt, da der Nachweis im Röntgenbild nicht immer eindeutig ist.

Die Patienten haben sowohl punktuelle als auch ziehende Schmerzen, die durch Kontinuumdistorsionen und Triggerbänder ausgelöst werden. Darüber hinaus können Faltdistorsionen Probleme bereiten. Nach der Korrektur der Distorsionen sollte das Gehen mit deutlich verringerten Beschwerden möglich sein. Eine kurzfristige Reduzierung der Belastung für einige Tage erscheint manchmal sinnvoll. Eine längere Ruhigstellung, wie oft schulmedizinisch gefordert, ist nicht nötig.

Morbus Ledderhose

Beim Morbus Ledderhose kommt es ähnlich wie beim Morbus Dupuytren (Kap. 15.5.6) zu einer Gewebswucherung im Bereich der Plantaraponeurose. Die Ursache für dieses Geschehen ist nicht geklärt. Es gibt aktuell keine ursächliche Therapie.

Aus Sicht des FDM liegen Triggerbänder mit Adhäsionen vor. Diese können mit forcierter Triggerbandbehandlung vermindert und dadurch auch die Beschwerden verringert werden. Durch regelmäßige Behandlungen kann der Verschlechterungsprozess im besten Fall aufgehalten werden.

Fersensporn und plantare Fasziitis

Die Beschwerden bei diesen Pathologien sind sehr ähnlich: Die Patienten beschreiben sowohl punktuelle als auch ziehende und brennende Schmerzen im Bereich der plantaren Faszie. Diese verweisen auf Kontinuumdistorsionen und Triggerbänder. Die Behandlung muss mit großer Kraft erfolgen, da diese Struktur sehr fest ist. Typaldos empfiehlt zuerst die Triggerbänder und dann die Kontinuumdistorsionen zu behandeln ([114], S. 200).

Die schulmedizinische Unterscheidung zwischen beiden Diagnosen ist meist abhängig davon, ob in einem Röntgenbild eine Kalzifizierung am Fersenbein zu sehen ist; falls ja, wird von einem Fersensporn gesprochen, im anderen Fall von der

Fasziitis. Dieser radiologische Befund darf auf keinem Fall als Nachweis einer Kontinuumdistorsion angesehen werden. Vielmehr handelt es sich um eine spezifische Anpassung der Bandstruktur, die keine Erklärung für die Beschwerden darstellt. Ein kausaler Zusammenhang zwischen dem radiologischen Befund und den Beschwerden ist nicht nachgewiesen.

Morton-Neuralgie

Bei einer Morton-Neuralgie klagen die Patienten über punktuelle und ziehende Schmerzen am Fußballen. Aus schulmedizinischer Sicht wird bei einer Morton-Neuralgie eine Nervenkompression als Ursache der Beschwerden angegeben. In einem MRT werden Flüssigkeitsansammlungen erkannt, die auf neurologische Strukturen drücken. Die Patienten zeigen meist kurze Linien zwischen den Zehen. Diese Triggerbänder verhindern möglicherweise die Drainage von Gewebsflüssigkeit, sodass ein lokaler Stau entstehen kann. Nach der Korrektur der bandartigen Faszie sind die Beschwerden meist komplett verschwunden.

Hallux valgus

Beim Hallux valgus, einer Schiefstellung des Großzehs, müssen 2 Symptome getrennt voneinander betrachtet werden: zum einen die Deformität, zum anderen die Schmerzen. Manchmal sieht man eine Kombination aus beiden; teilweise liegen nur die Deformität oder Beschwerden ohne deutliche Deformität vor. Die Schmerzen werden als ziehend und brennend beschrieben, manchmal auch als eher diffus.

Aus Sicht des FDM erkennt man Triggerbänder, Zylinderdistorsionen und Faltdistorsionen, die eventuell durch unpassendes Schuhwerk entstanden sein könnten.

Durch die Therapie der Distorsionen können die Schmerzen verringert und die Belastbarkeit verbessert werden. An der Deformität wird allerdings wenig verändert; dies kann nur durch eine Operation erreicht werden. Durch eine Operation wiederum werden die Fasziendistorsionen wenig beeinflusst. Somit muss vor der Behandlung mit dem Patienten klar das Ziel formuliert werden.

Teil 4
Ausblick

19 Einordnung des FDM

19.1 Einleitung: Warum gibt es Medizinkonzepte?

Wo kann nun das FDM eingeordnet werden: in der Schulmedizin, in der Osteopathie oder in der Komplementärmedizin? Der stärkste Bezug besteht sicherlich zur Osteopathie: So war Typaldos selbst Osteopath (D.O.) und das FDM wurde von Typaldos anfänglich an Osteopathieschulen gelehrt. Interessant sind jedoch eventuelle inhaltliche Parallelen – oder auch Unterschiede.

Um die Darstellung auf einem möglichst systematischen Fundament aufzubauen, wird im Folgenden von den Elementen eines Medizinkonzeptes ausgegangen. In Teil 1 wurde bereits auf Medizinmodelle eingegangen. Zentrale Aussage ist: Im medizinischen Handeln arbeiten wir auf Basis von Modellen, nicht auf Basis der Realität. Im Folgenden wird der Kreis noch weiter gezogen und statt eines „Modells" das „Medizinkonzept" betrachtet. Es umfasst auch Elemente wie das Therapeut-Patienten-Verhältnis oder das therapeutische Handlungsschema (Kap. 19.2).

Medizinkonzepte gibt es wahrscheinlich, seit es Menschen gibt, die anderen Menschen mit Beschwerden helfen wollen. Ein spontanes, intuitives medizinisches Handeln – ohne medizinisches Konzept – ist selten. Es kommt in Notfallsituationen vor, wenn z. B. jemand nach einer Verletzung stark blutet: Aus einem spontanen Reflex heraus wird ein anderer versuchen, durch Druck auf die Wunde oder Abbinden die Blutung zu stoppen.

In den meisten Fällen wird ein medizinisches Handeln jedoch gedanklich reflektiert erfolgen, da es ansonsten Gefahr liefe, beliebig und willkürlich zu werden. So muss der Handelnde sein Tun vor sich selbst und vor dem Patienten rechtfertigen ([74], S. 6). Denn zur Medizin gehört das Handeln: Sie findet nicht im luftleeren Raum als abstrakte Erkenntnis statt, sondern in der Regel am konkreten Menschen, der sich an einen Arzt oder Therapeuten wendet. Aus einer solchen Situation begründet sich die Einordnung der Medizin als Handlungswissenschaft (vgl. [119], S. 24).

Neue Formen des Handelns entwickeln sich meist aus einer Unzufriedenheit heraus – oft, weil man die bestehenden Therapien für unzureichend hält. Eine solche Situation war bei Typaldos (und auch bei A. T. Still) gegeben: Er war unzufrieden damit, wie wenig er Menschen mit akuten und chronischen Beschwerden helfen konnte. So entwickelte er ein neues Modell. Er sah die Welt durch eine neue Brille. Auch vorher gab es schon die Körpersprache und Gestik, die er beschrieben hat. Wir haben sie immer schon gesehen, aber niemand hat ihr einen Wert beigemessen, niemand hat sie für wichtig gehalten und darauf geachtet. Auch Faszien wurden schon immer beschrieben – es hat ihnen nur kaum jemand eine Bedeutung beigemessen, weil sie zu unscheinbar wirkten. Die Beschreibungen der Fasziendistorsionen, so wie sie sich aus der Gestik ergeben, ist somit wie die Entdeckung einer neuen Sprache. Sie eröffnet völlig neue Perspektiven, dem Menschen zu helfen. Das ist das Neue, Besondere und Faszinierende am FDM.

19.2 Elemente eines Medizinkonzeptes

Jedes medizinische Konzept umfasst 3 Elemente:

1. **Krankheitskonzept:** Das Krankheitskonzept beschreibt, wie Krankheit im jeweiligen Medizinkonzept definiert wird. Zentraler Begriff hierfür ist in der klassischen Medizin die Pathologie, die Abweichung vom Normalzustand: Zeigen radiologische Befunde eine solche Abweichung, kann ihr ein Krankheitswert – im Sinne einer Ursache für die Beschwerden des Patienten – zugewiesen werden; ebenso kann eine Abweichung der Laborwerte vom Normalbefund Behandlungsbedürftigkeit anzeigen. Der klinische Zustand des Patienten ist hierfür nicht immer relevant.
2. **Verhältnis Arzt bzw. Therapeut und Patient:** Im Patient-Therapeuten-Kontakt stehen sich 2 Personen gegenüber. Das Verhältnis zwi-

schen Patient und Therapeut kann somit als 2. Element eines Medizinkonzeptes festgehalten werden. In der Schulmedizin war und ist meist auch noch der Arzt der Experte, da er über das erforderliche medizinische Wissen und die Techniken verfügt, um die Krankheitsursachen aufzudecken und eine Behandlung durchzuführen.

3. **Ärztliches Handlungsschema:** In der konkreten Handlungssituation ist es wichtig, wie der Therapeut tätig wird: Wie trifft er seine Entscheidung zum Handeln und wie kann er seine Entscheidung vor sich und dem Patienten begründen? Das ärztliche Handlungsschema kann daher als das 3. und letzte Element eines Medizinkonzeptes bezeichnet werden. In der Schulmedizin steht dieses Handlungsschema unter dem Oberbegriff der Diagnose: Diese gilt oft als eigentlich ärztliche Kunst. Jedoch hat eine Diagnose die Tendenz, sich zu verselbstständigen.

Exkurs

Diagnostik in der klassischen Medizin

Der Grund für die Diagnostik besteht darin, dass die Beschwerden als Symptome einer dahinterstehenden Erkrankung gedeutet werden, die es herauszufinden und dann zu behandeln gilt.
Eine fachgerechte Diagnose, speziell eine Differenzialdiagnostik, kann dann wichtig sein, wenn es darum geht, ernsthafte behandlungsbedürftige Erkrankungen festzustellen oder auch auszuschließen. Auch für einen Patienten ist die Diagnose von großer Bedeutung: Er erwartet vom Arzt in der Regel eine eindeutige Diagnose und bemisst daran häufig die ärztliche Kompetenz. Oft ist es für den Patienten schon viel wert, überhaupt erst einmal eine Diagnose für seine Beschwerden zu hören – obwohl diese Beschwerden damit natürlich noch nicht gelindert sind.
Jedoch basiert jede Diagnose auf Kausalitätsaussagen und ist damit immer eine Wahrscheinlichkeitsaussage, die mit Unsicherheit verbunden ist. Das ist in der medizinischen Ausbildung ein offenes Geheimnis. Dies wird z. B. in dem Standardwerk *Siegenthalers Differenzialdiagnose* wie folgt beschrieben ([90], S. 7): „Im klinischen Alltag bewegen wir uns, abgesehen von ganz klaren Situationen, in einem Zustand der permanenten Unsicherheit, in dem wir mit den uns zur Verfügung stehenden Mitteln für unseren individuellen Patienten die wahrscheinlichste Diagnose stellen und die momentan erfolgversprechendste Therapie wählen müssen. Wie nun [...] dieser medizinisch zentrale Prozess der Urteilsfindung im Zustand der Unsicherheit ablaufen sollte, wird sehr selten gelehrt."

Warum kann eine Diagnose problematisch sein?

Im Zeitalter des Internets kann sich ein Patient schon vor dem Arztbesuch über eine Diagnose informieren. Dabei kann sich ein diagnostizierter Krankheitsbegriff durch den ständigen Gebrauch – sowohl in der Kommunikation des Arztes als auch der des Patienten – mit einem umfangreichen Bedeutungsfeld anreichern und sich damit verselbstständigen (vgl. [119], S. 36).
Das bedeutet, dass jeder Patient mit seiner Diagnose erst einmal zurechtkommen muss. Zwar möchte jeder Patient eine Diagnose mitgeteilt bekommen, jedoch sollte ihm klar sein, dass er ab dem Moment – überspitzt formuliert – nicht mehr frei denken und nicht mehr frei leben kann, da die ihm mitgeteilte Diagnose oft auch eine Prognose umfasst: Wird ihm eine Arthrose mitgeteilt, schwingt zugleich die Prognose „unheilbar" mit; bei einem diagnostizierten Bandscheibenvorfall oder Kreuzbandriss steht als Therapieoption oft eine nicht risikolose Operation im Raum. Mit einer solchen Diagnose muss der Mensch erst einmal leben – das ist ein Problem in diesem medizinischen Konzept, das noch unterschätzt wird.
In der Praxis sieht es außerdem oft so aus, dass trotz Ausschöpfung aller diagnostischen Mittel der Schmerz als solcher noch nicht behoben ist. Die diagnostische Schiene ist enorm, die therapeutische Bandbreite aber oft gering. Außerdem besteht die Gefahr, dass Diagnosen behandelt werden, nicht individuelle Patienten ([119], S. 95 f.). Dies gilt speziell dann, wenn Bilder im Spiel sind, seien es Röntgen- oder MRT-Bilder. Gerade in letzter Zeit finden sich in den Medien immer mehr Berichte über die Bildergläubigkeit speziell in der Orthopädie, aber auch aufseiten der Patienten. Fraglich ist, ob dies ausreicht, um ein Umdenken einzuleiten.

Betrachten wir nun, wie die 3 Elemente im FDM konkret aussehen.

19.3 FDM als Medizinkonzept

19.3.1 Krankheitskonzept

Nach dem FDM sind spezifische Verformungen (Distorsionen) des Bindegewebes (Faszien) die Ursache für die Beschwerden des Patienten. Diese Grundannahme entwickelte Typaldos nicht auf der Basis von Erkenntnissen der Faszienforschung oder medizinischer Bildgebung, z. B. MRT-Aufnahmen der Patienten, sondern aus der genauen Beobachtung des Patienten: Er achtete exakt darauf, wie sie mit ihren Händen auf die Beschwerden zeigten, und hörte genau hin, mit welchen Begriffen sie diese beschrieben. So wurden die Distorsionen für ihn in ihrer Entstehung verständlich.

Auch wenn Typaldos die Faszienforschung mit großem Interesse verfolgte, bedeutete sein Konzept eine neue Betrachtungsweise von Faszien: So definierte er die Faszien als funktionelle Einheit. Begriffe wie Faltfaszie oder Zylinderfaszie werden ausschließlich zur funktionalen Beschreibung der Distorsionen verwendet; ob sie ein anatomisches Korrelat haben, ist zweitrangig. Diese Termini ermöglichen jedoch eine äußerst effektive Behandlung und sind damit eine verlässliche Grundlage für ein reflektiertes Handeln, so wie es von einem Therapeuten erwartet werden kann.

19.3.2 Verhältnis FDM-Therapeut und Patient

Im FDM ist das Verhältnis zwischen Therapeut und Patient klar definiert und steht im Gegensatz zu den meisten anderen medizinischen Konzepten: Der Patient ist der Experte für seinen Körper und seine aktuellen Beschwerden. Typaldos vertraut auf die Eigenwahrnehmung des Patienten, darauf, dass dieser seine Beschwerden kennt und sie dem Therapeuten über Gestik und Beschreibung mitteilen kann. Dem Therapeuten fällt die Aufgabe zu, aus dieser Beschreibung und Gestik die zugrunde liegenden Distorsionen zu erkennen, also eine FDM-Diagnose zu gewinnen, die zugleich Ausgangspunkt für die sich direkt anschließende Behandlung ist.

Während der Untersuchung und Behandlung besteht ein fortwährender Austausch zwischen Patient und Therapeut: Der Patient erklärt und zeigt, der Therapeut hört zu und fragt nach. Der Patient spiegelt dem Therapeuten während der Behandlung eine eventuelle Veränderung der Beschwerden und beurteilt dies auch nach der Behandlung. Der Therapeut agiert damit in gewisser Weise wie ein Handwerker auf Anweisung des Patienten.

Das FDM setzt somit die Wahrnehmung des Patienten in den Mittelpunkt – das ist das Alleinstellungsmerkmal. Der große Wert des FDM liegt darin, dass der Patient dadurch ganz anders gesehen und respektiert wird. Diese Wahrnehmung ist typisch für das FDM; sie gibt es in dieser Form in keinem anderen Modell.

19.3.3 Therapeutische Handlungsschema

Die Handlungen des Therapeuten basieren auf den Informationen, die er fortwährend vom Patienten erhält. Basis der FDM-Diagnose ist die gestische Darstellung und verbale Beschreibung der Beschwerden durch den Patienten. In keinem anderen medizinischen Konzept kommt der Wahrnehmung des Patienten eine so hohe Bedeutung zu. Je unvoreingenommener der Patient durch medizinische Vorkenntnisse ist, desto spontaner wird er dies tun und umso wertvoller ist diese Information für den Therapeuten als Grundlage für seine Diagnostik. Die therapeutische Handlung wird direkt daraus gewonnen, gelegentlich nur noch durch eine Verstärkung der Gestik (z. B. beim Triggerband).

19.4 Osteopathie als Medizinkonzept

19.4.1 Krankheitskonzept

Die Osteopathie geht davon aus, dass das störungsfreie Funktionieren des menschlichen Körpers die Basis für Gesundheit ist. Gesundheit liegt vor, wenn sich alle Organe und Gewebe frei bewegen und Körpersäfte (z. B. Blut) ungehindert zirkulieren können. Krankheit entsteht durch Blockaden oder Stauungen.

Zentraler Begriff im Krankheitskonzept der Osteopathie ist die somatische Dysfunktion; diese Funktionsstörung auf rein körperlicher Ebene (die jedoch durch seelische Aspekte entstanden sein kann) muss behandelt werden, damit der Körper zurück zur Gesundheit finden kann. Dabei kann sich diese somatische Dysfunktion an einem ganz anderen Körperteil befinden als an dem, wo sich die Beschwerden zeigen. Denn der Körper ist eine funktionelle Einheit, bestehend aus verschiedenen Systemen wie dem Blutsystem, dem hormonellen oder Nervensystem. Dies ist der Aspekt des Ganzheitlichen: Alle Teile eines Ganzen sind miteinander verbunden; Störungen in einem Teil können von einem anderen Teil ausgeglichen (kompensiert) werden oder in einem anderen Teil Beschwerden verursachen. So hat auch Still den Körper betrachtet; heute werden als Teil der Ganzheitlichkeit auch seelische Aspekte betrachtet, die zu einer Funktionsstörung des Körpers beitragen können.

19.4.2 Verhältnis Osteopath und Patient

Zentraler Bestandteil der heutigen osteopathischen Handlungssituation ist die Untersuchung des Patienten durch den Therapeuten, entweder zum Zweck der Diagnosefindung oder zur Behandlung; in der Regel geht beides ineinander über. - Dabei weiß der Patient nicht, woher seine Beschwerden eigentlich kommen. Dies kann nur der Osteopath herausfinden, indem er den Körper des Patienten manuell, also mit seinen Händen, untersucht. Das Gewebe des Patienten „weiß" daher mehr als der Patient, und wenn der Osteopath die Dysfunktion im Gewebe ertastet hat, weiß er auch mehr als der Patient. Jean-Pierre Barral formuliert dies so ([5], S. 24):

> *„Sie glauben nicht der Geschichte des Patienten, sondern ‚hören', was der Körper Ihren Händen sagt, wohin Sie angezogen werden im Listening."*

Die Kommunikation scheint in der Untersuchungssituation eher zwischen Osteopath und Gewebe abzulaufen als zwischen Osteopath und Patient.

Insgesamt betrachtet zeigt sich eine zwar sehr enge Beziehung zwischen dem Osteopathen und dem individuellen Patienten – wobei es den Anschein hat, dass für den Osteopathen das Gewebe des Körpers des Patienten interessanter ist als das, was dieser als konkrete Beschwerden angibt. Der Osteopath wird selbst herausfinden, wo etwas vom normalen Zustand abweicht, und dies dann korrigieren. Der Osteopath ist somit der Experte für den Körper des Patienten.

Die Patienten selbst nehmen in der Patient-Therapeuten-Beziehung vor allem den Unterschied zum Arztkontakt in der Schulmedizin wahr: Während sich ein Arzt kaum Zeit für den Patienten nehmen kann, fühlen sie sich beim Osteopathen in ihrer ganzen Person akzeptiert und wertgeschätzt. Auch ihr eigenes Befinden, ihre Wünsche, Hoffnungen und Erwartungen können sie zum Ausdruck bringen. Dies fällt für sie unter den Begriff der Ganzheitlichkeit.

19.4.3 Osteopathisches Handlungsschema

Diagnose in der Osteopathie

Die Diagnose hat eine zentrale Bedeutung in der Osteopathie (vgl. z. B. [26]; vgl. auch [95]). Sie ist sogar der wichtigste Teil der osteopathischen Konsultation und nimmt „mindestens 75 %" ([26], S. 70) einer erfolgreichen Behandlung in Anspruch. Im Vergleich zur Diagnose in der Schulmedizin lassen sich folgende Unterschiede feststellen:

Ausschließlich manuelle Durchführung
In der Diagnose in der Schulmedizin kommen neben der Untersuchung des Patienten durch den Arzt verschiedene Verfahren zum Einsatz, z. B. Laborwerte oder Bildgebung. In der Osteopathie hingegen setzt der Osteopath für die Diagnose allein seine Hände ein.

Voraussetzung: keine Vorannahmen und Vorabinformationen erforderlich
In der Schulmedizin erfragt der Arzt im Rahmen der Anamnese vom Patienten umfangreiche Informationen zu Entstehung, Verlauf und Stärke der Beschwerden. Anders in der Osteopathie: Der Osteopath benötigt meist nur wenig Informationen vom Patienten über dessen Beschwerden. Er lässt sich allein davon leiten, was er bei seiner Untersuchung findet. Dabei können Informationen, die er vom Patienten erhält, sogar störend wirken, weil er dann bei seiner Untersuchung nicht mehr so unvoreingenommen ist (Cloet 2005, S. 29, zitiert nach [61]):

> *„Wenn Stills Aussage, ‚das Gewebe hat Recht', als osteopathischer Leitfaden meiner Diagnose und Behandlung dienen soll, dann ist das Gewebe auch tatsächlich der einzige Leitfaden meiner osteopathischen Diagnose. Deshalb möchte ich vor einer Behandlung so wenig wie möglich über meinen Patienten wissen, weil ich das auf der Suche nach der primären Ursache als störend empfinde."*

Liem drückt sich hierzu wie folgt aus ([56], S. 23):

> *„Die Einfachheit liegt in unserer Grundhaltung: Wir lösen uns von Erwartungen und Vorstellungen, wie sich die Gesundheit im Patienten präsentieren sollte, treten stattdessen aus einem Zustand des Nichtwissens mit dem Patienten und seinen Geweben in Kontakt und lassen offen, wo im Organismus welche Änderung geschieht."*

Nicht generell, sondern individuell

In der osteopathischen Diagnose handelt es sich um eine individuelle Diagnose. Es werden Störungen oder Blockaden an bestimmten Stellen des Körpers gefunden, aber diesen wird kein bestimmter Krankheitsname zugeordnet, so wie dies bei der Diagnose der Schulmedizin der Fall ist. In der Osteopathie gibt es also keine generelle Diagnose, sondern eine individuelle; der Patient hat nicht z. B. Scharlach oder einen Tennisellenbogen, sondern z. B. eine Dysfunktion im Becken, die zu Schmerzen und Bewegungseinschränkungen im Bein führt.

Verschmelzen von Diagnose und Behandlung

Die Untersuchung des Körpers (im Rahmen der Diagnostik) geht meist nahtlos in die Behandlung über. Dies ist in der klassischen Medizin anders: Hier teilt der Arzt dem Patienten die Diagnose mit und wählt dann die geeignete Therapie aus.

Subjektiv und nur bedingt lehrbar

Die osteopathische Diagnose ist „rein subjektiv und intertherapeutisch nicht übertragbar" ([34], S. 10). Dementsprechend ist sie auch nur zum Teil lehrbar. Was der Osteopath bei seiner Untersuchung herausfinden kann, ist umstritten. Blockaden oder Stauungen lassen sich als Spannung des Gewebes oder Verdickungen fühlen. Die sorgfältige Palpation (Untersuchung des Körpers durch Betasten) lernen Osteopathen in ihrer Ausbildung. Dabei wird heute zugestanden, dass hier verschiedene Osteopathen auch unterschiedliche Befunde an einem Patienten erheben können.

Auch wenn der Osteopath nach Dysfunktionen im Körper sucht, die die Ursache für die Beschwerden sind, ist diese Suche einigen Aussagen zufolge scheinbar zweitrangig. Fast wichtiger scheint gelegentlich der Beziehungsaufbau zum Patienten zu sein, mit den Worten von Eberhart-Retana Mena ([61], S. 135):

> *„Als zentrales Ziel der osteopathischen Anamnese erweist sich das Entfalten einer vertrauensvollen Beziehungs- und Gesprächsbasis, nicht aber das Formulieren einer osteopathischen Diagnose."*

Und von J. Jealous ([42], ohne Seitenangabe):

> *„Wir suchen nicht nach Symptomen, sondern nach einer voreingestellten Priorität, die von der Gesundheit des Patienten in Gang gesetzt wurde."*

Still selbst erwähnt diesen Punkt der Subjektivität in der Osteopathie nicht. Seiner Ansicht nach hat ein Osteopath wie ein „Handwerker" vorzugehen („he proceeds as a mechanic", [101], S. 20; vgl. [33], S. 302) – und jedes Handwerk ist erlernbar.

Zusammenfassend formuliert ergeben sich folgende zentrale Bestandteile in der heutigen osteopathischen Diagnose: die Tatsache, dass diese manuell erfolgt, die Behandlung des individuellen Menschen und das Erstellen einer individuellen Diagnose; außerdem das Erfordernis, dass der Osteopath mit größtmöglicher Offenheit zu Werke geht: Er sollte möglichst wenige Informationen vom Patienten erhalten haben und sich in seiner Zwiesprache mit dem Gewebe überraschen lassen von dem, was er findet.

Behandlung

So wichtig eine Diagnose auch sein mag: Die Beschwerden des Patienten werden dadurch nicht gelindert oder beseitigt. Die Behandlung ist somit der zentrale Teil des osteopathischen Handlungsschemas für den Patienten. Dabei geht in der Osteopathie die Diagnose oft direkt in die Behandlung über. Während der Osteopath mit seinen Händen die Störungen im Körper des Patienten erkundet, wird er diese sofort und unmittelbar korrigieren. Sowohl für die Diagnose als auch für die Behandlung lassen sich die beiden oben genannten zentralen Elemente zugrunde legen: zum einen die rein manuelle Vorgehensweise, zum anderen die Offenheit beim Vorgehen. Zwar kann der Osteopath nicht – wie bei der Diagnose – völlig unvoreingenommen an die Arbeit gehen, da er seine (Be-)Handlung an der vorherigen Diagnostik ausrichten wird. Dennoch wird er eine Haltung einnehmen, die mit „Respekt gegenüber dem Gewebe“ beschrieben werden kann ([44], S. 97).

Diese Offenheit führt auch in der Behandlung zu einer Subjektivität des Handelns aufseiten des Osteopathen; dies ist das Typische und Charakteristische der Osteopathie, laut McKone ([60], S. 127 f.):

> *„Jeder Osteopath sollte die gleiche Philosophie einsetzen, doch muss jeder Osteopath seine eigene Wahrheit im Kontext des Patienten entdecken. Keine zwei Osteopathen sollten gleich sein oder wie ein Endprodukt in gleicher Weise handeln. Dieser kollektive Unterschied gibt der Osteopathie die Stärke als Fachdisziplin. […] Es gibt keine Osteopathie, sondern nur die osteopathische Handlungsweise als Gesundheitsphilosophie. Man kann als Patient keine Osteopathie erhalten, man kann nur einen Osteopathen haben, der sich um einen kümmert.“*

Die Behandlung selbst ist ausschließlich manuell. Dabei sollen die gefundenen Blockaden und Funktionsstörungen aufgelöst werden, damit der Körper wieder normal funktionieren kann und sich Gesundheit einstellt.

19.5 FDM und Osteopathie – Unterschiede und Gemeinsamkeiten

Auf Basis der Ausführungen in den vorigen Abschnitten lassen sich folgende Gemeinsamkeiten zwischen FDM und Osteopathie benennen:

- Beide gehen vorwiegend manuell vor, die Osteopathie ebenso wie die Typaldos-Methode (auch wenn das das FDM prinzipiell methodenneutral und z. B. auch ein operatives Vorgehen zur Korrektur von Fasziendistorsionen möglich ist).
- Beide betonen die Rolle der Faszien und die Rolle der Kontinuität im Körper (Still noch stärker als die heutige Osteopathie).

Folgende Unterschiede gibt es:

- Die Osteopathie versteht sich heutzutage als sanfte Methode, das FDM ist meist recht direkt.

Info

Wobei Still selbst die Tätigkeit eines Osteopathen durchaus martialisch beschrieben hat: Dieser hat in den Kampf zu ziehen, er muss die Schlacht gegen die Krankheiten schlagen und gewinnen („he should go into the combat“, [102], S. 11). Der Aspekt des Sanften in Bezug auf die Behandlung des Patienten kommt bei Still nicht vor.

- Die Osteopathie lokalisiert den Auslöser der Beschwerden oft an ganz anderen Punkten als dort, wo sie sich äußern und vom Patienten benannt werden. Das FDM hingegen setzt direkt dort an, wo der Patient es zeigt.
- Osteopathen benötigen vom Patienten kaum Informationen. FDM-Therapeuten hingegen benötigen zahlreiche konkrete Informationen vom Patienten, sowohl beschreibend (Art der Beschwerden, Unfallmechanismus) als auch zeigend (Gestik).
- Während der Osteopath ähnlich wie der Arzt in der Therapeut-Patienten-Beziehung der Experte ist und seine Informationen, die er zur Behandlung benötigt, aus dem Körper des Patienten bezieht („das Gewebe hat recht“), geht das FDM davon aus, dass der Patient selbst der Experte für seinen Körper und die Notwendigkeit einer Behandlung ist: Es gibt keine Fasziendistorsion,

die per se behandlungsbedürftig ist. Eine tektonische Fixation z. B. wird nur dann behandelt, wenn der Patient sich davon beeinträchtigt fühlt.

- Die Osteopathie geht von einem relativ abstrakten Begriff von Gesundheit aus; diese ist prinzipiell herstellbar. Dies sieht auch Still so, wenn er von der Vollkommenheit und Harmonie des Körpers spricht: „We look at it in perfect health which means perfection and harmony not in part, but of the whole body" ([100], S. 38). Im FDM gibt es keine absolute Gesundheit. Jeden Tag, über die gesamte Lebenszeit hinweg kommt es im Körper des Menschen immer wieder zu Verformungen von Faszien, nicht nur bei starken externen Reizen, sondern im alltäglichen Leben: Auch bei normaler Bewegung werden sich einige bandartige Faszien verdrehen. Diese Verformungen korrigieren sich in der normalen Bewegung und Belastung in der Regel von selbst. Es gibt keine absolute, perfekte Gesundheit. Jeder Mensch ist gefordert, seinen Begriff von Gesundheit selbst für sich zu definieren – denn er hat auch die Verantwortung, z. B. für ausreichend Bewegung selbst die Rahmenbedingungen zu schaffen, um diesen Zustand zu erreichen und zu erhalten. Dies kann ihm kein Arzt oder Therapeut abnehmen.

Fischer bringt das wie folgt auf den Punkt ([25]; ohne Seitenangabe)

> *„Das Menschenbild von FDM und Osteopathie ist also grundlegend verschieden. Andrew Taylor Still spricht auch immer von Gesundheit, die es auch nach dem FDM nicht gibt. Das Fasziendistorsionsmodell geht eher davon aus, dass etwa 15 % unseres Körpers sich sowieso immer im Baustellenzustand befinden. Der noch von Dr. Stephen Typaldos selbst beauftragte FDM- Instruktor, der Wiener Arzt Dr. Georg Harrer, tritt für ein sogenanntes ‚Fetzen- Modell' des Körpers ein, wo mal etwas sich verdrehen oder rausquellen kann. Dies ist dem beispielsweise in der Osteopathie und auch der Orthopädie propagierten ‚Porzellan-Modell' des Menschen diametral entgegengesetzt."*

Exkurs
Unterschiede zwischen Schulmedizin, Osteopathie und FDM am Beispiel Tennisarm

Am Beispiel des sog. Tennisarms kann der Unterschied zwischen verschiedenen Medizinkonzepten gut verdeutlicht werden ([13], S. 24): Angenommen, ein Patient geht mit einem schmerzenden Verlauf am rechten Unterarm, ausgehend vom Ellenbogen, zum Hausarzt. Aus der Perspektive der **Schulmedizin** wird dies als Tennisarm bezeichnet. Diese Diagnose wird als Entzündung betrachtet und auch so behandelt, z. B. mit entzündungshemmenden Mitteln und einer Bandage zur Ruhigstellung.

Ein **Osteopath** wird die Beschwerden vermutlich ebenso als Tennisarm bezeichnen, jedoch die Ursache nicht unbedingt im Arm sehen, sondern auch in einem anderen Körperteil vermuten. Wo dies ist, versucht er durch Palpation herauszufinden. Denn das, was sich letztlich als Tennisarm äußert, wird auf Funktionsstörungen zurückgeführt, die von einem ganz anderen Körperteil ausgehen können. Bei der Behandlung wird der Osteopath daher den gesamten Körper befunden und vielleicht eine Dysfunktion an einem anderen Körperteil feststellen und behandeln.

Ein **FDM-Therapeut** wird das Zeigen und Beschreiben der Schmerzen als Anhaltspunkt dafür sehen, wo die Schmerzen lokalisiert sind und wie stark sie sind. Dort wird er ansetzen und die Behandlung durchführen. In der ständigen Kommunikation mit dem Patienten wird er feststellen, ob er mit seiner Annahme richtig lag, ebenso in der Überprüfung des Behandlungserfolgs direkt im Anschluss. Aus Sicht des FDM handelt es sich um verdrehte Faszien, die – wenn sie schon länger bestehen – verklebt sind, sich verkürzt haben und durch Zug andere Faszienstränge ebenfalls verdreht haben. Durch Lösen der Adhäsion, Ausstreichen der Verdrehung erhält das Gewebe die Möglichkeit, sich wieder korrekt auszurichten. Die Beschwerden lassen im Anschluss an die Behandlung sofort nach.

19.6 Was ist Gesundheit?

Den letzten inhaltlichen Abschnitt dieses Buches – vor dem abschließenden Ausblick – möchte ich unter den Aspekt der Gesundheit stellen, denn das sollte das Ziel unserer Behandlung sein: die Wiederherstellung der Gesundheit, nicht allein die Behandlung einer Krankheit. Wenn wir in unserem Modell davon ausgehen, dass die Beschwerden unserer Patienten durch Fasziendistorsionen ausgelöst werden, möchte ich auch eine Idee davon haben, was das für unser Verständnis von Gesundheit bedeutet.

Viele Medizinkonzepte sind pathogenetisch ausgerichtet, beschäftigten sich also vorrangig mit dem Wesen, der Entstehung und dem Verlauf von Krankheiten. Eine der Stärken des FDM sehe ich aber darin, dass es – vermittelt über die Faszien, die man als System der Gesundheit auffassen kann – Hinweise darauf gibt, wie wir gesund bleiben.

19.6.1 Faszie als System der Anpassung und Reparatur

Das Leben auf der Erde – Evolution und Entwicklung – besteht immer aus Anpassungsprozessen an eine sich verändernde Lebensumgebung. Der Anatom und Embryologe Jaap van der Wal spricht davon, dass der Mensch das anpassungsfähigste Wesen auf der Erde ist. Auch ich sehe den menschlichen Körper in einem andauernden Prozess der Anpassung und Reparatur. Basis dieses Prozesses ist dabei die menschliche Faszie. Meine Aufgabe als FDM-Therapeut sehe ich darin, die Reparaturfähigkeit des Körpers immer wieder herzustellen.

Das Fasziensystem kann als ein Reparatursystem und damit als ein System der Gesundheit angesehen werden. Eine Veränderung im Fasziensystem führt zu einer Einschränkung und möglicherweise zu einer Krankheit. Fasziendistorsionen kommen aber aus dem Leben heraus, möglicherweise durch Unfall, aber auch durch normale Anpassungsprozesse. Wir müssen uns damit auseinandersetzen und können das in der Regel auch.

19.6.2 Was ist Gesundheit? – Meikirch-Modell und Salutogenese

Sehr treffend beschreiben die Medizinsoziologen Johannes Bircher und Karl-H. Wehkamp in ihrem Meikirch-Modell die Gesundheit. Im Zentrum steht dabei der Begriff des Potenzials, das jeder Mensch besitzt. Gesundheit ist ([10], S. 53):

> *„ein dynamischer Zustand von Wohlbefinden, bestehend aus einem biopsychosozialen Potential, das genügt, um die alters- und kulturspezifischen Ansprüche des Lebens in Eigenverantwortung zu befriedigen. Krankheit ist der Zustand, bei dem das Potential diesen Ansprüchen nicht genügt.“*

Potenzial des Menschen

Dabei nimmt das **biologisch gegebene Potenzial** mit zunehmendem Alter ab; d. h., die Fähigkeit, auf Störungen von außen zu reagieren, wird für den Körper schwieriger und dauert länger. Die Fähigkeit des Körpers, sich selbst zu reparieren, bleibt jedoch erhalten (dies entspricht dem Wirkprinzip der Natur, so wie Still es definiert hat, oder der Fähigkeit der Faszien, sich zeitlebens an äußere Reize anzupassen).

Das **persönlich erworbene Potenzial** hingegen bedeutet das Erlernen von Fähigkeiten und Wissen; es steht für die individuelle Selbstverantwortung des Menschen. Dieses Potenzial nimmt im Alter zu. Daher können wir auch im höheren Alter gesund sein oder werden bzw. uns im Einklang fühlen mit den Möglichkeiten, die uns zur Gestaltung unseres Lebens offenstehen. Denn Gesundheit bedeutet nicht die Abwesenheit einer Pathologie oder Dysfunktion, sondern vor allem das Wohlbefinden und das Im-Einklang-Sein mit den eigenen Fähigkeiten.

Das biologisch Gegebene kann individuell sehr unterschiedlich sein und damit auch die Fähigkeit des Menschen. Das kann man in sportlichen Aktivitäten oft sehen: Es gibt Menschen, die bestimmte Sportarten besser ausführen können, unabhängig davon, wie viel oder wie hart sie trainieren. Diese biologische Fähigkeit kann man in der Faszie erkennen. Typaldos sprach davon, wie bestimmte Faszientypen Menschen zu Leistungen besonders befähigen ([114], S. 10 f.): Gewichtheber benötigen mehr bandartige Faszien, um große Kräfte zu entwickeln; Balletttänzerinnen brauchen mehr Flexibilität und somit die Funktion der Faltfaszie; für Menschen, die viel springen (wie Basketballspieler), ist die Zylinderfaszie besonders wichtig.

Eigenverantwortung und Salutogenese

Gesundheit hat auch mit **Eigenverantwortung** zu tun. Dies bedeutet auch, ein Verständnis über die körperlichen Beschwerden zu haben. Viele medizinische Konzepte entziehen dem Menschen dieses Verständnis, indem sie komplizierte und schwer nachvollziehbare Erklärungen für Krankheit geben (und Gesundheit oft vernachlässigen). Das FDM hingegen ist nachvollziehbar und verstehbar: Das Fasziengewebe verstehen wir als unser Reparatursystem. Die Anpassung des Körpers ist ein Potenzial.

Die Gedanken von Verstehbarkeit und Potenzialen hat auch Anton Antonovsky in seinem Modell der **Salutogenese** aus den 1970er-Jahren aufgenommen. Dieses wendet sich gegen die pathogenetische Sichtweise der Schulmedizin, richtet den Blick also nicht darauf, was den Menschen krank macht, sondern darauf, was ihn gesund erhält bzw. wieder gesund macht.

Gesundheit des Menschen im FDM

Das FDM sieht sein Ziel in der Gesundheit des Menschen, nicht in der Pathologie: So fragen wir z. B. den Patienten in der Zielvereinbarung zu Beginn der Behandlung, wann er aus seiner Sicht wieder gesund ist und wie er selbst diesen Zustand feststellen kann, d. h., was er dann machen möchte. Auch vermitteln wir ihm, dass sein Körper grundsätzlich in der Lage ist, sich selbst zu reparieren; wir stellen – durch die Korrektur der vorliegenden Fasziendistorsionen – hierfür eine günstige Ausgangsbedingung her. Positiv ist auch der Gedanke, dass der Körper, um funktionieren zu können, benutzt werden muss. Nur so kann das Potenzial des Körpers erhalten bleiben.

Die Gesundheit ist hergestellt, wenn das Potenzial der Reparaturfähigkeit mit dem individuellen Anspruch an den eigenen Körper übereinstimmt. Eine 80-Jährige wird nicht mehr den Anspruch haben, einen Marathon zu laufen; sie wird mangelnde Kondition und eine gewisse Steifigkeit eher tolerieren als ein sportlich ambitionierter Mittzwanziger. Gesundheit ist nicht statisch, sondern individuell. Jeder Mensch hat einen individuellen Anspruch an das, was er bzw. sein Körper leisten können soll. Unsere Aufgabe aus medizinischer Sicht ist es, die Potenziale des Patienten wiederherzustellen. Das ist die Balance, die wir beim Patienten, aber auch bei uns selbst erreichen müssen. Dann liegt es an jedem Einzelnen, sein Leben selbstverantwortlich zu gestalten.

20 Zukunft des FDM

Schnelle, sichtbare Erfolge, Dynamik (Bewegung) statt Stillstand (Ruhigstellung), der Patient mit seinen individuellen Wünschen, Hoffnungen und Erwartungen im Mittelpunkt – diese Schlagworte ziehen sich durch die Ausführungen zum FDM. Das entspricht zum großen Teil dem, was heute als wünschenswerte Anforderungen an medizinisches Handeln formuliert wird. Damit sollten die Zukunftsperspektiven für das FDM positiv sein – eigentlich.

Wo sehen wir FDM-Therapeuten das FDM in einigen Jahren? Diese Frage gingen wir im Mai 2015 auf dem Treffen der FDM-Instruktoren in München nach. Dabei fielen die Antworten unterschiedlich aus:

- Einige äußern die Befürchtung, dass die Konturen des FDM verblassen werden und es als Faszientechnik in den allgemeinmedizinischen oder orthopädischen Praxisalltag einziehen wird. So werden sich die verschiedensten Mischformen in der Praxis zeigen, die sich immer weiter von Typaldos' Ideen entfernen.
- Andere erhoffen sich eine beständige Weiterentwicklung des FDM. So brauchen wir Antworten auf die Wirkmechanismen der Typaldos-Methode. Auch Ansätze zur Verhaltensforschung werden gefordert, um die Gestik noch besser zu verstehen.
- Einige – mich eingeschlossen – hoffen, dass sich das FDM als eigenständiges Medizinmodell behaupten kann und dass es idealerweise in Praxisgemeinschaften mit ausschließlich nach dem FDM arbeitenden Ärzten, Osteopathen und eventuell Physiotherapeuten ausgeübt wird. Solche Kompetenzzentren sind Anlaufpunkte für Patienten, aber auch Therapeuten, Ärzte und Interessierte.

Meiner Meinung nach kann sich das FDM nur dann behaupten, wenn es die geänderte Perspektive auf den Körper des Menschen beibehält: Nicht das, was sich uns im Bild oder Befund zeigt, ist per se die Ursache von Beschwerden, sondern das, was der Patient uns mitteilt.

Ob sich ein solcher Perspektivwechsel durchsetzen wird, ist nicht sicher. Denn er entspricht einem Paradigmenwechsel. Ein solcher kann sich, wie der Wissenschaftstheoretiker Thomas S. Kuhn gezeigt hat, nur im Rahmen einer wissenschaftlichen Revolution durchsetzen. Nach Kuhn sind die Forscher einem Paradigma verpflichtet und bestrebt, in diesem Rahmen Probleme zu lösen. Ein solches Paradigma vereint die meisten Forscher und konstituiert die Wissenschaft.

Dennoch kann es in diesen Perioden zu Krisen kommen, wenn unerklärliche Phänomene (Anomalien) auftreten, die die Forschergemeinschaft verunsichern. Dies war beispielsweise die Erkenntnis, dass Bandscheibenveränderungen im MRT keinen Krankheitswert haben müssen, weil viele Menschen mit stark degenerativen Bandscheiben völlig beschwerdefrei sind. Dabei ist aber das geltende Paradigma so stark, dass es bei scheinbarer Falsifizierung nicht fallen gelassen wird. Vielmehr wird versucht, eine Erklärung für die abweichende neue Erkenntnis zu finden, ohne dass dieses aufgegeben wird. So wird z. B., wenn ein schwarzer Schwan entdeckt wird, die These „Alle Schwäne sind weiß“ nicht sofort fallen gelassen. Vielmehr wird der schwarze Vogel nicht als Schwan erklärt oder als Sonderfall, und das Paradigma, wonach alle Schwäne weiß sind, stehen gelassen (vgl. [48], S. 109). Erst wenn einige Ungereimtheiten allen Lösungsversuchen trotzen, wird versucht, ein neues Paradigma zu suchen. Erst wenn ein solches geschaffen wurde, das die meisten Ungereimtheiten lösen kann, werden sich die meisten Wissenschaftler auf das neue Paradigma ausrichten (wissenschaftliche Revolution).

Die bestehenden Strukturen in der Medizin und Gesundheitswirtschaft sind derzeit so mächtig, dass ein solcher Perspektivwechsel zur Zeit wenig wahrscheinlich ist. Es gab nur selten Paradigmenwechsel in der Medizin. So wurde z. B. über Jahrhunderte die ebenso gefährliche wie nutzlose Methode des Aderlasses beibehalten, auch wenn man feststellte, dass sie nur von den stärksten Patienten überlebt wurde. Das herrschende Paradigma – die Vorstellung eines Überflusses an Blut, der die

Krankheit ausgelöst haben soll – war einfach zu stark, als dass sich neue Methoden oder ein neuer Blick auf Gesundheit und Krankheit durchsetzen konnten.

Beim FDM kommt hinzu: Vielleicht ist das FDM in seinen Erklärungen für Beschwerden auch zu einfach, als dass es von der Wissenschaft wirklich ernst genommen wird, oder zu günstig, um sich in den wirtschaftlichen Strukturen, in denen Krankenhäuser und Arztpraxen agieren, behaupten zu können. Kliniken müssen sich schließlich nach einem streng ökonomischen Denken und Handeln ausrichten und ihre Belegungszahlen steigern, um ihre wirtschaftliche Existenz nicht aufs Spiel zu setzen. Solange diese Fehlreize noch bestehen und Operationen und Krankenhausaufenthalte für die Kliniken so lukrativ sind, wird sich hieran nicht viel ändern.

Letztendlich müssen sich aber auch die Patienten auf einen Perspektivwechsel einlassen. Denn wenn der vorher konsultierte Orthopäde den MRT-Befund eines Knöchels mit den Worten „da ist alles zerfetzt" beschrieben hat – wie mir neulich eine Patientin mitteilte –, erfordert es Mut und Selbstvertrauen, zum FDM-Therapeuten zu gehen und nach einer manuellen Behandlung den Fuß wieder zu belasten und den gewohnten Tätigkeiten nachzugehen. Denn auch in den Köpfen vieler Menschen ist der Glaube an die Wahrheit der Bilder und Befunde sowie an die Unanfechtbarkeit der Kompetenz der Ärzte noch stark verankert.

Letztlich ist jeder Mensch frei in seiner Entscheidung, an wen er sich wendet. Nicht jeder mag sich einer schnellen FDM-Behandlung aussetzen. Manche fühlen sich in der umsorgten Atmosphäre eines (klinischen oder häuslichen) Krankenlagers wohler und schätzen die Auszeit.

Vermutlich kann das FDM aber auch nur von den Patienten vorangebracht werden. Es waren Patientinnen, die an seiner Entstehung maßgeblich beteiligt waren, und das Urteil, das Patienten über eine (erfolgreiche) FDM-Behandlung ihren Mitmenschen gegenüber geben werden, ist wichtiger als jedes Buch.

Wie bereits erwähnt war Kompromisslosigkeit eine gewisse Stärke von Typaldos. Er hatte keine Angst, sich Konventionen entgegenzustellen. Eines seiner Worte vom 2. FDM-Symposium in Alaska sehe ich als ein Leitthema für meine Arbeit:

„FDM is not comfortable."

Es ist nicht einfach, gegen etablierte Sichtweisen zu argumentieren. Viel leichter ist es, anerkannten Wegen zu folgen. Neue Ideen müssen sich erst durchsetzen. Als FDM-Therapeut sehe ich täglich den Erfolg. Das zeigt mir, dass dieser Weg der (für mich) richtige ist. Es lohnt sich, sich dafür einzusetzen – mit viel Freude an der Arbeit und am Erfolg. So sieht es auch Typaldos:

„Have fun and enjoy your successes."

Teil 5
Anhang

21 Abkürzungsverzeichnis

A./Aa. *Arteria/Arteriae*
AACD *Anterior Ankle Continuum Distortion*
AAO *American Academy of Osteopathy*
ACG *Akromioklavikulargelenk*
AFDMA *American Fascial Distortion Model Association*
BWS *Brustwirbelsäule*
C *zervikal/Halswirbel*
CCV *Compression Cylinder Variant*
CD *Kontinuumdistorsion*
CMD *kraniomandibuläre Dysfunktion*
CRI *cumulative repetitive injuries*
CT *Computertomografie*
CTLS *Carpal Tunnel-Like Syndrome*
CyD *Zylinderdistorsion*
DGBF *Deutsche Gesellschaft für Bindegewebsforschung*
D.O. *Doctor of Osteopathy*
eCD *evertierte Kontinuumdistorsion*
EFDMA *European Fascial Distortion Model Association*
FAA *FDM Asian Association*
FCAT *Federative Committee on Anatomical Terminology*
FD *Faltdistorsion*
FDM *Fasziendistorsionsmodell*
HTP *hernierter Triggerpunkt*
iCD *invertierte Kontinuumdistorsion*
IMS *intermuskuläre Septen*
IOM *interossäre Membran (interosseous membrane), Membrana interossea*
IQWiG *Institut für Qualität und Wirtschaftlichkeit im Gesundheitswesen*
ISG *Iliosakralgelenk*
LWS *Lendenwirbelsäule*
M.D. *Medical Doctor*
MRT *Magnetresonanztomografie*
N./Nn. *Nervus/Nervi*
pAVK *periphere arterielle Verschlusskrankheit*
PRT *periradikuläre Therapie*
PWCD *Posterior Wrist Continuum Distortion*
rFD *Einfaltdistorsion*
RLS *Restless-Legs-Syndrom, Syndrom der ruhe-/rastlosen Beine*
SAMDF *Société Africaine du Modèle de Distorsion Fasciale*
SCG *Sternoklavikulargelenk*
SCHTP *supraklavikulärer hernierter Triggerpunkt*
SIAS *Spina iliaca anterior superior*
SIPS *Spina iliaca posterior superior*
TB *Triggerband*
TCTS *True Carpal Tunnel Syndrome*
TEP *Totalendoprothese*
TF *tektonische Fixation*
Th *thorakal/Brustwirbel*
uFD *Entfaltdistorsion*
V./Vv. *Vena/Venae*

22 Literaturverzeichnis

[1] AFDMA – American Fascial Distortion Model Association. Founder Stephen Typaldos, D.O. Im Internet: http://afdma.com/founder/; Stand: 05.11.2015

[2] Albrecht B. Gene im Lebenswandel. STERN Gesund leben, Oktober 2008. Im Internet: http://www.bernhard-albrecht.de/img/01_Stern_Epigenetik.pdf; Stand: 05.11.2015

[3] Anker S. Interrater-Reliabilität bei der Beurteilung der Körpersprache nach dem Fasziendistorsionsmodell (FDM). Master Thesis zur Erlangung des Grades Master of Science in Osteopathie an der Donau Universität Krems – Zentrum für chin. Medizin & Komplementärmedizin, niedergelegt an der Wiener Schule für Osteopathie; 2011

[4] Arbuckle B. The selected writings of Beryl Arbuckle, D.O., F.A.C.O.P. 2. Aufl., Indianapolis, IN: American Academy of Osteopathy; 1994

[5] Barral J-P. „Nur das Gewebe weiß Bescheid." Interview. Osteopathische Medizin 2011; 12(4): 23–27

[6] Becker RF. The meaning of fascia and fascial continuity. Osteopathic Annals 1975; 35–47

[7] Becker W. Elektronenmikroskopische Untersuchung der Insertion von Sehnen am Knochen. Arch Orthop Unfallchir 1971, 69(4): 315–329

[8] Beppler D. Heilung ohne OP. Das Kreuzbandwunder? Begleittext zur Sendung, odysso, Wissen im SWR, 16.07.2015. Im Internet: http://www.swr.de/odysso/das-kreuzbandwunder/-/id=1046894/did=15632930/nid=1046894/1b4gz4w/; Stand: 05.11.2015

[9] Bichat X. Abhandlungen der Häute im allgemeinen und über die verschiedenen Häute insbesondere. Tübingen: Jakob Friedrich Heerbrandt; 1802

[10] Bircher J, Wehkamp K-H. Das ungenutzte Potential der Medizin – Analyse von Gesundheit und Krankheit zu Beginn des 21. Jahrhunderts. Zürich: Rüffer & Rub; 2006

[11] Brinjikji W, Luetmer PH, Comstock B et al. Systematic Literature Review of Imaging Features of Spinal Degeneration in Asymptomatic Populations. AJNR Am J Neuroradiol 2015; 36(4): 811–816

[12] Buttersack F. Latente Erkrankungen des Grundgewebes, insbesondere der serösen Häute. Stuttgart: Enke; 1912

[13] Capistrant TA. Why does it hurt? The fascial distortion model: A new paradigm for pain relief and restored movement. Edina, MN: Beaver's Pond Press; 2014

[14] Cathie A. Papers selected from the writings and lectures of Angus Cathie. Year book of the American Academy of Osteopathy. Indianapolis, IN: American Academy of Osteopathy; 1974

[15] Cooper GC. Some clinical considerations on fascia in diagnosis and treatment. J Am Osteopath Assoc 1979; 78(5): 336–347

[16] Crow T. The effects of manipulation on ligaments and fascia from a fluids model perspective. AAO Journal 2006; 13–19

[17] de Bordeu T. Recherches sur le tissu muqueux: ou, L'organe cellulaire, et sur quelques maladies de la poitrine. Paris: Didot le Jeune; 1767

[18] Dietel M, Suttorp N, Zeitz M, Hrsg. Harrions Innere Medizin. 18. Aufl. Berlin: ABW Wissenschaftsverlag; 2012

[19] Dolgo-Saburoff B. Über Ursprung und Insertion der Skelettmuskeln. Anatomischer Anzeiger 1929; 68: 80–87

[20] Eiff MP, Smith AT, Smith GE. Early mobilization versus immobilization in the treatment of lateral ankle sprains. Am J Sports Med 1994; 22(1): 83–88

[21] Eisenhart AW, Gaeta TJ, Yens DP. Osteopathic manipulative treatment in the emergency department for patients with acute ankle injuries. J Am Osteopath Assoc 2003; 103(9): 417–421

[22] Findley TW, Schleip R, eds. Fascia Research – Basic science and implications for conventional and complementary health care. München: Urban & Fischer/Elsevier; 2007

[23] Findley TW, Shalwala M. Fascia Research Congress Evidence from the 100 year perspective of Andrew Taylor Still. J Bodyw Mov Ther 2013; 17(3): 356–364

[24] Finzen A. Warum werden unsere Kranken eigentlich wieder gesund? – Wenn nicht, warum nicht, und was kann man dagegen tun? Vortrag beim Landestreffen 2009 des Landesverbandes Bayern der Angehörigen psychisch Kranker e. V. in Veitshöchheim, 26.09.2009. Im Internet: http://www.finzen.de/pdf-dateien/warum_wieder_gesund.pdf; Stand: 05.11.2015

[25] Fischer T. FDM Blog: Fasziendistorsionsmodell nach Typaldos. 25.05.2011. Im Internet: http://osteopathie-blog.blogspot.dk/2011/05/unterschied-fasziendistorsionsmodell.html; Stand: 05.11.2015

[26] Fossum C, Ciranna-Raab C, Och V. Die osteopathische Diagnosefindung. In: Liem T, Dobler T, Hrsg.

Leitfaden Osteopathie. 3. Aufl. München: Urban & Fischer/Elsevier; 2010: 70–108

[27] Fricke U. Operationen – ignoriertes Risiko. Bild der Wissenschaft online, Ausgabe 12/2004: 28. Im Internet: http://bild-der-wissenschaft.de/bdw/bdw-live/heftarchiv/index2.php?object_id = 30 274 472; Stand: 05.11.2015

[28] Frobell RB, Roos EM, Roos HP et al. A randomized trial of treatment for acute anterior cruciate ligament tears. N Engl J Med 2010; 363(4): 331–342

[29] Gerlach U-J, Lierse W. Functional construction of the superficial and deep fascia system of the lower limb in man. Acta Anat (Basel) 1990; 139(1): 11–25

[30] Häbler C. Physikalisch-Chemische Probleme in der Chirurgie. Berlin: Julius Springer; 1930

[31] Hanisch B. Einfluss der Faszien auf den muskuloskelettalen Schmerz. Review. Masterthesis. fhg – Zentrum für Gesundheitsberufe Tirol GmbH Lehrgang zur Weiterbildung § 14a FHStG Osteopathie. Innsbruck; 2012

[32] Harrer G. Fasziendistorsionsmodell. In: Liem T, Dobler T, Hrsg. Leitfaden Osteopathie. 3. Aufl. München: Urban & Fischer/Elsevier; 2010: 773–800

[33] Hartmann C. Das große Still-Kompendium: Autobiografie, Philosophie der Osteopathie, Philosophie und mechanische Prinzipien der Osteopathie, Forschung und Praxis. Pähl: Jolandos; 2005

[34] Hartmann C, Pöttner M. Neubewertung der klassischen osteopathischen Feldtheorie am Beispiel von Perzeption und Wahrnehmung. Osteopathische Medizin 2011; 3(12): 8–12

[35] Hestbaek L, Leboeuf-Yde C, Manniche C. Low back pain: What is the long-term course? A review of studies of general patient populations. Eur Spine J 2003; 12(2): 149–165

[36] Hoheisel U, Taguchi T, Mense S. Nozizeption – die Fascia thoracolumbalis als sensorisches Organ. In: Schleip R, Findley TW, Chaitow L, Huijing PA, Hrsg. Lehrbuch Faszien. Grundlagen – Forschung – Behandlung. München: Urban & Fischer/Elsevier; 2014: 69–74

[37] Hoover MA. Some studies in osteopathy. Yearbook Academy Applied Osteopathy 1951; 55–72

[38] Huijing PA. Kraftübertragung und Muskelmechanik. In: Schleip R, Findley TW, Chaitow L, Huijing PA, Hrsg. Lehrbuch Faszien. Grundlagen – Forschung – Behandlung. München: Urban & Fischer/Elsevier; 2014: 82 f.

[39] Hryekewicz E. Anatomic and historic perspectives on triggerband, continuum, and fascial distortion model. In: Typaldos S. Notebook. Zusammengestellt im Oktober 1994 (mit zum Teil unveröffentlichten Texten). Fort Worth, Texas: Manual Medical Center; 1994

[40] IQWiG – Institut für Qualität und Wirtschaftlichkeit im Gesundheitswesen. Arthroskopie des Kniegelenks bei Arthrose: kein Nutzen erkennbar. Pressemitteilung vom 12.05.2014. Im Internet: https://www.iqwig.de/de/presse/pressemitteilungen/pressemitteilungen/arthroskopie-des-kniegelenks-bei-arthrose-kein-nutzen-erkennbar.6 108.html; Stand: 05.11.2015

[41] Järvinen TA, Józsa L, Kannus P et al. Organization and distribution of intramuscular connective tissue in normal and immobilized skeletal muscles. An immunohistochemical, polarization and scanning electron microscopic study. J Muscle Res Cell Motil 2002; 23(3): 245–254

[42] Jealous J. Heilung und die Welt der Natur. Jim Jealous D.O. im Interview mit Bonnie Horrigan. Alternative Therapien 1997; 3 (1). Deutsche Übersetzung von Tom Esser M.Sc. D.O.M.R.O. Im Internet: http://www.osteopathie1.de/medien/pubs/heilung-und-die-welt-der-natur.html; Stand: 05.11.2015

[43] Jensen MC, Brant-Zawadzki MN, Obuchowski N et al. Magnetic resonance imaging of the lumbar spine in people without back pain. N Engl J Med 1994; 331(2): 69–73

[44] Kaschowitz G. Das Prinzip des Dialogischen in der Osteopathie. In: Liem T, Sommerfeld P, Wührl P, Hrsg. Theorien osteopathischen Denkens und Handelns. Stuttgart: Hippokrates; 2008: 92–99

[45] Kasten MH. History of the FDM. Unveröffentlichter Beitrag. Maine, USA: Marjorie H. Kasten; 2006

[46] Kasten MH. Which Way is Up when you are upside down? Maine, USA: Marjorie H. Kasten; 2010

[47] Kelly DE, Wood RL, Enders AC, eds. Bailey's Textbook of Microscopic Anatomy. 18. ed. Philadelphia: Lippincott Williams & Wilkins; 1984

[48] Kiene H. Komplementäre Methodenlehre der klinischen Forschung. Cognition-based Medicine. Heidelberg, Berlin: Springer; 2001

[49] Kienle GS. Gibt es Gründe für pluralistische Evaluationsmodelle? Limitationen der randomisierten klinischen Studie. Z Evid Fortbild Qual Gesundhwes 2005; 99: 289–294

[50] Kochen MM. Duale Reihe Allgemeinmedizin und Familienmedizin. 4. Aufl. Stuttgart: Thieme; 2012

[51] Korell M. Methoden der Adhäsionsprophylaxe – Pro und Kontra. J Gynäkol Endokrinol 2010; 4(2): 6–13

[52] Kuchera WA, Kuchera ML. Osteopathic principles in practice. 2nd ed. Columbus, OH: Greyden Press; 1994

[53] Kumka M, Bonar J. Fascia: a morphological description and classification system based on a literature review. J Can Chiropr Assoc 2012; 56(3): 179–191

[54] Lehrer J. Trials and Errors: Why Science Is Failing Us. Artikel vom 16.12.2011. Im Internet: http://www.wired.com/2011/12/ff_causation/; Stand: 05.11.2015

[55] Levin SM, Martin D. Biotensegrität – die Faszienmechanik. In: Schleip R, Findley TW, Chaitow L, Huijing PA, Hrsg. Lehrbuch Faszien. Grundlagen – Forschung – Behandlung. München: Urban & Fischer/Elsevier; 2014: 101–105

[56] Liem T. Entwicklungsdynamische und ganzheitliche Prinzipien und ihre Bedeutung für die Osteopathie. In: Liem T, Sommerfeld P, Wührl P, Hrsg. Theorien osteopathischen Denkens und Handelns. Stuttgart: Hippokrates; 2008: 7–28

[57] Liem T. Kraniosakrale Osteopathie: Ein praktisches Lehrbuch. 5. Aufl. Stuttgart: Hippokrates; 2010

[58] Liem T. Palpatorische Fallstricke – oder was Cola, Gorillas und Christen mit Palpation zu tun haben? Im Internet: http://www.osteopathie-schule.de/pdfs/ori/publikationen/Artikel-PALPATION.pdf; Stand: 05.11.2015

[59] Magoun HI. Fascia in the writings of A. T. Still. AOA Yearbook; 1970: 159–168

[60] McKone WL. Wissen und Wahrheit in der Osteopathie. In: Liem T, Sommerfeld P, Wührl P, Hrsg. Theorien osteopathischen Denkens und Handelns. Stuttgart: Hippokrates; 2008: 110–130

[61] Mena JER. Anamnese in der Osteopathie – Theorie und Praxis. Master Thesis Donau Universität Krems; 2012

[62] Myers T. Kraftübertragung über Anatomische Zuglinien. In: Schleip R, Findley TW, Chaitow L, Huijing PA, Hrsg. Lehrbuch Faszien. Grundlagen – Forschung – Behandlung. München: Urban & Fischer/Elsevier; 2014: 96–100

[63] Nagel M. Kopfschmerzen: Behandlung nach dem Fasziendistorsionsmodell. DO 2012; 10(02): 22–27

[64] Nagel M. Osteopathie – Therapiemethode oder Medizinkonzept? Eine Standortbestimmung. unveröffentlichte Abschlussarbeit zur Erlangung des Titels: Master of Science, Osteopathie Schule Deutschland, Hamburg; 2014

[65] Nebel R, Bjarnason-Wehrens B. Neue Horizonte der Bewegungstherapie in der kardiologischen Rehabilitation – High intensity interval training (HIIT). Herzmedizin 2014; 6: 25–31

[66] Ney M. Subjektive Krankheitskonzepte von Patienten mit somatoformen Symptomen und ihre Veränderung im Rahmen der hausärztlichen Behandlung. Dissertation, Albert-Ludwigs-Universität Freiburg im Breisgau; 2004

[67] NVL – Nationale VersorgungsLeitlinie. Kreuzschmerz. Langfassung. Programm für Nationale VersorgungsLeitlinien. Träger: Bundesärztekammer, Kassenärztliche Bundesvereinigung, Arbeitsgemeinschaft der Wissenschaftlichen Medizinischen Fachgesellschaften. Version 4, November 2010; zuletzt geändert: August 2013

[68] Ofner ME. Die Khalifa-Therapie: Eine komplementäre Methode bei rupturierten Kreuzbändern. Preliminäre Ergebnisse einer klinischen prospektiven Studie. Diplomarbeit zur Erlangung des akademischen Grades Doktor der gesamten Heilkunde (Dr. med. univ.) an der Medizinischen Universität Graz ausgeführt am Institut/Klinik für Anästhesie und Intensivmedizin. Graz; 2009

[69] Oschman JL. Die Faszie als körperweites Kommunikationssystem. In: Schleip R, Findley TW, Chaitow L, Huijing PA, Hrsg. Lehrbuch Faszien. Grundlagen – Forschung – Behandlung. München: Urban & Fischer/Elsevier; 2014: 74–80

[70] Page LE. The role of the fascia in the maintenance of structural integrity. Newark: Academy of Applied Osteopathy Year Book; 1952

[71] Pischinger A. Das System der Grundregulation. Grundlagen einer ganzheitsbiologischen Medizin. 10. Aufl. Stuttgart: Haug; 2004

[72] Reichert CB. Vergleichende Beobachtungen über das Bindegewebe und die verwandten Gebilde. Dorpat; 1845

[73] Rossmy C. Der Effekt des Fasziendistorsionsmodells (FDM) auf die schmerzhaft eingeschränkte Abduktion der Schulter. Wissenschaftliche Arbeit zur Erlangung des „D.O.-DROM" des Deutschen Registers Osteopathischer Medizin. College für angewandte Osteopathie, Bitburg; 2002

[74] Rothschuh KE. Konzept der Medizin in Vergangenheit und Gegenwart. Stuttgart: Hippokrates; 1978

[75] Schade H. Die physikalische Chemie in der inneren Medizin. 3. Aufl. Dresden, Leipzig: Theodor Steinkopf; 1912

[76] Schiebler TH. Anatomie. 9. Aufl. Heidelberg: Springer; 2005

[77] Schleim S. Autoritäre Wissenschaft und das Recht auf Placebo-Medizin. Artikel vom 15.09.2011. Im

Internet: http://www.heise.de/tp/artikel/35/35 498/1.html; Stand: 05.11.2015

[78] Schleip R. Faszien und Nervensystem. Osteopathische Medizin 2003; 4(1): 20–28

[79] Schleip R. Die Bedeutung der Faszien in der manuellen Therapie. DO 2004; 1: 10–16

[80] Schleip R, Vleeming A, Lehmann-Horn F et al. Letter to the Editor concerning „A hypothesis of chronic back pain: ligament subfailure injuries lead to muscle control dysfunction“ (M. Panjabi). Eur Spine J 2007; 16(10): 1733–1735

[81] Schleip R, Klingler W, Lehmann-Horn F. Faszien besitzen eine der glatten Muskulatur vergleichbare Kontraktionsfähigkeit und können so die muskuloskelettale Mechanik beeinflussen. Osteopathische Medizin 2008; 4: 19–21

[82] Schleip R, Jäger H, Klingler W. What is 'fascia'? A review of different nomenclatures. J Bodyw Mov Ther 2012; 16(4): 496–502

[83] Schleip R, Müller D. Faszien Teil I: Faszienforschung. Medicalsportsnetwork 2013; 5: 26–28

[84] Schleip R. Das Fasziennetzwerk. In: Schleip R, Findley TW, Chaitow L, Huijing PA, Hrsg. Lehrbuch Faszien. Grundlagen – Forschung – Behandlung. München: Urban & Fischer/Elsevier; 2014: 56–57

[85] Schleip R, Findley TW, Chaitow L, Huijing PA, Hrsg. Lehrbuch Faszien. Grundlagen – Forschung – Behandlung. München: Urban & Fischer/Elsevier; 2014

[86] Schleip R, Jäger H, Klingler W. Die Faszie lebt: wie Faszientonus und -struktur von Zellen moduliert werden. In: Schleip R, Findley TW, Chaitow L, Huijing PA, Hrsg. Lehrbuch Faszien. Grundlagen – Forschung – Behandlung. München: Urban & Fischer/Elsevier; 2014: 115–120

[87] Schleip R, Bayer J. Faszienfitness. Vital, elastisch, dynamisch in Alltag und Sport. 4. Aufl. München: riva; 2015

[88] Schmidt K, Liem T. Interview mit Jaap van der Wal über die Embryologie und ihre Bedeutung für die Osteopathie. Osteopathische Medizin 2012; 12(2): 13–17

[89] Sharpey W, Ellis G. Elements of anatomy. 6th ed. London: James Walton; 1856

[90] Siegenthaler W. Siegenthalers Differenzialdiagnose. Innere Krankheiten – vom Symptom zur Diagnose. 19. Aufl. Stuttgart: Thieme; 2005

[91] Siegmund-Schultze N. Immobilisation: Wenn Bettruhe krank macht. Dtsch Arztebl 2008; 105(4): A-146/B-131/C-131

[92] Sihvonen R, Paavola M, Malmivaara A et al. Arthroscopic partial meniscectomy versus sham surgery for a degenerative meniscal tear. N Engl J Med 2013; 369(26): 2515–2524

[93] Singer E. Fascia of the human body and their relations to the organs they envelope. Baltimore: Williams & Wilkins; 1935

[94] Snyder GE. Fascia – Applied Anatomy and Physiology. In: American Academy of Osteopathy, ed. Yearbook. Indianapolis, IN: American Academy of Osteopathy; 1956: 65–75

[95] Sommerfeld P. Diagnose der Diagnose – Ansatz zu einer Strukturanalyse. In: Liem T, Sommerfeld P, Wührl P, Hrsg. Theorien osteopathischen Denkens und Handelns. Stuttgart: Hippokrates; 2008: 69–83

[96] Stark J. Stills Faszienkonzepte. Eine Studie. 2. Aufl. Pähl: Jolandos; 2007

[97] Stark JE. An historical perspective on principles of osteopathy. Int J Osteopath Med 2013; 16: 3–10

[98] Stechmann K. Diagnostik im Faszien Distorsions Modell (FDM): Intertester-Reliabilität anhand der körpersprachlichen Schmerzbeschreibung nach der Methode von S. Typaldos. Saarbrücken: AV Akademikerverlag; 2014

[99] Stein C. Untersuchung der Wirksamkeit einer manuellen Behandlungstechnik nach dem Faszien-Distorsions-Modell bei schmerzhaft eingeschränkter Schulterbeweglichkeit. Eine explorativ-prospektive, randomisierte und kontrollierte klinische Studie. Dissertation zur Erlangung des Doktorgrades der Medizin in der Medizinischen Hochschule Hannover; 2008

[100] Still AT. Philosophy of Osteopathy. Kirksville: Still; 1899. Im Internet: http://www.gutenberg.org/ebooks/25 864; Stand: 05.11.2015

[101] Still AT. Philosophy and mechanical principles of osteopathy. Kansas City, MO: Hudson-Kimberly; 1902

[102] Still AT. Osteopathy, research and practice. Kirksville: Still; 1910

[103] Taitz C, Arensburg B. Vertebral artery tortuosity with concomitant erosion of the foramen of the transverse process of the axis. Acta Anat (Basel) 1991; 141: 104–108

[104] Travell JG, Simons DG. Myofascial pain and dysfunction: The trigger point manual. Baltimore: Williams & Wilkins; 1983

[105] Typaldos S. The Fascial Continuum Model. A new philosophical and practical approach for enhancement of athletic performance and treatment of musculo-skeletal dysfunction and pain. Zusammengestellt im August 1992, Version vom 19. Oktober

1992. Im Internet: https://www.fascialdistortion.com/the-fascial-continuum-model/; Stand: 05.11.2015

[106] Typaldos S. In Perspective ... Physicians, Reality, and Medical Models. Zusammengestellt im Juli 1994 (Notebook). Fort Worth, Texas: Manual Medical Center; 1994

[107] Typaldos S. Introducing the fascial distortion model. AAO Journal 1994; 4(2): 14–18, 30–36. Im Internet: http://fdm-europe.com/fdm/publikationen/; Stand: 05.11.2015

[108] Typaldos S. Notebook. Zusammengestellt im Oktober 1994 (mit zum Teil unveröffentlichten Texten). Fort Worth, Texas: Manual Medical Center; 1994

[109] Typaldos S. Triggerband technique. AAO Journal 1994; 4(4): 15–18, 30–33

[110] Typaldos S. Continuum technique. AAO Journal 1995; 5(2), 15–19. Im Internet: http://fdm-europe.com/fdm/publikationen/; Stand: 05.11.2015

[111] Typaldos S. Introducing the fascial distortion model. Osteopath 1995; 1(2): 18–28

[112] Typaldos S, Meddeb G. Orthopathische Medizin. Die Verbindung von Orthopädie und Osteopathie durch das Fasziendistorsionsmodell. Kötzing/Bayerischer Wald: Verlag für Ganzheitliche Medizin Wühr; 1997

[113] Typaldos S. Orthopathic medicine: The unification of orthopedics with osteopathy through the fascial distortion model. 3 rd ed. Brewer, ME: Orthopathic Global Health Publications; 1999

[114] Typaldos S. FDM: Clinical and theoretical application of the fascial distortion model. Within the practice of medicine and surgery. 4th ed. Brewer, ME: Orthopathic Global Health Publications; 2002

[115] Typaldos S, Bräuer D, Ammon-Römer S. FDM. Klinische und theoretische Anwendung des Fasziendistorsionsmodells in der medizinischen und chirurgischen Praxis. Brewer, ME: Typaldos Publications; 2011

[116] van der Wal JC. Propriozeption. In: Schleip R, Findley TW, Chaitow L, Huijing PA, Hrsg. Lehrbuch Faszien. Grundlagen – Forschung – Behandlung. München: Urban & Fischer/Elsevier; 2014: 58–63

[117] Ward RC, Hrsg. Foundations for Osteopathic Medicine. Philadelphia: Lippincott Williams & Wilkins; 2003

[118] Wartolowska K, Judge A, Hopewell S et al. Use of placebo controls in the evaluation of surgery: systematic review. BMJ 2014; 348: g3 253

[119] Wieland W. Diagnose. Überlegungen zur Medizintheorie. 2. Aufl. Warendorf: Hoof, JG; 2004

[120] Wiesing U. Wer heilt, hat Recht? Über Pragmatik und Pluralität in der Medizin. Stuttgart: Schattauer; 2004

[121] Wild S. Ist die Magnetresonanztomographie ein zuverlässiges Verfahren in der Diagnostik von Kniegelenksschäden? Ein Vergleich zur Arthroskopie aus dem klinischen Routinebetrieb. Dissertation zum Erwerb des Doktorgrades der Medizin an der Medizinischen Fakultät der Ludwig-Maximilians-Universität zu München; 2009. Im Internet: http://edoc.ub.uni-muenchen.de/9889/1/Wild_Stefan.pdf; Stand: 11.08.2015

[122] Woloshin S, Schwartz LM. Giving legs to restless legs: a case study of how the media helps make people sick. PLoS Med. 2006; 3(4): e170

[123] Wühr E. Systemische Medizin. Auf der Suche nach einer besseren Medizin. 2. Aufl. Kötzting: Verlag Systemische Medizin AG; 2011

[124] Yahia LH, Pigeon P, DesRosiers EA. Viscoelastic properties of the human lumbodorsal fascia. J Biomed Eng 1993; 15(9): 425–429

[125] Zilberter T. Reflexo-therapy From Kuznetsov's Applicator to Shakti Mat: Forty year-long success story. Bloomington, IN: Xlibris Corporation; 2010

Sachverzeichnis

D

E

F

J

K

L

M

N

O

P

Q

R

S

T

U

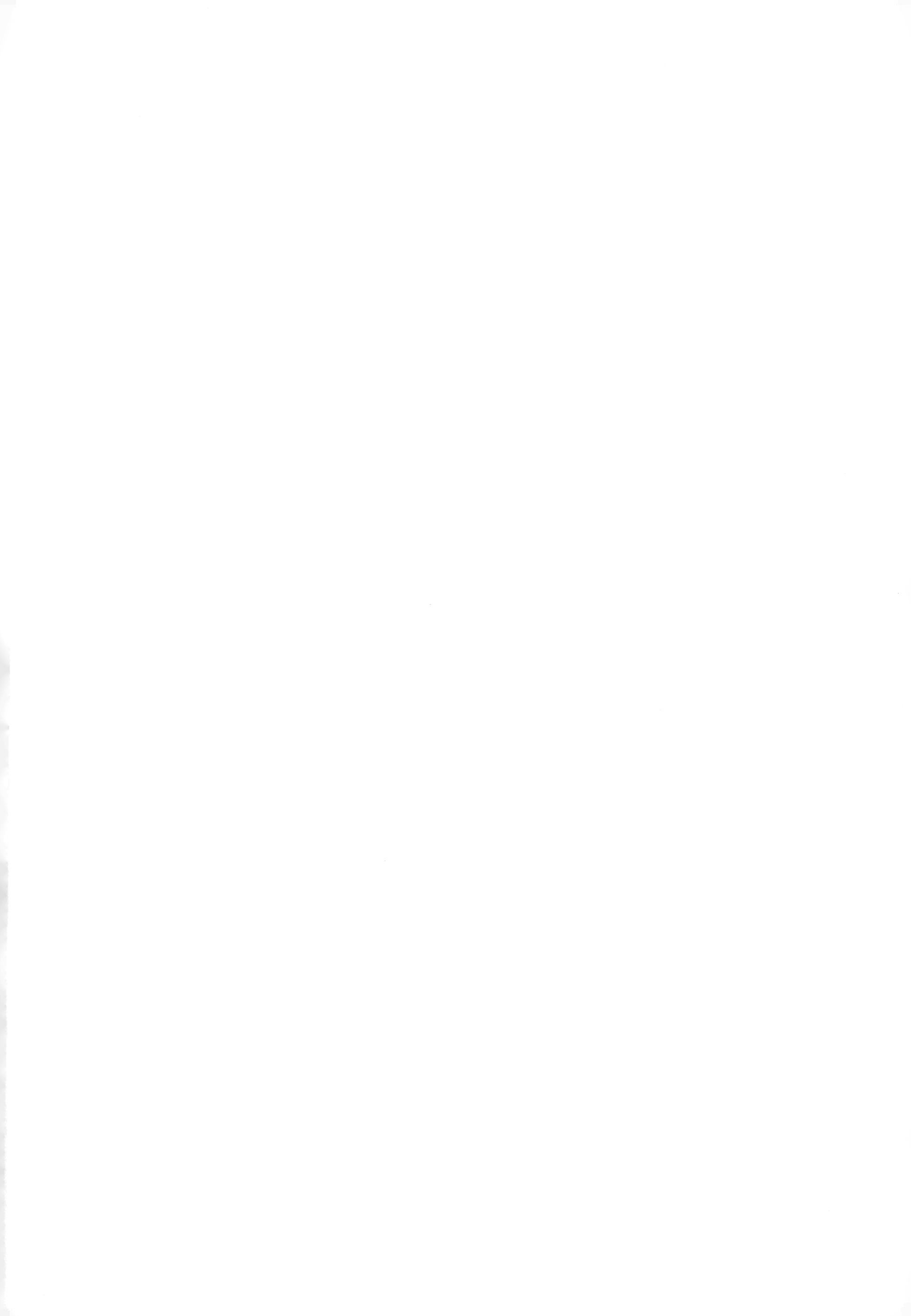